Oliver Bertram

Men'sHealth

DER FITNESS-KOMPASS

Das perfekte Training genau für dich

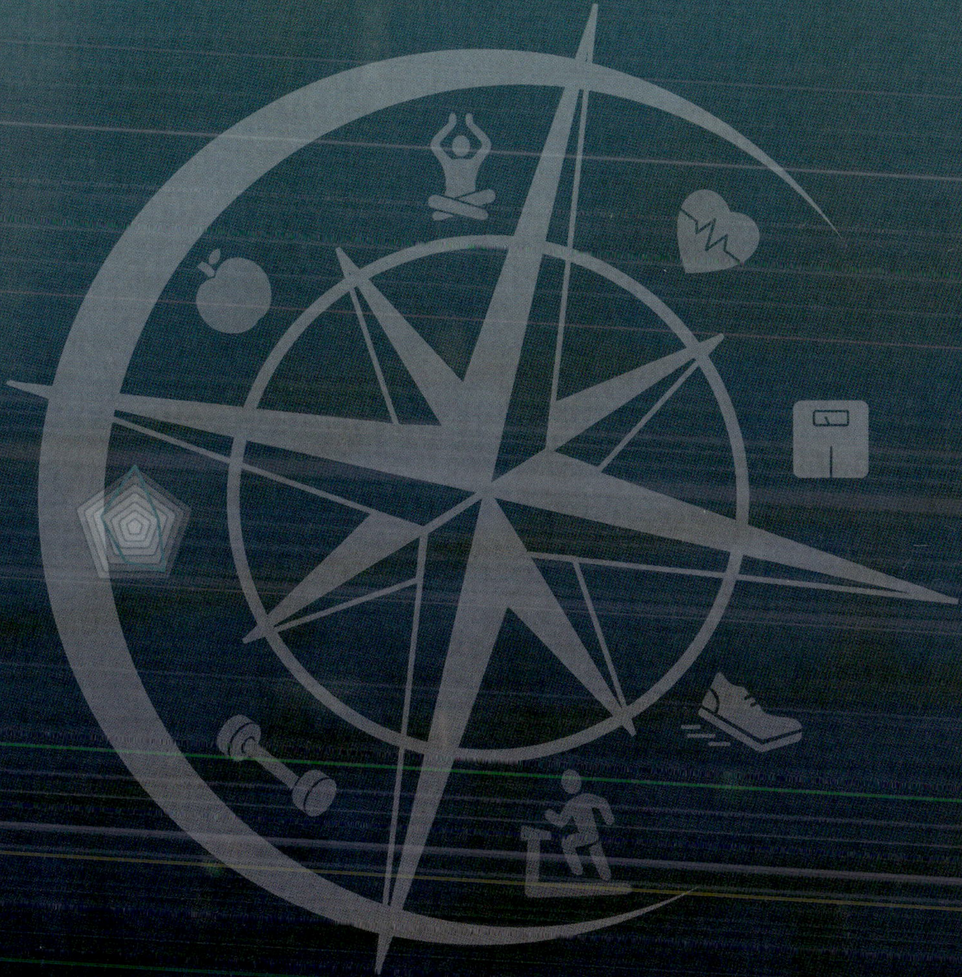

pietsch

Titelbild: Shutterstock.com/Rocksweeper

Fotonachweis: siehe Seite 253

Eine Haftung des Autors oder des Verlages und seiner Beauftragten für Personen-, Sach- und Vermögensschäden ist ausgeschlossen. Das vorliegende Buch wurde sorgfältig erarbeitet. Dennoch erfolgen alle Angaben ohne Gewähr. Weder Autor noch Verlag können für eventuelle Nachteile oder Schäden, die aus den im Buch gegebenen Hinweisen resultieren, eine Haftung übernehmen.

ISBN 978-3-613-50918-4

Ein Unternehmen der Paul Pietsch Verlage GmbH & Co. KG

1. Auflage 2021

Sie finden uns im Internet unter www.pietsch-verlag.de

Lektorat: Ulrike Ruh
Einbandgestaltung und Layout:
grafik & design Kornelia Erlewein
Druck und Bindung: Graspo CZ, 76302 Zlín
Printed in Czech Republic

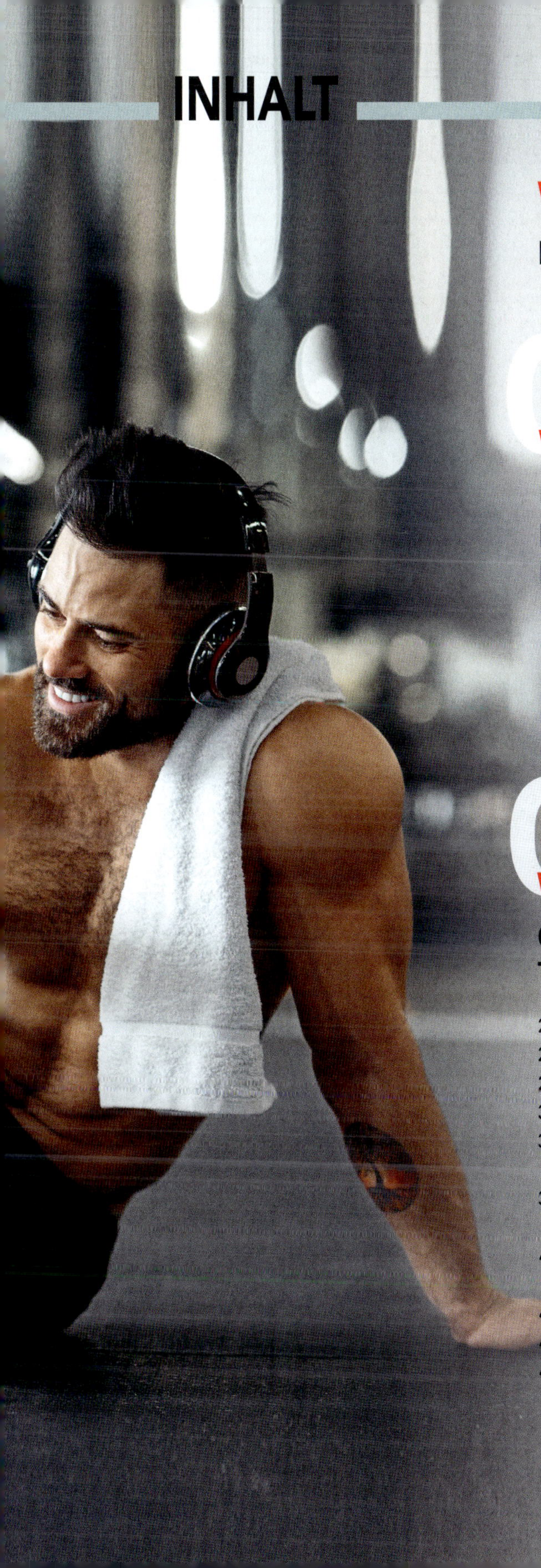

INHALT

WARM-UP

EINLEITUNG 7

01

WORUM GEHT'S?

UM DEINEN KÖRPER! EINE ANATOMISCHE EINFÜHRUNG 10

02

WAS IST FITNESS?

GRUNDLAGEN DER TRAININGSLEHRE 22

Inhalt

03 WAS ERREICHST DU MIT FITNESS?

ALLE ZIELE IM ÜBERBLICK 56

04 WELCHES TRAINING PASST ZU MIR?

DIE BESTEN KONZEPTE FÜR MÄNNER 106

05

WIE ERNÄHRST DU DICH RICHTIG?

GRUNDREGELN FÜR TRAININGSERFOLGE 172

06

WAS BRAUCHST DU ZUM TRAINING?

TIPPS FÜRS STUDIO & FÜRS HOMEGYM 194

WARM-UP

EINLEITUNG

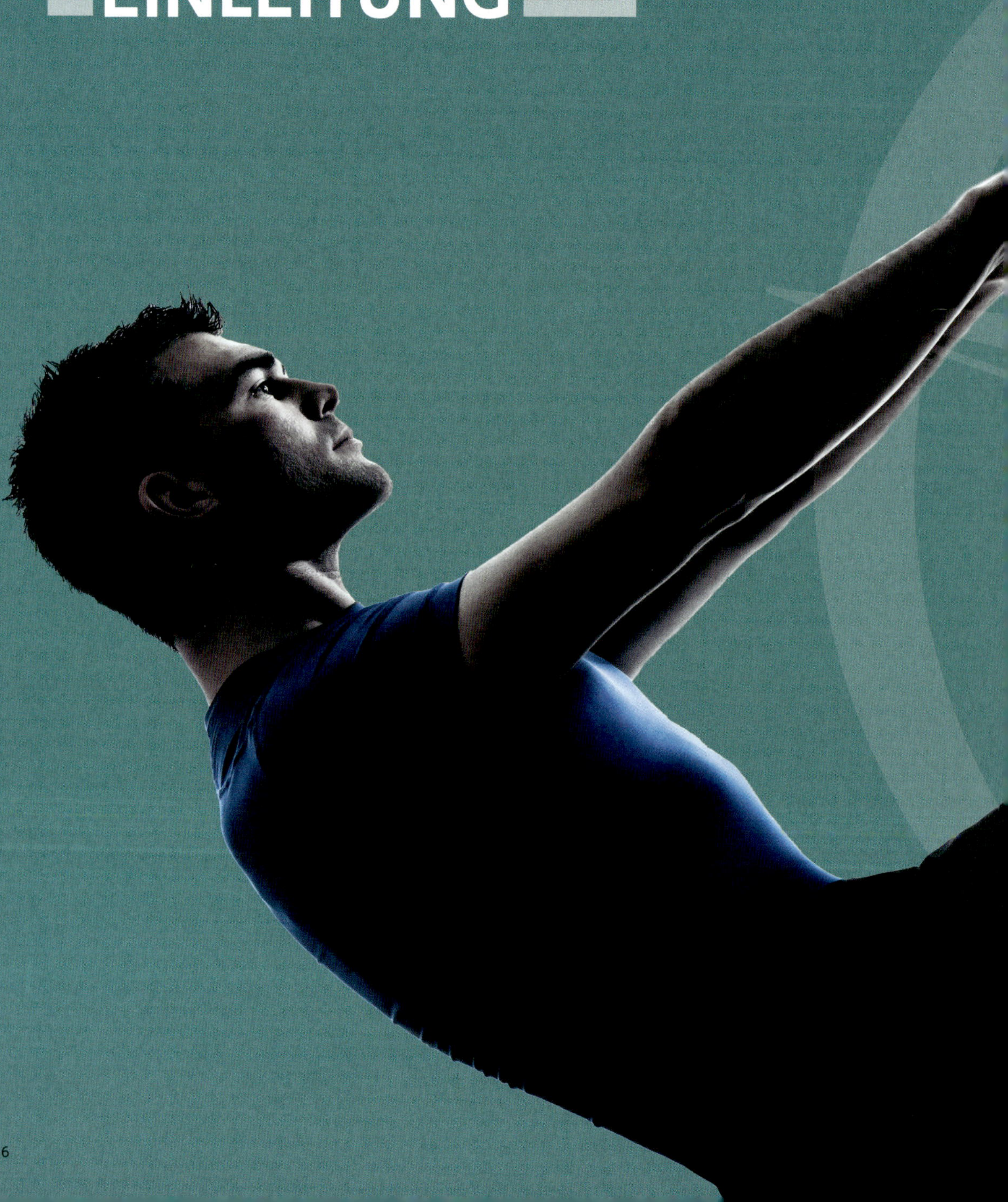

Willkommen in der wunderbaren Welt der Fitness: Dieses Kompendium ist dein erster Schritt, aus dir dein bestes »Ich« aller Zeiten zu machen! Egal, ob du dich noch nie gezielt bewegt hast oder schon Trainingserfahrung mitbringst: In diesem Fitness-Kompass findet jeder Orientierung und Impulse für die persönliche Trainingsoptimierung.

Fitness ist nicht die Lösung für alles. Für einen gesunden, schlanken, attraktiven und leistungsfähigen Körper (und Geist) aber schon! Jeder von uns will in Bestform sein – auch du ganz sicher, sonst würdest du diese Zeilen nicht lesen. Doch viele Dinge halten uns immer wieder davon ab, uns selbst gutzutun: Stress, fehlende Zeit, der innere Schweinehund, soziale Verpflichtungen … und gerade auch die Unwissenheit darüber, was wirklich gut für uns ist.

Wie wirst du fit? Diese Frage lässt sich für Laien heute gar nicht mehr so einfach beantworten. Wer anfängt, sich mit dem Thema zu beschäftigen, wird inzwischen erschlagen von immer neuen Fitness-Büchern, Strömungen, Blog- & YouTube-Kanälen, selbsterklärten Experten, Angeboten und jeder Menge (Halb)Wissen im Internet und auf sozialen Medien. In diesem »Fitness-Dschungel« für Orientierung zu sorgen, das hat sich dieser Kompass zur Aufgabe gemacht. Klar ist dabei: Die Antwort auf die Frage, wie du fit wirst, hängt davon ab, was du erreichen willst. Deshalb liefert dir dieses Buch maßgeschneiderte Antworten passend für verschiedene Ziele!

Was findest du in diesem Kompass?

Du hast ein Trainings-Ziel – wir haben die Lösung und kennen den direktesten Weg dorthin! Dieser Kompass gibt dir dafür alles an die Hand, was du zum Thema Fitness wissen musst: die wichtigsten Regeln, die coolsten Konzepte, die besten Tools, die passende Ernährung und vieles, vieles mehr. Alle entscheidenden Informationen etwa über Krafttraining, Ausdauertraining sowie Ernährung sind klar und deutlich ausgerichtet auf die zentralen Ziele von Fitness – erkennbar auch immer an den unten stehenden Icons:

Dieser Kompass liefert dir nicht nur das Wissen über unveränderliche Prinzipien, die für jedermann gelten. Sondern eben auch ganz konkrete Handlungsanweisungen, um genau dein Ziel zu erreichen. Ob bei der Gestaltung deines Kraft- oder Ausdauertrainings, oder bei Trainingskonzepten, Trainingsequipment oder Ernährung: Immer findest du Übersichten zum Beispiel in Form von Tabellen, so dass du auf einen Blick erkennen kannst, was für dich und dein Ziel das optimal Passende ist.

Wie ist der Fitness-Kompass aufgebaut?

Los geht es in Kapitel 1 mit einem kurzen Streifzug durch die Anatomie des menschlichen Körpers. Erfahre Grundlegendes darüber, wie etwa dein Körper funktioniert, wie Muskeln aufgebaut sind oder warum das Fasziengewebe so entscheidend auch für die körperliche Leistungsfähigkeit ist.

Kapitel 2 geht dann nahtlos über in die Trainingslehre & Trainingsgestaltung. Hier findest du alles Wissenswerte darüber, was Fitness eigentlich bedeutet, welche Konditionsfaktoren deine Leistungsfähigkeit ausmachen und wie dein Körper auf Training reagiert. Das Wissen darüber stellt entscheidende Weichen für die optimale Trainingsgestaltung. Deshalb enthält dieses Kapitel nicht nur wissenschaftliche Erkenntnisse etwa über die Grundprinzipien der Trainingslehre, sondern auch bereits ganz konkrete Tipps für deine Trainingsplanung und die unverzichtbare Regeneration. Dabei erklärt es auch, wie du dich beispielsweise stets vernünftig aufwärmst oder unter Belastung richtig atmest. Ein weiterer wichtiger Teil beschäftigt sich mit dem Mindset: Lerne hier, auf kluge Weise Ziele zu setzen und mit mentalen Trainingstechniken stets fokussiert und motiviert zu bleiben.

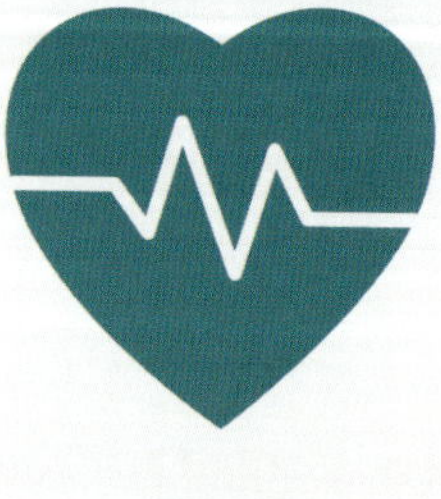

Gesundheit und Wohlbefinden

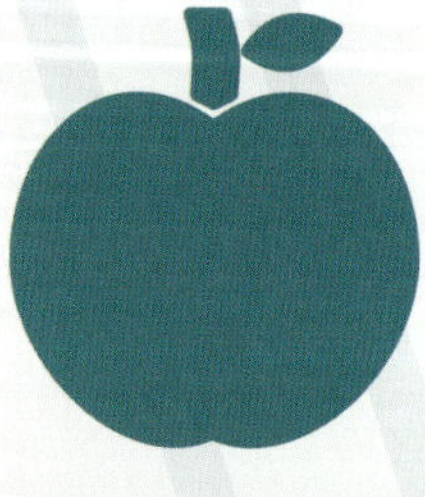

Prävention vor bzw. Kampf gegen Beschwerden (inklusive »Fit sein im Alter«)

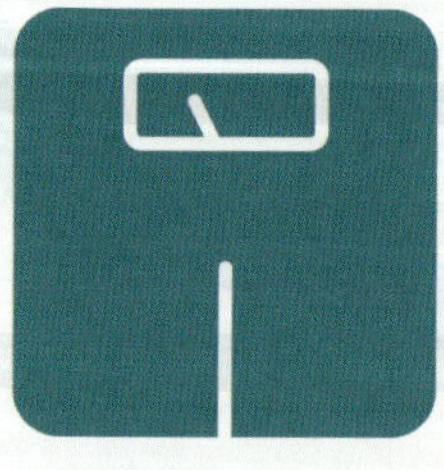

Abnehmen

In Kapitel 3 knöpfen wir uns die unterschiedlichen Fitnessziele vor. Hier erfährst du, wie du grundlegend dein Training ausrichtest, um abzunehmen, Muskeln aufzubauen, kräftiger, ausdauernder oder beweglicher zu werden und vieles mehr. Diese ganz konkreten Trainings-Informationen zu Kraft- und Ausdauertraining (bis hin zur Vorstellung von zehn weltbesten Kraftübungen, die jeder machen sollte) sowie zum Dehnen sind entscheidend für deinen Trainingserfolg! Denn das hier beschriebene konkrete Vorgehen zum Muskelaufbau beispielsweise unterscheidet sich fundamental von dem passenden Fitnesstraining zum Abspecken.

Kapitel 4 schließt mit einer umfassenden Vorstellungsrunde von insgesamt über 50 männertauglichen Trainingskonzepten das Thema Trainingsgestaltung ab. Von Bodyweight- sowie Funktionellem Training über HIT, HIIT, Kraftsportarten, Kampfkünsten, Yogaformen bis hin zu sehr speziellen Konzepten wie propriozeptivem Training, plyometrischem Training oder Neuroathletik gibt es dir unzählige Anregungen, wie du alleine oder in der Gruppe, indoor oder outdoor, im Studio oder im Homegym trainieren kannst. Hier wird jeder Inspiration finden!
Wer seinen Körper formen oder seine Leistungsfähigkeit verbessern will, kommt am Thema Ernährung nicht vorbei. Darum kümmert sich Kapitel 5: Es eröffnet dir zunächst grundsätzliche Prinzipien, die immer und für jeden Körper gelten – wie beim Thema Training. Du erfährst, wie du dich grundsätzlich gesund ernährst, und lernst verschiedene Stoffwechseltypen kennen. Auf dieser Basis bekommst du dann auch hier ganz konkrete Tipps, wie du dich optimal ernährst – für dich, deinen Stoffwechseltyp und natürlich passend zu deinem Trainingsziel!

Das abschließende Kapitel 6 behandelt das Thema Equipment: Es stellt dir zum einen mehr als 50 Tools für dein Homegym vor, inklusive einer allgemeinen sowie auf die jeweilige Produktkategorie bezogenen Kaufberatung! Zum anderen geht es der Frage nach, ob zu dir eher ein Fitnessstudio passt oder das Training daheim – oder beides vielleicht. Hier erfährst du auch, woran du ein gutes Fitnessstudio erkennst – und einen guten Coach.

Dieser Kompass kann sicher nicht alle denkbaren Fitness-Fragen beantworten – das kann dir kein Buch versprechen. Aber doch so viele wie möglich. Nach der Lektüre wirst du ausgestattet sein mit dem nötigen Rüstzeug, um deinen Traumkörper, deine Bestform, deine Trainingsziele zu erreichen!

Wir wünschen dir viel Erfolg dabei!

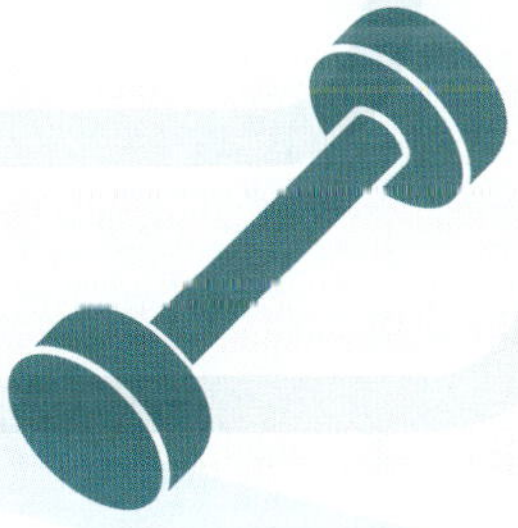

Muskelaufbau & Bodyshaping

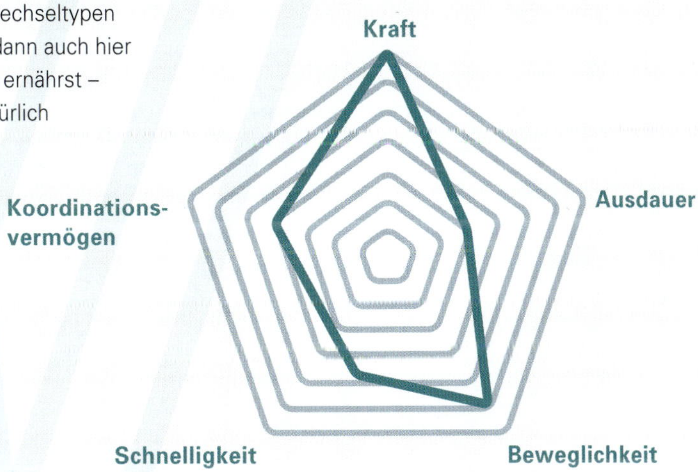

Ausbau der Leistungsfähigkeit (mehr Kraft, Ausdauer, Beweglichkeit, Schnelligkeit, Koordinationsvermögen)

WORUM GEHT'S?

UM DEINEN KÖRPER! EINE ANATOMISCHE EINFÜHRUNG

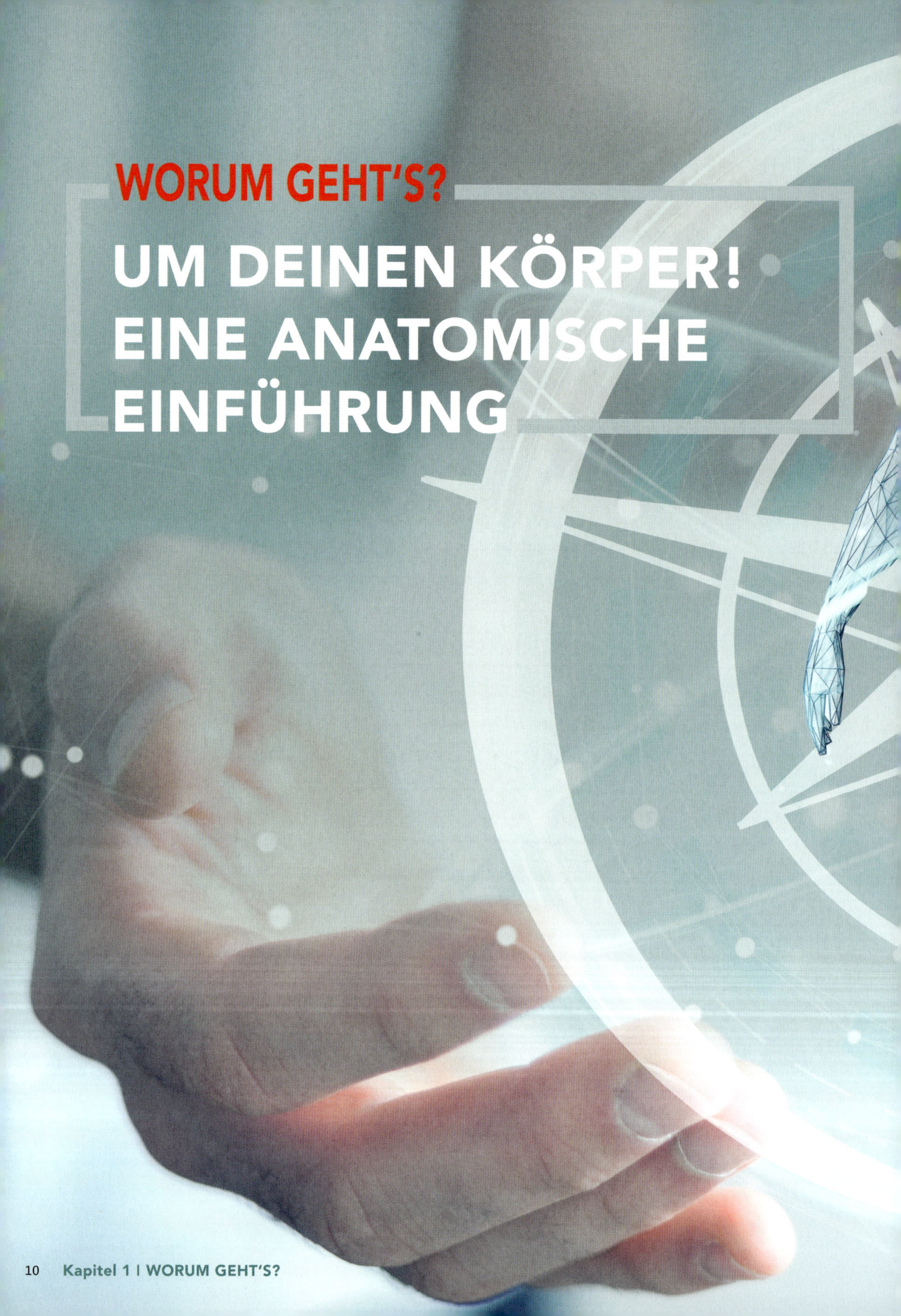

01

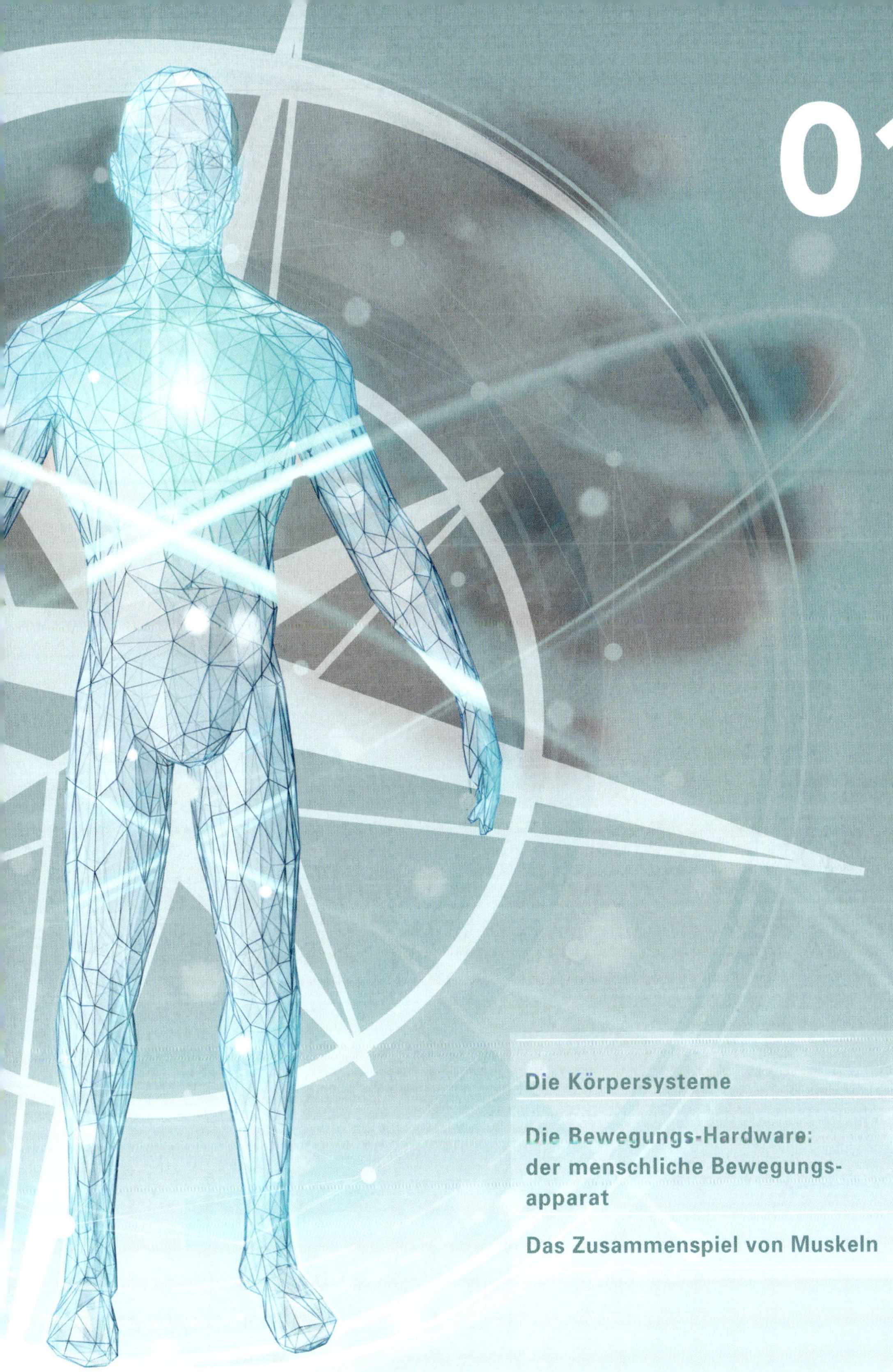

Jedes Training sollte sich an der Anatomie des Körpers orientieren. Denn wie auch immer du dich gerade bewegen willst: Dein Körper muss es ausführen. Und er ist Objekt jedes Fitness-Ziels: ob Abnehmen, Muskelaufbau, Schmerzreduktion oder was auch immer – wer ein solches Ziel erreichen will, sollte dies tunlichst im Einklang mit den anatomischen Möglichkeiten machen. Los geht's also mit einem kurzen Einblick in die Anatomie deines Körpers.

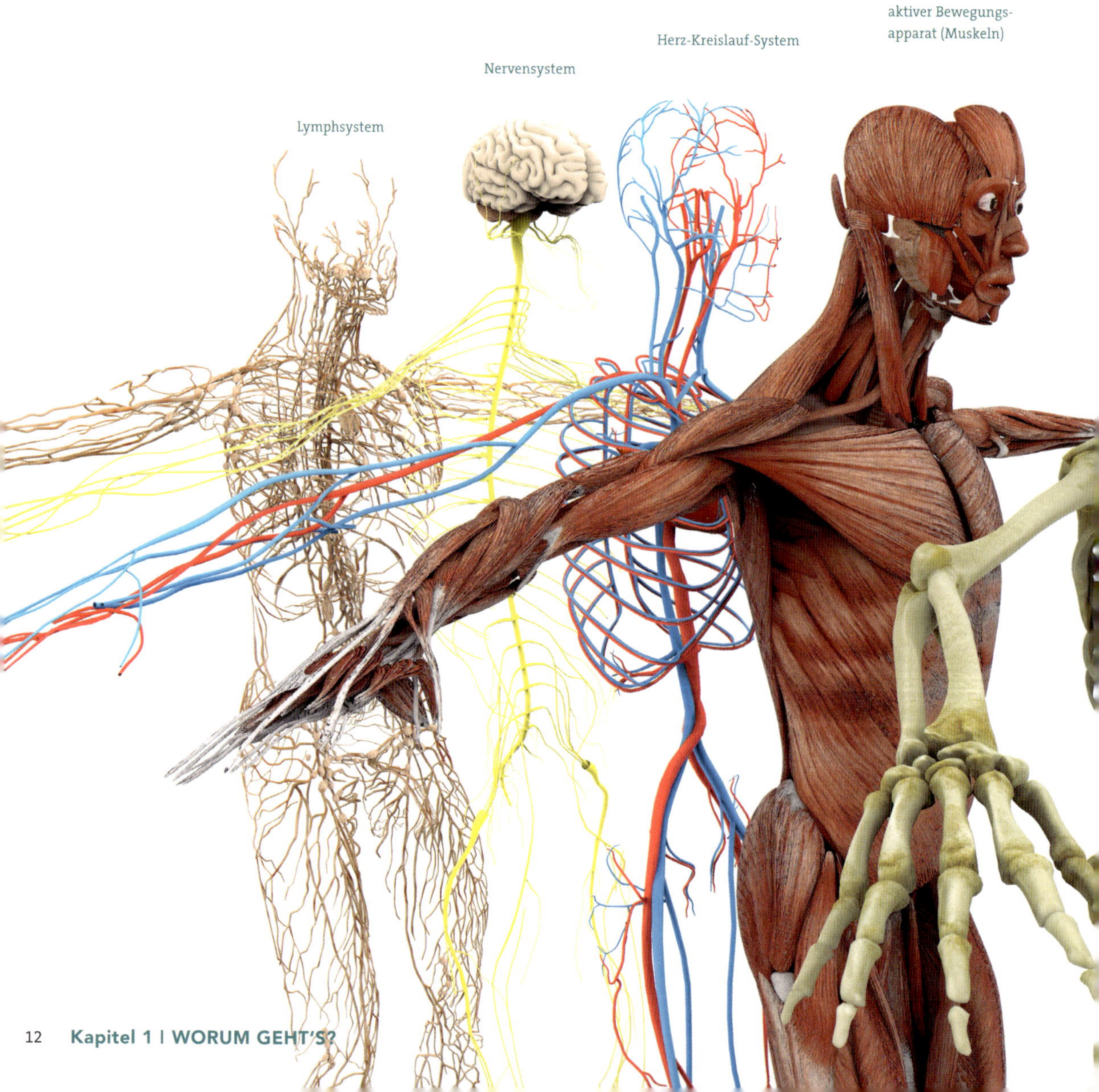

Die Körpersysteme

Mit dem menschlichen Körper hat die Natur eine (nahezu) perfekte Maschine kreiert: Billionen von Körperzellen, und jede ist an ihrem richtigen Platz und verhält sich so, dass zum Beispiel du als Mensch dein Leben leben kannst! Okay, ein bisschen Struktur ist dafür schon notwendig. Und so lassen sich unterschiedliche Körpersysteme identifizieren, die jedes für sich genommen eigene wichtige Aufgaben erfüllt, die darüber hinaus aber auf intelligente Weise miteinander verknüpft sind und so erst das (Über)Leben sichern. Ein paar Beispiele für solche Körpersysteme zeigt die Grafik.

passiver Bewegungsapparat (Skelett)

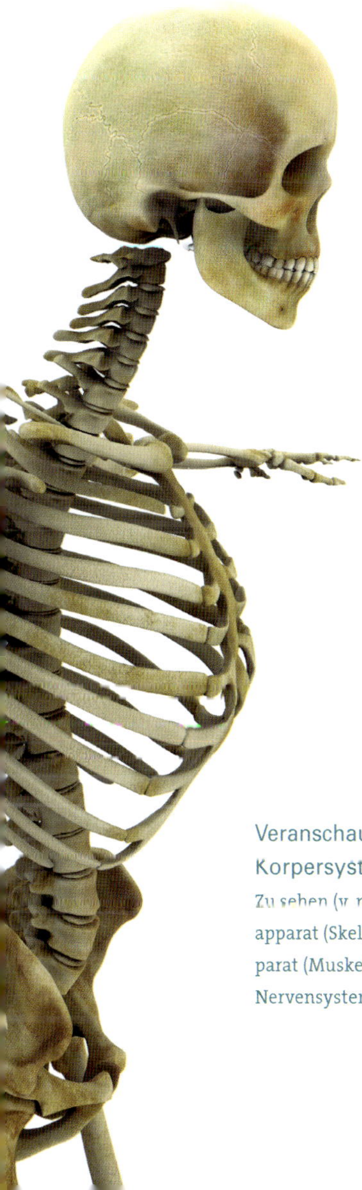

Wenn du dich bewegst und gezielt trainierst, verbesserst du praktisch alle abgebildeten Körpersysteme. Und noch weitere wie das Atmungssystem, das deinen Körper mit Sauerstoff versorgt und ihn gleichzeitig von Kohlendioxid befreit (beides wichtig auch für dein Training).
Fitness verbessert aber vor allem dein Herzkreislauf-System, welches mit seinen kardiovaskulären Strukturen die Versorgungs-Infrastruktur im Körper stellt. Messbare Faktoren, wie fit du bist, sind zum Beispiel dein Puls, Blutdruck, die Gefäßstrukturen, deine maximale Sauerstoffaufnahmekapazität etc. Zum Herzkreislauf-System gehören das Herz, aber auch sämtliche Blutgefäße, durch die das Blut fließt, und schließlich auch das Blut selbst, denn es enthält wichtige Transportmittel zum Beispiel für den Sauerstoff, den es aus dem eben erwähnten Atmungssystem erhält. Es sorgt aber auch dafür, dass etwa Kohlenhydrate und Fette, also pure Energie, im Körper verteilt werden, zum Beispiel in den Muskelzellen, wo diese in Kraft umgesetzt werden können.

Veranschaulichung verschiedener Körpersysteme

Zu sehen (v. r. n. l.): passiver Bewegungsapparat (Skelett), aktiver Bewegungsapparat (Muskeln), Herz-Kreislauf-System, Nervensystem, Lymphsystem.

Wenn es um Bewegung und Fitness geht, dann steht noch ein weiteres System im Mittelpunkt: der Bewegungsapparat aus Muskeln und Knochen. Von alleine kann der sich nicht bewegen. Es braucht eine Art Bewegungs-»Software« (wobei es sich bei dem Gehirn, den Sinnesorganen und Hormonmolekülen genau genommen auch um »Hardware« handelt): das links abgebildete Nervensystem, dazu das Hormonsystem sowie die Sinnesorgane.

Das Nervensystem ist unmittelbar mit dem Bewegungsapparat verknüpft, und Muskel- und Fasziengewebe sind mit unzähligen Sensoren ausgestattet, die permanent Informationen verarbeiten und ans Gehirn senden. Das Gehirn selbst steuert jede Bewegung, die du ausführst.

Ohne die Sinnesorgane würde eine Bewegung wenig Sinn machen – du könntest dich überhaupt nicht orientieren. Auf Basis der Informationen der Sinnesorgane setzt das Gehirn Bewegungen in Gang. Um dies tun zu können, ist das Nervensystem auf die Hilfe des Hormonsystems angewiesen.

Das Nerven-, Hormon- und Sinnesorgan-System kannst du alle durch regelmäßige Bewegung und Training verbessern (siehe dazu auch die Ausführungen zum neuroathletischen Training ab Seite 162). In der Sportwissenschaft ist hier von der endokrinen Adaption die Rede. Training liefert also sozusagen die Software-Updates für deinen Körper! Hier gibt es im Hintergrund kein Microsoft oder Apple – der Programmierer deines besseren, leistungsfähigeren Ichs bist stets du selbst!

Die Bewegungs-Hardware: der menschliche Bewegungsapparat

Der Bewegungsapparat besteht aus zwei Grundstrukturen:

1. den Knochen (und Gelenken), die als passiver Bewegungsapparat oder auch Stützapparat bezeichnet werden, und
2. den Muskeln (und Sehnen sowie dem Bindegewebe), die als aktiver Bewegungsapparat bezeichnet werden.

Zu den Knochen ist nicht viel zu sagen: Zusammen genommen hast du mehr als 200 davon im Körper. Knochen haben eine erstaunlich feste Struktur, die sie sehr strapazierfähig macht. Dabei sind sie überraschend leicht: Sie machen maximal 1/8 deines Körpergewichts aus. Möglich ist diese Mischung aus Robustheit und Leichtigkeit, da die Knochen in ihrem Inneren aus einem schwammartigen Gewebe bestehen, in dem viel Platz für Hohlräume ist.

Damit sich die Knochen zueinander bewegen können, ohne ihren Kontakt zum nächsten vollends zu verlieren, gibt es die Gelenke. Sie verbinden die Knochen erst miteinander zum fertigen Skelett. So ergibt sich ein verkettetes System von Hebeln und Achsen, welches durch den Einsatz der Muskulatur erst in Bewegung kommen kann.

Der aktive Bewegungsapparat: Die Muskulatur

Mehr als 600 Muskeln sind an deinem Körper tätig: Sie stützen, halten, pumpen und bewegen die Knochen (nachdem sie die entsprechenden Impulse aus der Steuerungs-Software erhalten haben) in alle biomechanisch möglichen Richtungen. Unterstützung erfahren sie dabei von Hilfseinrichtungen wie dem Muskelfasziengewebe, den Sehnen, Schleimbeuteln etc. Alle Muskeln zusammengenommen sorgen für rund 40 Prozent deines Körpergewichts. Muskeln sind also ein echtes Schwergewicht – aber jedes Kilo ist es ohne Einschränkung wert. Denn sie gestalten deinen Körper nicht nur kräftiger und attraktiver und machen dich bei passendem Training leistungsfähiger, sondern das Muskelgewebe hat auch noch einige andere entscheidende Vorteile.

Der Wichtigste: Das Gewebe ist dauerhaft aktiv und unter Spannung, auch wenn keine Bewegung ausgeführt wird. So kann sich der Körper ohne größere Anstrengung gegen die Schwerkraft aufrecht halten, ist mehr oder weniger sofort bereit für plötzlich notwendige Bewegungen (was für archaische Überlebensprinzipien unserer Vorfahren wie Flucht oder Angriff überlebenswichtig war) und entwickelt rund um die Uhr Wärme. Letzteres ist ebenfalls lebenswichtig, denn ohne dieses Heizsystem würden wir in kälteren Umgebungen ohne extra ausgeführte Bewegung (was spätestens im Schlaf schwierig würde) erfrieren.

Aufgrund der Grundtonus genannten Dauerspannung verbraucht das Muskelgewebe viel Energie – was die Muskulatur zu einer heiß begehrten Substanz macht für alle, die abnehmen wollen: Denn ein hoher Energieverbrauch des Körpers beschleunigt das Abnehmen beziehungsweise verringert die Wahrscheinlichkeit zuzunehmen.

> Merke: Muskelgewebe ist stoffwechselaktives Gewebe (siehe Seite 179).

Leider ist es nun so, dass sich dein Körper weniger über diesen permanenten Energieverbrauch freut: Denn ein entscheidendes Überlebensprinzip von letztlich jedem Organismus auf diesem Planeten ist, möglichst sparsam mit Energie umzugehen. Und deshalb trennt sich dein Körper nur allzu gerne von jedem Gramm Muskelgewebe, dass nicht wirklich tagtäglich gebraucht wird: immer dann, wenn du einmal antrainierte Muskeln über einen längeren Zeitraum nicht mehr forderst. Oder wenn du einen Unfall hattest und zwei Wochen liegen musst – du kannst dann deinen Muskeln beim Schrumpfen zusehen. Besonders fatal ist die so genannte Sarkopenie: Damit bezeichnet man den natürlichen »Muskelschwund« im Laufe des Alterns: Ab etwa 30 Jahren beginnen Umbildungsprozesse in der Muskulatur, die Muskelgewebe nach und nach schwinden lassen. Ab etwa 50 Jahren baut der Körper dann ohne gegensteuerndes Training jährlich knapp ein Prozent der Muskelmasse ab. Mit zunehmendem Alter steigert sich der Abbau dann auf (deutlich) über ein Prozent Muskelmasse pro Jahr.

Da du gelernt hast, dass die Muskelmasse etwa 40 Prozent des Körpergewichts ausmacht, lässt sich dieser Verlust leicht berechnen: Ein 80 kg schwerer Mann hat demnach rund 32 kg Muskelgewebe. Wenn wir nun von einem Durchschnittsverlust von einem Prozent Muskelmasse pro Jahr ausgehen, verliert dieser Mann zwischen 50 und 70 Jahren rund 20 Prozent oder etwa 6 kg seiner Muskeln – mit all den verheerenden Folgen wie eine wachsende Kraftlosigkeit und Immobilität, aber auch den negativen Einflüssen auf den Stoffwechsel und auf weitere Körpersysteme.
Damit du deinen Körper davon überzeugen kannst, mit einem höheren Energieverbrauch (aufgrund von mehr Muskelgewebe) zu leben und keinen Muskelraubbau zu betreiben, hilft nur eins: Training. Fitness-Training ist gezielte Manipulationsarbeit am genetischen Programm deines Körpers in Form von (mehr oder weniger sanfter) Überzeugung!

Die Illustrationen auf den nachfolgenden Seiten bilden die wichtigsten Muskeln der Skelettmuskulatur ab. Die Skelettmuskulatur ist die Gesamtheit aller Muskeln, die du willkürlich steuern kannst und die maßgeblich für Bewegungsabläufe verantwortlich sind. Von den angesprochenen über 600 Muskeln deines Körpers stellt die Skelettmuskulatur rund 400. Den Rest deiner Muskeln kannst du nicht willkürlich steuern. Sie bilden die so genannte viszerale Muskulatur, die sich um innere Körperprozesse wie die Arbeit von Organen, Verdauungssystem etc. kümmert.

Aufbau des Muskelgewebes

Gemeinsam sind wir stark: Das könnte der Slogan der vielen Muskelfasern eines Muskels sein, und vor allem der Abertausenden von mikroskopisch kleinen Bausteinen innerhalb einer Muskelzelle, wie die Muskelfaser auch genannt wird. Denn die faszinierende Struktur des Muskelgewebes zeigt, wie es die Natur schafft, aus kleinsten Elementen, die jedes für sich eher »kraftlos« sind, eine Muskulatur zu gestalten, mit der etwa Menschen wie der Isländer Hafthor Björnsson derart stark sind, dass sie sicher jederzeit Bäume ausreißen könnten. Der Hüne aus »Game of Thrones« hat 2020 erst einen neuen Weltrekord im Kreuzheben aufgestellt und als erster Mensch mehr als 500 Kilo, nämlich 501 Kilo gehoben.
Diese Leistung wird gewiss für die meisten von uns unerreicht bleiben: Dennoch können wir alle von unserer persönlichen Physiognomie ausgehend enorme Kraft entfalten, enorme Strecken zurücklegen oder allgemein enorme Leistungen vollbringen. Vor allem, wenn wir gezielt trainieren. Der eine oder andere Leser mag zum Beispiel schon mal einen Marathon gelaufen sein. Zu Beginn des Vorhabens wirkt dabei für die meisten eine Strecke von 42,195 Kilometern als abstrus lang und eigentlich unerreichbar. In kleinen Schritten geplant und mit dem passenden Training haben aber schon Millionen von Menschen die Erfahrung gemacht: Es geht!
Auch wenn bei solchen Ausdauerleistungen die Muskulatur anderes gefordert ist als beim Kreuzheben mit schwerem Gewicht: Es ist (auch zwingend) die Muskulatur, die uns solche körperlichen Leistungen vollbringen lässt. Wie sieht diese Struktur also aus?

Die Skelettmuskulatur des Körpers von vorn

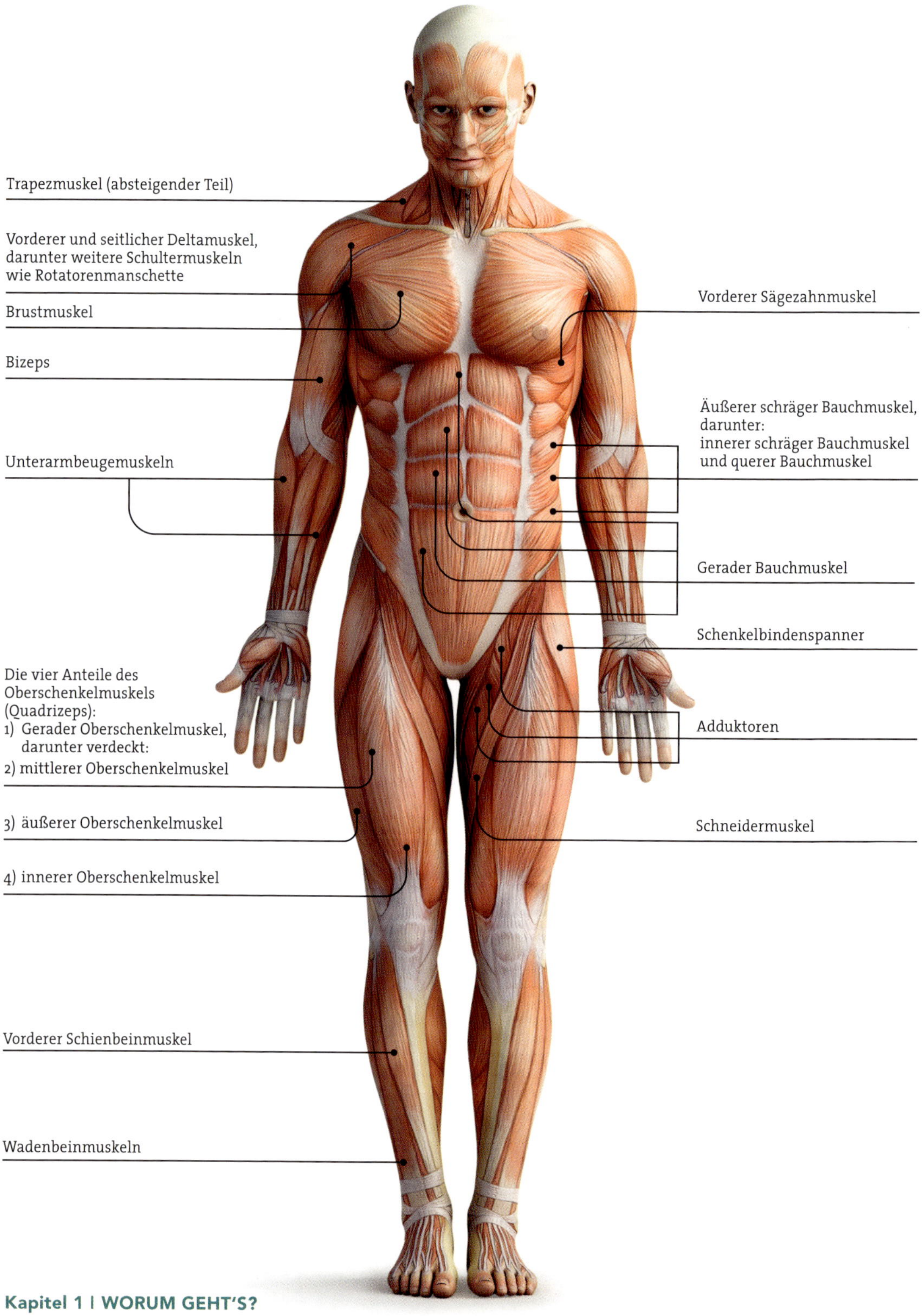

Die Skelettmuskulatur des Körpers von hinten

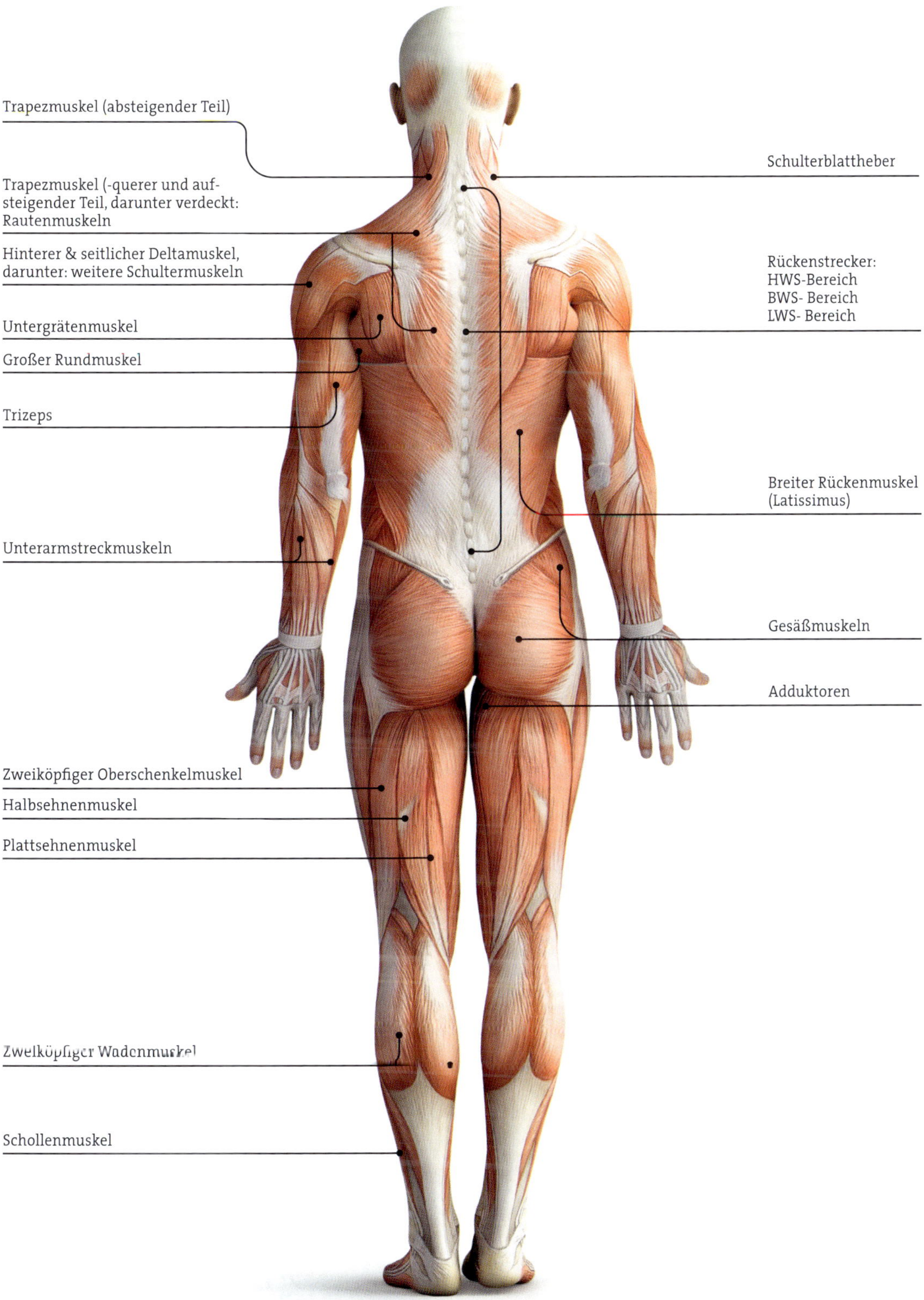

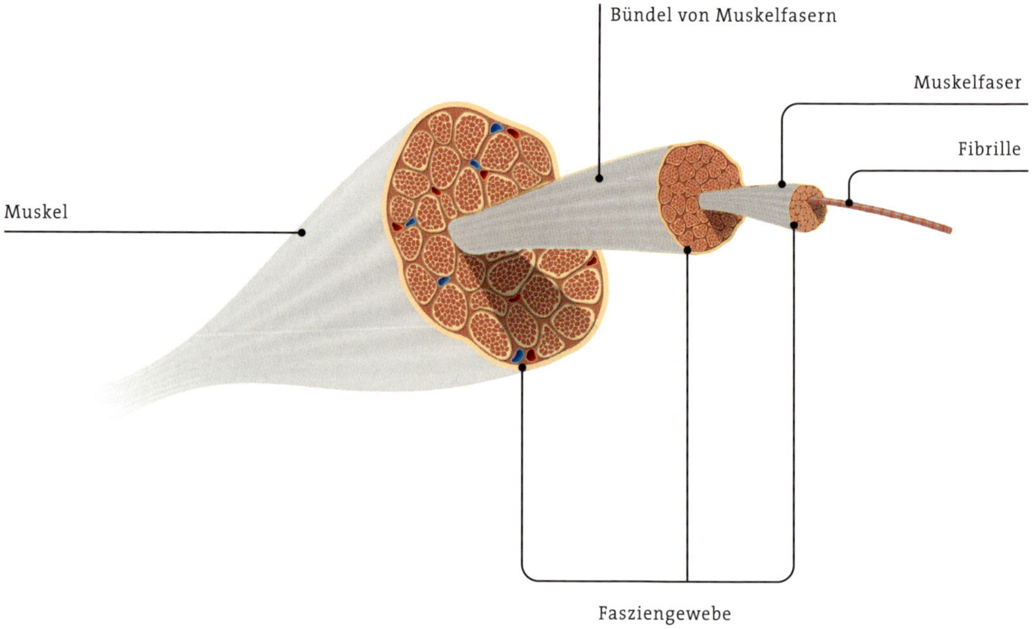

Aufbau der Skelettmuskulatur

Ein Muskel besteht aus vielen einzelnen Muskelfaserbündeln, die sich am Ursprung und am Ansatz in einer Sehne vereinen – diese Sehne setzt am jeweiligen Knochen an.

Etwa dieselbe Struktur findet sich eine Größenebene darunter: In jedem Muskelfaserbündel stecken unzählige Muskelfasern, die alle parallel für sich existieren, aber ebenfalls gemeinsam am Anfang und am Ende eines Muskelfaserbündels in Form von Fasziengewebe zusammenkommen.

Schneidet man einen Muskel in der Mitte auf, werden diese filigranen Zell-Strukturen deutlich, wie die Grafik oben zeigt: Zu sehen ist, wie diese einzelnen Strukturen ineinanderstecken, stets getrennt von einer mehr oder weniger dünnen Schicht Bindegewebe, der Faszie (siehe dazu ab Seite 20). Diese Zusammensetzung gibt dem aufgeschnittenen Muskel den Look einer halbierten Orange – auch in ihr sind die vielen kleinen Fruchtfasern eingebettet in von außen nach innen immer kleiner werdenden weißen »Haut«-Schichten.

Die verschiedenen Muskelfaser-Typen

Deine Muskulatur verfügt grob gesagt über zwei verschiedene Typen an Muskelfasern, die jeweils unterschiedliche Fähigkeiten haben:

- → **Die roten Muskelfasern, auch Typ-I-Fasern und ST-Fasern (für »Slow Twitch«, Englisch »langsam zuckend«) genannt, sind für aerobe, andauernde Belastungen ausgelegt. Sie reagieren langsamer und weniger kräftig, können dafür deutlich länger kontrahieren und ermüden viel weniger. Ausdauerprofis verfügen über viele ST-Fasern.**
- → **Die weißen Typ-II-Muskelfasern werden auch FT-Fasern genannt (FT steht für »Fast Twitch«, Englisch für »schnell zuckend«). Sie leben vor allem von anaerober Energiegewinnung aus intensiven Belastungen, reagieren dabei extrem schnell und kontrahieren kräftig, sind aber auch schnell ermüdet.**

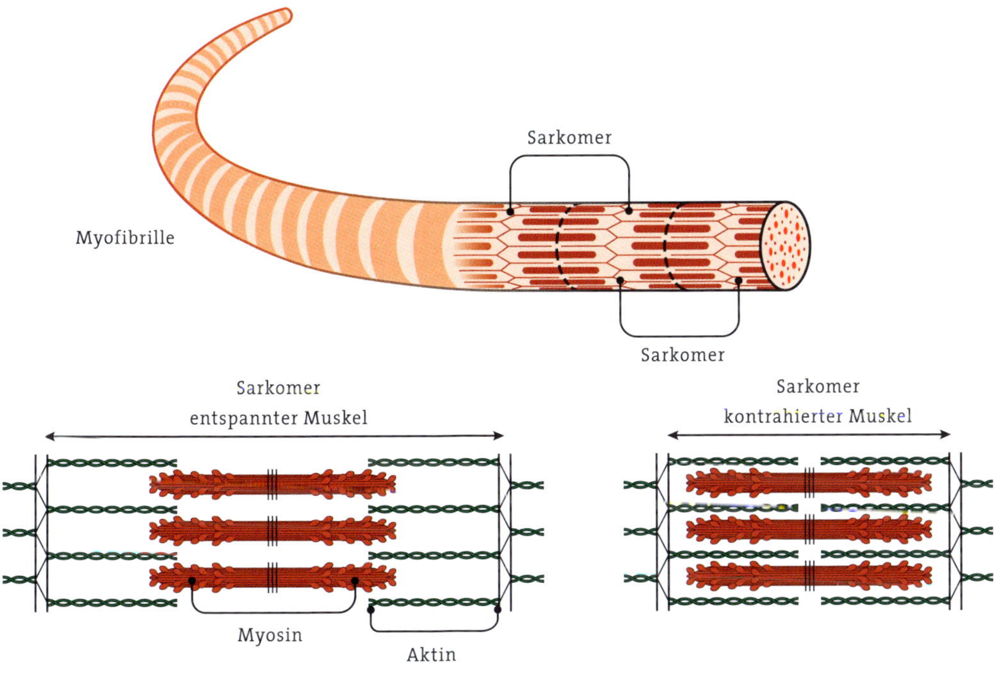

Die Myofibrille und ein Sarkomer in Aktion

Sprinter haben einen sehr hohen Anteil an FT-Fasern. Diese sind übrigens prädestiniert für den Muskelaufbau, denn sie können besondere groß werden.

Die Verteilung der Fasern ist großenteils genetisch vorgegeben. Und auch sonst lassen sich Fasern nicht mal eben so umprogrammieren – auch schon deshalb, weil Typ I-Fasern von anderen Nervenbahnen angesteuert werden als Typ II-Fasern. Wenn, dann kannst du aus den schnellen Fasern ausdauernde Fasern machen – aber nicht umgekehrt. In jedem Fall das Wissen um deine Faserzusammensetzung kann dir bei der Trainingsplanung und Ausrichtung helfen. Bis du eher der Ausdauer- oder der Sprint-Typ?

Noch eine Ebene kleiner offenbart sich auch innerhalb der Muskelzellen wieder eine starke Gemeinschaft: In jeder von ihnen stecken Bündel von unzähligen so genannten Myofibrillen. Diese langgesteckten Faserelemente bestehen wiederum aus Hunderten aneinandergereihten – Achtung, noch so ein Fremdwort – Sarkomeren. Das Sarkomer nun ist tatsächlich die kleinste funktionelle Einheit einer Myofibrille und damit des Muskels. Es besteht aus winzigsten kontraktilen Eiweißfäden, den Filamenten. Und diese nebeneinander angeordneten und ineinandergreifenden Fäden machen nun die ganze Arbeit, auch bei Hafthor Björnsson und seinen 501 Kilo beim Kreuzheben. Sie ziehen sich auf Befehl der Steuersoftware-Schaltzentrale Gehirn zusammen – so wie im unteren Teil der Grafik oben dargestellt. Da dies so unglaublich viele Filamente in einer Muskelfaser und in unzähligen Fasern in einem Bündel und in vielen Bündeln in einem Muskel tun, ist das Ganze als sicht- und spürbare Kontraktion des Muskels zu beobachten.
Power bekommen die Sarkomere von Mini-»Kraftwerken«, den so genannten Mitochondrien, von denen

viele in jeder einzelnen Muskelzelle sitzen. Hier wird die Energie aus deiner Nahrung in Form von Kohlenhydraten und auch Fetten so aufbereitet, dass sie als Impuls für die Sarkomere dient und schließlich verbraucht wird. In den Mitochondrien wird also eine Vielzahl der Energie, die du zu dir nimmst, oftmals in Kalorien ausgedrückt, verbraucht.

Das Zusammenspiel von Muskeln

Soweit zum filigranen Aufbau des Muskelgewebes. Auch das Zusammenspiel verschiedener Muskeln ist komplex. Kein Muskel kommt ohne den anderen aus. Oft hat er Synergisten an seiner Seite – Hilfsmuskeln, die bei der Bewegung mitmischen. Und er hat stets einen Antagonisten, auch Gegenspieler genannt, der quasi die entgegengesetzte Rolle einnimmt. Denn kein Muskel ist in der Lage, sich selbst wieder zu strecken. Ein solches Spieler-Gegenspieler-Paar sind etwa der Bizeps und der Trizeps, also der Armbeuger und der Armstrecker. In den deutschen Namen ist die entgegengesetzte Funktion erkennbar: Der Bizeps beugt den Arm und zieht dabei den Trizeps in die Länge. Der Trizeps wiederum streckt den Arm, und während er sich für diese Arbeit zusammenzieht, streckt er den Bizeps wieder in dessen ursprüngliche Länge. Der jeweilige Gegenspieler-Muskel einer Bewegung gibt dabei so viel an Spannung nach, wie der aktive, Agonist genannte Muskel an Spannung aufbaut. Das ist für die Bewegung wichtig, denn sonst würde zum Beispiel die Armstreckung in einem blitzartig-ungelenken, unkontrollierten Schlag ablaufen (und dabei womöglich das Ellenbogengelenk schädigen).

Übergeordnete Muskelketten: Im Verbund wird eine Bewegung draus

Das Prinzip von Spieler und Gegenspieler gilt nicht nur für einzelne Muskeln, sondern auch für ganze Muskelgruppen. Diese liegen sich in der Regel erkennbar gegenüber: zum Beispiel die drückende Muskulatur des Oberkörpers, allen voran der große Brustmuskel, entgegen der ziehenden Muskulatur auf der Oberkörper-Rückseite, allen voran der Latissimus. Daraus lassen sich praktische Trainingsprinzipien ableiten, zum Beispiel für die Aufteilung eines Split-Trainings nach dem Push-Pull-Prinzip (siehe Seite 73).

Erst die Faszien sorgen für eine echte »Bewegungsintelligenz«

Die eingespielten muskulären Gruppen und Ketten sind nur ein Grund, warum unser Körper komplexe Bewegungsabläufe absolvieren kann. Denn neben den Knochen und den Muskeln gesellt sich noch ein weiterer Baustein: die Faszie, auch Bindegewebe genannt. Das »verbindet«, wie der Name andeutet, wirklich alles im Körper bis hinein in die Zellstrukturen des Körpers. Schau nochmals zurück auf die Abbildung auf Seite 18:
Die weißen Schichten bilden das Fasziengewebe ab. Das umschlingt jeden Muskel als äußere »Haut«, dann umschlingt es jedes Muskelfaserbündel und schließlich auch jede einzelne Muskelfaser. Das Fasziengewebe bildet die Sehnen von Ansatz und Ursprung jedes Muskels, und ist über alle Muskeln hinweg verbunden, so dass kein Muskel, keine Sehne isoliert dasteht. So entsteht über den ganzen Körper betrachtet ein riesiges »Kostüm« an Bindegewebe – bei dem Bindegewebe des Bewegungsapparats spricht man auch vom myofaszialen Bindegewebe oder der Myofaszie.

Know-how: Was ist die Faszie?

Die Faszie, landläufig auch als Bindegewebe bezeichnet, ist grob gesagt jede Art von Gewebe in deinem Körper, was eine kollagene, faserige Struktur hat. Von einer hauchdünnen Haut um eine Körperzelle herum bis hin zu knöchernen Bindegewebeplatten wie zum Beispiel den Bandscheiben ist so ziemlich alles dabei: Neben Bändern, Sehnen und Gelenkkapseln zählen auch alle Hautschichten (mit Ausnahme der Oberhaut) und selbst das Fettgewebe deines Körpers dazu. Die Myofaszie ist dabei derjenige Anteil des Bindegewebes, dass sich um und in deinem Bewegungsapparat, also allen Muskeln, Knochen und Gelenken befindet. Da alles miteinander zusammenhängt, wird gerne auch von einer »Faszie« im Singular gesprochen – auch wenn sich natürlich viele unterschiedliche Areale funktional getrennt beschreiben lassen.

Dieses verbindende Element aller Muskeln trägt zur »Bewegungs-Intelligenz« bei: Die Faszie steuert Bewegungen maßgeblich mit. Fasziengewebe ist reich an Sensoren und Rezeptoren, weit mehr als das Muskelgewebe selbst! Ohne die vielen wichtigen Informationen aus der Faszie zur aktuellen »Lage« und zum Zustand eines Muskels (wie etwa zur Spannung und zur Temperatur) kann das Gehirn keine ausreichende Entscheidung für Bewegungsbefehle entsenden. Entscheidend sind etwa die Lage-Sensoren, die wie bei einem Smartphone ermitteln, wo exakt sich ein Muskel bzw. eine Muskelzelle im Raum gerade befindet, welche Lage er/sie einnimmt im Verhältnis zum Boden beziehungsweise zur Schwerkraft, zu anderen Muskeln usw. Diese 3-D-Daten sind essenziell für die körperliche Tiefenwahrnehmung, mit der du etwa auch bei geschlossenen Augen stehen und gehen kannst, ohne zu kollabieren.
Und natürlich sind sie wichtig für die Bewegungsausführung. Hier übernimmt die Myofaszie jede Menge Abstimmungsarbeit zwischen den beteiligten Muskeln einer Bewegung. Sie führt sozusagen Regie bei einer Bewegung, für die das Drehbuch vom Gehirn kommt. Dabei wird dank der Faszie eben nicht nur immer ein einzelner Muskel nach dem anderen angesprochen (was zu sehr staksigen oder völlig unsinnigen Bewegungen führen würde), sondern alle Beteiligten in sinnvoller Weise gemeinsam. Vor diesem Hintergrund wird klar: Ein Muskel kann nicht mehr allein für sich gesehen werden – er ist aus funktioneller Sicht ohne den Rest des Systems nicht viel wert.

Das Sixpack – eine Kreation der Faszie

Die markanten Muskelpakete des geraden Bauchmuskels, die das so genannte »Sixpack« ausbilden, kommen nur dank der festen Bindegewebsstrukturen im vorderen Bauchbereich zustande. Dort fehlt es dem Körper an einer knöchernen Struktur, die die inneren Organe schützt. Diesen Schutz übernehmen besonders feste Faszien-Platten und -Stränge, die den Bauch durchziehen und dabei auch mehr oder weniger rechtwinklig übereinander laufen. Bist du gut trainiert und hast kaum subkutanes Fettgewebe am Bauch, werden die von den festen Faszienbahnen durchschnittenen Pakete des Bauchmuskels sichtbar.

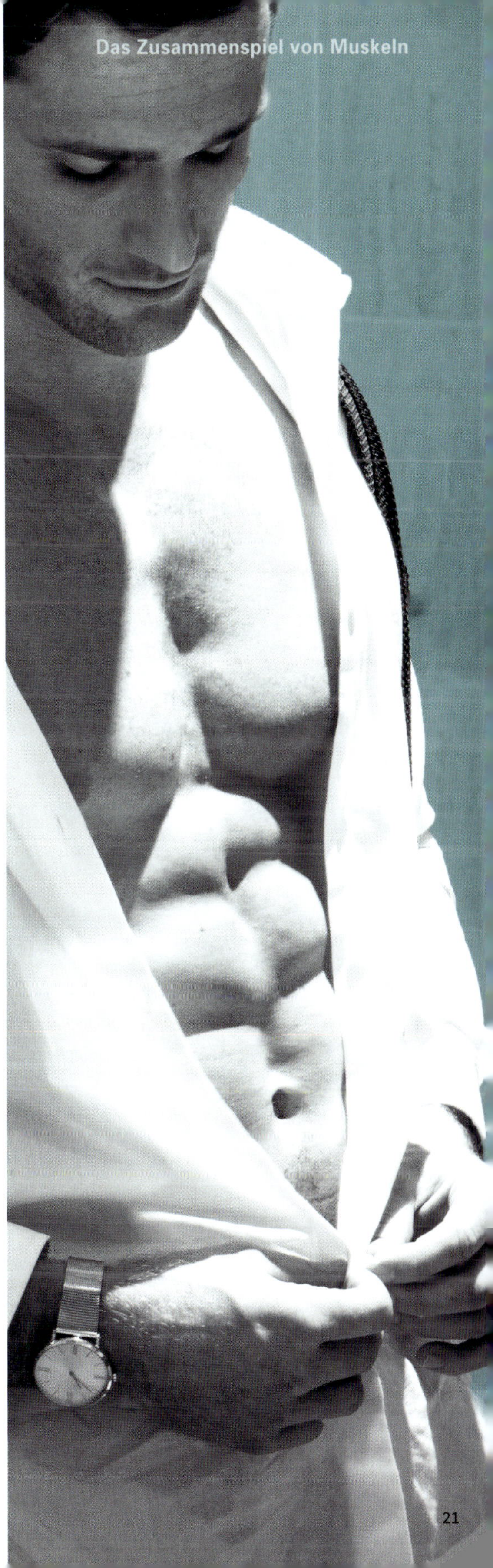

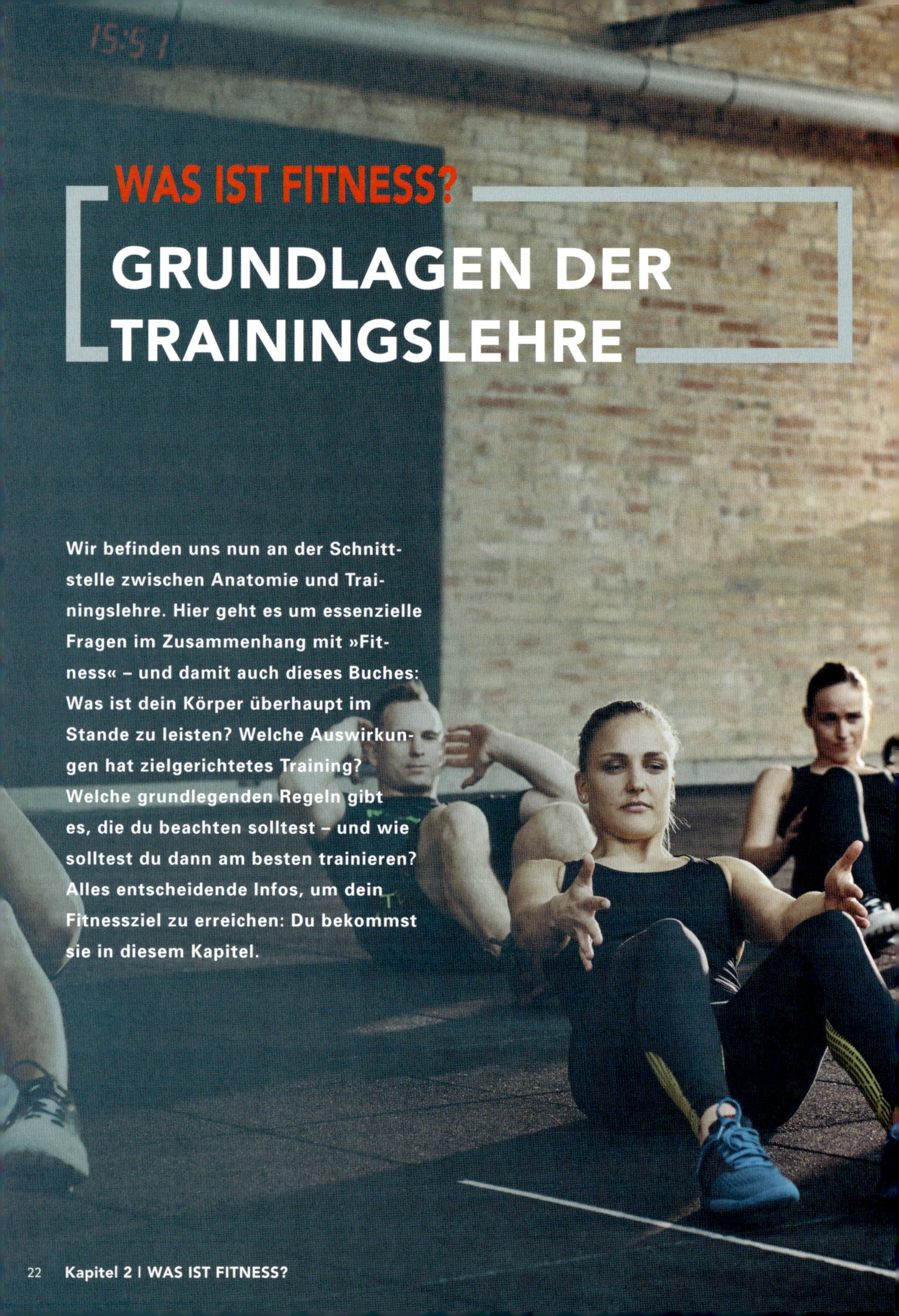

WAS IST FITNESS?

GRUNDLAGEN DER TRAININGSLEHRE

Wir befinden uns nun an der Schnittstelle zwischen Anatomie und Trainingslehre. Hier geht es um essenzielle Fragen im Zusammenhang mit »Fitness« – und damit auch dieses Buches: Was ist dein Körper überhaupt im Stande zu leisten? Welche Auswirkungen hat zielgerichtetes Training? Welche grundlegenden Regeln gibt es, die du beachten solltest – und wie solltest du dann am besten trainieren? Alles entscheidende Infos, um dein Fitnessziel zu erreichen: Du bekommst sie in diesem Kapitel.

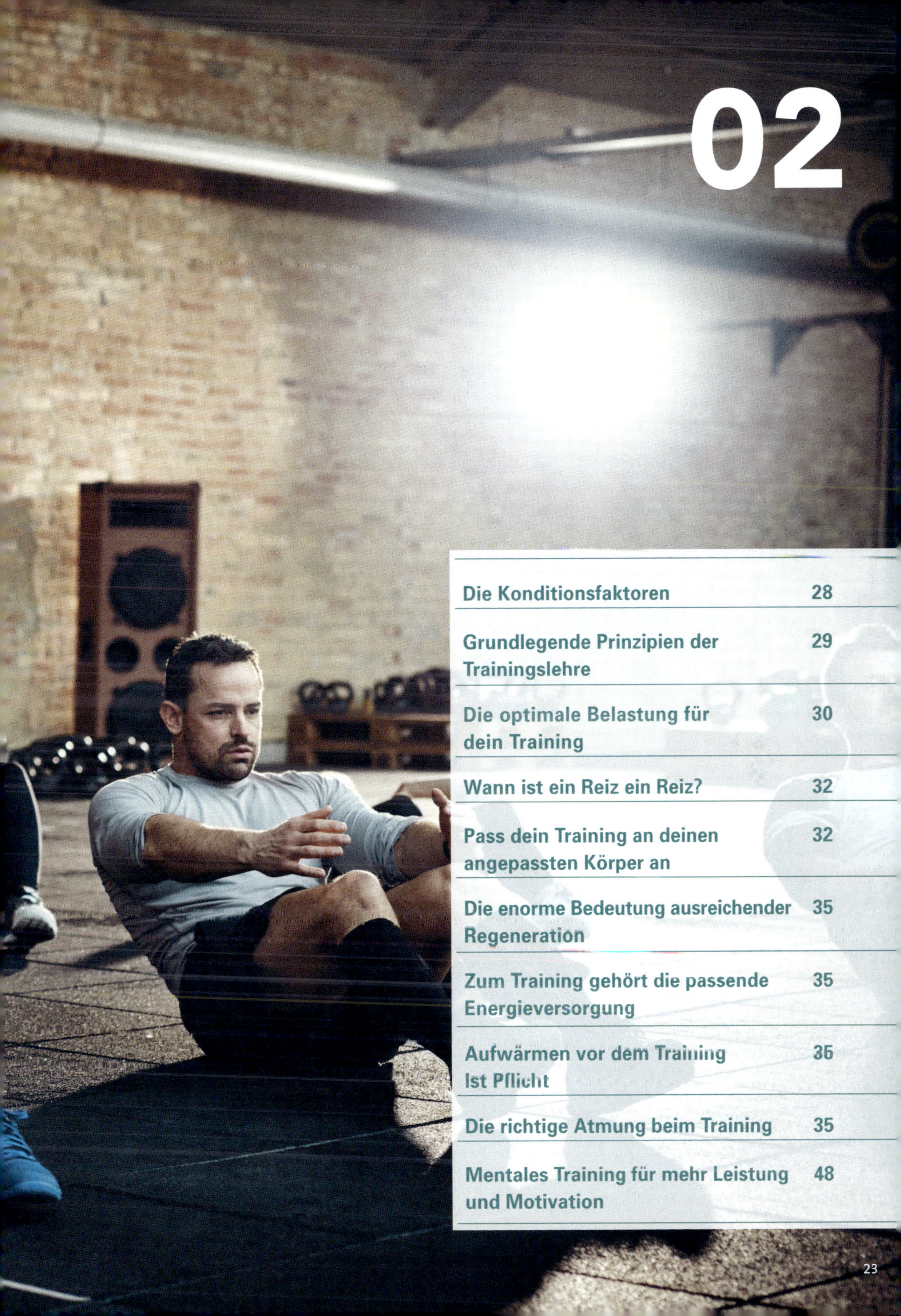

02

Fitness – was ist das eigentlich? In der Regel verstehen wir alle etwas Ähnliches darunter. Die konkreten persönlichen Vorstellungen sind dann allerdings oftmals unterschiedlich und hängen von den persönlichen Fitnesszielen ab: ob jemand zum Beispiel Ausdauersport betreibt und einen Marathon schaffen will; ob jemand kräftiger werden und Muskeln aufbauen will; ob jemand mit dem Rauchen aufhören und sich mehr bewegen will; ob jemand nicht mehr in seine alten Hosen passt und 10 Kilo abspecken will.

Die Definition von Fitness

Fitness ist ein relativ schwammiger Begriff. Für den Duden etwa steht Fitness für eine »gute körperliche Verfassung, Leistungsfähigkeit (aufgrund eines planmäßigen sportlichen Trainings)«. Bei Wikipedia findest du den Hinweis, dass unter Fitness »im Allgemeinen körperliches und oft auch geistiges Wohlbefinden verstanden« wird. Eine ältere sportwissenschaftliche Definition (nach Schönholzer, 1971) bringt einen interessanten Aspekt mit ein – und beschreibt Fitness als »ein ausgewogenes Maß an optimaler, nicht maximaler Leistungsfähigkeit«. Tatsächlich kommt dies dem Alltagsnutzen von Fitness besonders nah – und grenzt gleichzeitig ein zu einseitiges und aus Gesundheitsaspekten oft übertriebenes Training, nämlich das eines Leistungssportlers, aus. Für dich gilt also: Sieh Fitness als dein persönliches optimales Maß an körperlicher (und auch geistiger) Leistungsfähigkeit an. Was »optimal« für dich bedeutet, kann dabei für jemand anderen (mit einem anderen Ziel) etwas ganz anderes sein.

Doch ganz unabhängig von all den unterschiedlichen persönlichen Zielen und Gegebenheiten: Geht es um körperliche Fitness, so hängt der Erfolg im Grunde immer von denselben physischen, also konditionellen und koordinativen Fähigkeiten ab – nur in unterschiedlicher Ausprägung je nach Ziel.

Die Konditionsfaktoren

Die grundlegenden motorischen Fähigkeiten deines Körpers sind die folgenden: Kraft, Ausdauer, Schnelligkeit, Beweglichkeit sowie Koordinationsvermögen.

Die zentralen motorischen Fähigkeiten

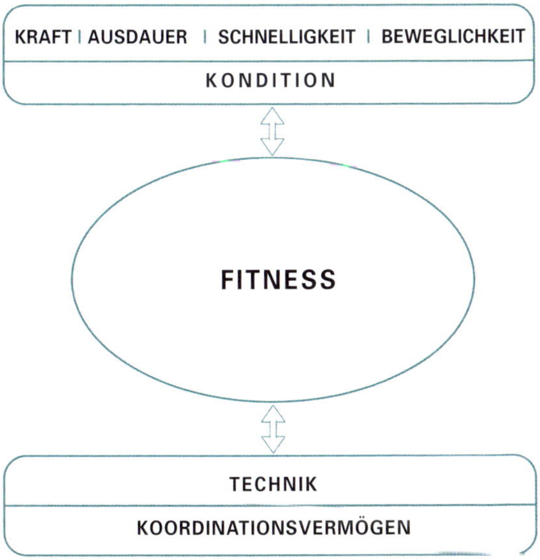

Entscheidende Elemente deiner Fitness sind Kraft und Ausdauer. Sie sind die Basis für fast jede Art von Leistung, die dein Körper erbringen soll – und ihre Verbesserung (mehr Kraft beziehungsweise Muskeln und/oder mehr Ausdauer) ist bei sehr vielen von uns das zentrale Fitness-Ziel.

Ebenso wie die Schnelligkeit sind Kraft und Ausdauer konditionelle Fähigkeiten, die vor allem von der Energiebereitstellung im Körper abhängig sind. Entscheidende Kriterien für ihren Einsatz sind: Wie lange oder auch wie schnell kann der Körper ausreichend Energie bereitstellen, damit Muskeln möglichst viel Kraft entwickeln können, möglichst lange durchhalten oder möglichst schnell (re)agieren?

Die vierte konditionelle Fähigkeit, die Beweglichkeit, ist dagegen nicht von bereitgestellter Energie abhängig. Sie ist der Ausdruck der Flexibilität deines Bewegungsapparats, und ihr Zustand ist abhängig davon, inwieweit deine Muskeln, Knochen, Gelenke etc. mechanisch in der Lage sind, einwirkende Kräfte zu übertragen und damit eine geplante Bewegung optimal auszuführen. Das hat entscheidenden Einfluss auf deine Leistungsfähigkeit: Du kannst noch so viel Kraft in deinen Oberschenkeln haben – das gibt dir noch lange nicht die Möglichkeit, einen Spagat auszuführen. Da die Beweglichkeit derart eng mit dem Bewegungsapparat verknüpft ist, wird sie ebenso wie Kraft, Ausdauer und Schnelligkeit zu den konditionellen Fähigkeiten gezählt, also zu dem, was gemeinhin als »Kondition« ausgedrückt wird.

Das Gesamtbild der motorischen Fähigkeiten wird komplettiert von einer fünften Eigenschaft, dem Koordinationsvermögen (ein paar weitere, hier nicht thematisierte Dinge wie psychische, soziale oder taktisch-kognitive Fähigkeiten ausblendend). Das ist ebenfalls ein hochkomplexes Konstrukt aus verschiedensten Fähigkeiten, die den Einsatz deiner eben beschriebenen konditionellen Fähigkeiten entscheidend mitbestimmen. Dabei handelt es sich um Fähigkeiten, die nicht (nur) deinen Bewegungsapparat betreffen, sondern vor allem aus anderen steuernden Systemen des Körpers entspringen, allen voran aus dem Zentralnervensystem. Entscheidende Kriterien, die dein Koordinationsvermögen prägen, sind beispielsweise: Welche Bewegungsabläufe hat dein Gehirn wie gut gespeichert? Wie gut kann es Bewegungssignale an Muskeln etc. übermitteln und diese anleiten, möglichst effiziente und

Schnelligkeit – eine sehr spezielle Fähigkeit

Schnelligkeit ist für die allgemeine Fitness nicht ganz so bedeutsam wie Kraft und Ausdauer. Denn – die Tabelle auf Seite 27 zeigt dir das noch mal deutlich: Schnelligkeit kann ganz unterschiedliche Ausprägungen haben und kommt zumeist in relativ speziellen Situationen zum Tragen. Ein Fußballspieler benötigt eine vollkommen andere Schnelligkeit (oder besser: mehrere andere Arten von Schnelligkeit) als ein 100-Meter-Schwimmer oder ein Skifahrer. Außerdem gilt: Während Kraft und Ausdauer abgesehen von dem Zusammenspiel der beteiligten Muskeln rein konditionelle Eigenschaften sind, ist Schnelligkeit eine hochkomplexe Sache, bei der es noch mehr auf die Aktionsfähigkeiten beteiligter Muskel(faser)n ankommt und die mit komplexen anderen Dingen wie Reaktionsvermögen, Wahrnehmungsfähigkeiten etc. zusammenhängt.

harmonische Bewegungen auszuführen? Inwieweit kann es dabei Eindrücke der Sinnesorgane verarbeiten, zum Beispiel die Einschätzung der Geschwindigkeit eines Fußballs, oder die Wahrnehmung des Raums um dich herum? Und wie steht es überhaupt um deine Fähigkeit, das Gleichgewicht zu halten?

Das Zusammenspiel der motorischen Fähigkeiten

Du siehst: Deine Fitness setzt sich aus vielen verschiedenen Dingen zusammen. Und es ergibt Sinn, die Gesamtheit der motorischen Fähigkeiten im Blick zu behalten, auch wenn du »nur« Muskeln aufbauen oder mit mehr Bewegung abnehmen willst. Denn wie so oft gilt: Alles hängt mit allem zusammen. Jede Bewegung ist das Ergebnis des Zusammenspiels nicht nur von Muskeln, sondern auch von verschiedenen Körpersystemen und motorischen Fähigkeiten. Die nebenstehende Tabelle zeigt dir unterschiedliche Ausprägungen.

Das gilt erst recht, wenn du dich leistungstechnisch verbessern willst: Du kannst als Delfin-Schwimmer noch so ausdauernd sein: Wenn du den Bewegungsablauf nicht draufhast, wirst du leistungsmäßig baden gehen. Deine Reaktionsschnelligkeit beim 100-Meter-Sprintstart sowie deine Antritts-Schnelligkeit können noch so begnadet gut sein: Wenn dir nach 50 Metern die Puste ausgeht, bleibst du am Ende auf der Strecke. Und selbst wenn du 40 Klimmzüge am Stück schaffst: Wenn dir das allgemeine Koordinationsvermögen und die Flexibilität etwa der Handgelenke beim Umgreifen fehlen, wird dir niemals der Muscle-up (eine komplexe Übung beim Calisthenics, siehe Seite 152) gelingen.

Was steckt dahinter?

Ein paar Beispiele

Was bringt es dir?

Wie kannst du es trainieren?

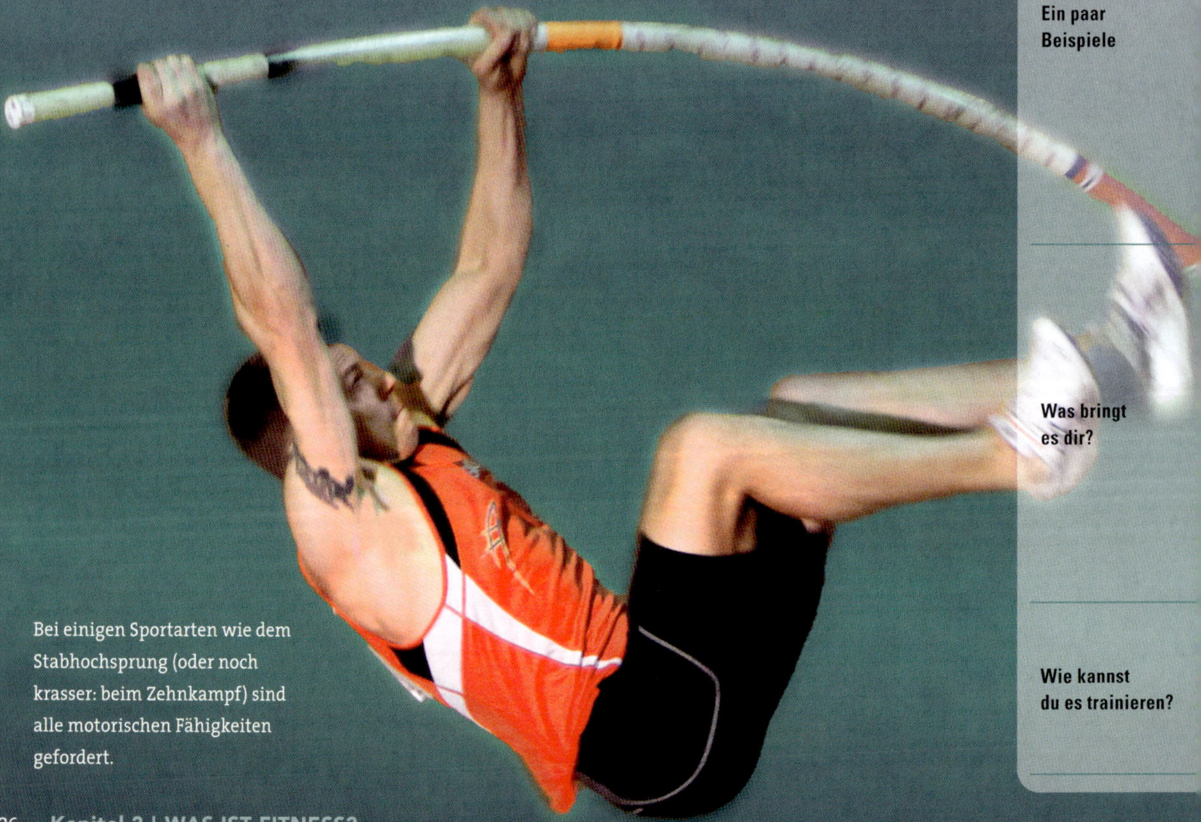

Bei einigen Sportarten wie dem Stabhochsprung (oder noch krasser: beim Zehnkampf) sind alle motorischen Fähigkeiten gefordert.

Eine Übersicht über die motorischen Fähigkeiten

Kraft	Ausdauer	Beweglichkeit	Schnelligkeit	Koordination
Kraft allgemein: die Fähigkeit des Körpers, einen Widerstand mit Muskelkraft zu überwinden (konzentrische Arbeit), ihm entgegenzuwirken (exzentrische Arbeit) oder ihn zu halten (isometrische Arbeit) **Maximalkraft:** ist die höchste einmalig realisierbare Kraft gegen einen Widerstand **Schnellkraft:** beschreibt die Fähigkeit, einen Widerstand mit schnellstmöglicher Kontraktion zu überwinden **Kraftausdauer:** meint die Fähigkeit, möglichst lange einem Widerstand entgegenzuwirken	Ist definiert als die Widerstandsfähigkeit gegen Ermüdung bei lang andauernder Belastung	Beschreibt die Fähigkeit, Bewegungen in einem oder in mehreren Gelenken mit vollem Bewegungsumfang ausführen	Meint die Fähigkeit, auf einen Reiz schnellstmöglich zu reagieren und/oder Bewegungen in höchstem Tempo durchzuführen	Das harmonische Zusammenwirken aller an einer Bewegung beteiligten Muskeln, auf Basis der Steuerung durch das Nervensystem/Gehirn und unter Einbeziehung der Sinnesorgane
• Gewichtheben (= Maximalkraft) • Rudern, Eisschnelllauf (= Kraftausdauer) • Boxschlag (= Schnellkraft) • der Absprung beim Weitsprung (= Reaktivkraft)	• Läufe bis etwa 30 Sekunden (= Schnelligkeitsausdauer) • Läufe zwischen 30 Sekunden und 2 Minuten (= Kurzzeitausdauer) • Läufe zwischen 2 und 10 Minuten (Mittelzeitausdauer) • Läufe über 10 Minuten (Langzeitausdauer)	• Spagat beim Turnen • Armstreckung beim Kraulschwimmen (= Gelenkbeweglichkeit & Dehnungsfähigkeit)	• Startschuss beim Sprintlauf (= Reaktionsschnelligkeit) • Startphase beim Sprintlauf (= Beschleunigungsschnelligkeit) • schnellstmögliche Schritte beim Sprinten (= zyklische Bewegungsschnelligkeit, auch Sprintschnelligkeit genannt) • schnelle Bein- und Schlagarbeit beim Boxen (= azyklische Bewegungsschnelligkeit)	• das »Lesen« eines Spiels, der perfekte Pass etc. bei Mannschaftssportarten (= räumlich-zeitliche Orientierung) • Turnen auf einem Balken, Slackline (= Gleichgewichtsfähigkeit) • Torhüter-Abwehr eines Balls beim Handball-Siebenmeter (= Reaktionsfähigkeit) • perfekte Schritte beim 100-m-Sprint (= Rhythmisierungsfähigkeit) • die Steuerung des Krafteinsatzes beim Basketball-Korbleger (= sensorische Differenzierungsfähigkeit) • Zusammenspiel von Beinschlag und Armzug beim Kraulschwimmen (= Kopplungsfähigkeit)
• starke, ausgeprägte Muskulatur • bessere Durchblutung • insgesamt verbesserte Leistungsfähigkeit • bessere Körperhaltung	• verbesserte Durchblutung und somit der Versorgung von Organen und Muskeln • effektivere Bereitstellung von Energie • stärkeres Immunsystem • verbesserte Lungenfunktion • niedrigerer Puls und Blutdruck	• mehr Bewegungsfreiheit • bessere Körperhaltung • verringertes Verletzungsrisiko • niedrigerer Muskeltonus, dadurch verringerter Druck auf Knochen und Gelenke • verbesserte Durchblutung	• verbessertes Reaktionsvermögen • erhöhte Leistungsfähigkeit auch in anderen motorischen Fähigkeiten	• effektivere Bewegungen • besserer Gleichgewichtssinn • wirkt Haltungsfehlern entgegen • verbesserter Schutz vor Verletzungen • fördert Denkfähigkeit und Hirnaktivitäten
• Krafttraining	• Ausdauersport • Intervalltraining • Sequenztraining (Mix aus Kraft und Ausdauer, siehe Seite 74)	• Mobilisationstraining & Dehnübungen • Bodyweight-Training • Yoga • Pilates • Turnen	• explosive Übungen • schnelle Ball- & Mannschaftssportarten • Sprintsportarten	• komplexe Übungen • propriozeptives Training siehe Seite 165 • Spielsport • Kampfsport • Tanzen

Regel	Darum geht's	Siehe Seite
Prinzip des trainingswirksamen Reizes	Sorge für ausreichende Belastung.	28
Prinzip der Wiederholung und Dauerhaftigkeit des Trainings	Sorge für wiederkehrende Belastung.	30
Prinzip der progressiven Belastungssteigerung	Sorge für wachsende Belastung.	33
Prinzip der variierenden Belastung	Sorge für einen Wechsel der Belastungen von Zeit zu Zeit.	35
Prinzip der optimalen Relation von Belastung und Erholung	Sorge für ausreichende Erholungszeiten.	37
Prinzip der Periodisierung und Zyklisierung	Plane dein Training in klar definierten Zyklen.	35
Prinzip der Förderung von Gesundheit und individueller Leistungsfähigkeit	Sorge für eine positive Belastung, die dich und deinen Körper fördert.	28
»Gesetz« der Natur«: Ohne Energie kein Leben!	Versorge deinen Körper stets mit ausreichend Energie.	42

Grundlegende Prinzipien der Trainingslehre

Aufbauend auf Anatomie und motorischen Fähigkeiten ergeben sich bestimmte Fitness-Grundregeln, die wirklich immer und für jeden gelten: für jedes Trainingsziel, für jedes Leistungslevel, für jedes Zeitbudget und für jeden Lebensstil. Ist das nicht prima? Du kannst dich vollends darauf verlassen, dass du alles richtig machst, wenn du nach diesen allgemeinen Trainingsprinzipien trainierst!

Die optimale Belastung für dein Training

DAS zentrale Kriterium berührt einen Großteil der gerade genannten Prinzipien: Die entscheidende Frage ist, ob und wie du deinen Körper belastest. Damit du im wahrsten Sinne etwas bewegst, musst du deinen Körper beim Training jedes Mal ein wenig aus seiner Komfortzone locken!

Adaption oder: Dein Körper macht, was du willst
Denn: Der menschliche Körper ist enorm anpassungsfähig und dabei perfekt für Bewegungen gemacht – beides hat uns Menschen (neben kognitiven Entwicklungen) zum evolutionären Erfolg verholfen. Ohne Adaption, wie der Anpassungsprozess an bestehende oder sich verändernde Bedingungen innerhalb und außerhalb des Körpers auch genannt wird, wären unsere Vorfahren nicht in der Lage gewesen, sich vor einem Säbelzahntiger zu retten, ein Mammut zu erlegen – oder aufgrund von klimatischen Veränderungen Tausende von Kilometer weit umzusiedeln.

Das sind doch mal gute Nachrichten: Auch heute noch ist dein Körper fast exakt so eine Bewegungsmaschine wie der deiner urzeitlichen Vorfahren! Und er macht, was du willst, denn er ist nach wie vor extrem anpassungsfähig. Wenn du viel läufst oder Rad fährst, wirst du ausdauernder. Wenn du Sprints trainierst, wirst du schneller. Wenn du regelmäßig Kniebeugen mit hohem Gewicht durchführst, werden dein Hintern und deine Oberschenkel hart und muskulös.

Zur Adaption gehört aber auch eine konsequente Kehrseite: Wenn du dich gar nicht bewegst und auf dem Sofa lümmelst, bleibst du untrainiert und wirst tendenziell eher dick. Und auch wenn du dein bisher erfolgreiches Training von heute auf morgen abbrichst oder nur noch auf lasche Weise fortführst, wird dein Körper darauf reagieren und alles Antrainierte nach und nach wieder über Bord werfen.

Entwickle und fördere dich, deinen Körper, deine Gesundheit
Mit diesem Wissen hast du es also selbst in der Hand, an dir, deiner Gesundheit und deiner Leistungsfähigkeit zu arbeiten. Und zwar immer im Einklang mit deinem Körper. Dies ist **das Prinzip der Förderung von Gesundheit und individueller Leistungsfähigkeit**: Setze dein Training verantwortungsbewusst unter Berücksichtigung deiner individuellen Fähigkeiten, deines Alters, deines Leistungsstands etc. so ein, dass es dich in deinen Zielen voranbringt, ohne dir und deiner Gesundheit zu schaden oder Beschwerden oder Verletzungen hervorzurufen. Nutze die Adaptionsfähigkeit des Körpers also immer im positiven Sinne!

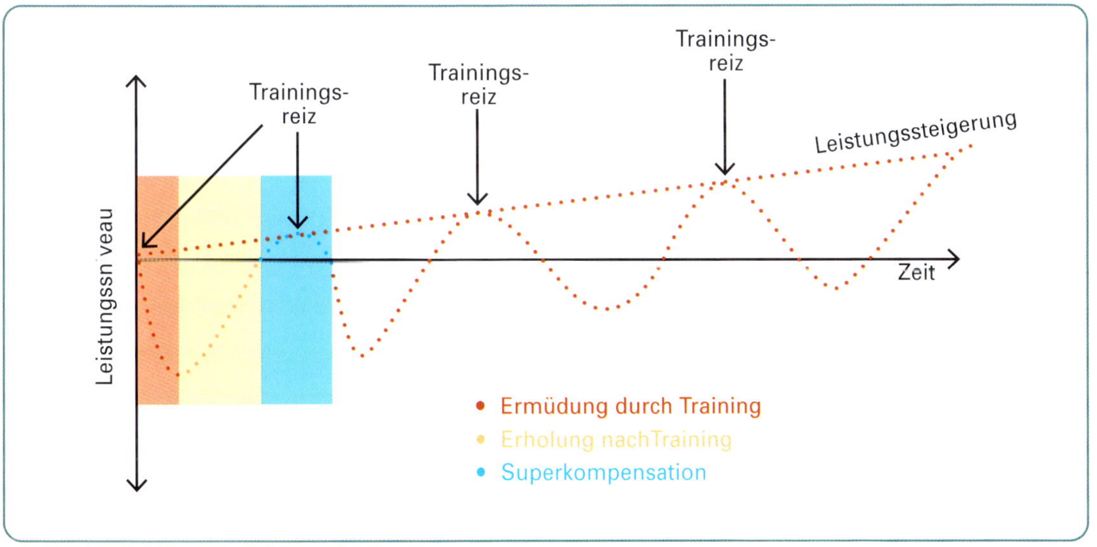

Das Prinzip der Superkompensation

Reizend, wie dein Körper reagiert
Dein Körper wartet also nur darauf, dass du ihm einen Anlass gibst, sich zu entwickeln: Dieser Anlass wird in der Sportwissenschaft als Trainingsreiz bezeichnet.

Einen Trainingsreiz setzt du immer dann, wenn du deinen Körper auf ungewohnte Weise forderst und ihn so vor neue Herausforderungen stellst: Du läufst länger als sonst, packst mehr Gewicht bei einer Kraftübung drauf, erhöhst grundsätzlich dein Trainingspensum oder streichst einen Tag lang die Wände eines Zimmers – du machst also etwas Ungewohntes, dass deinen Körper anstrengt, sprich: reizt.

Der reagiert darauf umgehend, denn die angesprochene Adaptionsfähigkeit deines Körpers funktioniert heute ebenso wie vor vielen tausend Jahren – auch wenn du heute nicht mehr den Säbelzahntiger, sondern höchstens noch ein anderes Kätzchen fürchten musst: den Muskelkater. Während dieser sich durchaus spürbar bemerkbar macht, werkelt der Körper im Hintergrund an einer Anpassung der »angestrengten« Strukturen: Er baut nach Kraftreizen das Muskelgewebe weiter aus, schafft mit der Bildung neuer Blutgefäße und Zellkraftwerke sowie einer Anpassung von Puls und Blutdruck die Basis für eine verbesserte Ausdauer nach deinem Lauftraining und vieles mehr.

Den Anpassungsprozess im Körper verdeutlicht das so genannte Superkompensationsprinzip.
Auf der Zeitachse von links nach rechts erkennst du mehrere Trainingsreize, sagen wir deine Workouts der letzten zwei Wochen.
Zwischen zwei Trainingsreizen erkennst du drei wiederkehrende Phasen: Rot ist das Training selbst und die damit einhergehende Ermüdung des Körpers – klar, dass seine Leistungsfähigkeit erst einmal in den Keller geht. Gelb ist die dann sofort einsetzende Erholungsphase, also der Beginn der Adaptionsprozesse.

Diese Adaption läuft dann bei einem effektiven Trainingsreiz weiter in den blauen Bereich: Der Körper hat nun neue Strukturen geschaffen, die es dir möglichen, auf einem höheren Level erneut zu trainieren – er ist leistungsfähiger geworden!

Wenn du nun in der Folge immer wieder in diesem blauen Bereich deine Trainingseinheiten platzierst, wird deine Leistungskurve immer weiter steigen, denn: Du profitierst immer wieder von einem leicht gestiegenen Leistungsniveau. Und da du dann jedes Mal ein bisschen mehr schaffen kannst, erhöhst du es dabei jedes Mal wieder ein bisschen mehr.

Katerstimmung

Muskelkater – was ist das eigentlich? Überwiegend einig ist sich die Wissenschaft, dass die Schmerzen von kleinsten Geweberissen herrühren: zum einen in den kontraktilen Elementen in beanspruchten Muskelfasern, zum anderen in der umgebenden Myofaszie. Risse klingen dramatisch, sind es aber mitnichten: Denn sie regen dein Gewebe an, sich weiterzuentwickeln, und halten es beweglich und geschmeidig. Je intensiver du trainierst, desto mehr Risse treten ein – auch wenn Muskelkater an sich kein direktes Indiz für Muskelwachstum ist.

An der Universität Aalborg in Dänemark haben Wissenschaftler beobachtet, dass die Rissbildung in der Faszie deutlich größer ausfällt als in den Muskelfasern. Da in der Faszie zudem der überwiegende Teil der lokalen Schmerzrezeptoren steckt (nicht in der Muskelfaser), kannst du dich an dieser Stelle wohl herzlich von deinem Muskelkater verabschieden und deinen neuen Trainingsbegleiter, den Faszienkater, begrüßen!

Wie auch immer du das Kätzchen nennst: Bei Katerstimmung in deinen Gliedern ist moderates (!) Training sinnvoll – denn Bewegung fördert die Regeneration und mindert den Schmerz. Allerdings solltest du nicht zu früh wieder zu heftig trainieren oder dehnen, denn sonst können aus den kleinen Rissen größere Verletzungen werden.

Das Modell der Superkompensation ist Kern des **Prinzips des trainingswirksamen Reizes** und bestimmt viele weitere Grundregeln des Fitnesstrainings – diese sind letztlich alle aus der Superkompensationskurve herauszulesen: etwa die Bedeutung von Regenerationsphasen, von der passenden Planung deiner Workouts und auch von der Regelmäßigkeit des Trainings.

Zur richtigen Belastung gehört, am Ball zu bleiben
Kurzfristig gesehen ist ein Trainingsreiz natürlich besser als keiner – jede Aktivität, die du wahrnimmst, ist eine gute. Aber mittel- und langfristig ist »ein Mal« letztlich »kein Mal«, denn die Wirkung eines Trainingsreizes verpufft nach gar nicht allzu langer Zeit. Und tatsächlich ist es so, dass deine Leistungskurve über die Zeit grundsätzlich nach unten zeigt, wenn du gar nichts tust. Und dann ist es auch noch so, dass der Körper mit zunehmendem Alter abbaut (siehe Seite 15).

Dein Ziel ist also im Sinne des **Prinzips der Wiederholung und Dauerhaftigkeit des Trainings**, regelmäßig wiederkehrende Reize zu setzen. Und zwar im Idealfall in den blauen Phasen deines Trainingszyklus! Dazu zählt auch, in stressigen Zeiten das Training nicht ausfallen zu lassen. Versuche immer, eine Einheit zumindest teilweise oder notfalls mit geringerer Intensität durchzuführen, bevor du sie ganz ausfallen lassen musst. Ausnahme: Du bist richtig krank.

Einmal pro Woche ist absolutes Minimum

Ganz grob kannst du dir merken: Wenn du einmal die Woche trainierst (am besten dann ein umfassendes Ganzkörperworkout), kannst du deine Leistungsfähigkeit und körperlichen Strukturen erhalten. Mehr aber auch nicht! Für eine Verbesserung nach dem Prinzip der Superkompensation solltest du wenigstens zweimal pro Woche einen bestimmten Körperbereich oder eine Fähigkeit trainieren. Besser sind drei oder mehr Einheiten – aber nicht zu viel, siehe dazu die Ausführungen zur Regeneration ab Seite 37!

Wann ist ein Reiz ein Reiz?

Du hast gelesen, dass ein Trainingsreiz seine Wirkung zeigt, wenn du deinen Körper vor eine ungewohnte Herausforderung stellst. Dies ist die eine Dimension: DASS du ÜBERHAUPT einen Trainingsreiz setzt. Eine andere und ebenso entscheidende Dimension ist, WIE GENAU dein Trainingsreiz aussieht! Doch woher weißt du, dass der Reiz groß genug ist – und nicht so unbedeutend, dass seine Wirkung verpufft? Grundsätzlich ist es ganz einfach: Du wirst es spüren! Indem du beim Training anfängst zu Schwitzen, außer Atem kommst, das Brennen in deinen Muskeln spürst, dein eigenes Ermüden wahrnimmst und weitere Wiederholungen oder Schritte mühsam werden – all diese Zeichen zeigen dir, dass dein Trainingsreiz ausreichend ist.

Dieser muss natürlich je nach Trainingsziel anders ausschauen. Einleuchtend: 10 Kilometer auf Zeit zu laufen strengt anders an als eine neue Maximalkraft-Bestleistung mit einer Wiederholung beim Bankdrücken. Beide Benchmarks sind sehr unterschiedlich – und auf dem Weg dorthin musst du jeweils andere Trainingsreize setzen. Deshalb ist eine sehr wichtige Frage: Wie sollten diese aussehen mit Blick auf dein jeweiliges Trainingsziel? Damit sind wir schon tief in der konkreten Umsetzung deines Trainings!

Bestimmung der optimalen Belastungsintensität

Eine ganz grobe Intensitätsregel, die für jedes Trainingsziel gilt: Je intensiver die Belastung, desto größer der Trainingsreiz und die darauffolgende Adaptionsreaktion des Körpers, und desto eher bist du erschöpft. Deshalb kann niemand einen Marathon im 100-Meter-Sprinttempo laufen. Und der auf Seite 19 erwähnte Hafthor Björnsson hätte auch niemals 20 Wiederholungen von seinem 501-kg-Kreuzheben geschafft. Diese Erkenntnis reicht aber nicht, um dein Training auf dein Ziel auszurichten und zu planen. Um den passenden Grad der Belastung für dich herauszufinden, gibt es verschiedene Berechnungen und Tests. Die folgende Tabelle zeigt einen kleinen Überblick über die wichtigsten davon für Krafttraining und Ausdauertraining.

Bringt dein Training was? Hör auf dein Gefühl!

Manche Trainingsformen lassen sich nicht mit den in der Tabelle genannten Parametern steuern. Wenn du zum Beispiel eine halbe Stunde laufen gehst, bleibt dir, ohne Einsatz von Hilfsmitteln wie einer Pulsuhr,

Ausgewählte Möglichkeiten der Bestimmung deiner optimalen Trainingsintensität

Methode	Geeignet für	Vorteile / Nachteile
Dynamisch-progressive Bestimmung der Maximalkraft (siehe ab Seite 69)	Krafttraining – insbesondere für Fortgeschrittene	Vorteil: • sofortige und genaue Bestimmung der Maximalkraft Nachteile: • sehr hohe Belastung, dadurch auch Verletzungsgefahr • nur für erfahrene Trainierende
Ableitende Bestimmung der Maximalkraft (siehe ab Seite 69)	Krafttraining – auch für Einsteiger	Vorteile: • relativ leicht zu ermitteln • keine erhöhte Anstrengung oder Verletzungsgefahr • leichteste Möglichkeit, Intensitäten im Krafttraining grob zu bestimmen Nachteil: • nur schätzendes Verfahren, dadurch nicht ganz so aussagekräftig bezüglich der tatsächlichen Maximalkraft
Herzfrequenz-Messung (siehe ab Seite 96)	Ausdauertraining – für Einsteiger und Fortgeschrittene	Vorteile: • In der Regel sehr gute und exakte Werte • viele Tracker und Pulsuhren unterstützen bei der Ermittlung und Einhaltung von Pulsbereichen Nachteil: • Du benötigst eine Pulsuhr oder einen Fitnesstracker
Subjektives Belastungsempfinden (siehe ab Seite 31)	Kraft- & Ausdauertraining – vor allem für Einsteiger	Vorteile: • ohne Aufwand und ohne Hilfsmittel einfach, sofort und überall durchführbar • Verbessertes Gespür für die Belange des eigenen Körpers Nachteil: • ungenau (zumindest zu Beginn der Einschätzung), dadurch allein kaum zur kurz- oder langfristigen Ziel- oder gar Wettkampf-Planung geeignet

nicht viel zur Trainingssteuerung: keine Gewichte, keine Wiederholungen, keine Pausen – du kannst höchstens den Schwierigkeitsgrad des Geländes wählen (und etwa bergauf laufen), oder aber das Tempo, in dem du läufst, steuern. Für solche, aber auch alle anderen Trainingsformen gibt es eine weitere Möglichkeit, die Trainingsintensität und damit den Reiz zu steuern: Hör auf dein Gefühl!

Bekanntestes Beispiel für die Ermittlung des »subjektiven Belastungsempfindens« ist die Einteilung derselben in einer Skala, die der schwedische Sportwissenschaftler Gunnar Borg bereits vor einigen Jahrzehnten entwickelt hat. Die nach ihm benannte Borg-Skala gibt Zahlenwerte vor, anhand derer du eine Belastung von leicht bis schwer bewerten kannst.

Die Borg-Skala ist dabei in ihrem Kern an einer echten Messgröße gekoppelt: dem Puls. Ein Borg-Wert, der auch RPE-Wert genannt wird (RPE steht dabei als englische Abkürzung für: Rating of Perceived Exertion, auf Deutsch etwa: Bewertung der wahrgenommenen Anstrengung), entsprach dabei ursprünglich 10 Herzschlägen/ Minute (der Zusammenhang wird heute so direkt nicht mehr gesehen). Und da bei einem ohnehin nur selten zu findenden Puls von unter 60 keine Trainingsbelastung vorkommen kann, beginnt die Borg-Skala erst bei dem RPE-Wert 6.

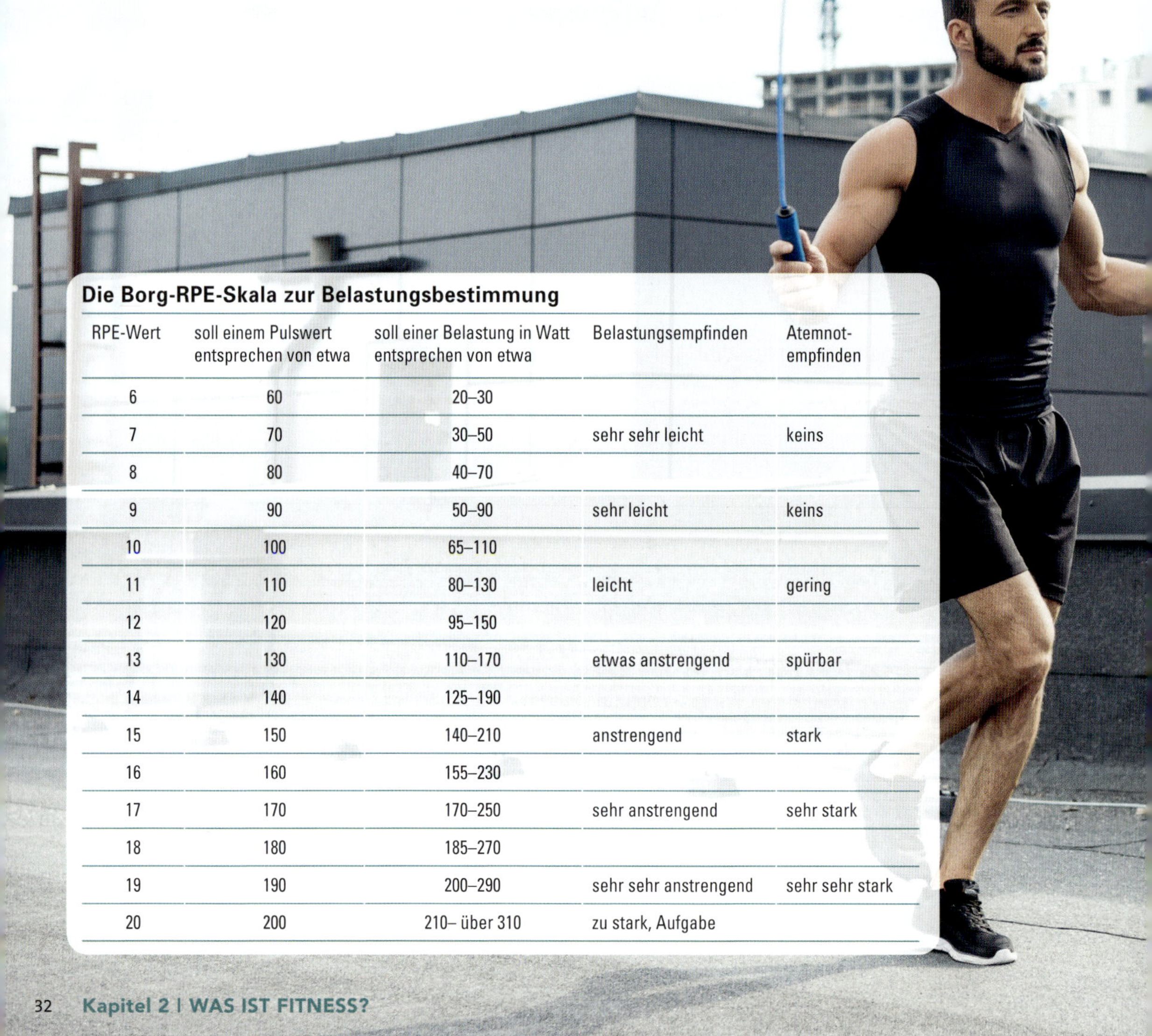

Die Borg-RPE-Skala zur Belastungsbestimmung

RPE-Wert	soll einem Pulswert entsprechen von etwa	soll einer Belastung in Watt entsprechen von etwa	Belastungsempfinden	Atemnot-empfinden
6	60	20–30		
7	70	30–50	sehr sehr leicht	keins
8	80	40–70		
9	90	50–90	sehr leicht	keins
10	100	65–110		
11	110	80–130	leicht	gering
12	120	95–150		
13	130	110–170	etwas anstrengend	spürbar
14	140	125–190		
15	150	140–210	anstrengend	stark
16	160	155–230		
17	170	170–250	sehr anstrengend	sehr stark
18	180	185–270		
19	190	200–290	sehr sehr anstrengend	sehr sehr stark
20	200	210– über 310	zu stark, Aufgabe	

Nicht allen fällt es leicht, in sich hineinzufühlen. Und so kann es auch dir anfangs seltsam vorkommen, hier irgendeine Bestimmung aufgrund von Gefühlen vorzunehmen. Nach ein paar Malen wirst du aber durchaus Unterschiede erspüren, und die subjektive Einteilung wird dir zunehmend valide vorkommen. Damit bist du nicht allein: Es gibt auch Leistungssportler, die ihr Training über ihr Belastungsempfinden steuern, und Ähnliches gilt für den Reha-Bereich.

Für dich sind die RPE-Werte 11 bis 17 die entscheidende Range. Mit dem Wert RPE 11 beginnt wirksames leichtes Training. Bis zum Wert von 14 bewegst du dich dann im Kraftausdauer-Bereich (beim Ausdauertraining: der langsame Dauerlauf), im Bereich von 15 bis maximal 17 im Hypertrophie-, also Muskelaufbau-Bereich (beim Ausdauertraining: der lockere bis zügige Dauerlauf). Der RPE-Wert 17 ist dann eigentlich auch schon die Größenordnung für Maximalkraft-Leistungen von Normalsterblichen (beim Ausdauertraining: Tempodauer- und Tempoläufe). Die RPE-Werte 18–20 sind in der Regel für Leistungssportler und die Beschreibung von Belastungsspitzen reserviert.

Pass dein Training an deinen angepassten Körper an

Auch wenn Du mit passender Belastung erfolgreich ins Training eingestiegen bist und Fortschritte machst, so wirst du trotzdem eines Tages in deiner Entwicklung stagnieren. Warum? Das zeigt wiederum die Superkompensations-Grafik: Um dich auch langfristig weiterzuentwickeln, musst du deine Trainingsbelastung sukzessive anpassen, also erhöhen – dies ist das **Prinzip der progressiven Belastungssteigerung**. Denn: Wenn du beim Training alles richtig machst, wirst du immer besser. Damit du deine so auch immer weiter steigende Leistungsfähigkeit von Mal zu Mal abrufen und gewinnbringend einsetzen kannst, sollte mit deiner Leistung auch die Belastungsintensität steigen. Dazu hast du verschiedene Möglichkeiten. Die folgende Tabelle bringt diese so genannten Belastungsnormative, also Faktoren, die die Intensität beeinflussen, in eine gewisse Ordnung, und zeigt dir, auf welchen Ebenen du in das Intensitätsniveau deines Trainings eingreifen kannst. Beachte dabei aber immer, dass du deine sehr wichtigen Regenerationsphasen zwischen den Trainings-Einheiten einhältst – siehe die Ausführungen ab Seite 37.

Ausgewählte Belastungsnormative – so steuerst du die Trainingsintensität

Was du anpassen kannst	Beispiele
Trainingshäufigkeit	• mehr Einheiten pro Trainingszyklus oder Woche
Belastungsumfang	Gesamtumfang von Belastung(en): • mehr Wiederholungen pro Satz • mehr Sätze/Intervalle pro Übung • mehr Übungen für eine Muskelgruppe • längere Laufstrecke bzw. längere Strecke in derselben Zeit • mehr Einheiten oder Kilometer pro Woche
Belastungsdauer	• Zeit der Einwirkung einer Belastung in einer Übung, Workout, Einheit (= längere Trainingseinheiten)
Belastungsdichte	Aufeinanderfolge einzelner Belastungen: • kürzere Pausen zwischen Sätzen, Übungen, Intervallen oder Trainingseinheiten
Belastungsintensität	Hier hast du quasi unendlich viele Möglichkeiten, den jeweiligen Trainingsreiz zu erhöhen: • Steigerung von Gewicht, Widerständen (Bänder im Homegym, Paddles im Wasser etc.), Tempo, Belastungsdauer (Time Under Tension – siehe Seite 70) u. v. a. m. • viele Intensivierungsmöglichkeiten von Kraft-Workouts und Übungen ab Seite 74

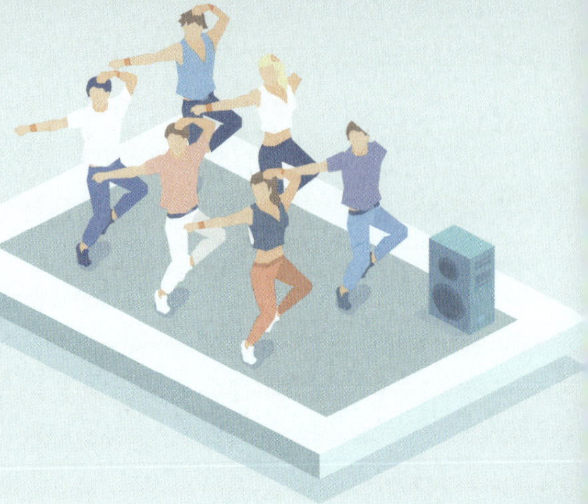

Steigere auch niemals alle genannten Merkmale gleichzeitig, und auch nicht mehrere nacheinander in zu kurzer Zeit, sondern steigere dein Training langfristig und progressiv in kontinuierlichen Stufen. Sei dabei konsequent in der Kontinuität deiner Entwicklung, aber mache kleine Schritte. Sei dir erst sicher, dass deine letzte Intensivierung »angekommen« und verarbeitet ist, bevor du zur nächsten übergehst.

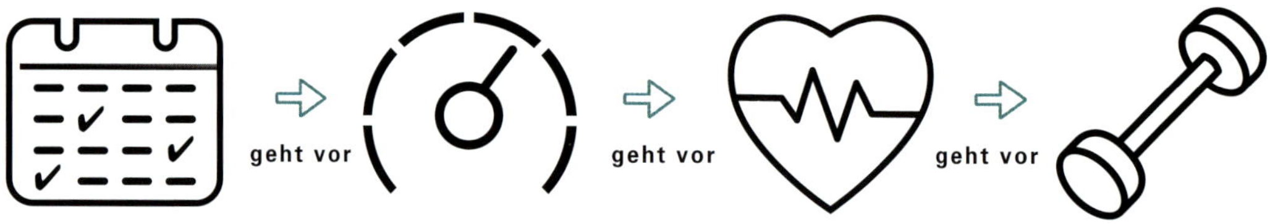

In dieser Reihenfolge steigerst du deine Trainingsbelastung

Gerade wenn du neu ins Training einsteigst, wirst du zu Beginn enorme Fortschritte machen. Die Gefahr ist groß, dass du dann zu eifrig die Intensität von Workout zu Workout erhöhst. Zu viel des Guten ist hier nicht gesund: An einem gewissen Punkt wird es Strukturen deines Bewegungsapparats geben, die schlapp machen und unter der immer höheren Belastung leiden. Das betrifft oftmals Gelenke, aber auch Schleimbeutel, Sehnenscheiden o. Ä., die sich dann schmerzhaft bemerkbar machen. Der langgezogene Zeitstrahl unten zeigt dir, wie es um die Anpassungsfähigkeiten ausgewählter Körpersysteme steht. Dabei gilt: Das schwächste Glied der Kette (im Zeitstrahl ganz rechts zu finden) gibt immer das Tempo vor.

Langfristige Anpassungsprozesse von Körpersystemen und Strukturen

Elemente des Nervensystems ⇨ **Herz-Kreislauf-System inkl. Herzmuskel** ⇨ **Skelettmuskulatur** ⇨

Zeit

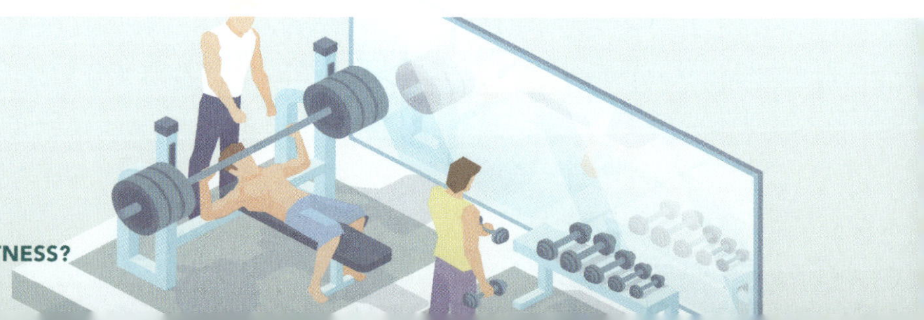

Variiere die Trainingsbelastungen von Zeit zu Zeit

Eine Zeit lang kannst du mit progressiver Belastungssteigerung deinen Körper in Atem halten. Aber irgendwann durchschaut er das Spiel – und da du dann sowieso schon so weit fortgeschritten und trainingserfahren bist, bewegst du dich in einem Bereich, in dem weitere Steigerungen immer schwieriger zu erzielen sind. Was dann hilft, sind neue und gerne auch vollkommen andere Reize als bisher. Hier greift das **Prinzip der variierenden Belastung**: Es meint, dass du von Zeit zu Zeit die Inhalte deines Trainings, die angewandten Methoden oder auch die Belastungsmerkmale verändern solltest. Nicht wahllos, sondern geplant und vor allem dann, wenn du das Gefühl hast zu stagnieren. Ein paar Beispiele, was du tun kannst:

So sorgst du für Abwechslung im Training

- → **Tausche Übungen aus.**
- → **Ändere die Übungsreihenfolge oder baue Übungen zu Supersätzen zusammen.**
- → **Verändere die Pausenlängen.**
- → **Modifiziere die Ausführung bestimmter Übungen oder nutze bestimmte Techniken (siehe ab Seite 74).**
- → **Baue Fahrtspiele ins Ausdauertraining ein.**

Und vieles mehr.

Plane solche Variationen vorab und bette sie für eine gewisse Zeit in die Zyklen deiner Trainingsplanung (siehe rechts) ein – das ist besser, als ziellos spontan zu variieren. Die Variationen werden nicht nur deiner Leistungsfähigkeit auf die Sprünge helfen, sie geben dir und deinem Körper (und Geist!) auch neue Impulse und werden dich motivieren.

Das Prinzip der Periodisierung und Zyklisierung

Der Körper ist zwar eine echte Maschine, wenn es ums Anpassen geht – aber immer nur powern und zulegen kann er dann doch nicht. Auch wenn du auf deine regelmäßige Regeneration achtest: Von Zeit zu Zeit solltest du im Training etwas kürzertreten oder dich um einen anderen Schwerpunkt kümmern.

Insbesondere Leistungssportler leben von dem **Prinzip der Periodisierung und Zyklisierung** des Trainings: Die professionelle Vorbereitung auf einen Wettkampf beispielsweise verläuft in Perioden mit intensiver und weniger intensiver Belastung, mit Phasen für andere Leistungsschwerpunkte wie Techniktraining etc. Und die Periodisierung soll den Sportler dann auf den Wettkampf-Tag genau in Bestform bringen.

Der zyklische Aufbau deines Trainings hilft dir, planvoll deine Ziele zu verfolgen und vor allem, deine Fortschritte optimal zu steuern. Leider ist das Thema derart komplex und von der jeweiligen Zielsetzung sowie individuellen Begebenheiten abhängig, dass es diesen Kompass sprengen würde. Hier ein paar Grundzüge und Grundbegriffe, damit du weißt, wonach du weiter recherchieren kannst.

Bei der Trainingsperiodisierung teilst du einen Zeitraum, zum Beispiel ein Kalenderjahr, in mehrere Zyklen ein, die ihrerseits wieder in Zyklen unterteilt sind:

- Der Makrozyklus ist die lange Zeitspanne deines Plans: Im Beispiel das Kalenderjahr, üblich sind mindestens 3 Monate.
- Ein Mesozyklus ist der mittelfristige Zyklus mit 4 bis 12 Wochen Länge.
- Ein Mikrozyklus ist die kleinste Zykluseinheit und geht üblicherweise über 1 bis 3 Wochen.

Beispielsweise kannst du dein Kalenderjahr (der Einfachheit halber auf 48 Wochen reduziert) in 6 Mesozyklen à 8 Wochen unterteilen, die Mesozyklen wiederum in 8 Mikrozyklen à 1 Woche.

Knochen ⇨ Sehnen, Bänder, ähnliches Fasziengewebe ⇨ Gelenke, insbesondere Gelenkknorpel

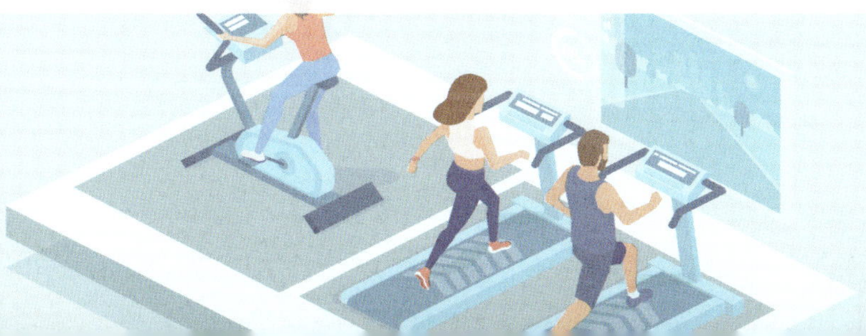

Nach bestimmten Kriterien je nach Trainingsziel planst du dabei die Trainingsschwerpunkte, Workout-Formen, Belastungsintensitäten, Trainingsumfänge etc. innerhalb deiner Zyklen. Dabei kommt es üblicherweise zu einer 3:1- oder 2:1-Periodisierung: Auf 3 beziehungsweise 2 Zykluseinheiten mit steigender Belastung folgt eine regenerativere Einheit. Um das grobe Planungsbeispiel abzuschließen: Du besetzt deine Mesozyklen mit leicht unterschiedlichen Trainingsschwerpunkten nach dem 2:1-Prinzip (der jeweils dritte Mesozyklus ist moderater), die Mikrozyklen nach dem 3:1-Prinzip (drei intensive Wochen gefolgt von einer regenerativen). Die nachfolgende Tabelle zeigt dir, wie intensiv du bei der Gestaltung deiner Mikrozyklen (einfach ausgedrückt: deiner Trainingswochen) gehen solltest. Mit den in der Tabelle genannten Einheiten sind diejenigen Einheiten gemeint, die dein intensives Kerntraining ausmachen. Du trainierst zudem noch andere (nicht zu fordernde) Dinge? Kein Problem, so etwas wie Stretching oder Faszientraining, leichte Ausdauereinheiten etc. kannst du an den anderen Tagen des Zyklus trotzdem absolvieren.

Trainingseinheiten pro Mikrozyklus / Woche

	Einheiten / Woche	Anmerkung
Minimale Zahl an Einheiten	1–2	• Eher Leistungserhalt als Steigerung, sowohl im Kraft- als auch im Ausdauertraining • Für langfristige Steigerungseffekte sind 2 Einheiten / Woche notwendig – bei Kraft als Ganzkörpertraining
Optimale Zahl an Einheiten	3–4	• ideal für Kraft- und Ausdauertraining • Krafttraining: Ganzkörpertraining (3 Einheiten), bei 4 Einheiten eher Split-Training zu empfehlen
Eher zu viele Einheiten	5	• bei leichteren Belastungen noch okay, je intensiver das Training, desto fragwürdiger • Krafttraining: nur als Split-Training umsetzbar und nur für kurze Zeiträume
Schädliche Zahl an Einheiten	6–7	• Unter gesundheitlichen und leistungsorientierten Gesichtspunkten nicht zu empfehlen

Kurzfristige Anpassungsprozesse des Körpers (Regeneration)

5 Minuten	30 Minuten	60 Minuten	90 Minuten
• Die Speicher von Kreatinphosphat, der schnellsten Energiequelle im Körper, werden wieder aufgefüllt.	• Die ersten Glykogenspeicher in Muskelzellen werden wieder aufgefüllt – ein Prozess, der bei anderen Zellen bis zu drei Tage dauert.	• Der Pegel von Laktat, das im Prozess der Energiegewinnung vermehrt abgefallen ist, erreicht in der beteiligten Muskulatur wieder Normalwerte. Nach drei Stunden ist das Laktat im Blut komplett abgebaut.	• Der Körper wechselt (bei ausreichender Energieversorgung) in die anabole, also aufbauende Stoffwechsellage. • Die Proteinbiosynthese läuft an und geht über längere Zeit (bis zu 2, 3 Tage) – es kommt zu Austausch und Neubildung von Proteinen in der Muskulatur, etwa der kontraktilen Elemente Aktin und Myosin.

Die enorme Bedeutung ausreichender Regeneration

Bei der Periodisierung und Zyklisierung klang es soeben an: Erholung ist ebenso bedeutsam wie das Training selbst! Wenn du die Superkompensations-Grafik auf Seite 29 genau anschaust, siehst du warum: Der Körper braucht Zeit, um sich von den Strapazen des Trainings zu erholen, Energie- und sonstige Speicher wieder aufzufüllen, Abfallprodukte und »zerstörte« Zellstrukturen abzutransportieren und dafür neue, leistungsfähigere Strukturen wiederaufzubauen.
In der Grafik unten siehst du vereinfacht dargestellt, wie sich dein Körper in den Tagen nach einem Training erholt. Du erkennst hier schon, dass unterschiedliche Bereiche verschieden lange brauchen, um sich zu regenerieren. Dieser Umstand wird Heterochronismus genannt. Theoretisch kannst du diesen Zeitstrahl gedanklich weiterdenken: Sehr viel später, nach Wochen, Monaten, teils Jahren passen sich die in der Grafik auf Seite 35 abgebildeten Strukturen (Knorpel, Knochen …) deinem Training an.

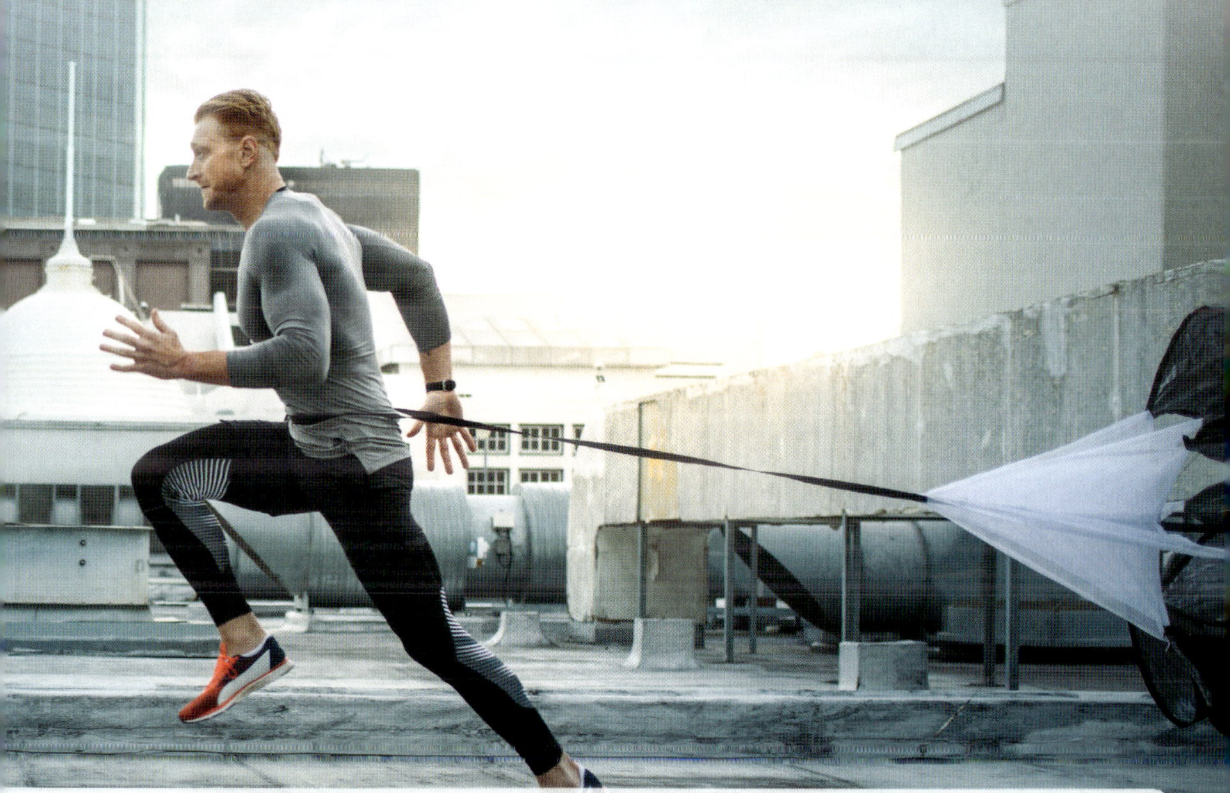

2 Stunden	6 Stunden	1 Tag	2 Tage	3 Tage → Zeit
• Die beanspruchten Steuerungsmechanismen der trainierten Muskeln normalisieren sich wieder.	• Der Flüssigkeitshaushalt normalisiert sich, auch der Pegel von Natrium und Kalium. Das Blut wird insgesamt wieder dünner.	• Die während des Trainings entleerten Glykogenspeicher in der Leber werden wieder aufgefüllt.	• Die im Training genutzten Glykogenspeicher in der Muskulatur werden nun – der Superkompensation folgend – mehr gefüllt als vorher.	• Fette aus dem Muskelgewebe, die während des Trainings verbrannt wurden, werden wieder eingelagert. • Die Strukturproteine deiner Muskulatur sind wieder komplett aufgebaut. • Der Elektrolyt-Haushalt von Magnesium und Eisen erreicht wieder Normalwerte. • Das Immunsystem erreicht wieder dasselbe Leistungslevel wie vor dem Training.

Wie lange solltest du nach einem Training regenerieren, um den beanspruchten Körperpartien ihre wohlverdiente Ruhe zu gönnen? Und wann ist der ideale Zeitpunkt fürs nächste Training?
Die Antworten hängen von vielen Faktoren ab, vor allem aber davon, wie intensiv du in dieser letzten Einheit trainiert hast, und wie gut du momentan grundsätzlich trainiert bist. Denn gut Trainierte erholen sich etwa doppelt so schnell wie untrainierte Personen! Weitere Faktoren kommen hinzu: Das Alter zum Beispiel – bei älteren Menschen dauert die Regeneration zumeist etwas länger. Auch die Versorgungslage in deinem Körper, also, was und wie viel du gegessen und getrunken hast, übt einen Einfluss auf deine Regeneration aus. Ebenso dein Schlaf – er trägt entscheidend zur Leistungs- und Regenerationsfähigkeit bei. Und schließlich gibt es noch die vielen kleinen Dinge, etwa die allgemeine Tagesform, Vergiftungserscheinungen (durch Nikotin, Alkohol…), klimatische Bedingungen etc.

Normalerweise sollte die Erholungsphase nach einer Trainingseinheit nicht länger als ein bis drei Tage anhalten müssen. Die Faustregel: Je intensiver das Training, desto länger braucht du Zeit zu regenerieren. Merke dir auch Folgendes: Die benötigte Erholungszeit ist eine höchst individuelle Sache – und sie kann umso weniger verallgemeinert werden, je intensiver und spezieller dein Training ausfällt. Höre unbedingt auf deinen Körper und überprüfe regelmäßig immer wieder selbst an dir, welche Trainingsabstände in deiner aktuellen Trainingsphase optimal sind! Zur groben Orientierung wirf einen Blick auf die nachfolgende Tabelle, die den Zusammenhang zwischen Trainingsintensität und Regenerationszeit berücksichtigt.

Was passiert, wenn du dich nicht an die notwendige Regenerationszeit hältst und früher wieder trainierst? Ein Blick auf die Superkompensations-Grafik auf Seite 29 klärt auf: Wenn du die nächste Belastung zu früh ansetzt

Die Regenerationszeiten gelten immer für den trainierten Bereich

Alle Informationen, die du hier zum Thema Regeneration liest, betreffen immer den Part, der beim Training gefordert worden ist. Wenn dein ganzer Körper ranmusste – dann gelten die Regenerationsregeln unbenommen für alles. Wenn du dagegen nur ganz speziell trainiert hast oder als alter Fitnesshase Split-Training betreibst (siehe Seite 73), sieht die Welt anders aus. Nach einem sehr intensiven »Leg Day« kannst du beispielsweise relativ zeitnah und ohne Beachtung von Regenerationszeiten deinen Oberkörper trainieren. Das ist schließlich der Sinn des Split-Trainings.

Zusammenhang von Trainingsintensität und Regenerationszeit

Trainingsform	Intensität (1RM, HFmax)	Notwendige Regenerationszeit
Lockeres Fitnesstraining: Aktivierung des Körpers ohne große Belastung	Ausdauer < 60 % HFmax Kraft < 40 % 1RM	Trainierte: --- Untrainierte: 12 Stunden
Extensives (Grundlagen-) Ausdauertraining, z. B. 90 Minuten Laufen	60–70 % HFmax	Trainierte: 12 bis 24 Stunden Untrainierte: 24 bis 36 Stunden
Intensives Ausdauertraining, etwa Tempodauerlauf	70–90 % HFmax	Trainierte: 24 Stunden Untrainierte: 48 Stunden
Kraftausdauertraining	40–60 % 1RM	Trainierte: 24 Stunden Untrainierte: 48 Stunden
Submaximales Hypertrophietraining	60–80 % 1RM	Trainierte: 36 Stunden Untrainierte: 60 bis 72 Stunden
Maximales Hypertrophietraining	80–90 % 1RM	Trainierte: 36 bis 48 Stunden Untrainierte: 72 Stunden
IK-/Maximalkraft-Training	90–100 % 1RM	Trainierte: 48 Stunden Untrainierte: 96 Stunden

(in der gelben Phase), also in der Zeit, in der der Körper noch im Wiederaufbau-Prozess steckt, dann unterbrichst du letzteren nicht nur in den Zellen, sondern sorgst auch dafür, dass der Leistungspegel deines Körpers unter den Erschöpfungstiefpunkt des letzten Trainings fällt. Von einem so niedrigen Level muss dein Körper umso mehr Energie in die Erholung stecken. Und du kommst dann von so weit unten umso schwerer auf ein bislang noch nicht erreichtes höheres Leistungslevel, was ja eigentlich dein Ziel beim Training sein sollte.

Vorsicht Übertraining: Übertreibe es nicht

Das gilt umso mehr, wenn du diesen Fehler immer wieder wiederholst. Dann kannst du mit der Zeit ins Übertraining kommen, ein Zustand, mit dem nicht zu spaßen ist: Ähnlich einem Burn-out fühlst du dich dauerhaft schlapp und antriebslos, zudem ist dein Körper hochgradig erschöpft, deine Leistungsfähigkeit ist ebenso am Boden wie dein Immunsystem, Kopfschmerzen und Schlafstörungen können dazukommen etc. Vermeide diesen Zustand, der dich sehr lange Zeit beschäftigen und zurückwerfen kann, unbedingt.

Selten, aber gefährlich: Rhabdomyolyse als Folge von Übertraining

Eine Folge sehr extremen Trainings kann auch eine so genannte Rhabdomyolyse sein. Dahinter verbirgt sich eine krankhafte Auflösung der quergestreiften Muskulatur, oftmals ausgelöst durch starke Verletzungen oder exzessives Training. Symptome der Rhabdomyolyse sind unter anderem geschwollene, weiche Muskeln und ein markanter, sehr dunkler Urin. Wenn du das beobachtest, solltest du sofort einen Arzt aufsuchen.

Zu lange warten ist aber auch nicht optimal

Wenn du sehr lange wartest mit der nächsten Trainingseinheit, verpasst du das Zeittonstor der »blauen« Phase im Superkompensationsmodell. Der positive Trainingseffekt verpufft, und du fängst quasi von vorne an, eventuell sogar auf einem niedrigeren Leistungslevel als letztes Mal – was bei einer »XXL-Regenerationsphase« von einer Woche oder mehr wahrscheinlich ist.

Muss der »Rest Day«, also der Ruhetag in der Woche, unbedingt sein?

Vielleicht gehörst du auch zu denjenigen, die nicht genug bekommen können vom Training. Volles Verständnis – und das solltest du mit deinem Körper auch haben! Denn der leidet auf Dauer, wenn du täglich trainierst. Du kannst noch so sehr auf deinen Schlaf achten, dich gut ernähren oder ein sensationelles Split-Training für dich erstellt haben: Auf Dauer ist nicht nur das trainierte Muskelgewebe beansprucht, sondern auch alle anderen leistungsunterstützenden Systeme – und überhaupt der Rest des Körpers. Das Risiko und die sehr wahrscheinlichen Folgen: Du bist eines Tages verletzt, denn leider konnte eine Sehne oder ein Gelenk nicht mehr mithalten. Du hast Gelenkschmerzen, denn leider hat die dauernde Beanspruchung dein Knorpelgewebe »abgewetzt«. Du bist irgendwann »ausgebrannt«, weil dein Kopf einfach nicht mehr mag. Du bist immer häufiger krank, denn deinem Immunsystem wird dauerhaft zu viel Energie entzogen, die vollends in deinem Training landet. Abgesehen von diesen unangenehmen Folgen solltest du auch Folgendes im Hinterkopf haben: Die Wahrscheinlichkeit ist groß, dass du bei täglichem Training nicht oder seltener das gewünschte höhere Leistungslevel erwischst – und so dauerhaft unter deinen Möglichkeiten bleibst. Wer es noch nicht verstanden hat: Dies ist ein Plädoyer für den Rest Day!

Eine geheimnisvolle, aber sehr angenehme Trainingsform: das Detraining

Du hast es ganz sicher schon einmal gemacht. Wahrscheinlich unbeabsichtigt – im Urlaub, in einer stressigen Phase oder nach einer Verletzung. Detraining steht für das – eigentlich absichtlich geplante – Nichttrainieren. Der persönliche Trainings-»Lockdown«: Nichtstun, und zwar für zwei, drei Wochen! Das soll dich deinem Trainingsziel näherbringen?
Wenn du sehr viel trainierst und irgendwann stagnierst, in jedem Fall. Aber auch alle anderen wird so eine trainingsfreie Zeit, zum Beispiel ein Mal im Jahr, guttun, in jedem Fall nicht schaden. Und das allein ist schon erstaunlich: Eigentlich heißt es doch, dass sich nicht geforderte Muskulatur zügig zurückbildet.

Einige Studien konnten hingegen zeigen, dass dem nicht so ist: Weder Kraft noch Muskelmasse gehen in zwei, drei Wochen ohne Training verloren (im Gegenteil: Leistungssportler können nach der Pause teils höhere Leistungen abrufen!). Allerdings nur, wenn du zwei einfache Regeln befolgst: Bewege dich grundsätzlich weiter und treibe auch durchaus mal Sport, und ernähre dich gut und ausreichend mit ordentlich Eiweiß. Denn ansonsten tritt wirklich der Abbaueffekt ein – wer mal eine langwierige Verletzung hatte, wird die leidliche Erfahrung gemacht haben: Zwei, drei Wochen absolute Bettruhe lassen Muskeln abbauen – umso schneller, wenn du dann auch noch wenig (vor allem Eiweiß) isst.

Deload-Training: Weniger ist manchmal mehr

Neben dem Detraining gibt es noch eine empfehlenswerte Möglichkeit, auf trainingsbedingte Erschöpfungszustände zu reagieren: einfach weniger trainieren! Klasse, oder? Einige nennen es »gesunden Menschenverstand«, doch es gibt auch eine schmucke Bezeichnung dafür: Deload-Training. Dahinter verbirgt sich nichts anderes, als mal einen Gang zurückzuschalten. Natürlich nach bestimmten Spielregeln:

- **Mach am besten eine ganze Deload-Woche (aber auch nicht viel länger). Ein einzelner Tag wird nicht den gewünschten Effekt bringen.**
- **Reduziere entweder das Gewicht (auf etwa 40 bis 60 Prozent) und führe ansonsten deine Übungen wie gewohnt aus. Oder aber du reduzierst das Volumen, bleibst also bei deinem hohen Trainingsgewicht, aber absolvierst weniger Wiederholungen oder Sätze.**
- **Du kannst mit der Deload-Woche warten, bis es zu spät ist und du dich platt fühlst – oder du baust sie vorausschauend zum Beispiel alle sechs bis acht Wochen in deinen Plan ein.**
- **Essen solltest du in der Woche ganz normal weiter - und auch trainieren wie eben beschrieben: Eine Deload-Phase ist kein Detraining!**
- **Die Deload-Woche solltest du vor allem dann ausprobieren, wenn du grundsätzlich hart und mehr als zwei-, dreimal pro Woche trainierst. Ein bisschen musst du sie dir also auch verdienen ...**

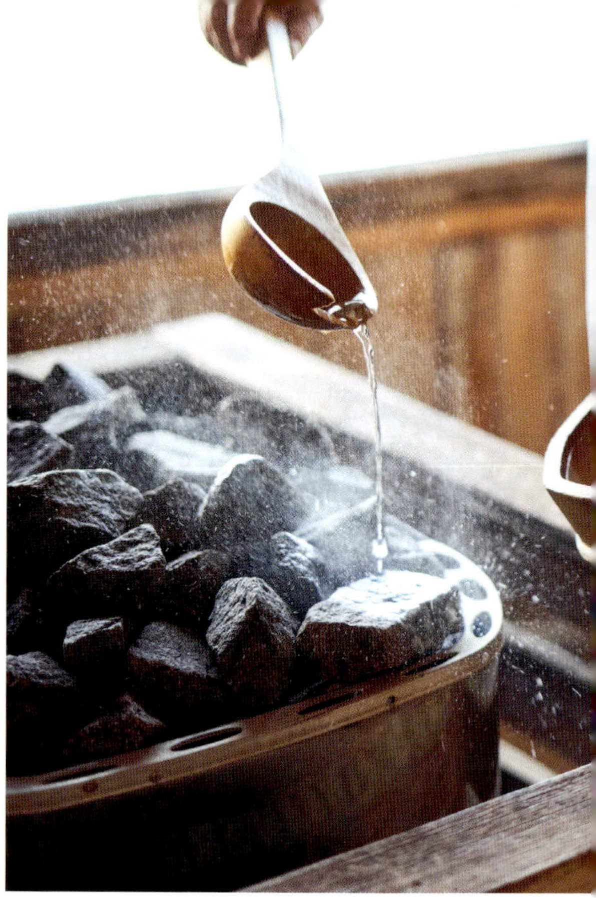

Gönne dir nach dem Training ab und an einen Saunabesuch –

Alles halb so schlimm – denn deine Muskeln vergessen nie

Dich werfen Wochen der Krankheit oder Verletzung zurück? Lass den Kopf nicht hängen, denn es gibt Grund zur Hoffnung: Vertraue auf das »Gedächtnis« deiner Muskulatur, Englisch mit dem Begriff »Muscle Memory Effect« beschrieben. Was steckt dahinter?: Wenn du als trainierter Mensch längere Zeit nicht trainieren kannst, wirst du danach deutlich leichter wieder ins Training kommen und schneller deine vorherige Form erreichen als ein untrainierter Mensch, der von einem untrainierten Status aus sozusagen noch untrainierter wird. Wie kann das sein? Nach verschiedenen Studien gibt es mehrere Erklärungsansätze:

Eine Studie hat nachgewiesen, dass (regelmäßiges) Training die Grundbausteine der DNA verändert. Wer also eine Zeit lang intensiv trainiert hat, kann darauf auch nach einer längeren Pause zurückgreifen: Die genetischen »Spuren« des früheren Trainings sind noch

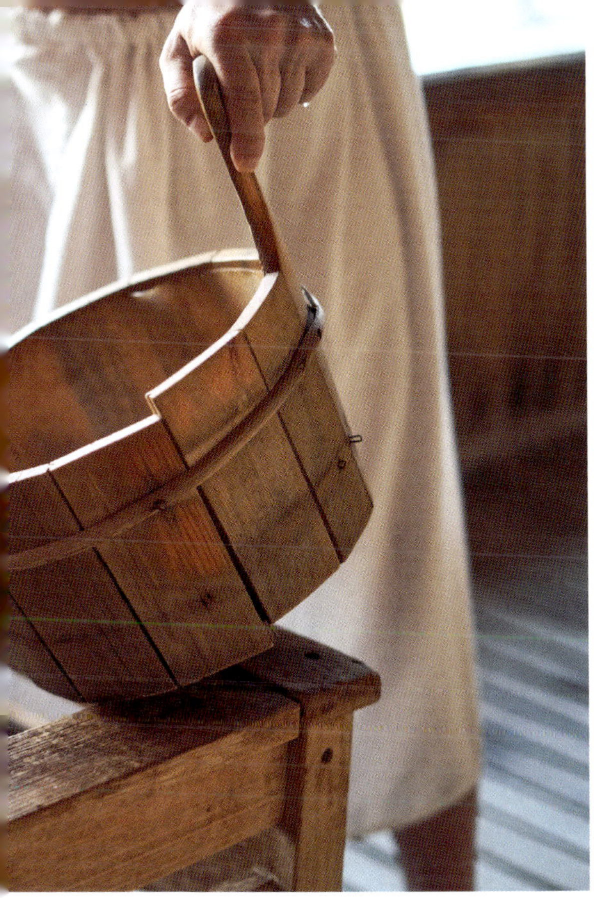

oder wahlweise kalte Bäder, wenn dir nicht nach Hitze ist.

da, und sie sollen stärker sein als die eigentliche Erbinformation. Das heißt: Wer als Hardgainer (siehe Seite 178) immer schon Schwierigkeiten mit dem Muskelaufbau hatte, wird zumindest bis zu seinem einstigen Peak wieder schneller zurückkehren als damals. Ein zweiter Erklärungsansatz betrachtet die Ansteuerungsprozesse bei Bewegungen. Gehirn und Nerven lernen einmal eine Bewegung auszuführen, und vergessen das in der Regel nicht mehr – wie Radfahren. Wenn du wieder anfängst zu trainieren, spult der Körper geschulte Bewegungen ab, die effektiveres Training erlauben.

Schließlich liefern auch die Muskelzellen eine mögliche Erklärung: Krafttraining kann die Zellkerne in der Muskulatur vermehren. Die gehen dann auch bei einer längeren Pause nicht verloren – und helfen bei Wiederaufnahme des Trainings, schneller wieder Erfolge zu feiern.

5 Tipps, um die Regeneration zu unterstützen und zu beschleunigen

So einfach kannst du deiner Regeneration unter die Arme greifen – probier's aus!

1) Absolviere ein Cool-down direkt nach dem Training.
Dies ist ein absolut notwendiger Einleitungsprozess für deine Regeneration! 10 Minuten reichen bereits. Führe lockere (Aufwärm-)Übungen aus oder laufe entspannt aus – das lässt Blut durch deine Muskeln rauschen und beschleunigt die Versorgung des Gewebes. Dehne die beanspruchten Muskeln ein bisschen – aber nicht zu intensiv. So senkst du die Spannung in den trainierten Muskeln – auch das beschleunigt die Regeneration.

2) Gönne dir ein Wellness-Programm.
Am besten zeitnah – es kann aber auch am Tag nach dem Training sein. Probiere aus, was dir guttut und Spaß macht – Massagen, Saunagänge und auch heiße oder kalte Bäder beschleunigen die Durchblutung und damit die Regenerationsprozesse.

3) Bleibe auch nach dem Training in Bewegung.
Den Rest des Trainingstages solltest du aktiv verbringen. Überhaupt sollte der meiste Teil deiner Regeneration locker »aktiv« gestaltet sein – bis auf erholsamen Schlaf natürlich. Leichte Bewegung fördert die Regeneration, unbewegtes Abhängen auf dem Sofa erschwert sie hingegen und provoziert Muskelkater oder Verspannungen.

4) Versorge dich achtsam.
Trinke nach dem Training ausreichend Wasser und sorge am besten innerhalb der ersten 30 Minuten für einen Energieschub mit schnell verwertbaren Kohlenhydraten und (vor allem beim Krafttraining) Eiweiß, zum Beispiel mit einem Shake oder Riegel (die sich beide auch mit wertvollen Lebensmitteln selbst herstellen lassen).

5) Ganz Neugierige probieren Kompressionskleidung aus.
Du kennst diese sehr eng anliegenden Kleidungsstücke? Kompressionskleidung wurde einst als Wundermittel gehandelt. Erwiesen ist: Der Druck von außen fördert die Durchblutung im betreffenden Muskelgewebe. Das kann Regenerationsprozesse beschleunigen – und wenn du dich darin einfach nur wohlfühlst …

Zum Training gehört die passende Energieversorgung

Wer trainiert, muss Energie zu sich nehmen. Die Nahrungsaufnahme durch Essen & Trinken gehört zum Training dazu wie die Regeneration – alle drei Faktoren sind gleich bedeutsam für deinen Trainingserfolg. Merke dir: Ohne ausreichende und passende Energie in Form von Nahrung wirst du niemals leistungsfähiger, muskulöser oder auf gesunde Weise schlank!

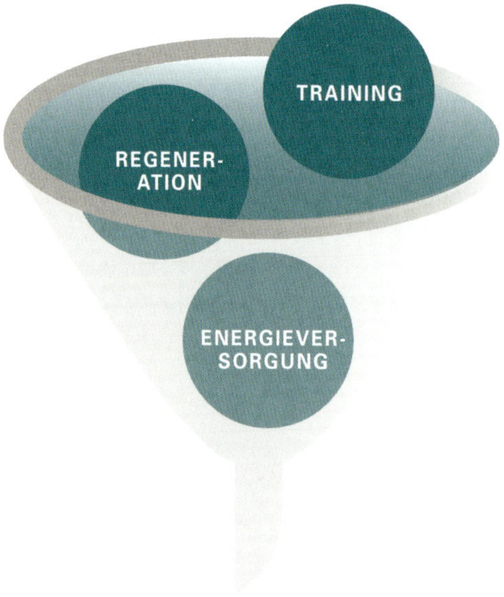

Drei Faktoren für erfolgreiches Training.

Ausreichend essen, um abzunehmen – warum ist das so? Alles, was in deinem Körper durch Training beansprucht wird, braucht Nährstoffe und Energie, um sich zu entwickeln, zu wachsen und leistungsfähiger zu werden. Insbesondere deine Muskeln – die dir ja auch beim Abnehmen gute Dienste leisten. Dafür ist auch der Snack nach (und zusätzlich auch gerne vor oder bei) dem Training so wichtig.
Klar, stupide joggen gehen und nichts essen: Auch so wirst du Gewicht verlieren. Aber das ist nicht gesund! Und schon gar nicht im Sinne des Fitnessbegriffs, den dir dieser Kompass vermitteln will. Fitness-Training sollte im Sinne deiner Gesundheit und eines jeden Fitnessziels immer konstruktiv und aufbauend sein, dabei nachhaltige und gesunde Strukturen erschaffen in deinem Körper. Fitness-Training sollte niemals Raubbau für den Körper bedeuten und dabei wichtige Strukturen zerstören. Alle Infos zur Energieversorgung findest du im Ernährungskapitel ab Seite 176.

Aufwärmen vor dem Training ist Pflicht

Soweit zu den grundlegenden Trainingsprinzipien und Gesetzmäßigkeiten, an denen kein Weg dran vorbeiführt. Auch in Sachen Aufwärmen, wichtiger Bestandteil optimaler Trainingseinheiten, gibt es keine zwei Meinungen: Das macht nicht nur Sinn, es ist absolut notwendig! Nicht nur an kalten Tagen. Dafür gibt es zwei gute Gründe:

1. Aufwärmen schützt vor Verletzungen (zum Beispiel vor typischen Sportverletzungen wie Zerrungen und Muskel(faser)rissen), denn es bereitet den Körper auf Belastungen vor.
2. Aufwärmen macht dich leistungsfähiger.

Was passiert im Körper beim Aufwärmen?
Das Warm-up aktiviert alle am Training beteiligten Körpersysteme:

Herz-Kreislauf-System
Einer der wichtigsten Effekte des Warm-ups ist die angeregte Durchblutung des Körpers. Puls und Blutdruck steigen, und damit verbessert sich die Versorgungslage im Körper enorm: mit Nährstoffen und Energie aus Nahrung und Körperdepots, mit Sauerstoff etc. Umgekehrt sorgt der schnellere Blutfluss dafür, dass Abfallprodukte aus Zellen schneller abtransportiert werden – was zum Beispiel einer Übersäuerung der Muskulatur entgegenwirkt.

Außerdem sorgt das Warm-up dafür, dass von der Leber zusätzliches Blut freigesetzt wird. Dieses – sowie der insgesamt schnelle Durchfluss des Blutes – lassen Muskelfasern reibungsloser kontrahieren und wieder entspannen, auch weil das Fasziengewebe geschmeidiger wird. Mit dem sehr positiven Effekt, dass die Muskelfasern an Flexibilität gewinnen und ihre Dehnfähigkeit zunimmt – eine tolle Verletzungsprävention! Zudem sinkt auf diese Weise der Energieverbrauch der Muskulatur: In aktiviertem Zustand arbeitet sie einfach effektiver und kann so auch mehr Leistung bringen.

Bewegungsapparat

Die Muskeln sind bereits angesprochen – auch die anderen Strukturen des Bewegungsapparats profitieren vom Warm-up, insbesondere die Gelenke: Im kalten Zustand knirscht und hakt es da manchmal. Das Gefühl, »eingerostet« zu sein etwa nach einer langen Autofahrt, kennt jeder. Das Warm-up »schmiert« die Gelenke im wahrsten Sinne, denn durch die Aktivierung sorgst du dafür, dass die so genannte Synovia, also die Gelenkflüssigkeit, vermehrt ausgeschüttet wird. Sie »flutet« dabei den Gelenkknorpel, der sich vollsaugt und so wächst: Mit dieser vergrößerten Auflagefläche wird der auf das Gelenk einwirkende Druck verteilt, der Knorpel kann es besser abfedern. Die ausgeschüttete Synovia regt darüber hinaus auch die Bildung von neuem Gelenkknorpel an – weshalb Bewegung für ein Gelenk immer eine gute Idee ist.

Insgesamt betrachtet erweitert das Warm-up den Bewegungsspielraum aller aktivierten Gelenke und verbessert dabei auch das gelenkübergreifende Zusammenspiel mehrerer Muskeln.

Stoffwechsel

Aufwärmen aktiviert den Stoffwechsel insgesamt. Dabei werden vor allem Mechanismen der Energiebereitstellung, etwa durch einen Push des Fettstoffwechsels, in Alarmbereitschaft versetzt, um den anstehenden hohen Energiebedarf zu decken.

Nervensystem

Auch die Steuerungs-»Software« deines Körpers (siehe Seite 13) profitiert in entscheidendem Maße. Die Prozesse im Zentralnervensystem werden beschleunigt, und dein Gehirn bereitet sich auf die anstehenden Belastungsreize vor. So entsteht eine erhöhte nervale Erregbarkeit, die zu einer besseren Reaktions- und Kontraktionsgeschwindigkeit führt. Dein Körper kann also schneller auf Reize reagieren und im Sinne der koordinativen Leistungsfähigkeit mehr Muskelfasern für die angestrebte Bewegung rekrutieren. Hier kommt der spezielle Warm-up-Part zum Tragen: Denn es macht ja hochgradig Sinn, dass du genau die Bewegungen optimierst, die du im Training abrufen willst. Nicht umsonst schießen sich Fußballer vor einem Spiel ein, beziehungsweise führen Torhüter ihre Paraden aus.
Insgesamt sorgt auch die verbesserte nervale Ansteuerung von Muskeln dafür, dass die Verletzungsanfälligkeit sinkt.

Hormonsystem

Die Ausschüttung von Hormonen und damit die Beschleunigung von chemischen Prozessen durch das Warm-up ist eng mit der Aktivierung des Nervensystems verknüpft und führt zu denselben positiven Ergebnissen. Insbesondere Hormone wie Dopamin, Adrenalin und Noradrenalin werden vermehrt ausgeschüttet.

Psyche und Geist

Diese Hormone haben auch einen großen positiven Einfluss auf deine allgemeine Konzentrationsleistung: Du bist deutlich aufmerksamer. Du bist »bereit« und damit motivierter. Und du bist lernfähiger, kannst dich also optimaler weiterentwickeln.

Atmungssystem

Natürlich aktiviert das Warm-up auch dein Atmungssystem: Das ist nun vollends vorbereitet für jede Trainingsschandtat und in der Lage, den erhöhten Sauerstoffbedarf beim Training zu decken. Außerdem sind Lunge & Co. auch effizienter dabei, das Kohlendioxid wieder aus deinem Kreislauf herauszubekommen (immer schön ausatmen – siehe dazu Seite 45!).

Immunsystem und Verdauungssystem

Wo die einen Prozesse aktiviert werden, müssen andere hintenangestellt werden. Dazu zählt das Immunsystem (keine Sorge: am Ende wirkt sich Training, wenn es nicht übertrieben hart ist, immer positiv auf das Immunsystem aus!), aber vor allem auch das Verdauungssystem. Du weißt vielleicht aus Erfahrung, wie schwer es sein kann, mit vollem Magen drauflos zu trainieren: Es fühlt sich zäh und schwer an, und die Glieder sind wie Blei. Das liegt daran, dass der Körper die ihm zur Verfügung stehende Energie irgendwie aufteilen muss. Und da das Essen im Magen nun einmal darauf wartet aufgespalten zu werden, fehlt die Energie für die Bewegung.

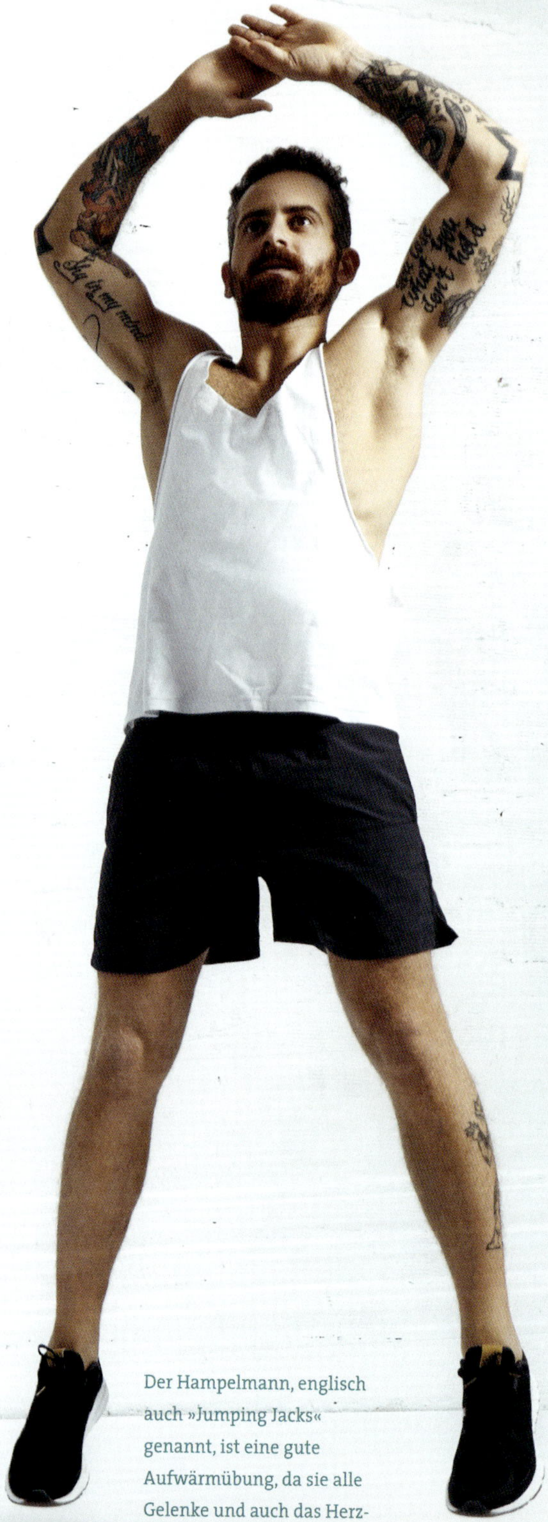

Der Hampelmann, englisch auch »Jumping Jacks« genannt, ist eine gute Aufwärmübung, da sie alle Gelenke und auch das Herz-Kreislauf-System aktiviert.

So wärmst du dich richtig auf

- Nimm dir im Idealfall zehn Minuten Zeit. Minimum sind fünf Minuten. Wenn die Zeit knapp ist, lass lieber eine Übung des Trainings weg, als auf das Warm-up zu verzichten.
- Übertreibe es nicht: Das Warm-up soll dich aufwärmen, nicht erschöpfen. Leichtes Schwitzen und eine aktivierte Atmung sind Zeichen eines optimalen Warm-ups. Hecheln, Seitenstechen und Muskelversagen zeigen dir dagegen, dass du es absolut übertreibst. Dann fehlen dir die »Körner«, die du im eigentlichen Training brauchst.
- Teile dein Warm-up grob in einen allgemeinen Teil und einen speziellen Teil auf.
- Im allgemeinen Part bringst du deinen ganzen Körper in Schwung. Ziel ist zum einen, die Körperkerntemperatur zu erhöhen, zum anderen (im Idealfall alle) Gelenke zu aktivieren. Das geht zum Beispiel mit (Kraft)Ausdauerübungen wie dem Hampelmann, mit Seilspringen, Hüft- und Rumpfkreisen, Lauf-ABC-Übungen kombiniert mit Arm- und Schulterkreisen, lockeren Burpees o. ä. Ideal ist auch lockeres Kardiotraining, etwa Laufen, Radfahren, auch der Einsatz von Kardiogeräten wie Rudermaschine oder Crosstrainer. Fokussiere dich dabei auf die Muskelgruppen und Bewegungen, die im nachfolgenden Training anstehen: Wenn du ein intensives Beintraining absolvieren willst, solltest du gezielt die Beine ausschwingen, die Hüfte mobilisieren etc. Fünf Minuten sollte der allgemeine Part beanspruchen.
- Im speziellen Part des Warm-ups absolvierst du direkt vor ausgewählten zentralen Übungen zwei, drei Sets mit maximal acht leichten Wiederholungen bei niedrigem Gewicht. Ausgewählt meint: Übungen, bei denen du dich noch auf eine saubere Ausführung gezielt konzentrieren musst, bei denen du sehr hohes Gewicht einsetzen willst oder die grundsätzlich einen komplexeren oder dir noch nicht so bekannten Bewegungsablauf mit sich bringen.
- Steige sofort nach dem Warm-up direkt in dein Training ein! Denn schon nach fünf Minuten sind die eben noch so schön aktivierten Körpersysteme wieder runtergefahren, die Aufmerksamkeit schwindet und das Warm-up verfehlt seine Wirkung – auch wenn dir noch der Schweiß auf der Stirn steht.

Die richtige Atmung beim Training

Einatmen, ausatmen – es kann so einfach sein. Luft, genauer der darin enthaltene Sauerstoff, ist nicht nur überlebenswichtig, sondern auch für Trainingsleistungen etwa beim Ausdauersport notwendig. Sauerstoff ist ein wichtiges Tool, damit dein Körper unter bestimmten Belastungen Energie freisetzen kann. Dazu wird er in den Mitochondrien (siehe ab Seite 19) zusammen mit Fetten und Kohlenhydraten verfeuert. Da Sauerstoff aber nicht immer zur Energiegewinnung benötigt wird, und es so viele unterschiedliche Formen von Belastungen im Training geben kann, gibt es auch nicht die eine perfekte Atmung für alles. Und überhaupt: Was ist schon perfekt? Die Atmung ist individuell unterschiedlich, und es hilft nichts, andauernd entgegen dem persönlichen Atemreflex zu atmen. Aber ein paar Orientierungspunkte werden dir ganz sicher helfen, dich einer optimalen Atmung zur jeweiligen Belastung anzunähern.

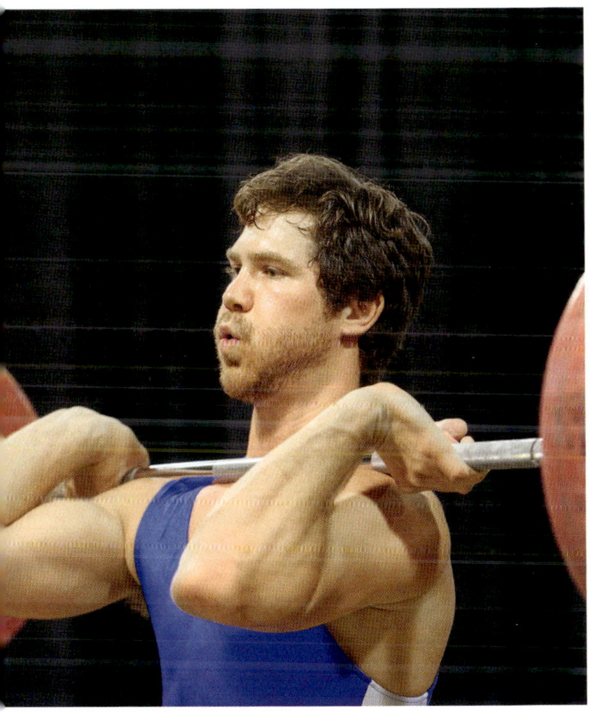

Auch bei schweren Belastungen sollte der Atem grundsätzlich fließen.

Die richtige Atmung beim Krafttraining

Beim Krafttraining kannst du dir grundsätzlich grob merken:

→ Atme (am besten durch den Mund) aus in der Phase, in der du einen Widerstand überwindest. Das ist in der Regel auf dem Weg von der Ausgangs- zur Endposition einer Übung, bei der sich das Gewicht hebt und die Muskulatur konzentrisch arbeitet, sich also zusammenzieht. Vorteil des Ausatmens: Du spannst dabei deine Atemhilfs- und Bauchmuskeln an, was deiner Körpermitte zusätzliche Stabilität verleiht. Als Eselsbrücke kannst du dir vorstellen, dass du den zu überwindenden Widerstand »wegpustest«.

→ Atme (am besten durch die Nase) ein in der Phase, in der du einem Widerstand nachgibst. Das ist in der Regel auf dem Weg zurück in die Ausgangsposition der Fall, wenn sich das Gewicht wieder senkt und die Muskulatur exzentrisch arbeitet, also wieder auseinandergezogen wird.

→ Hinweis für andere Trainingsformen: Da kann es gewollt genau anders herum sein! Beim Yoga beispielsweise und auch beim Stretching atmest du in der nachgebenden Phase aus – denn das Ausatmen unterstützt die Entspannung beim Lockerlassen.

→ Nicht immer ist der Belastungsablauf beim Training eindeutig. Bei komplexeren, längeren Bewegungen zum Beispiel, die über einen Atemzyklus hinaus gehen. Dann gilt nach wie vor, in der größten Belastungsphase eher auszuatmen, bei »entspannteren« Phasen eher einzuatmen. Wie auch immer dir das gelingt, beherzige eine wichtige weitere Regel. Der Atem sollte stets durchgehend fließen. Auch bei Halteübungen wie einem Unterarmstütz – vermeide hier, mit der Haltung der Spannung auch den Atem anzuhalten. Das ist leichter gesagt als getan, da die stark arbeitende Bauchmuskulatur gleichzeitig als Atemhilfsmuskulatur fungiert. Damit die Atmung aufrechterhalten bleibt, kannst du versuchen, hier folgende Technik anzuwenden: Atme in kurzen, lockeren Zügen »hinter« die Bauchspannung. Das verhindert einen Anstieg des Blutdrucks. Betonung liegt hier auf locker: Auf keinen Fall solltest du hyperventilieren!

Mythos Pressatmung: Wirksam oder gefährlich?

Die Pressatmung, also das Anhalten der Luft für einen Moment, gilt als gefährlich. Als Grundregel können wir das so stehen lassen. Aber unter uns: Fortgeschrittene, rundum gesunde Trainierende, die keine Blutdruckprobleme haben und schwere Gewichte stemmen wollen, für die ist die Pressatmung durchaus mal eine Option. Denn das so genannte Valsalva-Manöver, bei dem du Mund und Nase gleichzeitig verschließt und einen größeren Druck im Brustraum aufbaust, sorgt dafür, dass alle Muskeln sicher »verankert« ihre Arbeit verrichten können, während der aufgebaute Druck zusätzliche Stabilität gibt. Das ist besonders praktisch bei sehr hohen Gewichten. Hast du schon mal versucht, eine Waschmaschine mit anzuheben? Wer sich in einer solchen Situation selbst beobachtet, wird feststellen, dass er fast automatisch dieses Valsalva-Manöver anwendet.
Nun fragst du dich vielleicht: Ist das nicht kontraproduktiv – braucht der Körper nicht insbesondere bei sehr hohen Belastungen Sauerstoff? Nein, braucht er nicht, denn die Energiegewinnung bei so großen Belastungsspitzen erfolgt anaerob (siehe Seite 98), also ohne Einsatz von Sauerstoff. Das gilt auch für Schnellkraft-Leistungen: Ein 100-Meter-Sprinter benötigt auch keinen Sauerstoff während des Laufs (es sei denn, er würde deutlich mehr als 30 Sekunden für die Stecke benötigen ...).
Abschließend nochmals der erhobene Zeigefinger: Die Pressatmung ist ausschließlich für Profis und nur in Ausnahmefällen erlaubt! Sie ist nicht gesundheitsförderlich, im Gegenteil: Sie verursacht unter anderem einen sehr hohen Blutdruck!

Die richtige Atmung beim Ausdauertraining

Beim »klassischen« Ausdauertraining wie Laufen, Radfahren oder Schwimmen sollte die Atmung zum jeweiligen Bewegungstempo passen. Diese Sportarten sind ja gerade dadurch gekennzeichnet, dass du über einen längeren Zeitraum ein und dieselbe Bewegung ausführst. Hier ist ein klarer Rhythmus von Vorteil – die Atmung sollte in Relation zur Bewegungsfrequenz stehen. Klassische Beispiele:

- Die 2er- und die 3er-Atmung beim Kraulschwimmen: Bei jedem zweiten beziehungsweise dritten Armzug hebst du den Kopf zur Seite und atmest ein.
- Die 4-Schritte-Atemtechnik beim Laufen: Hierbei atmest du vier Schritte lang ein und vier Schritte lang wieder aus.

Die Atemfrequenz dient dabei auch als wunderbarer Indikator für die Belastungsintensität. Nimm als Beispiel die 4-Schritte-Atemtechnik beim Laufen: Damit wird dein Tempo eher locker sein – perfekt für ein Training »im Fettstoffwechsel« und ideal für gesundheitsförderndes Training, zum Abnehmen und für lange Läufe etwa bei einer Marathonvorbereitung.

Atmest du dagegen schneller, nur über drei oder gar zwei Schritte ein, wird die Belastung deutlich höher sein – logisch, denn du bist gezwungen, früher wieder Luft zu holen. Eine 3-Schritte-Atemtechnik steht also für ein ambitioniertes Tempotraining, und wenn du mit der 2-Schritt-Atemtechnik laufen musst, zeigt das, dass du im Bereich der anaeroben Schwelle (siehe Seite 98) und dementsprechend schon ganz schön am Anschlag bist.

Wie atmest du bei HIIT-Einheiten? HIIT fördert ja auch deine Ausdauer, wie du auf Seite 157 lesen kannst. Allerdings ist die Trainingsbelastung eine gänzlich andere, ein Sauerstoffmangel durchaus gewollt. Wichtigste Regel auch hier: den Atem fließen lassen. Vielleicht findest du auch einen Rhythmus, entspannter zu atmen, etwa durchgehend mit nur einem Atemzug über zwei oder mehr Wiederholungen einer Übung.

Mund oder Nase?

Bei großen Anstrengungen tendieren wir dazu, vermehrt durch den Mund zu atmen, da durch diesen mehr Luft als durch die Nase aufgenommen werden kann. Das kann zu einem Überangebot an Sauerstoff sorgen. Klingt nicht dramatisch, ist es auch nicht unbedingt (es sei denn, du übertreibst es und kommst in einen Zustand der Überatmung ähnlich dem Hyperventilieren, wovon du ohnmächtig werden kannst) – aber es kann deine Leistung schmälern. Denn durch die Prozesse, die das Überangebot an Sauerstoff über einen längeren Zeitraum auslöst,

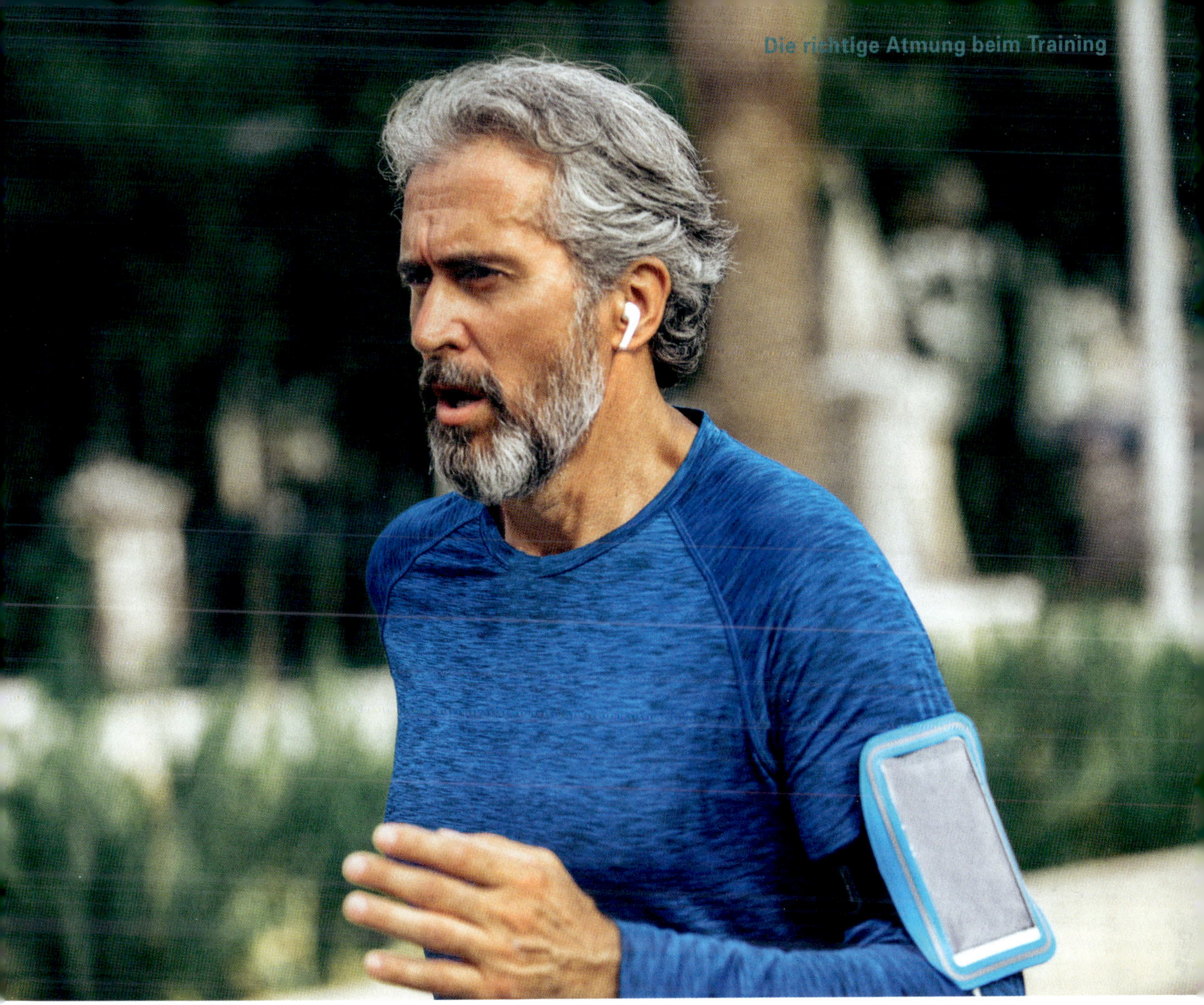

Zum Ausdauersport passt eine gleichmäßige Atmung – bei höherem Tempo auch durch den Mund.

kann es passieren, dass du dich zunehmend schlapper fühlst, als du es ohnehin schon tun würdest, wenn du zu einem vorgerückten Zeitpunkt in deiner Ausdauereinheit steckst.

Empfehlung: Atme so oft und so lange es geht durch die Nase ein. Deine Atmung läuft so einfach viel kontrollierter, und die Luft wird auf diesem Wege auf natürliche Weise vorgefiltert. Ein weiterer entscheidender Vorteil, der dein Outdoor-Training im Winter betrifft: Der Weg durch die Nase erwärmt die kalte Luft, was gesünder für Bronchien, Lungen & Co. ist und auch deine Leistungsfähigkeit aufrechterhält. Ungebremst kalte Luft durch den Mund einzuatmen, kann zum einen zu Bronchien- und Lungenentzündung führen, verengt zum anderen aber auch die Gefäße, was auf Kosten deiner Leistung geht.

Bauch oder Brust?

Eine Atmung aus dem Bauch heraus hat einen entscheidenden Vorteil: Sie ermöglicht, mehr Sauerstoff aufzunehmen, da sie das vorhandene Lungenvolumen optimal ausnutzt. Wenn du dagegen »flach«, also aus der Brust heraus, atmest, wird weniger Sauerstoff in dein Blut gelangen, denn der sich nach unten hin ausbreitende, große Teil der Lunge bleibt ungenutzt. So wird also auch die Luft in der Lunge nicht vollständig ausgetauscht, was zu einem »Kohlendioxid«-Stau führen kann. Beides wirst du unter Belastung eher früher als später zu spüren bekommen.

Mentales Training für mehr Leistung und Motivation

Deine Bewegungen werden durch Gehirn und Nervenbahnen gesteuert. Wie gut dies funktioniert, wie viel Zeit dafür benötigt wird, wie exakt die Befehle ankommen und wie erfolgreich du also am Ende sein wirst (beim Wettkampf, im Training, mit Blick auf dein persönliches Ziel), kannst du körperlich, aber auch mental trainieren. Deshalb versetzen wir uns zum Abschluss des Trainingslehre-Kapitels in deinen Kopf, denn das ist dir sicher nicht neu: Körper und Geist arbeiten Hand in Hand! Dein Kopf gibt stets die Grenzen deiner Leistungsfähigkeit vor. Im Prinzip gilt: Du bist so gut, wie du denkst! Und dazu zählt auch, wie motiviert du bist.

Was mentales Training bewirkt

- **motorische Verbesserungen durch bloße Vorstellung von Bewegungen**
- **gesteigerte Motivation durch strukturierte Zielsetzung mit Teilerfolgen**
- **erhöhtes Selbstvertrauen durch Abstellen von zweifelnden Stimmen in dir**
- **Verbesserte Konzentrationsfähigkeit durch einen klaren Fokus**
- **höhere kognitive Leistungsfähigkeit durch Schärfen der Sinne**
- **mehr Flow-Erlebnisse durch alle vorgenannten Faktoren**

Mentales Training pusht deine körperliche Leistungsfähigkeit

Unser Bewegungsapparat ist grundsätzlich leistungsfähiger, als es die Bestleistungen von Menschen widerspiegeln. Das liegt unter anderem auch an der autonom geschützten Reserve: Damit bezeichnet man einen archaischen Schutzmechanismus deines Körpers. Der sichert sich eine Art Turbo-Reserve, etwa wenn du in Todesangst bist. Diese Reserve kannst du niemals durch Training oder sonst wie aktivieren. Alle andere Power aber kannst du maximieren.

Kleine Motivationshilfe: Untrainierte erreichen bis etwa 60 Prozent der Muskelfasern eines Muskels bei einer Bewegung. Trainierte bis zu 80 Prozent! Die Differenz entscheidet auch dein Kopf mit – denn bei Bestleistungen geht es stets darum, WILLENTLICH maximal viel zu erreichen. Das Gute: Auch deine mentale Stärke kannst du trainieren. Es gibt keinen Spitzensportler, der darauf verzichtet.

Was ist die Mind-Muscle-Connection?

Konzentration ist alles: Fokussiere dich maximal und bewusst auf den Muskel, den du gerade trainierst. Und verbringe auch sonst dein Training nicht quatschend und whatsappend. Denn die Ansteuerung vom Gehirn an die Muskulatur bestimmt, wie stark du diese anspannst. Diverse Studien zeigen, dass du mit gezielter Konzentration in deinem Muskel einen größeren Reiz auslösen und so vor allem die intramuskuläre Koordination pushen kannst.
Ideal für das Training deiner Mind-Muscle-Connection sind isometrische Übungen (siehe Seite 76) und Isolationsübungen, die ohnehin nur einen kleinen Muskelbereich ansprechen. Der Klassiker – und er heißt nicht umsonst so: Der Konzentrations-Curl für den Bizeps.

Im Zentrum des »Geistes« stehen deine Gedanken. Und die kannst du tatsächlich trainieren wie Muskeln! Denn mentales Training setzt Trainingsreize im Gehirn, die Verbindungen zwischen Nervenzellen wachsen lassen und verstärken. Das Stichwort lautet: Neuroplastizität. Damit ist die Fähigkeit von Synapsen, Nervenzellen und ganzen Teilen deines Gehirns gemeint, sich selbst verändern zu können. Mit mentalem Training gibst du die Richtung dieser Veränderungen vor, optimierst so diese Strukturen in deinem Sinne. Damit hast du sehr wohl einen Einfluss auf deine Leistungsfähigkeit. Und natürlich auch auf dein Verhalten, deinen Gemütszustand und deine Motivation.

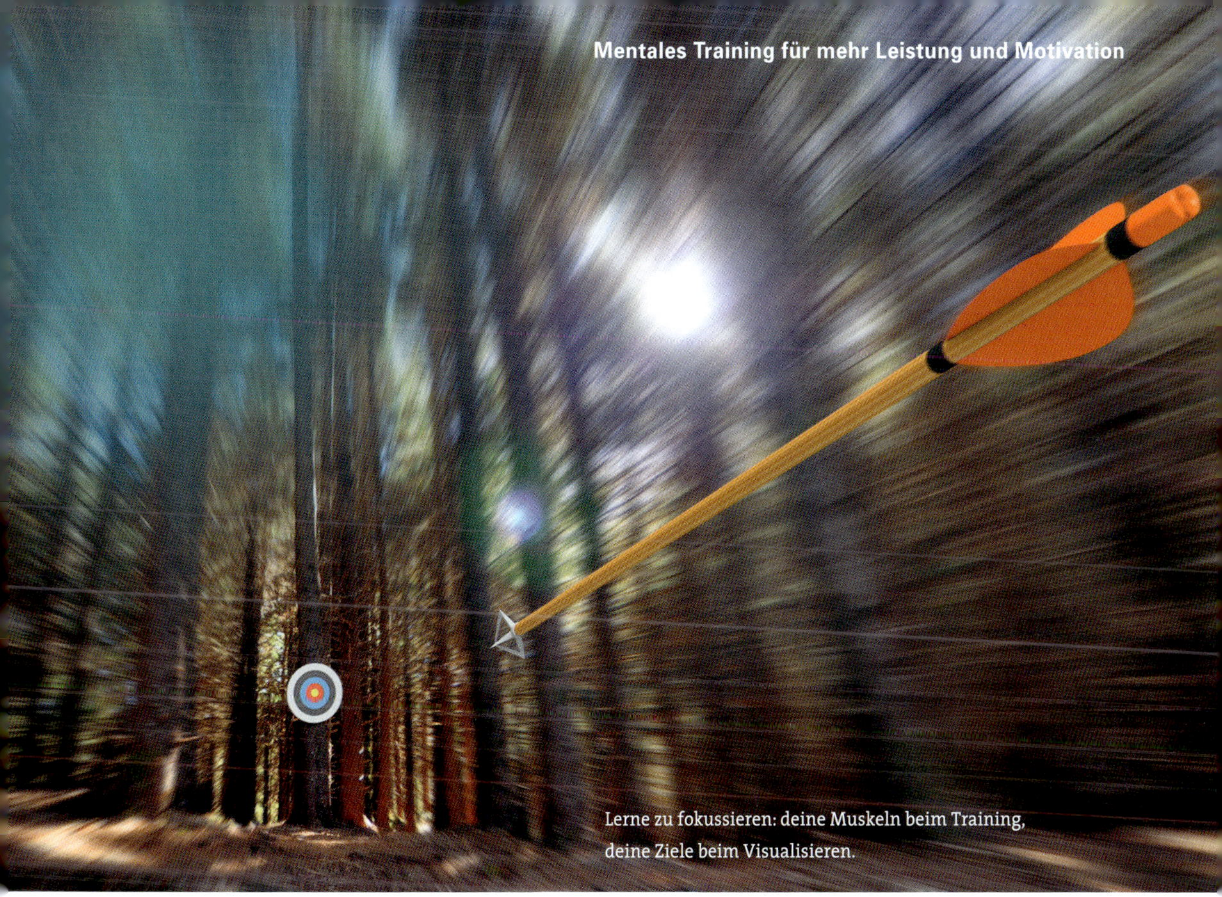

Lerne zu fokussieren: deine Muskeln beim Training, deine Ziele beim Visualisieren.

Mentales Training pusht deine Motivation

R. I. P., innerer Schweinehund: Mit Mentaltraining förderst du deine Motivation massiv – und beförderst Ausreden, Zweifel und innere Kritiker ins Reich der Vergessenheit. Mehr Motivation trägt mit dazu bei, dass dich mentales Training wie eben beschrieben leistungsfähiger macht. Denn ohne Motivation wirst du am Ende keine (optimale) Leistung bringen können! Grundsätzlich gilt (frei nach einem Ausspruch des britischen Schriftstellers Charles Reade): Aus deinen Gedanken werden deine Worte werden deine Taten werden deine Gewohnheiten wird dein Charakter wird dein Schicksal. Mentales Training setzt am Ursprung an: den Gedanken.

Ausgewählte Techniken des Mentaltrainings

Mentales Training ist ein ebenso weites Feld wie Fitnesstraining. Und ebenso wie beim Fitnesstraining gibt es nicht DIE eine Lösung für alle. Ein paar der wichtigsten grundlegenden Techniken wollen wir dir aber nicht vorenthalten.

Mentaltrainingstechnik 1: Ziele setzen

Das klingt banal, ist aber praktisch die halbe Miete: Setze dir Ziele! Aber nicht so Wischiwaschi-Vorsätze wie an jedem Jahreswechsel aufs Neue. Wende lieber die SMART-Formel an, um deine Ziele zu bestimmen. Hinter den fünf Buchstaben von SMART stehe fünf Kernelemente deiner Zielformulierung: Spezifisch, Messbar, Attraktiv, Realistisch, Terminiert. Das bedeutet im Detail:

Spezifisch

Jedes Ziel muss möglichst konkret, klar und präzise ausformuliert sein, und zwar auf der inhaltlichen Ebene (Worum geht's und was machst du genau auf dem Weg dahin?), der zeitlichen Ebene (Wann genau ist das Enddatum, an dem du dein Ziel erreicht haben willst, und wann sind all die vielen Zwischenschritte auf dem Weg dorthin?) und auf der organisatorischen Ebene (Wo trainierst du und wie kommst du da hin? Was packst du für Training oder Wettkampf ein? Was isst du vorher, dabei und hinterher? Mit wem trainierst du? Etc.)

Messbar
Du musst hinterher beurteilen können, ob du dein Ziel erreicht hast.

Attraktiv
Eigentlich logisch: Das Ziel muss dir gefallen - je mehr es dir gefällt, desto motivierter wirst du auf dem Weg dahin sein. Beispiel: »10 Kilo abnehmen« klingt klasse. Aber »10 Kilo abnehmen, dabei endlich wieder in die alten Lieblings-Hemden passen und im Sommerurlaub nach Jahren der Verhüllung das T-Shirt am Strand wieder ohne Scham ausziehen« – klingt noch viel überzeugender.

Realistisch
Dein Ziel sollte unbedingt herausfordernd sein, damit es dich in der Hinsicht auf ein neues Level hebt. Dabei musst du dein Ziel aber wirklich erreichen können und jederzeit in der Lage sein, aktiv und aus eigenem Antrieb darauf hinarbeiten zu können. Also nicht: 20 Kilo in 5 Wochen. Sondern eher: 5 Kilo in 20 Wochen.

Terminiert
Lege dein Ziel auf ein konkretes Enddatum fest. Im Idealfall ist dein Ziel ein langfristiges (was es auch realistischer macht), so dass du es in viele Zwischenziele unterteilen kannst.

Ziele müssen immer positiv formuliert sein

Nimm dir etwas vor, das du willst. Nicht etwas, das du NICHT willst. Der Grund: Dein Unterbewusstsein erkennt keine »nein«, »nie«, »nicht«. Wenn du dir vornimmst: »Ich will nicht mehr der Langsamste auf dem Fußballplatz sein«, bleibt für dein Unterbewusstsein »Ich will der Langsamste sein« hängen – damit machst du dir das Leben schwer auf dem Weg zum Ziel.
Das gilt im Übrigen auch für deine Gedanken: Positives Formulieren ist auch bei Visualisierungen und Autosuggestionen essenziell.

Am wirksamsten werden deine Ziele, wenn du sie schriftlich festhältst. So hast du auch immer eine Gedankenstütze, wenn du mal dein Ziel aus den Augen verlierst oder es dir an Motivation fehlt. Hinterfrage deine Ziele dabei ruhig regelmäßig: Gehe in dich, ob es noch das richtige Ziel für dich ist, ob du es anpassen willst, den Zeitraum verändern oder Ähnliches.

Arbeite für dein Ziel einen Plan aus

Die meiste Arbeit wirst du in das »S« von SMART stecken. Denn die konkreten und detaillierten Schritte hin zu deinem Ziel festzulegen, ist mühsam, aber wichtig. Es geht darum, dass du einen konkreten Plan hin zu deinem Ziel ausarbeitest. Der Unterschied zwischen »konkret« und »unkonkret« wird etwa in diesem Beispiel deutlich: Du kannst dir unkonkret und planlos vornehmen, »mal häufiger laufen zu gehen«. Sicherlich wirst du damit auch anfangen, aber wenn du ehrlich bist: Irgendwann kommt immer irgendwas, das wichtiger ist. Oftmals hat dabei dein innerer Schweinehund die Hand im Spiel. Wenn du dir dagegen konkret vornimmst, »in sechs Monaten beim 10-Kilometer-Lauf in meiner Stadt am Soundsovielten teilzunehmen«, dich bei diesem Lauf anmeldest, dir dann einen passenden Lauftrainingsplan besorgst, der dir genau sagt, was du in beispielsweise drei Laufeinheiten pro Woche jeweils zu tun hast, diese Einheiten dann konkret in deinem Kalender einträgst usw. – dann hast du ein langfristiges Ziel in 6 Monaten und in den 26 Wochen bis dahin 78 konkrete Trainingseinheiten, die allesamt Zwischenziele darstellen – für die du dich feiern und belohnen kannst.

Es lohnt sich für jedes Ziel, im Vorfeld ein wenig Zeit in die Planung

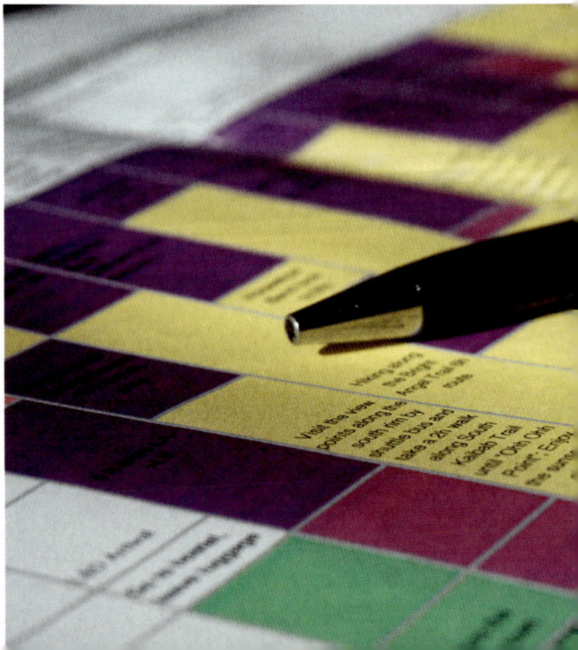

Mentaltrainingstechnik 2: Visualisieren

Das ist der eigentliche Klassiker des mentalen Trainings und ein mächtiges Instrument, mit dem erfolgreiche Menschen wie Profisportler arbeiten. Du stellst dir (immer und immer wieder) etwas im Geiste vor: wie du dein Ziel erreichst, wie du den Weg dahin meisterst oder was du in der Vergangenheit an positiven Erfolgen hattest. Auch hier gilt: Die inneren Bilder deines Kopfkinos sollten möglichst konkret und möglichst »echt« sein, also auch mit den dazugehörigen Emotionen. So entsteht eine beinah »reale« Situation, in der auch dein kardiovaskuläres System, dein Hormonsystem etc. adäquat reagieren und diese Situationen durchleben, Glückshormone ausschütten und so weiter.

Der Vorgang der Visualisierung …

- verbessert deine körperliche Leistungsfähigkeit,
- fördert deine Motivation,
- löst Blockaden, die dich ausbremsen,
- stärkt dein Selbstbewusstsein und
- hilft dir, in Stress- und Angstsituationen Ruhe zu bewahren.

Es ist wie eine Art Brücke zwischen Geist und Körper: Sportler wie zum Beispiel Kletterer oder Formel 1-Fahrer gehen eine bestimmte Route im Kopf viele Male durch, wobei sie sich auch jeden Griff, jede Lenkraddrehung etc. vorstellen. Damit perfektionieren sie diese Bewegungsabläufe für den Tag, an dem sie sie abrufen. Im Körper passiert dabei tatsächlich »etwas«:

… zu investieren.

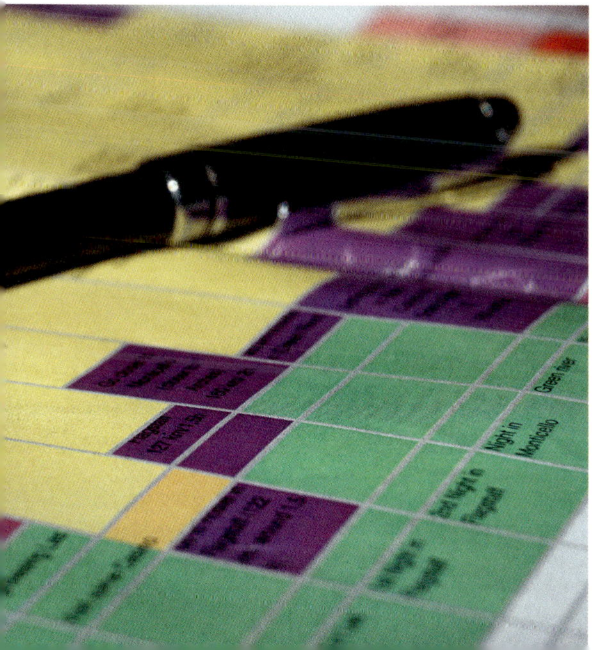

in der Ansteuerung etwa, auch wenn die Muskeln dann nicht parallel dazu bewegt werden. Spannend in diesem Zusammenhang sind auch Untersuchungen an Unfallpatienten, in denen sich jeweils eine Gruppe lediglich vorstellen sollte, die betroffenen Muskeln anzuspannen (und auf diese Weise nur im Geiste etwa den Arm oder das Bein zu beugen). Die andere Gruppe sollte gar nichts machen. Alle waren aufgrund einer Verletzung unfähig, die Muskeln tatsächlich anzuspannen. Das Ergebnis: Der Muskelschwund bei den geistig »trainierenden« Patienten fiel geringer aus als bei den Nichtstuern. Es passiert also wirklich etwas bei der Visualisierung!

Wenn du dein Kopfkino einsetzt, kannst du grundsätzlich aus drei »Filmen« wählen:

→ Der Movement-Movie

Du gehst Bewegungsmuster durch (wie in dem Beispiel oben mit den Kletterern und Formel 1-Fahrern) und optimierst diese auf diese Weise.

→ Die Ich-Erzählung

Du visualisierst einen Erfolg aus der subjektiven Perspektive, also von innen: Du steckst in deinem Körper und spürst, wie du dich anstrengst, wie du kämpfst, wie du nicht aufgibst, wie du noch einmal Kräfte mobilisierst, mit erhobenen Armen die Ziellinie passierst, und wie erhaben es sich anfühlt, als du auf das Siegertreppchen steigst.

→ Die Zuschauer-Perspektive

Du visualisierst einen Erfolg aus der objektiven Perspektive, also von außen: Du stehst am Rand und siehst dich zum Ziel kommen, siehst wie du alles gibst, wie du beim Queren der Ziellinie euphorisch die Arme hochreißt, wie du überglücklich in die Arme von anderen fällst, wie dir am Ende eine Medaille um den Hals gehängt wird etc.

Diese Filme können natürlich auch genauso von Trainingserfolgen handeln (du hast eine Bestmarke erreicht oder deinen Trainingspartner das erste Mal abgehängt), von Abnehm- oder Muskelaufbauerfolgen (du stehst strahlend vor dem Spiegel und bist stolz auf dich) oder was du sonst in deinem Leben visualisieren magst.

Es bedarf keiner »Ziellinie« oder »Medaille«, der Effekt ist immer gleich positiv. Was aber wichtig ist: Du solltest auch immer das finale Ziel visualisieren, nicht »nur« Teilerfolge, Bewegungsabläufe oder vergangene Erfolge. Diese »finale« Visualisierung ist dein Anker für das, was du täglich auf dem Weg dorthin machst. Es gibt deinem Training zusätzlichen Sinn und bewahrt dich vor Motivationsknicks. Und es hilft dir auch, negative Erlebnisse aus der Vergangenheit zu überwinden, die dich bis heute verfolgen, immer wieder an deine Grenze bringen oder scheitern lassen.

Mentaltrainingstipp: das Erfolgstagebuch

Lege ein Tagebuch an, in dem du deine Erfolge festhältst. Das hilft dir beim Visualisieren und unterstützt dich darin, Selbstvertrauen und eine grundsätzlich positive Einstellung aufzubauen.
Zu Beginn sammelst du alle Erfolge der Vergangenheit – wann immer dir Weitere einfallen, trägst du sie nach. Dann nimm dir vor, täglich wenigstens ein, zwei Dinge aufzuschreiben, die dir an dem Tag gelungen sind. Irgendwas wird es immer geben: Es muss nicht immer der offensichtliche »Erfolg« sein – auch ganz kleine Dinge zählen: Wo hast du dazugelernt? Was hat dir Spaß gemacht? Welche (neue) Stärke erkennst du an dir? Usw.

Worauf kommt es beim Visualisieren noch an?
Neben der möglichst emotional-realen Inszenierung deiner »Filme« ist für den Erfolg deines Kopfkinos entscheidend, dass du möglichst täglich visualisierst und die intensiven Bilder möglichst lange festhältst. Lange meint nicht stundenlang: Oftmals werden es nur ein paar Sekunden sein – wenn du minutenlang in einem intensiven »Film« bist, bist du schon weit vorn.
Mache das Visualisieren zu einer täglichen Routine. Am besten morgens nach dem Aufwachen und abends vor dem Wegdämmern. Dann hast du jeweils die engste Verbindung zu deinem Unterbewusstsein. Das morgendliche Visualisieren hat den Vorteil, dass die positive Wirkung in den Tag hineinträgt.
Die Late-Night-Gedankenshow dagegen punktet damit, dass du von den positiven Bildern im besten Fall gleich träumst – was sie noch stärker in deinem Unterbewusstsein verankert.

Mentaltrainingstechnik 3: den inneren Dialog durch Autosuggestion lenken

In eine ähnliche Richtung wie das Visualisieren von Erfolgen geht die ebenso mächtige Strategie, die eigenen Gedanken aktiv in eine positive Richtung zu lenken.

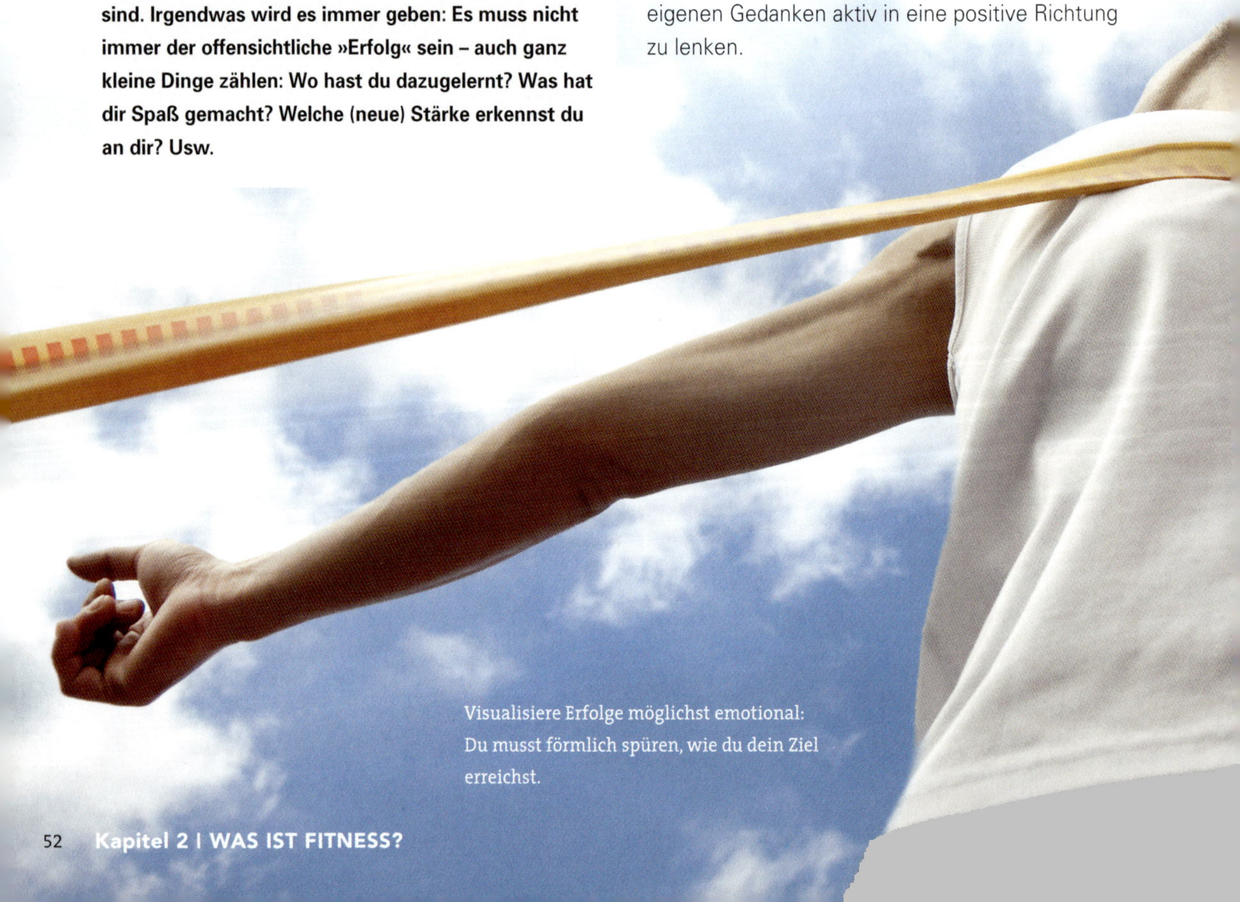

Visualisiere Erfolge möglichst emotional: Du musst förmlich spüren, wie du dein Ziel erreichst.

Dieser Technik liegt die Tatsache zugrunde, dass sowohl dein Unterbewusstsein als auch deine Gedanken pausenlos aktiv sind und deine Geschicke lenken, ob du willst oder nicht. Der österreichische Philosoph und Psychologe Paul Watzlawick prägte den Satz: »Man kann nicht nicht kommunizieren« – und definiert Kommunikation als ein Verhalten: Wir »kommunizieren« immer (mit anderen), selbst wenn wir nichts sagen. Dasselbe gilt für den »inneren Dialog«, also die »Stimmen« in deinem Kopf, die deine Gedanken ausmachen und dein Unterbewusstsein mit Input füttern. Auch für dich gilt: Du kannst nicht nicht denken. Klar, es gibt diese Momente, in denen du einen »freien Kopf« hast – aber dein Gehirn ist darauf getrimmt, jede Sekunde Wahrnehmungen zu verarbeiten. Spätestens, wenn du dir in einer Achtsamkeitsübung vornimmst an nichts zu denken, wirst du merken, wie die Gedanken immer präsent sind.

Das aktive Lenken des inneren Dialogs ist ein ebenso powervolles Tool des mentalen Trainings wie das Visualisieren. Denn neben dem, was du tatsächlich erlebst, ist dieser permanente innere Dialog der Erschaffer deiner subjektiven Realität. Das klassische Beispiel:

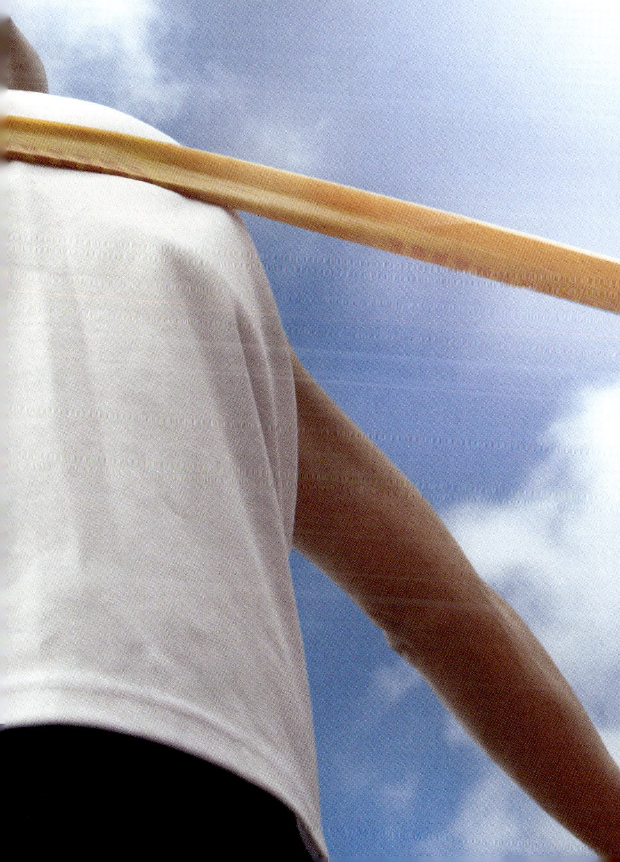

Das Glas ist halb voll oder halb leer. Je nach Sichtweise ruft das unterschiedliche Dinge in dir hervor – obwohl immer dieselbe Menge Wasser vorhanden ist.
Diese wiederkehrenden, typischen Stimmen in deinem inneren Dialog nennt man auch Glaubenssätze. Und die haben es in sich – denn sie sind so präsent, dass sie dich wahlweise beflügeln oder runterziehen.
Lass den Unterschied der folgenden Beispiele auf dich wirken:

- »Ich schaffe das!« versus »Das schaffe ich nie!«
- »Ich bin gut!« versus »Ich bin zu nichts fähig!«
- »Ich komme meinem Ziel näher (im heutigen Training)!« versus »Das (Training) hat doch alles keinen Sinn.«

Es ist offensichtlich, mit welchen Gedanken es dir besser geht, oder welche dich zum Training führen und welche dich davon abhalten werden. Die sich selbst erfüllende Prophezeiung ist eine Folge eingehämmerter Glaubenssätze. Und es wäre doch schöner, es würden sich positive Dinge erfüllen, nicht negative. Deshalb ist das erklärte Ziel des mentalen Trainings, deinen inneren Dialog bewusst zu steuern – dahingehend, dass er für dich arbeitet und nicht gegen dich, dir gute Gefühle bereitet und nicht negative, dich voranbringt und nicht ausbremst. Das schaffst du durch Autosuggestion: Du beeinflusst dich gezielt selbst in deinen Gedanken, Ansichten und Glaubenssätzen.

Wenn du es nicht tust, tut es jemand anderes – dein Unterbewusstsein oder eindringliche Stimmen von anderen. An diesem Punkt sei noch mal Paul Watzlawick erwähnt, dessen Buch »Anleitung zum Unglücklichsein« sehr lesenswert ist. Dieser »Anti-Ratgeber« zeigt dir, wie du mit Kraft deiner Gedanken dein Leben unerträglich machst. Da du dich in vielen der teils absurd überspitzten Gedankenmuster wiederfinden wirst, wird es dir eine Lehre sein, deinen inneren Dialog zukünftig in positive Bahnen zu lenken.

Du hast die Wahl: Weiterhin ein Spielball deiner (negativen) Gedanken zu sein oder das Heft in die Hand zu nehmen und die Gedanken so zu lenken, dass sie dir ein positives Schicksal bescheren.

Mentaltrainingstipp: der Kummerkasten

Nimm dir eine Schachtel, die zukünftig als dein Kummerkasten dient. Nun schreibst du jede einzelne Sache, die dir Sorgen bereitet, die dich (an dir) zweifeln lässt, dich frustriert, ärgert oder belastet, jeweils auf einen kleinen Zettel und steckst diesen in die Box. Das machst du auch fortan immer dann, wenn dir was Belastendes durch den Kopf geht. Mit diesem Schritt sind diese Dinge zunächst einmal »in der Welt« und ein Stück weit aus deinem Kopf raus.
Etwa einmal pro Woche nimmst du dir dann bewusst Zeit für deine Sorgen. Schau dir alle Zettel an: Du wirst Sorgen finden, die sich inzwischen als völlig unberechtigt herausgestellt haben – diese Zettel kannst du mit einem triumphalen Gefühl und dem Wissen, dass du in dieser Sache keine unnötige Energie investiert hast, entsorgen. Übrig bleiben Sorgen, die nach wie vor berechtigt sind oder die dich zumindest noch beschäftigen. Schau, ob dir spontan Lösungsansätze dazu kommen, was du tun kannst – ansonsten lege die nicht weggeworfenen Zettel wieder in die Box zurück und schau eine Woche später wieder rein.

So nutzt du die Kraft deiner Gedanken

a) Deine inneren Stimmen kennenlernen
Als Erstes musst du deinen inneren Dialog beobachten und die Stimmen in dir kennenlernen. Wie »redest« du mit dir selbst? Was denkst du über dich und andere? Welche immer wiederkehrenden Glaubenssätze hast du? Halte deine Erkenntnisse in einer Art »Buch der Erkenntnisse« fest.

b) Positive Glaubenssätze formulieren
Überlege dir zu jedem deiner negativen Glaubenssätze eine positive Variante, und dann entwickele weitere positive Glaubenssätze, die dir und für deine Ziele wichtig sind. Um diese zu festigen, nutze das Erfolgstagebuch.
Deinen inneren Dialog kannst du dabei in zwei Richtungen positiv beeinflussen: als Motivationsinstrument (»Ich schaffe das!«, »Ich freue mich auf…!«) und als Coaching-Instrument (»Konzentrier dich!«, »Bleib ruhig!«, »Los! Da geht noch was!«).

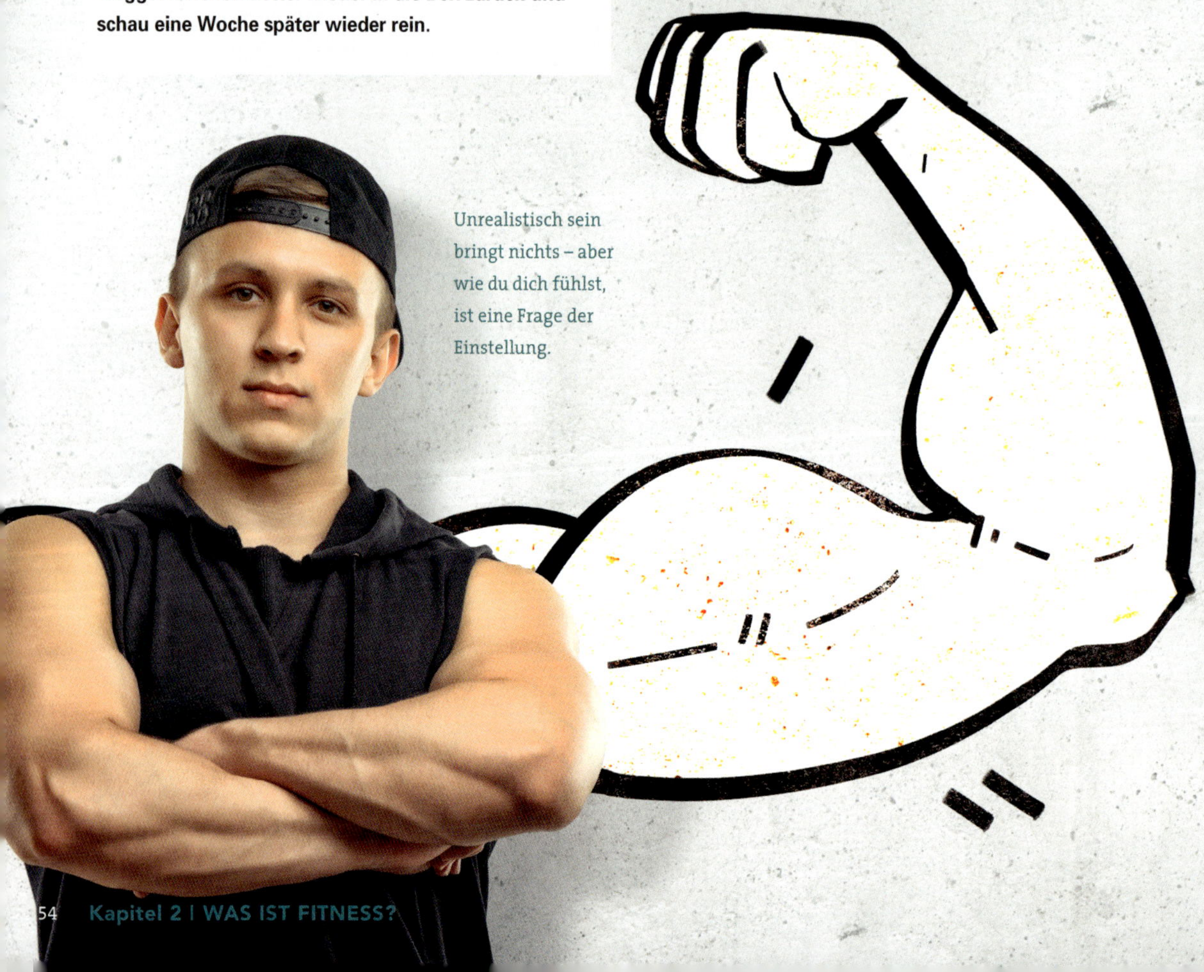

Unrealistisch sein bringt nichts – aber wie du dich fühlst, ist eine Frage der Einstellung.

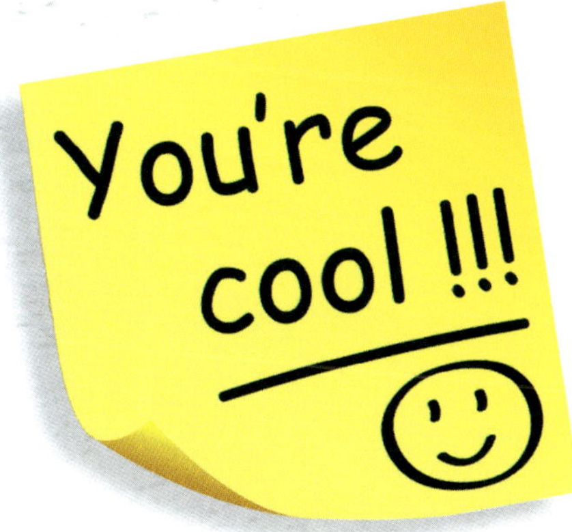

Platziere um dich herum Sticker mit positiven Affirmationen oder deinen Zielen.

Die wichtigsten Regeln für neue Gedanken, Glaubenssätze und Affirmationen

- **Formuliere immer positiv: »Ich bin stark«, nicht »Ich bin nicht mehr schwach!«**
- **Formuliere kurz und knapp: »Ich schaffe das!«, nicht »Trotz aller Hürden erreiche ich im Großen und Ganzen mein Ziel!«.**
- **Formuliere konkret: »Ich erreiche mein Ziel XY!«, besser als »Ich erreiche alles!«.**
- **Formuliere in der Gegenwart: »Ich komme meinem Ziel näher!« anstatt »Ich werde meinem Ziel näherkommen!« oder »Ich bin schon immer meinen Zielen nähergekommen!«.**
- **Formuliere im Indikativ ohne Einschränkungen und ohne »Wollen«: »Ich bin in Höchstform!«, nicht »Ich sollte so ziemlich in Höchstform sein!« oder »Ich will in Höchstform kommen!«.**
- **Formuliere mit Ich-Bezug: »Ich vertraue meinen Fähigkeiten!«, nicht »Man vertraut auf meine Fähigkeiten!«.**
- **Formuliere glaubhaft: Du musst selbst daran glauben können.**
- **Formuliere realistisch: Es geht darum, dich im Rahmen deiner tatsächlichen Potenziale zu bestärken und aus deinen Fähigkeiten das Optimum herauszukitzeln. Und nicht darum, mit Zaubersprüchen unerreichbare Dinge herbeizureden.**
- **Spreche deine Sprache: Formuliere zum Beispiel humorvoll, in einer besonderen Rhythmik und grundsätzlich so, dass dich der Inhalt berührt und wirklich erreicht.**

c) Gedanken gezielt neu denken

Versuche, dir deiner negativen Stimmen bewusst zu werden und jedes Mal einzuschreiten und sie durch positive Stimmen zu ersetzen. Auf diese Weise nutzt du deine neuen Glaubenssätze, um dem Betriebssystem deiner Gedanken, dem Unterbewusstsein, ein Update zu verpassen. Nach und nach, denn das Ganze braucht Zeit. Sei also geduldig. Nutze hier auch die Technik des Gedanken-Stopps: Sobald du merkst, dass du in einer negativen Gedankenspirale steckst, sagst du (möglichst laut) zu dir ein- oder mehrmals »Stopp!«. Unterstützend stelle dir ein großes rotes Stoppschild vor. Dann richtest du deine Gedanken wieder bewusst positiv aus oder fokussierst ruhig und gelassen das, was gerade wirklich ansteht. Um die negativen Gedanken loszuwerden, achte auf deine ruhige Atmung und stelle dir vor, wie du die Gedanken Stück für Stück aus- und wegatmest.

d) Selbstgespräche führen

Das klingt jetzt vielleicht blöd, aber ist eine sehr hilfreiche Sache, um positive Glaubenssätze zu festigen. Affirmationen, also selbstbekräftigende Sätze, können auch erst einmal nur Behauptungen sein. Oft genug ausgesprochen (oder gedacht) schaffen sie es aber, deine Glaubenssätze und Gedanken dauerhaft zu verändern. Führe diese Selbstgespräche mit positiven Glaubenssätzen deiner Wahl am besten täglich durch (wie bei der Visualisierung auch morgens und abends). Zugegeben: Am Anfang fühlt sich das vielleicht affig an. Aber es wird dir garantiert guttun: Egal ob ein morgens oder abends mehrfach wiederholtes »Ich schaffe das!« im Gedanken an dein übergeordnetes Ziel, oder ein beherztes lautes »Komm schon!« (begleitet vielleicht von einem Händeklatschen), wenn in einer Trainingseinheit deine Motivation zu schwinden droht.

Autosuggestionstipp: positive Post-its

Schreibe deine positiven Affirmationen jeweils auf einen Zettel und hänge sie für dich gut sichtbar im Bad, am Kühlschrank etc. auf. So wirst du immer wieder darauf gestoßen, was den positiven Prozess beschleunigt und unterstützt.

ALLE ZIELE IM ÜBERBLICK

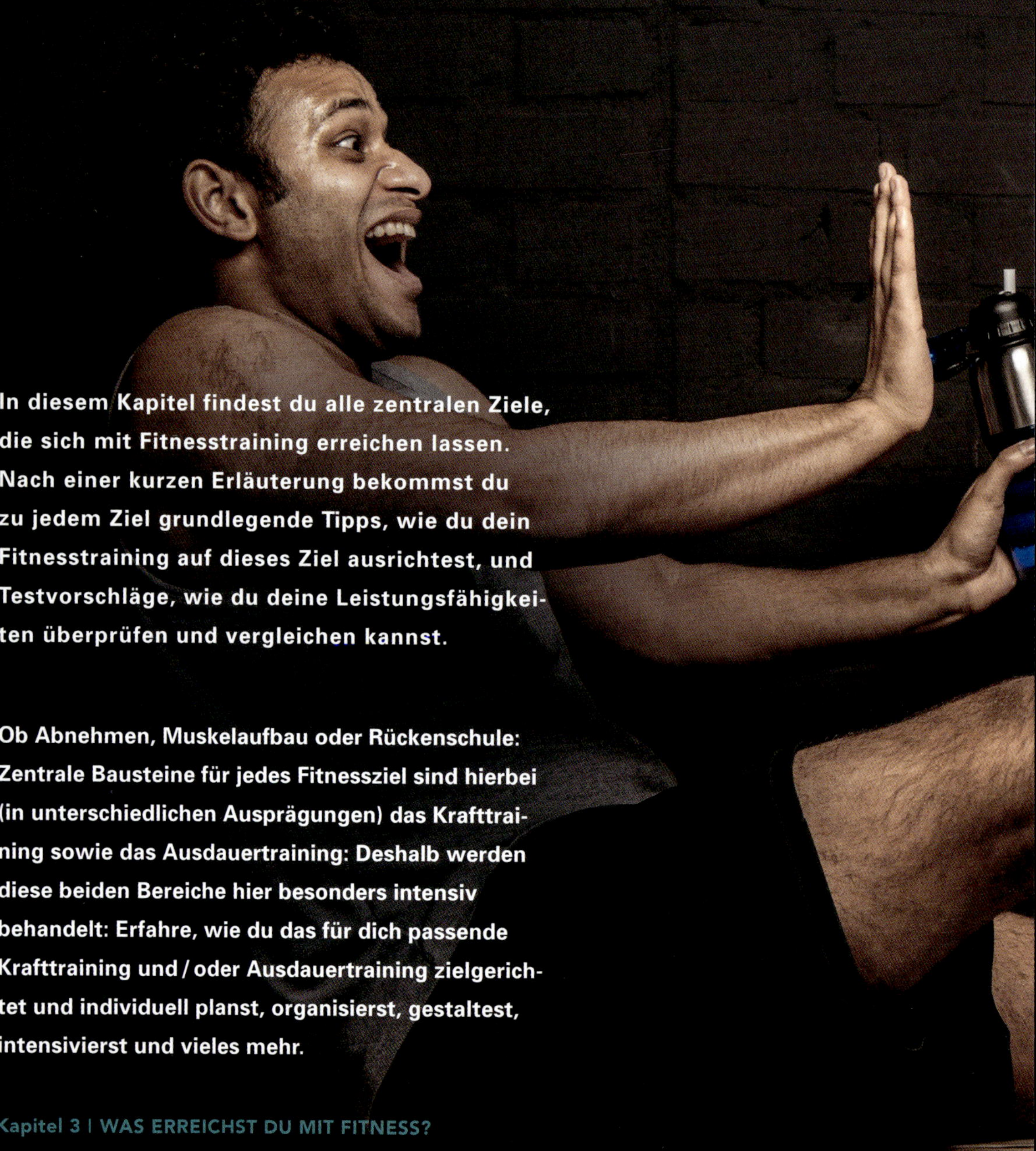

In diesem Kapitel findest du alle zentralen Ziele, die sich mit Fitnesstraining erreichen lassen. Nach einer kurzen Erläuterung bekommst du zu jedem Ziel grundlegende Tipps, wie du dein Fitnesstraining auf dieses Ziel ausrichtest, und Testvorschläge, wie du deine Leistungsfähigkeiten überprüfen und vergleichen kannst.

Ob Abnehmen, Muskelaufbau oder Rückenschule: Zentrale Bausteine für jedes Fitnessziel sind hierbei (in unterschiedlichen Ausprägungen) das Krafttraining sowie das Ausdauertraining: Deshalb werden diese beiden Bereiche hier besonders intensiv behandelt: Erfahre, wie du das für dich passende Krafttraining und / oder Ausdauertraining zielgerichtet und individuell planst, organisierst, gestaltest, intensivierst und vieles mehr.

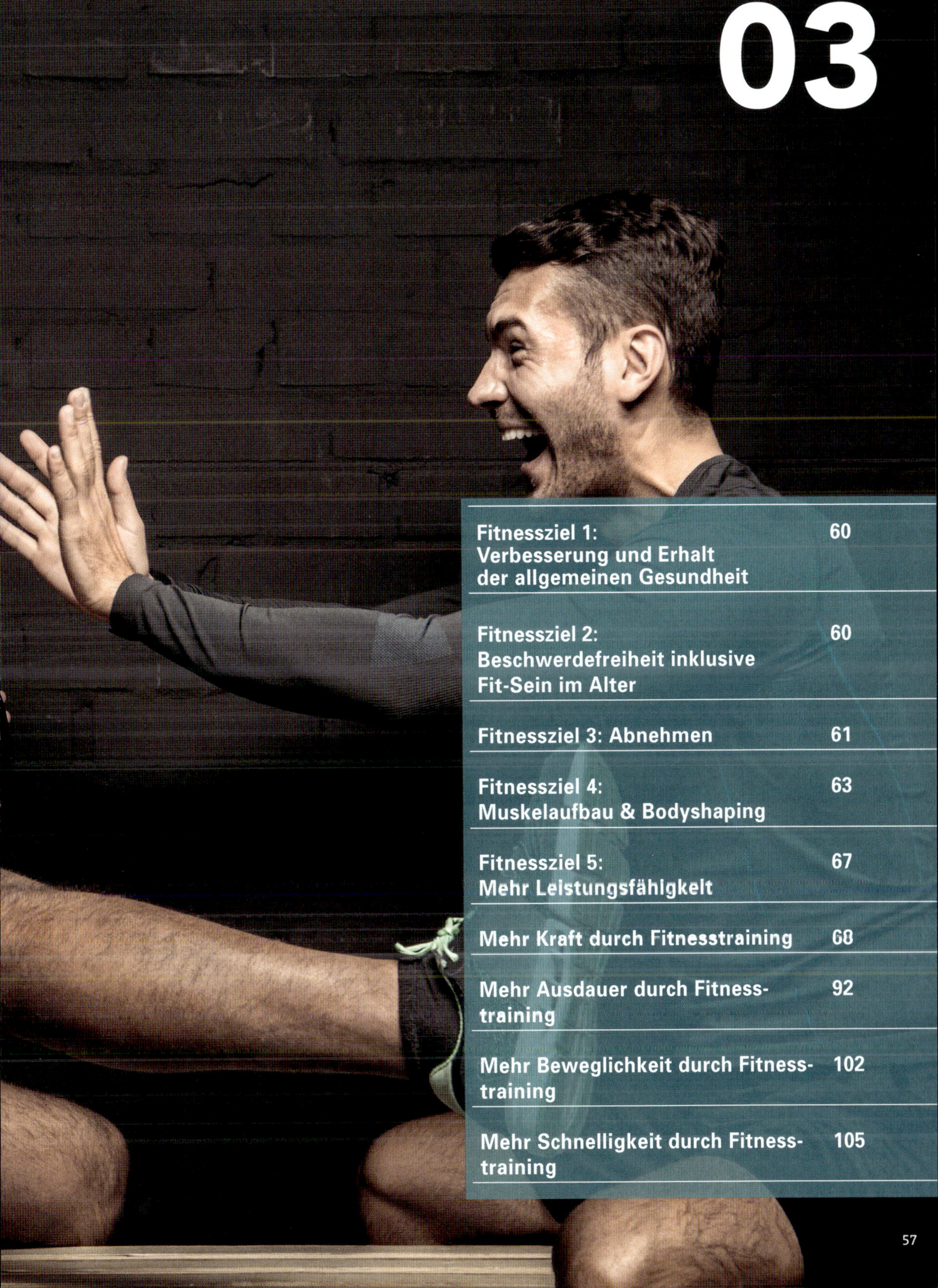

03

»Rücken«, Abnehmen, dicke Muskeln oder Deutsches Sportabzeichen: Jedes Fitnessziel (das deinem Körper nicht schadet) ist absolut legitim. Und die Ziele schließen sich gar nicht mal aus, im Gegenteil: Wenn du zum Beispiel abnehmen willst, tust du auch automatisch etwas für deine allgemeine Gesundheit und arbeitest auch präventiv gegen Rückenschmerzen. Wenn du Muskeln aufbauen willst, gilt dasselbe – mehr Muskeln sind perfekt zum Abnehmen und für deine Kraft-Leistungsfähigkeit. Was ist dein Trainingsschwerpunkt? Die folgende Tabelle zeigt die gängigen Fitnessziele auf einen Blick.

Alle Fitness-Ziele → und wo du als Nächstes weiterlesen solltest

Ziel	**Die Schwerpunkte, um dein Ziel zu erreichen**	**Die Top-3 der passenden Trainingskonzepte***	**Die Top-3 der passenden Tools****
ZIEL 1: **Gesundheit** Verbesserung und Erhalt der allgemeinen Gesundheit → siehe Seite 60	Rundum-Fitness • Krafttraining → siehe Seite 68 • Ausdauertraining → siehe Seite 92 • Beweglichkeits- & Koordinationstraining → siehe Seite 102	• Bodyweight-Training → siehe Seite 114 • Functional Training → siehe Seite 122 • Yoga → siehe Seite 142	• Schlingentrainer → siehe Seite 228 • Gymnastikball → siehe Seite 236 • Miniband → siehe Seite 233 (alternativ Deuserband, siehe Seite 234)
ZIEL 2: **Beschwerdefreiheit** Prävention vor und Bekämpfung von Beschwerden inkl. Fit-Sein im Alter → siehe Seite 60	• Krafttraining → siehe Kapitel 3, Seite 68 • Beweglichkeitstraining → siehe ab Seite 102	• Yoga → siehe Seite 142 • Faszientraining → siehe Seite 124 • Kieser-Training → siehe Seite 156	• Faszienrolle/-ball → siehe Seite 238 • Balance-Trainer → siehe Seite 241 • Widerstandsband → siehe Seite 232
ZIEL 3: **Abnehmen** Körperfett loswerden als ästhetisches und/oder gesundheitliches Ziel → siehe Seite 61	• Krafttraining → siehe Seite • Ausdauertraining → siehe Seite 92 • Ernährung → siehe Kapitel 8, ab Seite 176	• HIIT → siehe Seite 157 • Outdoor-Fitness → siehe Seite 116 (alternativ Bodyweight, siehe Seite 114) • Tae Bo → siehe Seite 168 (alternativ Tool-geprägte Kurse, siehe Seite 171)	• Springseil → siehe Seite 248 • Kettlebell → siehe Seite 225 • Rudergerät → siehe Seite 214
ZIEL 4: **Muskelaufbau & Bodyshaping** Ästhetische Ziele wie Muskelaufbau & Bodyshaping (Sixpack etc.) → siehe Seite 63	• Krafttraining → siehe Seite 64 • Ernährung → siehe Seite 186	• Freihantel-Training → siehe Seite 118 • Maschinengeführtes Krafttraining → siehe Seite 120 • HIT → siehe Seite 155 • Zudem auch die genannten Konzepte für mehr Kraft • Besonders wichtig: klassisches Krafttraining	• Power Rack → siehe Seite 210 • SZ-Hantel → siehe Seite 222 • Klimmzug-Vorrichtung → siehe Seite 212 • Zudem auch die genannten Tools für mehr Kraft

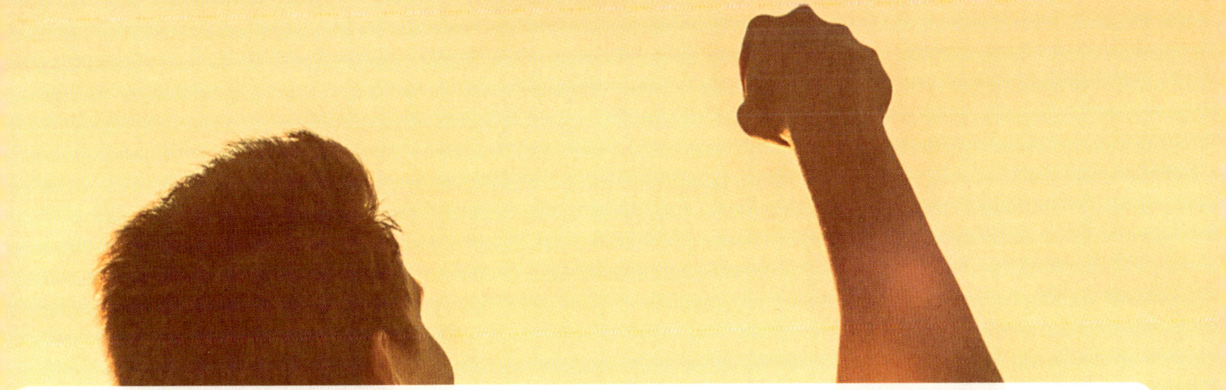

Ziel	Die Schwerpunkte, um dein Ziel zu erreichen	Die Top-3 der passenden Trainingskonzepte*	Die Top-3 der passenden Tools**
ZIEL 5: **Leistungsfähigkeit** Verbesserung sportlicher Leistungsfähigkeit (kräftiger werden, ausdauernder werden, schneller werden, beweglicher werden) →siehe Seite 67	je nach Zielsetzung: • **Krafttraining** → siehe Seite 68 • **Ausdauertraining** → siehe Seite 92 • **Beweglichkeits- & Koordinationstraining** → siehe Seite 102 • **Schnelligkeitstraining** → siehe Seite 105	**Mehr Kraft** • Kraftsportarten → siehe Seite 134 • Calisthenics → siehe Seite 152 • EMS → siehe Seite 153 • Alle Muskelaufbau-Konzepte **Mehr Ausdauer** • HIIT → siehe Seite 157 • Spinning → siehe Seite 167 • CrossFit → siehe Seite 140 • Besonders wichtig: »klassisches« Ausdauertraining **Mehr Beweglichkeit** • Yoga → siehe Seite 142 • Functional Training → siehe Seite 122 • Faszientraining → siehe Seite 124 • Besonders wichtig: Stretching **Mehr Koordinationsvermögen** • Propriozeptives Training → siehe Seite 165 • Bodyweight-Sportarten → siehe Seite 114 • Neuroathletik → siehe Seite 160 **Mehr Schnelligkeit** • Plyometrisches Training → siehe Seite 164 • Kampfsportarten → siehe Seite 126 • CrossFit → siehe Seite 140	**Mehr Kraft** • Kabelzug-Station → siehe Seite 210 • Trap Bar → siehe Seite 222 • T-Bar Row siehe Seite 248 • Zudem auch die genannten Tools zum Muskelaufbau **Mehr Ausdauer** • Kardiotrainer → siehe Seite 214 • Springseil → siehe Seite 248 • Boxsack → siehe Seite 243 **Mehr Beweglichkeit** • Widerstandsbänder → siehe Seite 232 • Faszienrolle/-ball → siehe Seite 238 • Clubbell →siehe Seite 244 **Mehr Koordinationsvermögen** • Balance-Trainer → siehe Seite 241 • Koordinationsleiter → siehe Seite 245 • Slackline → siehe Seite 241 **Mehr Schnelligkeit** • Plyo-Box → siehe Seite 246 • Boxsack → siehe Seite 243 • Springseil → siehe Seite 248

*neben bzw. auf der allgemeinen Basis aus »klassischem« Krafttraining, Ausdauertraining und Stretching

**neben der Grundausstattung, die du immer haben solltest: Freihanteln (siehe Seite 222), Matte (siehe Seite 226), im Idealfall Trainingsbank (siehe Seite 218)

Was ist das Trainingsalter?

Mit dem Begriff Trainingsalter bezeichnet man die Zeit, die du (in einer bestimmten Disziplin) trainierst. Du trainierst seit einem 1 Jahr? Dann ist dein Trainingsalter 1 (Jahr). Du fängst gerade erst an – dafür hast du dir schließlich dieses Buch gekauft? Na dann: Glückwunsch zur Geburt!
Mit dem Trainingsalter lassen sich verschiedene Dinge ableiten – abhängig von der jeweiligen Sportart beziehungsweise dem Trainingsziel: zum Beispiel der erwartbare Erfolg, den du erzielen kannst. Du kannst davon ausgehen, dass du im ersten Trainingsjahr die größten Fortschritte machen wirst – und je trainierter du bist, also je mehr Trainingsjahre du auf dem Buckel hast, desto schwerer musst du um jede Verbesserung kämpfen. In Sachen Muskelaufbau etwa gehen einige Berechnungsmodelle davon aus, dass du im ersten Jahr 10 (!) Kilo Muskelmasse aufbauen kannst – im 5. Trainingsjahr dann nur noch 1 Kilo.

Fitnessziel 1: Verbesserung und Erhalt der allgemeinen Gesundheit

Das grundlegendste aller Fitnessziele: Bewegung für ein gesundes Leben. Sich regelmäßig zu bewegen, ist – neben einer ausgewogenen und gesunden Ernährung mit natürlichen Lebensmitteln (siehe Seite 174) – die beste Medizin, die du dir selbst verabreichen kannst. Vollkommen rezeptfrei und ohne Nebenwirkungen – außer, dass es dir immer besser gehen wird.
Regeln gibt es prinzipiell keine. Jedes bisschen Bewegung zählt. Je regelmäßiger du auch in Fitnesstraining investierst, desto besser für deine Gesundheit. Im Idealfall kümmerst du dich gleichermaßen um diese vier Konditionsfaktoren (siehe auch Seite 24): Kraft, Ausdauer, Beweglichkeit und Koordinationsvermögen. Ansonsten kannst du eigentlich nur zwei Dinge falsch machen:
1) Dich gar nicht oder zu wenig zu bewegen. Damit ist ja jetzt dank dieses Fitness-Kompasses Schluss.
2) Dich übernehmen und zu viel oder zu hart zu trainieren. Auch hier bietet dieser Kompass Hilfestellung, etwa ab Seite 37, wo es um die Gestaltung von Trainingspausen und Regenerationsphasen geht.

Anstrengung ist nicht gefährlich – im Gegenteil

Viele verwechseln immer noch Signale von Anstrengung mit echten Schmerzen. Ein wertvoller Hinweis: Schwitzen, Keuchen, Dehnschmerz, Muskelkater oder Schlappfühlen nach dem Training ist alles NICHT gefährlich! Im Gegenteil: Derartige Begleiterscheinungen von Fitnesstraining sind gute Anzeichen, dass du gerade deine Komfortzone verlassen hast – eine Grundvoraussetzung für gewünschte Anpassungsprozesse im Körper. Das gilt im Übrigen für jedes Trainingsziel.

Fitnessziel 2: Beschwerdefreiheit inklusive Fit-Sein im Alter

Gesundheit und Beschwerdefreiheit gehören eng zusammen. Deshalb ist der Übergang zwischen Fitness-Ziel Nr. 1 und Nr. 2 auch fließend. Wenn du dich mit Fitnesstraining präventiv vor Beschwerden schützen möchtest, ist das waschechtes Gesundheitstraining. Wenn du bereits Beschwerden hast oder von konkreten Schwachstellen an deinem Körper weißt, wird das Gesundheitstraining inhaltlich zielgerichteter.
Ein Klassiker der Beschwerden und eine regelrechte Volkskrankheit sind zum Beispiel Rückenschmerzen. Daneben gibt es aber auch Knie-, Schulter- und viele andere Beschwerden.
Egal welche Körperregion bei dir betroffen ist: In fast allen Fällen hilft gezieltes Fitnesstraining mit den Konditionsfaktor-Schwerpunkten Kraft (auch als Muskelaufbau-Training) und Beweglichkeit!
Beweglichkeit, da oft muskuläre Verkürzungen Ursache für Beschwerden am Bewegungsapparat sind. Kraft, da auch oft die Leistungsfähigkeit der Muskulatur fehlt oder ungleich verteilt ist, wenn eine Seite beispielsweise stärker ist als die andere. Das macht sich insbesondere an Gelenken (wie eben auch an der Wirbelsäule) bemerkbar: Durch ungleiche Zugverhältnisse wird ein Gelenk auf Dauer ungünstig belastet. Bei fast jedem von uns gibt es irgendwo im Körper derartige Dysbalancen, zu schwache oder verkürzte Muskeln. Eine »neuralgische« Körperzone ist etwa die Brustmuskulatur, die fast immer verkürzt ist – was (schmerzhaften) Einfluss auf

Schultern, Rücken, Körperhaltung hat. Darum macht es quasi immer Sinn, die Brust zu dehnen und zugleich die Gegenspieler am Rücken zu kräftigen.
Wenn du etwas für die Lebensqualität im Alter tun willst, geraten die Konditionsfaktoren Kraft und Beweglichkeit noch mehr in den Mittelpunkt. Denn beides verlierst du mit der Zeit: Die Muskulatur nimmt mit dem Altern ab (ein natürlicher Prozess, siehe Seite 15), so dass die Kraft nachlässt. Gleiches gilt für die Beweglichkeit: Das Muskel- und Fasziengewebe verliert im Alter an Geschmeidigkeit, während in Gelenkstrukturen eher einschränkende Ablagerungen auftreten. Hier kannst du mit regelmäßigem Fitnesstraining eine Menge rausholen und dein Wohlbefinden enorm steigern!

Fitnessziel 3: Abnehmen

Sehr viele Menschen nutzen Fitnesstraining, um abzunehmen. Eine gute Entscheidung! Denn auch hier zeigt sich wieder: Der menschliche Körper ist für Bewegung gemacht. Und einer der beiden Gründe, warum es so viele Übergewichtige in unserer Gesellschaft gibt, ist ganz offensichtlich Bewegungsmangel. Der andere Grund ist mangelhafte Ernährung, so dass für dein Abnehmprojekt gilt: Die Pfunde purzeln mit Ernährungsumstellung UND Bewegung.

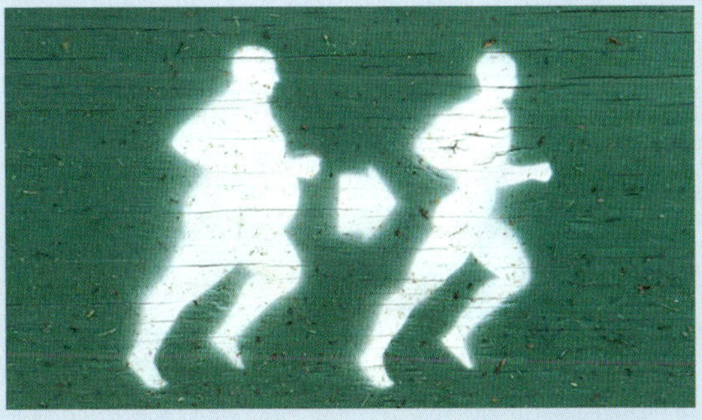

Mit Ausdauer- und Krafttraining kommst du deiner Bestform in Riesenschritten näher.

Um Übergewicht loszuwerden, ist erst einmal alles hilfreich, was Energie verbraucht – denn nur wenn dein Körper weniger Energie zur Verfügung hat als er benötigt, kannst du abnehmen (siehe dazu auch das Kapitel 8 ab Seite 176). Da helfen abermals Ausdauer- und auch Krafttraining.

Allerdings machen viele den Fehler, nur auf das Abtrainieren von Kalorien zu schauen. Das kann nach hinten losgehen (siehe der Jojo-Effekt, Seite 177). Merke dir: Beim Abnehmen ist Gewichtsverlust eher zweitrangig! Was wirklich zählt, ist die Veränderung der Zusammensetzung deines Körpergewebes. Du willst abnehmen? Dann sollte dein konkretes Ziel sein, Körperfett loszuwerden! Auf gar keinen Fall Muskelgewebe.

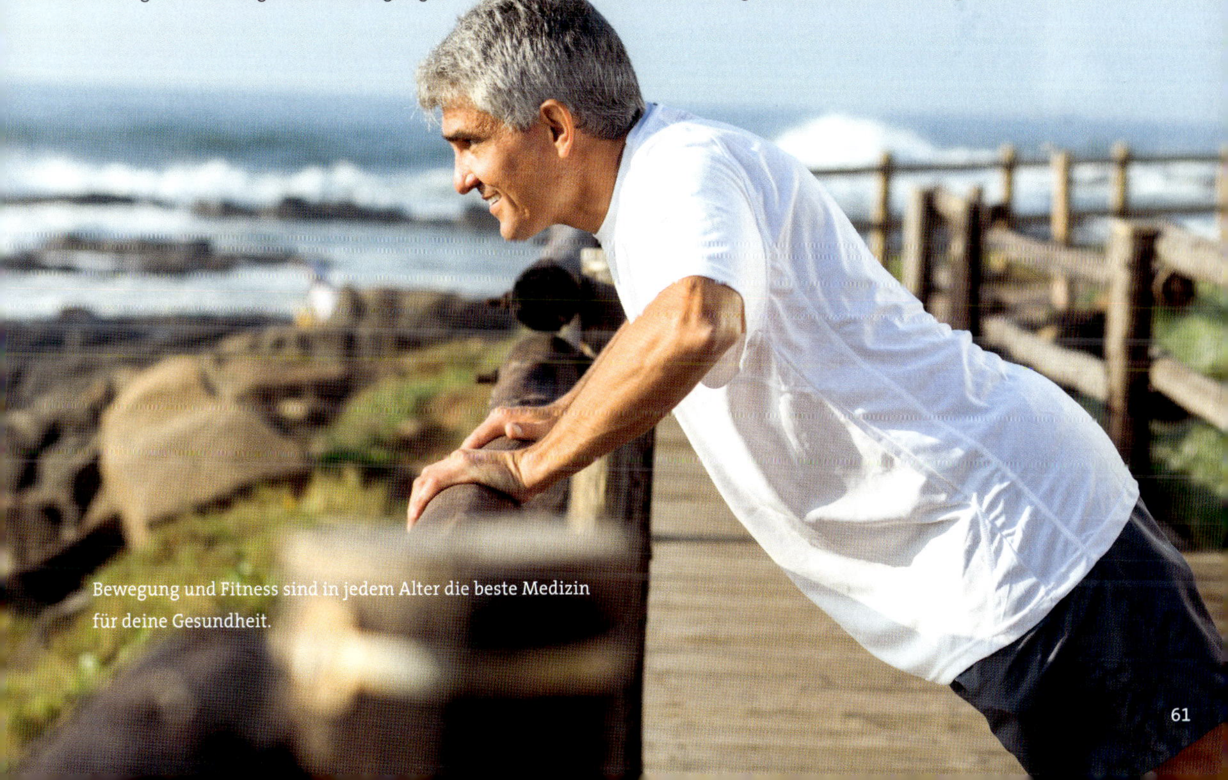

Bewegung und Fitness sind in jedem Alter die beste Medizin für deine Gesundheit.

Dafür gibt es viele Gründe. Der Ästhetische liegt auf der Hand: Wenn du abnehmen willst, um attraktiver zu wirken, dann stehen dir als Mann Muskeln in jedem Fall gut! Oder willst du als Bohnenstange enden?
Wichtiger noch sind diese drei Argumente: Muskelgewebe fördert deine Gesundheit, deine Leistungsfähigkeit und dein Abnehmvorhaben, denn mit mehr Muskelgewebe fällt das Abspecken leichter! Wenn du also nachhaltig und dauerhaft mit Erfolg abnehmen willst, solltest du mit Krafttraining deine Muskeln zumindest erhalten, besser ausbauen.
Um dein Abnehmvorhaben zu konkretisieren, ist es hilfreich zu überprüfen, wo du stehst. Hierzu gibt eine Reihe von Methoden.

Der Body-Mass-Index (BMI)

Eine überholte, aber immer noch erstaunlich verbreitete Methode ist der BMI. Er errechnet sich folgendermaßen:
Körpergewicht/(Körpergröße in Meter)² = kg/m²

Als normalgewichtig gelten BMI-Werte zwischen 18,5 und 25. Zwischen 25 und 30 bis du übergewichtig, bei Werten über 30 fettleibig (und somit ein Adipositas-Kandidat).
Das Problem mit dem BMI: Er ist zu ungenau, denn er geht weder auf Alter, Geschlecht noch darauf ein, wie dein Körper zusammengesetzt ist. Da Muskelgewebe deutlich schwerer ist als Fettgewebe, erreichen auch besonders muskulöse und gut trainierte Menschen BMI-Werte, die sie als übergewichtig oder fettleibig klassifizieren. Zudem ist die Verteilung des Körperfetts und konkret die Ansammlung von Fett im Bauchbereich entscheidend für die Frage, wie gesundheitsschädigend das Übergewicht ist. Auch dazu sagt der BMI nichts aus. Dafür zwei andere Werte: die Waist-to-Hip-Ratio (WHR), auch Taille-Hüft-Index genannt, und die Waist-to-Height-Ratio (WHtR).

Waist-to-Hip-Ratio (WHR)

Das Verhältnis von Taille zur Hüfte (Berechnung: Taillenumfang geteilt durch Hüftumfang) zeigt, ob du zu viel gefährliches Bauchfett gespeichert hast. Du ermittelst beides mit einem Maßband morgens auf nüchternem Magen, stehend mit freiem Oberkörper und locker ausatmend; einmal knapp oberhalb des Bauchnabels (Bauchumfang), einmal über der breitesten Stelle von Gesäß und Hüfte.
Das Gesundheitsrisiko ist am größten, wenn diese Werte kaum unterschiedlich sind. Ansonsten gelten Männer als übergewichtig mit zu viel Bauchfett, wenn der WHR-Wert über 1 liegt – dein Bauchumfang (Taille) also größer als dein Hüftumfang ist.

Waist-to-Height-Ratio (WHtR)

Das Verhältnis von Taille zur Körpergröße ist etwas leichter zu errechnen: Du musst nur einmal das Maßband um die Taille legen (siehe oben), deine Körpergröße kennst du wahrscheinlich. Berechnung der WHtR: Taillenumfang (cm) geteilt durch Körpergröße (cm). Abhängig vom Alter gelten als kritisch Werte über 0,5 bei unter 40-jährigen, Werte zwischen 0,5 und 0,6 bei 40–50-jährigen und Werte über 0,6 bei über 50-jährigen. Grob mit dem BMI ins Verhältnis gesetzt entspricht ein WHtR-Wert von 0,51 etwa einem BMI-Wert von 25, ein WHtR-Wert von 0,57 etwa einem BMI von 30.

Körperfett-Ermittlung

Mittels einer Körperfettwaage oder anderer Messmethoden kannst du deinen Körperfettanteil ermitteln – allerdings sind die meisten Messergebnisse sehr ungenau und damit mit Vorsicht zu genießen. Am zuverlässigsten ist die professionelle Ermittlung beim Sportmediziner oder in entsprechend ausgestatteten Studios.
Als hoch gelten – altersabhängig – folgende Werte: 20–25 % Körperfett (unter 40 Jahre), 22–28 % (40–60 Jahre), 25–30 %(über 60 Jahre).
Als »sehr hoch« und damit einen dringenden Abspeckbedarf signalisierend gelten alle Werte darüber.

Bauchumfang-Messung

Diese Messung ist simpel, aber aussagekräftig: Hier dient einzig und allein der Bauchumfang als Messgröße um zu zeigen, wie sehr du gefährdet bist, lebensbedrohliche Krankheiten wie Diabetes, Bluthochdruck, Arteriosklerose, Schlaganfall oder Herzinfarkt zu erleiden. Hintergrund: im Bauchbereich ist das gefährliche, so genannte viszerale Fett, auch Eingeweidefett genannt, angesiedelt. Je mehr davon in dir steckt, desto größer die Gefahr. Ab einem Bauchumfang (zur

Ermittlung siehe oben bei WHR) von 94 cm ist das Risiko bei dir bereits klar gegeben; ein Umfang über 102 cm signalisiert eine sehr hohe Wahrscheinlichkeit, dass dich eine solche Erkrankung früher oder später trifft.

BMI, WHR, WHtR: Du kannst, aber musst diese Ermittlungen nicht anstellen, um erfolgreich abzunehmen. Einen Startwert zu haben, kann dir aber als Motivationshilfe dienen – bei späteren Ermittlungen siehst du dann deine Erfolge. In jedem Fall raten wir dir, die Bauchumfang-Messung vorzunehmen, und in jedem Fall tätig zu werden und abzunehmen, wenn du in die Risikobereiche fällst!

Zusammenfassend die Zauberformel für dein Abnehm-Projekt:

Gesunde Ernährung + Fatburning (Ausdauer & Krafttraining) + Muskelerhalt/-aufbau (Krafttraining) = Bestform deines Lebens

Fitness-Ziel 4: Muskelaufbau & Bodyshaping

Gefühlt ist dies die eigentliche Bestimmung von Fitnesstraining: Muskeln aufzubauen und den Körper in Form zu bringen. Viele Männer verbinden Fitnesstraining mit Muskelaufbau, im Fachjargon auch Hypertrophie. Ebenso viele nutzen es für das »Shaping« des Körpers, also die Definition der Muskulatur inklusive des heiß ersehnten Sixpacks. Zu Recht, denn das kann Fitnesstraining, richtig angewendet, wirklich gut! Oder besser gesagt: Ohne passendes Krafttraining gibt's keinen Muskelaufbau! Doch was heißt »passend«? Das erfährst du auf den folgenden Seiten: Gleich hier findest du spezielle Hinweise zum Vorgehen für dein Muskelaufbau-Projekt, direkt im Anschluss dann (unter dem Fitnessziel »Leistungsfähigkeit: mehr Kraft«) alles Grundlegende zur allgemeinen Gestaltung von Krafttraining. Denke zudem daran: In jedem Fall spielt die Ernährung eine sehr entscheidende Rolle, wenn du Muskeln aufbauen oder definieren willst. Deshalb schau dir auch unbedingt das Ernährungskapitel (ab Seite 172) an.

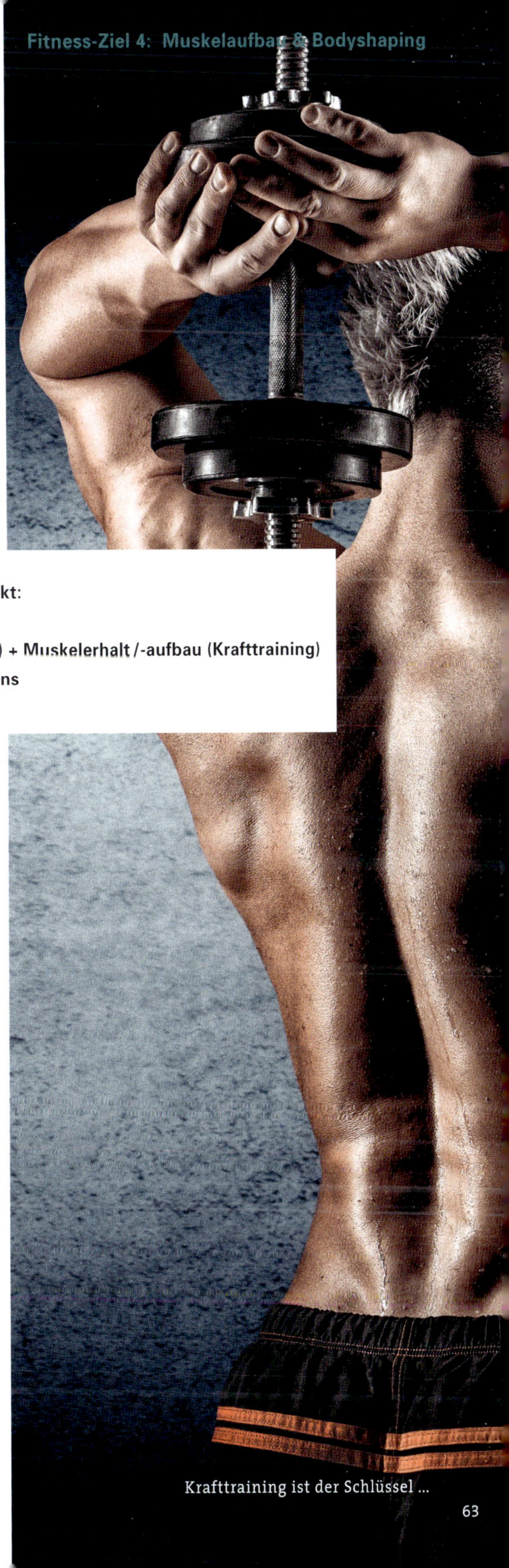

Krafttraining ist der Schlüssel ...

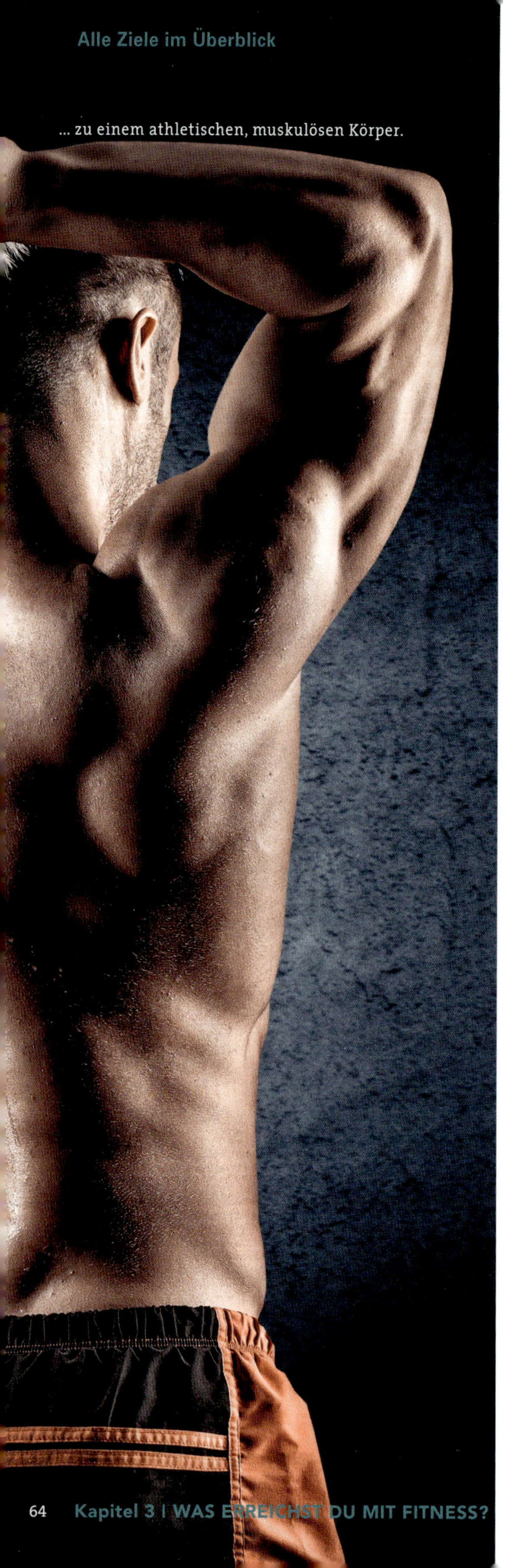

... zu einem athletischen, muskulösen Körper.

Krafttraining zum Muskelaufbau: Massephase und Definitionsphase

Wenn du mit deinem Training den Aufbau von Muskulatur anstrebst, bietet es sich an, dass du strategisch vorgehst und eine grundsätzliche Unterscheidung zweier »Zustände« nutzt, die wir der Einfachheit halber unter den etablierten Bezeichnungen Massephase und Definitionsphase fassen. Ob massivste Muskelberge dein Ziel sind oder ein knallhartes Sixpack: Die Kombination dieser Phasen ist die effizienteste und »allgemeinverträglichste« Methode, dein Ziel zu erreichen: Erst kommt die Massephase, daran anschließend eine Definitionsphase. Warum die Unterscheidung in zwei Phasen? Wegen der »Gesetze« deiner Energiebilanz (siehe auch Seite 177), hier vereinfacht dargestellt:
Ein Körper, dem mehr Energie zur Verfügung steht als er benötigt (wie in der Massephase), baut Strukturen auf. Ein Körper, dem weniger Energie zur Verfügung steht als er benötigt (wie in der Definitionsphase), baut Strukturen ab.

Der Zweck der Phasen steckt in ihren Namen: In der Massephase ist dein Ziel, Masse zuzulegen und dabei möglichst effektiv Muskeln aufzubauen, ohne dass du zu viel Körperfett zulegst. In der Definitionsphase wiederum ist dein Ziel, möglichst gezielt Körperfett abzubauen, ohne dabei wieder an Muskulatur zu verlieren. Der größte Unterschied: Vor allem ernährst du dich in den Phasen anders.
An dieser Stelle sei noch erwähnt: Die Notwendigkeit dieser Aufteilung ist nicht unumstritten. Es existieren einige zumeist recht komplexe Vorschläge, wie du ohne eine solche Aufteilung gleichzeitig Muskeln aufbauen und Fett abbauen können sollst. Dass dies möglich sein kann, soll hier nicht ausgeschlossen werden. Die Erfahrung zeigt nur, dass du dafür sehr viel Erfahrung benötigst und das passende Konzept höchst individuell aussehen muss.

Die perfekte Massephase

Für die Massephase sind zwei Dinge entscheidend:

1. ein Kalorienüberschuss – du isst also mehr, als du verbrauchst
2. regelmäßiges, intensives und progressives Training

Beide Faktoren müssen stimmen – der eine hat kaum Wert ohne den anderen.

Wie viel mehr an Energieversorgung ist nötig?
Was den Energie-, also Kalorienüberschuss angeht, so findest du Empfehlungen dazu im Ernährungskapitel auf Seite 186. Wie viel mehr du genau zu dir nehmen solltest, hängt von verschiedenen Dingen ab – zum Beispiel von deinem konkreten Ziel (in welcher Zeit willst du wie viel Masse aufbauen?) und deinem Leistungsniveau. Je fortgeschrittener du bist, desto schwieriger und komplexer wird der Aufbau von Muskulatur sein. In jedem Fall gilt aber: Du willst an Muskelmasse aufbauen, nicht an Fettmasse – gehe deshalb in Sachen Ernährung lieber behutsam um. Es sei denn, du bist Hardgainer, also jemand, der nur schwerlich zunimmt: Dann darf es lieber ein bisschen mehr Energie sein – bleibe aber aufmerksam und justiere nach, wenn du das Gefühl hast, du gehst wie ein Honigkuchen auseinander.

Wie lange sollte die Massephase gehen?
Eine gute Frage – abhängig von diversen Dingen: Wie viel Muskelmasse willst du aufbauen? Wie erfahren bist du, also auf welchem Level trainierst du? Etc. In der Regel dauert eine Massephase zwischen drei und neun Monaten. Irgendwann wirst du merken, dass die positiven Veränderungen nachlassen – oder du zunehmend an Fett zulegst. Dies ist ein Zeichen dafür, dass du deine Massephase beenden und eine folgende Definitionsphase einleiten solltest.

Wie sollte das Training aussehen?
Die beste Methode (grundsätzlich für jedes Training!) ist ein einfaches, dennoch geniales Prinzip, das bis heute von Abertausenden von Trainierenden erfolgreich angewendet wird: RHT. Dieses Prinzip lebt von folgenden Regeln:

- Trainiere mindestens dreimal pro Woche, am besten jede Muskelpartie, also drei Mal Ganzkörper. Bei diesen Ganzkörpereinheiten kannst du ruhig unterschiedliche Schwerpunkte setzen und immer andere Muskelgruppen in den Fokus rücken. Hast du Zeit für mehr als drei Einheiten pro Woche, kannst du auch Split-Training anwenden (siehe Seite 73). Das ist notwendig, wenn du in Richtung Wettkampf/Bodybuilding gehen willst.
- Gib in jeder Einheit wirklich alles und konzentriere dich voll und ganz auf die Übungsausführung.
- Absolviere wenigstens 3 x 30 (besser: 3 x 60) Minuten pro Woche. Je weniger Zeit du fürs Training hast, desto mehr solltest du dich auf die großen Muskelgruppen konzentrieren, und desto intensiver sollte dein Workout ausfallen. Je fortgeschrittener du dann wirst, desto mehr musst du in dein Training auch an Zeit investieren.
- Setze verschiedene Belastungsschwerpunkte ein, damit die Muskulatur umfassend gefordert wird. Leitlinien: Absolviere immer die wichtigen Grundübungen (eine gute Orientierung geben die Übungen ab Seite 79) mit hohem Gewicht bei eher wenigen Wiederholungen. Dazu dann isoliertere Zusatzübungen mit weniger Gewicht bei mehr Wiederholungen.
- Trainiere progressiv – steigere also im Laufe der Zeit die Gesamtbelastung der trainierten Muskeln und damit letztlich dein Trainingsvolumen: Entweder schaffst du immer mehr Gewicht, mehr Wiederholungen oder mehr Sätze. Steigere dich aber langsam und achte stets auf ausreichend Regeneration.
- Diese Prinzipien machen aus RHT das, was es ist – und wofür die Abkürzung spaßeshalber steht: Richtig Hartes Training.

Wachsen Muskeln auch bei Kraftausdauertraining?

Zwei interessante Studien aus den Jahre 2012 und 2016, durchgeführt von Wissenschaftlern der McMaster University in Hamilton, Kanada, haben sich der Frage angenommen: Kommt es auch mit Kraftausdauertraining, also einem Training mit niedrigem Gewicht und hoher Wiederholungszahl, zu Muskelwachstum? Das Ergebnis dieser (nicht repräsentativen) Untersuchung ist erstaunlich und lautet: Ja, auch mit Kraftausdauertraining kommt du zu etwa demselben Ergebnis in Sachen Muskelaufbau!

>>>

>>> In den Studien wurden untrainierte und trainierte Probanden in jeweils zwei Gruppen eingeteilt. Alle mussten ein vorgegebenes mehrwöchiges Krafttraining mit jeweils 3 Sätzen pro Übung absolvieren und jeweils bis zum Muskelversagen trainieren. Die jeweils eine Gruppe der Trainierten / Untrainierten absolvierte klassisches Hypertrophietraining mit hohem Gewicht und niedriger Wiederholungszahl, die jeweils andere Gruppe Kraftausdauertraining mit sehr niedrigem Gewicht und hoher Wiederholungszahl. Am Ende haben sowohl die Hypertrophie- als auch die Kraftausdauergruppe in etwa gleich viel Muskelmasse aufgebaut. In einer Studie wurde zudem eine Gruppe Probanden beobachtet, die im Training nur jeweils einen Satz pro Übung mit hohem Gewicht absolvieren sollten. Diese konnte nicht dieselben Ergebnisse erzielen: Wenn du es auf Muskelaufbau anlegst, dann reicht ein Satz pro Übung also scheinbar nicht aus.

Was ist mit Ausdauertraining in der Massephase?

Diese Frage ist letztlich vom (Stoffwechsel-)Typen abhängig (siehe Seite 178): Wenn du jemand bist, der schnell zunimmt und zu Übergewicht neigt, können dir zusätzliche Kardioeinheiten helfen, Fett schon in der Muskelaufbauphase loszuwerden. Alle anderen sollten vorsichtig sein, insbesondere Hardgainer, die auf Ausdauertraining in der Massephase verzichten sollten. Die Gefahr ist sonst groß, dass die Energieversorgung dann nicht ausreicht und den Muskelaufbauprozess bremst oder gar verhindert.

Wenn Ausdauertraining, dann an anderen Tagen als das Krafttraining. HIIT-Einheiten (siehe Seite 158) bieten sich an, um deine Grundlagenausdauer zu verbessern – eine sinnvolle Bereicherung deines Trainings. Und besonders wichtig für sehr große und sehr schwere Menschen jenseits der 100 Kilo Körpergewicht: Diese sollten immer etwas für ihr Herz-Kreislauf-System tun.

Die perfekte Definitionsphase

Die Definitionsphase hilft dir, deine aufgebaute Muskulatur schonend von überlagerndem Fettgewebe zu befreien und attraktiv freizulegen. Dabei musst du nicht zwangsläufig eine Massephase vorweg durchgeführt haben: Wenn du zum Beispiel einfach ein paar Kilo zu viel auf den Rippen hast und dein Sixpack freilegen, aber nicht groß weitere Muskeln aufbauen willst, dann ist das dein gutes Recht – und ein Ziel, dass du mit den Regeln dieser Definitionsphase sehr gut erreichst.
Für die Definitionsphase sind zwei Dinge entscheidend:

1. ein Kaloriendefizit – du isst also weniger, als du verbrauchst,
2. regelmäßiges, intensives und progressives Training.

Wie viel weniger an Energieversorgung ist nötig? Reduziere bloß nicht zu viel, sonst wirst du wieder Muskulatur verlieren. Und eine Grundregel des Fitnesstrainings lautet: Muskelaufbau dauert deutlich länger als Fettabbau! Da ist es doppelt schade um jedes verlorene Gramm Muskeln. Deshalb gilt: Genauso wie du bei der Massephase mit Fingerspitzengefühl deine Energiebilanz positiv gehalten hast, solltest du jetzt nur sehr moderat unter deinem Energiebedarf bleiben.

Wie sollte das Training aussehen?

Das wird dir aus der Massephase bekannt vorkommen – denn tatsächlich ist es auch in der Definitionsphase wichtig, dass du hart trainierst. Mit allen Dingen, die in der Massephase dazu gesagt wurden. Damit deine Muskulatur auch weiterhin dieselben Belastungsreize bekommt, die sie auch in der Massephase zum Wachsen animiert haben. Hier das Training komplett umzustellen und zum Beispiel mit vielen Wiederholungen im Kraftausdauerbereich zu trainieren, macht ebenso wenig Sinn wie ein plötzlicher Shift hin zu Kardiotraining. Dafür gilt auch hier: Wer eher schwer zunimmt (und deshalb auch in der Massephase schon darauf verzichtet hat), lässt Ausdauertraining sein. Wenn du dagegen noch offensichtliche Fettpakete mit dir herumträgst, dann wird dir ein- bis zweimal Ausdauertraining pro Woche an Tagen, an denen du nicht Kraft trainierst, helfen, in »Shape« zu kommen.

Wie lange sollte die Definitionsphase gehen?

Im Anschluss an eine Massephase dauert eine Definitionsphase in der Regel zwischen 6 und 12 Wochen.

Muskelaufbau: Kleine Pausen, große Wirkung

Auch die einzelnen Pausen zwischen Sätzen spielen bei deinem Hypertrophie-, also Muskelaufbau-Training eine entscheidende Rolle: Wie bei der »echten« Regeneration erholen sich hier die Muskeln von der Belastung und sammeln wieder Energie. Es kommt zu der so genannten Hormonantwort: »Aufbauende«, anabole Hormone wie Testosteron und das Wachstumshormon GH werden vermehrt ausgeschüttet. Nach einem »Peak« der Ausschüttung, sinken die Spiegel dann wieder. Du solltest also den Moment der höchsten Ausschüttung nutzen. Hier liefern diverse Studien teils unterschiedliche Ergebnisse: Im Mittel und im überwiegenden Maße wird aber der »Peak« nach etwa 1 bis 3 Minuten gesehen. Innerhalb dieser Spanne solltest du ausprobieren, was für dich die perfekte Pausenlänge bis zum nächsten Satz ist.

Fitnessziel 5: Mehr Leistungsfähigkeit

Neben den angesprochenen gesundheitlichen und ästhetischen Zielen von Fitnesstraining gibt es die Zielsetzung, in einem oder mehreren Bereichen leistungsfähiger zu werden. In den Köpfen der meisten Menschen gehört dabei zum Fitnesstraining die körperliche Anstrengung: Du schwitzt und kommst außer Atem. Das ist der Fall bei denjenigen Konditionsfaktoren, die nur mit Hilfe von Energie eingesetzt und verbessert werden können: Kraft, Ausdauer und Schnelligkeit.

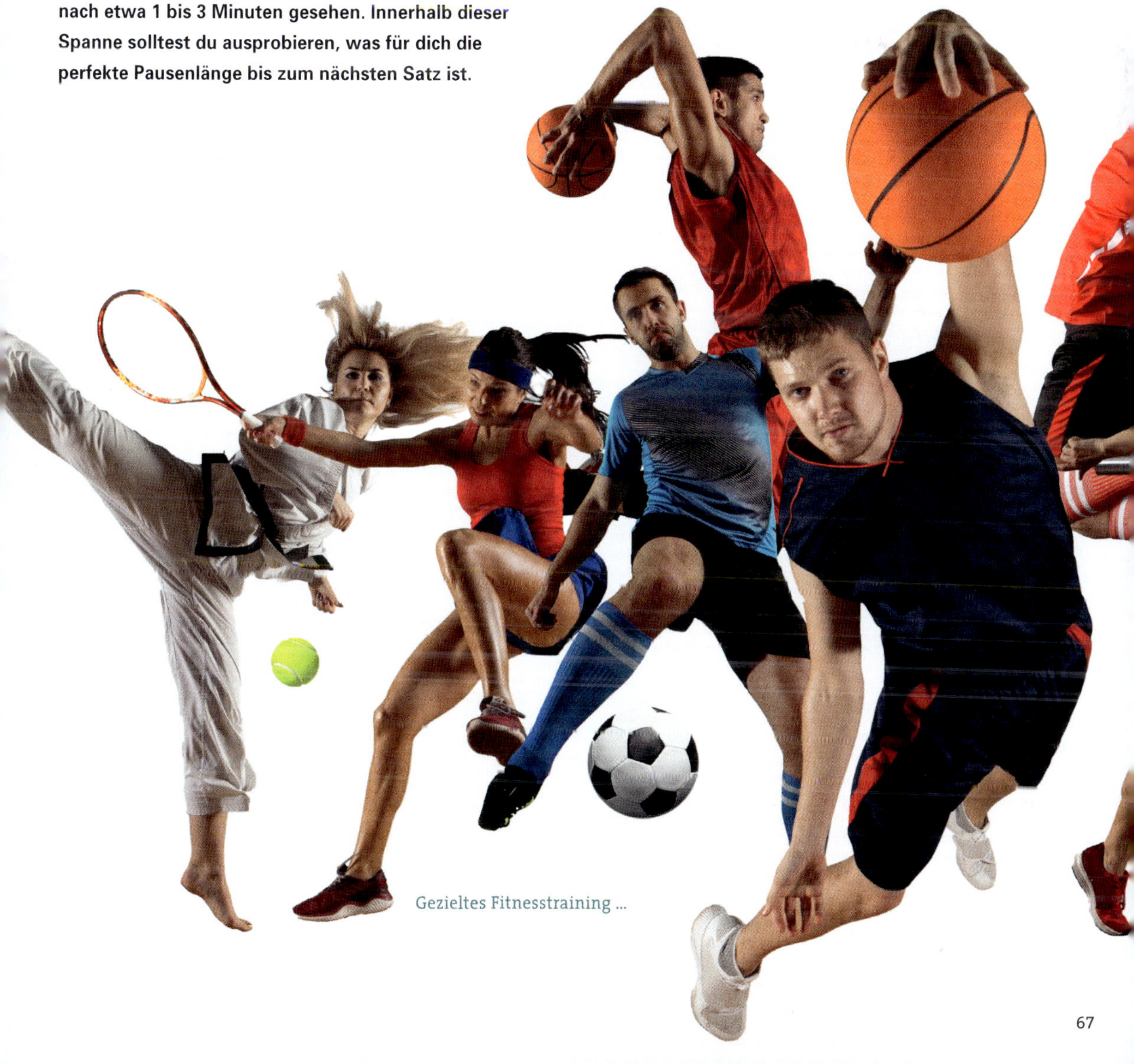

Gezieltes Fitnesstraining ...

Diese Fähigkeiten grenzen sich nicht aus, sondern sind vielmehr fast immer in Kombination gefragt. Beste Beispiele sind praktisch alle Sportarten – zumeist geht es den Menschen ja darum, in ihrem Sport »besser« (=schneller, ausdauernder, kräftiger) zu werden. Und dieses »besser« setzt sich fast immer aus mehreren Fähigkeiten zusammen: Ein unglaublich antrittsschneller Mann ist vielleicht spitze auf 100 m Distanz, aber schlecht auf 800 m – und erst recht kein guter Fußballer über 90 Minuten Spielzeit ohne entsprechende Ausdauer. Ein Tennisspieler wiederum muss zugleich schnell sein (um an den Ball zu kommen), kräftig sein (für den Aufschlag) und ausdauernd sein (um ein ganzes Match durchzustehen).

Das Training dieser Konditionsfaktoren bei verschiedenen Sportarten unterscheidet sich dabei teils deutlich – denn jede Sportart hat ihre Anforderungen, und Schnellsein beim Fußball erfordert ganz andere Bewegungen und Fähigkeiten als Schnellsein beim Tischtennis zum Beispiel. Diese reiche Welt an sportartspezifischem Training kann dieser Fitness-Kompass natürlich nicht abdecken. Deshalb zurück zum Fitnesstraining – mit dem du in jedem Fall Grundlagen für jeden Sport schaffen kannst.
Dafür macht eine Trennung der Konditionsfaktoren in deinem Training hochgradig Sinn: Denn zum einen werden sie auf unterschiedliche Weise trainiert. Zum anderen berauben sie sich ihrer Wirkung, wenn du sie gleichzeitig trainieren würdest.

Mehr Kraft durch Fitnesstraining

Dieses Ziel steht im Mittelpunkt von sehr vielen Menschen, die Fitnesstraining betreiben – der Wille, zum Muskelaufbau (siehe dazu die umfassenden Ausführungen zuvor ab Seite 64) oder zur Verbesserung der persönlichen Leistungsfähigkeit.

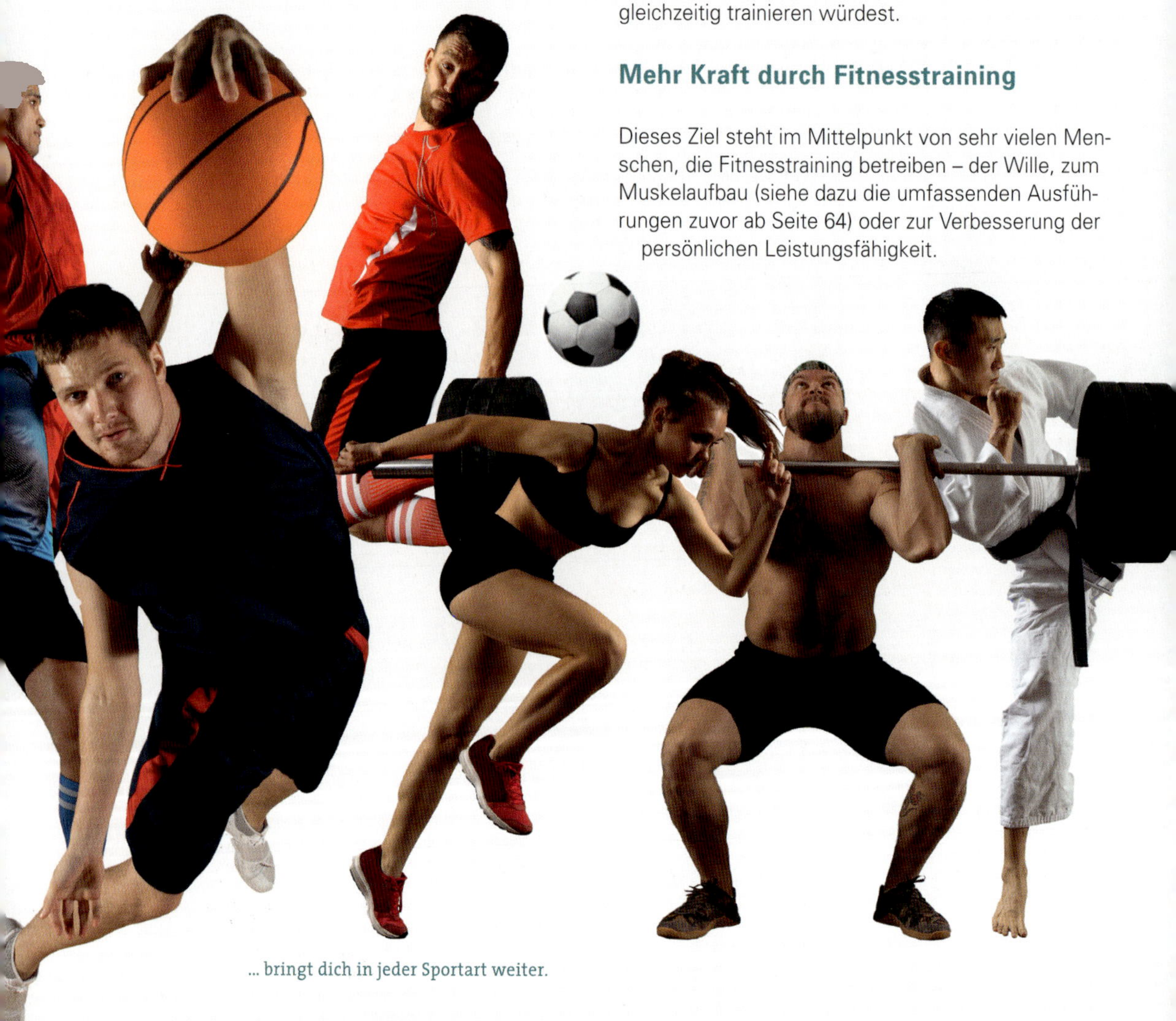

... bringt dich in jeder Sportart weiter.

Wo stehst du derzeit mit deiner Kraft? Und wie kannst du überprüfen, wie sie sich entwickelt? Letzteres geht am besten im Training selbst: Indem du deine Trainingsleistungen bei jedem Workout dokumentierst, erkennst du automatisch, in welchen Bereichen du wie viel kräftiger geworden bist.
Ansonsten gibt es keinen Test mit allgemeiner Aussagekraft über deine Kraft: Denn die ist nicht zwingend eine »Ganzkörper«-Fähigkeit: Du kannst zum Beispiel eine tierisch breite, kräftige Brust, aber schwache dünne Beine haben. Und dann hat Kraft auch noch besonders unterschiedliche Ausprägungen etwa im Vergleich zur Ausdauer (siehe dazu die Tabelle ab Seite 26): Wenn du 50 Klimmzüge am Stück schaffst, hast du eine enorme Kraftausdauer im Oberkörper; wenn du einen Klimmzug mit 50 Kilo Zusatzgewicht schaffst, hast du eine enorme Maximalkraft.

Krafttraining: So belastest du dich richtig

Du hast gelernt, dass du deinen Körper einem passenden Trainingsreiz aussetzen musst, also ausreichend intensiv trainierst. Was ist nun »ausreichend«? Beim Krafttraining lässt sich die Belastungsintensität über einen Wert steuern, den man Maximalkraft nennt. Damit beschreibt man das größtmögliche Gewicht, dass du in einer einzigen Wiederholung gerade sauber bewegen kannst (abgekürzt 1RM für Englisch: One Repetition Maximum). Um das zu ermitteln, gibt es zwei Wege:

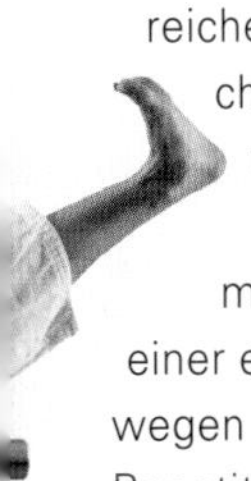

1. Einen direkten, schweißtreibenden Weg nicht ohne Verletzungsrisiken, bei dem du so lange mit hohem Gewicht ausprobierst, bis du eine maximale Wiederholung geschafft hast – und darüber hinaus dann nicht mehr kannst. Diese dynamisch-progressive Bestimmung (siehe Tabelle rechts) ist eher was für Trainingserfahrene.
   Der ermittelte Wert gilt als 100%-Bezugswert, von dem aus du dann die Gewichte für Sätze mit mehr Wiederholungen bestimmen kannst. Ein Beispiel: Du hast eine 1RM beim Bankdrücken von 100 kg. Dann solltest du nach der nachfolgenden Tabelle dein Muskelaufbau-Training mit zum Beispiel 10 Wiederholungen pro Satz mit einem Gewicht von 75 kg (=75 % der 1RM) durchführen.
2. Für Trainingseinsteiger die bessere Variante ist die ableitende Ermittlung aus Wiederholungszahlen (siehe ebenfalls in der Tabelle unten). Hier gehst du umgekehrt vor und ermittelst deinen Maximalwert aus möglichen Wiederholungen. Ein Beispiel: Du schaffst aktuell einen Satz Bankdrücken mit 8 Wiederholungen bei 70 kg. Der nachfolgenden Tabelle nach entspricht das etwa 80 % deiner Maximalkraft. Als 1RM solltest du also 87,5 kg schaffen (errechnet aus 70 kg/80* 100). Der hier ermittelte 1RM-Wert ist dabei umso genauer, je weniger Wiederholungen dein Bezugssatz umfasst.

Ein Hinweis zur ableitenden Ermittlung: Diese ist abhängig von individuellen körperlichen Gegebenheiten, die nicht (nur) was mit der Maximalkraft zu tun haben. Das heißt: Du kannst denselben 1RM-Wert haben wie dein Kumpel, obwohl er von einem Gewicht nur 6 Wiederholungen, du dagegen 10 Wiederholungen schaffst. Aus diesem Grund ermittle deine 1RM-Wert mit der ableitenden Methode immer wieder mal aufs Neue.

Wiederholungszahlen in Relation zur Maximalkraft

Wiederholungs-maximum	Entspricht einem Anteil an der Maximalkraft von
1	100 %
2	95 %
3–4	90 %
5–6	85 %
7–8	80 %
9–10	75 %
11–13	70 %
14 16	65 %
17–20	60 %

Weitere Belastungsparameter

Beim Krafttraining hast du neben der Wahl des Gewichts noch mehr Stellschrauben, mit denen du die Intensität und damit den Grad des Trainingsreizes steuern kannst: zum Beispiel mit der Anzahl von Wiederholungen und Sätzen, dem Bewegungstempo oder auch mit der Länge von Pausen. Das ist zum Beispiel für Übungen bedeutsam, die du ohne Gewicht ausführst.

Belastungswerte für den Trainingsreiz bei verschiedenen Zielen des Krafttrainings

Merkmale	**Trainingsziele**		
Trainingsziel	Abnehmen, Gesundheit, Kraftausdauer	Muskelaufbau (Hypertrophie)	Mehr Kraft/Maximalkraft
Trainingsform	Kraftausdauertraining	Hypertrophie-Training	Intramuskuläres Koordinationstraining (IK-Training)
Geeignet für	Einsteiger & Fortgeschrittene	Einsteiger & Fortgeschrittene	Fortgeschrittene
Intensität/ Widerstand	niedrig bis mittel (etwa 30–70 % 1RM)	mittel bis hoch (etwa 70–80 % 1RM)	sehr hoch (>80 % 1RM)
Wiederholungen/ TUT	15–25 und mehr Wdh., entsprechend i.d.R. 60 bis 100 Sekunden TUT/Satz	8–12, maximal 15 Wdh., entsprechend etwa 30–60 Sekunden TUT/Satz	1–4 Wdh. maximal, 5–8 Wdh. submaximal, entsprechend bis etwa 20 Sekunden TUT/Satz
Bewegungstempo	Langsam (eher bei <15 Wdh.): bis 4 Sek. rauf, bis 4 Sek. runter Oder langsam bis zügig (eher bei >20 Wdh.): 2 Sekunden rauf, 2 Sekunden runter	Eher langsam-kontrolliert: 1–2 Sek. hoch, 2–3 Sek. runter	Eher zügig kontrolliert: 1 Sek. hoch, 1–2 Sek. runter
Sätze	1–5 oder mehr	Einsteiger 1–2, Fortgeschrittene 2–4	3–8
Organisationsform	Zirkeltraining, auch Stationstraining	Stationstraining, auch Zirkeltraining und Pyramidentraining	Stationstraining, auch Pyramidentraining
Satzpausen	0–1 Minute	1–3 Minuten	3–5 Minuten oder mehr
Regenerationszeiten	1–2 Tage	2–3 Tage	3–4 Tage und mehr

Die Tabelle zeigt dir, welche weiteren Möglichkeiten der Belastungssteuerung du im Kraft-/Fitnesstraining hast. Dabei erkennst du auch einen – grob vereinfachten – Zusammenhang zwischen dem Trainingsziel und diesen Belastungsparametern. Natürlich reagiert jeder Körper anders auf einen Trainingsreiz, abhängig von vielen Faktoren wie Geschlecht, Körpergröße und Gewicht, Tagesform – und auch vom jeweiligen aktuellen Fitness-Level: Wenn du ganz und gar untrainiert bist, dann kann auch schon eine leichte Belastung, die in der Tabelle in die Kategorie »Abnehmen, Gesundheit, ...« fällt, bei dir zu Muskelwachstum führen. Doch wenn der Körper sich nach und nach an Belastungen gewöhnt, wird dir dieses Schema die ungefähre Richtung vorgeben können.

Die Wiederholungszahl ist nicht alles: TUT sorgt für Spannung

Die Tabelle zeigt zwei Belastungsparameter, die eine »spannende« Beziehung führen: die Wiederholungszahl und das Bewegungstempo. Zusammen ergeben sie nämlich die Belastungszeit, die ein Muskel bei dem Satz unter Spannung steht. Und tatsächlich ist das eine wichtige, wenn nicht die entscheidende »Währung« beim Krafttraining neben der Wahl des Gewichts.

Man nennt diese Einheit TUT, das ist eine Abkürzung für das Englische »Time under Tension«, also Zeit unter Spannung. Sie ist exemplarisch in der Tabelle mit eingearbeitet und zeigt das Verhältnis zu den Wiederholungen je Trainingsziel an:

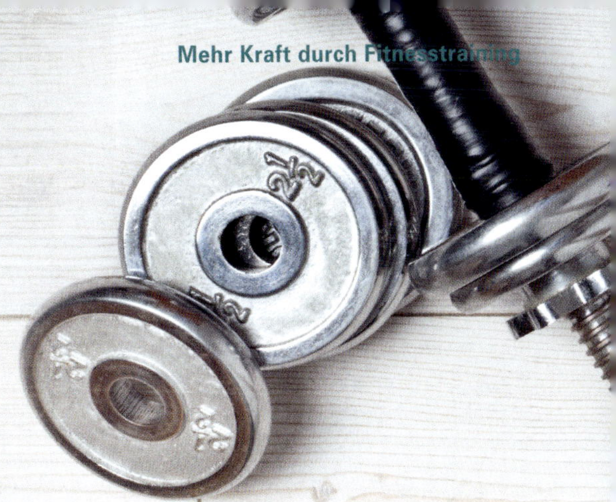

- Beim Kraftausdauertraining machst du eher viele Wiederholungen mit wenig Gewicht/Widerstand und sorgst für eine große TUT;
- beim Hypertrophietraining machst du weniger Wiederholungen bei größerem Gewicht/Widerstand und sorgst so für eine mittellange TUT;
- beim Maximalkrafttraining in Form des Intramuskulären Koordinationstrainings (kurz: IK-Training) machst du sehr wenige Wiederholungen mit sehr hohem Gewicht, was für eine recht kurze TUT sorgt.

Intensität versus Volumen

Im Krafttraining werden dir diese beiden Begriffe immer mal wieder über den Weg laufen. Es gibt Trainingsprogramme, die auf »Volumen« ausgelegt sind: Du absolvierst platt gesagt möglichst viele Wiederholungen und Sätze. Bei Intensitätsprogrammen hingegen steht ein möglichst hohes Gewicht im Mittelpunkt – logischerweise dann mit eher wenigen Wiederholungen. Die Tabelle deutet darauf hin, dass viele Wiederholungen eher die Kraftausdauer verbessern, hohes Gewicht eher die (Maximal-)Kraft. Dennoch scheiden sich manches Mal die Geister, ob »Volumen« oder »Intensität« für ein Ziel besser ist. Du kannst beide Ansätze ausprobieren – aber bitte nacheinander, in einer zyklischen Planung (siehe Seite 35).

Ein Beispiel zeigt dir, dass innerhalb eines Trainingsziels die Vorgabe der Wiederholungszahl nicht allein entscheidend sein kann: Wenn du 12 schnelle Wiederholungen à 1 Sekunde Bankdrücken mit 70 kg absolvierst, hast du eine TUT von 12 Sekunden erreicht. Da kannst du auf die 12 Wiederholungen noch so stolz sein: Du hast deine Muskeln weniger gefordert, als wenn du 8 Wiederholungen à 2 Sekunden dasselbe Gewicht bewegt hättest – mit 16 Sekunden TUT. Und wer sagt, dass nicht 6 Wiederholungen à 2 Sekunden ebenso effektiv sind als 12 Wiederholungen mit 1 Sekunde? Tipp: Versteif dich (gerade bei niedrigeren Gewichten) nicht zu sehr auf die Wiederholungszahl: Achte auf die Gesamtzeit, die dein Muskel unter Spannung steht. Mit ihr kannst du möglicherweise mehr aus deinem Training herausholen.

Krafttraining: So baust du deine Trainingseinheiten auf

Erfahre hier, welche Möglichkeiten du hast, deine Workouts zu gestalten.

Trainingsformen nach Übungsabfolge

Stationstraining
Der Klassiker beim Krafttraining: Du absolvierst erst alle Sätze von der ersten Übung, dann von der zweiten und so weiter bis zur letzten Übung. So ergeben sich stets Pausen zwischen Sätzen und Übungen.

Zirkeltraining
Für Einsteiger, für den Ausbau der Kraftausdauer und für alle, die wenig Zeit haben ist diese Organisationsform des Trainings perfekt: Du führst von allen Übungen jeweils einen Satz direkt nacheinander (normalerweise ohne Pausen dazwischen) aus. Nach dem kompletten Durchgang aller Übungen kannst du eine Pause einlegen, dann absolvierst du den Zirkel je nach Trainingsplan noch weitere Male.

Pyramidentraining
Die Belastungswerte in dieser Trainingsform steigen und/oder fallen wie bei einer Pyramide (siehe nachfolgende Grafik), daher der Name. Pyramidentraining ist eher für Fortgeschrittene geeignet und eine recht komplexe Sache: Die passende Ausgestaltung des Trainingsplans erfordert schon einige Erfahrung. Zudem ist der Gesamtumfang des Trainings recht groß. Dafür kannst du dich als Fortgeschrittener mit Pyramiden gut an das sehr harte IK-Training (siehe gegenüber und oben) herantasten.

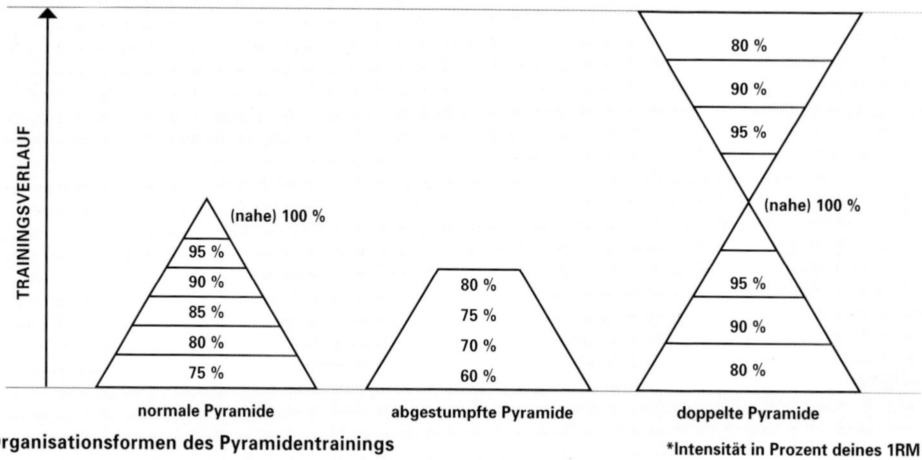

Organisationsformen des Pyramidentrainings

Die Basis-Infos zum Pyramidentraining: Von Satz zu Satz verändert sich die Belastung, also das Trainingsgewicht. Und damit auch die Wiederholungszahl. Von den drei in der Grafik abgebildeten Pyramiden lassen sich fünf klassische Modelle konkret beschreiben:

1) Die normale, aufsteigende, spitze Pyramide: Du beginnst mit niedrigerem Gewicht und relativ vielen Wiederholungen (linke Pyramide, unten). Mit jedem Satz steigt das Gewicht, während die Wiederholungen abnehmen, bis an deine Maximalleistung im letzten Satz bei einer oder zwei Wiederholungen (die Spitze der Pyramide). Natürlich lässt sich die Pyramide auch für Kraftausdauerzwecke bei mehr Wiederholungen nutzen, dafür ist sie nur eigentlich nicht entwickelt worden – sondern eher für Fortgeschrittene und zur Steigerung deiner (Maximal-)Kraft.

2) Die absteigende spitze Pyramide: Hier startest du in der linken Pyramide mit dem höchsten Gewicht und den wenigsten Wiederholungen, senkst dann von Satz zu Satz das Gewicht und erhöhst die Wiederholungszahl. Du trainierst so also von der Pyramidenspitze nach unten. Hierbei ist Aufwärmen besonders wichtig, da gleich im ersten Satz die größte Belastung ansteht.

3) Die aufsteigende abgestumpfte Pyramide: Wie unter 1) beginnst du mit dem ersten Satz an der Basis der (in der Grafik mittleren) Pyramide, dabei zumeist mit einer höheren Wiederholungszahl wie zum Beispiel 12 oder 15 Wiederholungen. Dadurch ist diese Pyramiden-Methode gut geeignet für Einsteiger und auch, um deine Kraftausdauer zu verbessern. Du endest dann im letzten Satz auf einem Plateau – bei beispielsweise noch 6 Wiederholungen.

4) Die absteigende abgestumpfte Pyramide: Auch diese Pyramide kannst du umgekehrt absolvieren, indem du mit dem höchsten Gewicht bei niedrigster Wiederholungszahl beginnst und dann das Gewicht senkst dabei, die Wiederholungen steigerst.

5) Die doppelte Pyramide ist für Fortgeschrittene eine interessante Option: Hier absolvierst du eine Pyramide von der Basis bis zum höchsten Punkt durch, schließt daran eine umgekehrte Pyramide an und trainierst alles noch mal in umgekehrter Reihenfolge. Das wird dich einiges an Trainingszeit kosten, garantiert aber intensive Trainingsreize. Das Prinzip ist sowohl mit einer spitzen Pyramide (eher weniger Wiederholungen, größeres Gewicht, wie abgebildet), als auch mit einer abgestumpften (mehr Wiederholungen, geringeres Gewicht) umsetzbar.

Fitness-Challenge im Pyramiden-Style

Eine unterhaltsame – und schweißtreibende – Fitness-Challenge für dich allein oder unter Freunden: Absolviere ein oder zwei Übungen immer abwechselnd und ohne Pause nach dem Pyramiden-Prinzip. Ein sehr forderndes Beispiel, das jede Menge »Körner« kostet: Starte mit jeweils einem Liegestütz und einem Klimmzug, erhöhe dann auf jeweils 2, dann 3, 4, 5 … Wer kommt am weitesten?

Trainingskonzepte mit Muskelgruppenbezug

Ganzkörpertraining

Perfekt für Einsteiger – und auch hier ist der Name Programm: In einer Trainingseinheit trainierst du deinen ganzen Körper, beziehungsweise alle große Muskelgruppen. Dadurch schaffst du problemlos 3 Workouts pro Woche, nach denen du jeweils ausreichend Regenerationszeit hast.

Split-Training

Alternativ zum Ganzkörpertraining hast du die Möglichkeit, dein Training zu splitten, also die Körperbereiche auf mehrere Workouts zu verteilen. Split-Training ist eher was für Fortgeschrittene und immer dann eine gute Wahl, wenn du mehr als dreimal pro Woche trainieren willst.

Deine Möglichkeiten zu splitten sind vielfältig: So gibt es 2er-, 3er-, 4er-Splits – das heißt, du teilst die Muskelgruppen deines Körpers in 2, 3 oder 4 Gruppen ein.

Ein 2er-Split ist ideal für 4 Einheiten/Woche, ermöglicht aber auch 2 oder 6 Einheiten.

Ein 3er-Split wird am häufigsten für 5 Einheiten/Woche genutzt nach dem Push/Pull/Beine-Schema:

2 Einheiten für ziehende Oberkörpermuskeln, 2 Einheiten für drückende Oberkörpermuskeln, 1 Einheit für die Beine (»Never Skip A Leg Day!«). Du kannst auch 2 Beintage einlegen, oder mit dem 3er-Split in andere Muskelaufteilungen sechsmal pro Woche trainieren.

Ein 4er-Split ist nur was für Fortgeschrittene, die auch mehrmals am Tag trainieren wollen.

Wie teilst du die Muskelgruppen auf?

a) Eine Aufteilung in Ober- und Unterkörper – ein einfaches Prinzip: Den einen Trainingstag A kümmerst du dich um den Oberkörper, am anderen Tag B um Beine und Gesäß (beliebt beim 2er-Split).

b) Eine Aufteilung nach dem Push-Pull Prinzip: Hier separierst du alle Übungen, in denen du zum Körper ziehend arbeitest (pull), von den Übungen, bei denen du vom Korper wegdrückend arbeitest (push). Dies ist die klassische Trennung von Spieler- und Gegenspieler-Muskeln (siehe Seite 20). Hier mit dem Zweck, dass du so die jeweiligen Muskeln besonders intensiv fordern kannst: Wenn du für deine Brust bereits Bankdrücken und Flys absolviert hast, kannst du dir auch noch den dabei stets mitarbeitenden Trizeps vornehmen, der dann muskulär bereits vorermüdet ist.

Zusammenfassend sehen die gängigsten Splits so aus:

2er-Split	Push-Pull-Prinzip
Montag & Donnerstag	Brust, vordere & seitliche Schulter, Trizeps, Bauch, Quadrizeps, Waden
Dienstag & Freitag	Rücken, hintere Schulter, Bizeps, Beinbeuger

2er-Split	Oberkörper/Unterkörper
Montag & Donnerstag	Oberkörper
Dienstag & Freitag	Unterkörper (Beine & Gesäß)

3er-Split	Push/Pull/Beine-Prinzip
Montag & Freitag	Brust, vordere & seitliche Schulter, Trizeps, Bauch
Dienstag & Samstag	Rücken, hintere Schulter, Bizeps
Mittwoch (& ggf. Sonntag)	Beine

Trainingsformen mit speziellem Ablauf

5 x 5 Training

Diese Trainingsmethode für den Kraftsport hat ihren Ursprung in den 1970er-Jahren. Sie ist sowohl für Einsteiger als auch für Fortgeschrittene geeignet und liefert Erfolge sowohl in Sachen Muskelaufbau als auch beim Aufbau der Kraft. Hauptbestandteil des Trainings ist die Vorgabe, eine Übung in 5 Wiederholungen und 5 Sätzen zu absolvieren – was dem Ganzen seinen Namen gibt. Die weiteren Vorgaben für das 5 x 5-Training:

- Du trainierst dreimal pro Woche »Ganzkörper«. Im Fokus stehen dabei die großen Muskelgruppen Beine/Gesäß, Brust/Schultern und Rücken.
- Drei der fünf Übungen (mindestens) sind fordernde, kraftsteigernde Übungen. Die anderen beiden sind ergänzende, weniger komplexe Übungen.
- Während der fünf Sätze einer Übung…
  a) …steigerst du das Gewicht zunehmend (so genannte Ramp-to-top-Sets, für Einsteiger geeignet) oder
  b) …hältst es (als Fortgeschrittener) bei allen fünf Sätzen gleich (so genannte Sets Across).
- Kniebeugen und Kreuzheben sollten als Übung immer dabei sein. Ansonsten sind eine gute Wahl für die drei Hauptübungen beispielsweise Bankdrücken, Dips, Front Press, Langhantelrudern vorgebeugt oder Klimmzüge.

German Volume Training / 10 x 10-Training

Hier geht es nur um eins: Maximal oft maximal viel Muskelmasse in Bewegung zu setzen. Das Prinzip ist simpel, die Umsetzung schweißtreibend: Absolviere von einer Übung 10 Sätze mit jeweils 10 Wiederholungen! Wähle ein Gewicht, dass etwa 60 Prozent deiner 1RM entspricht – oder alternativ das Gewicht, dass du am Stück gerade noch 20-mal nacheinander bewegen kannst. Die Pausenzeiten zwischen den Sätzen sollten zwischen 60–90 Sekunden liegen.
Das 10 x 10-Training kannst du als reines 10-Satz-Training für eine Übung nutzen. Beim German Volume Training sollten es wenigstens 2 Übungen sein, mit denen du je 10 x 10 Wiederholungen ausführst. Kombiniere hier Antagonisten, also eine Brust mit einer Rückenübung, eine Beinstrecker- mit einer Beinbeuger-Übung etc. Hinzu kommen ausbrennende Hilfsübungen mit weniger Sätzen für dieselben schon arg trainierten Muskeln. Heavy!

Sequenztraining

Eine gänzlich andere Trainingsform, da keinesfalls maximal wirkend, ist das Sequenztraining. Hier absolvierst du abwechselnde »Sequenzen« aus Kraft- und Ausdauerelementen. Mit dieser Kombination erzielst du eine Rundum-Aktivierung, die deine Grundlagenfitness verbessert – ideal für Einsteiger, zum Abnehmen oder für das gesundheitsorientierte Training. Ein Beispiel mit Eigengewichtsübungen – nutze outdoor in jedem Fall auch Trainingsmöglichkeiten an Bänken, Spielplätzen oder Trimm-Dich-Pfaden:

Beispiel für ein Sequenztraining

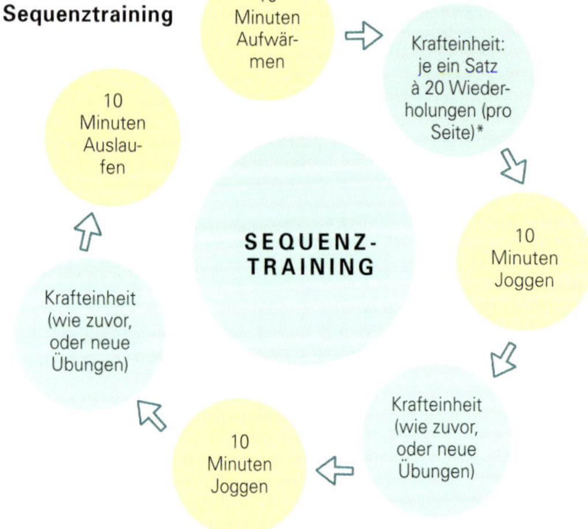
10 Minuten Aufwärmen
Krafteinheit: je ein Satz à 20 Wiederholungen (pro Seite)*
10 Minuten Joggen
Krafteinheit (wie zuvor, oder neue Übungen)
10 Minuten Joggen
Krafteinheit (wie zuvor, oder neue Übungen)
10 Minuten Auslaufen
SEQUENZ-TRAINING

*Kniebeugen, Liegestütze oder Burpees, Ausfallschritte, Crunches, Seitstütz mit Drehungen

Der perfekte Einstieg ins Krafttraining für Anfänger

Wenn du ganz neu ins Training einsteigst, halte dich an diese Vorgaben, und du machst alles richtig:

- **Trainiere 2–3-mal pro Woche für je 30–60 Minuten und dabei jeweils am besten den ganzen Körper. Als Zirkel- oder Stationstraining. Das reicht schon.**
- **Damit das Training Wirkung zeigt: Gib alles und lass dich in der kurzen Trainingszeit nicht ablenken.**
- **Ein Kraftworkout sollte folgendermaßen aufgebaut sein:**
  - **5–10 Minuten Warm-up**
  - **20–40 Minuten eigentliches Training**
  - **5–10 Minuten Cool-down**
- **An trainingsfreien Tagen solltest du wirklich kein Krafttraining durchführen. Du kannst aber 1–2-mal pro Woche deine Ausdauer trainieren oder deine Beweglichkeit und deine Koordination verbessern, etwa mit Faszientraining, Stretching oder Propriozeptionsübungen (siehe Seiten 124, 102, 165).**

Effektive Intensivierungstechniken für dein Krafttraining

Wenn du dich an einem Tag besonders stark fühlst oder ein bisschen Abwechslung in dein Training bringen willst: Die Möglichkeiten der Trainingsintensivierung sind quasi unbegrenzt. Ebenso hilfreich sind Intensivierungs- und Variationsmöglichkeiten, wenn du als Fortgeschrittener auf einem Trainingsplateau feststeckst. Damit sind Phasen gemeint, in denen deine Leistungsentwicklung durch Gewöhnung ans Training stagniert. Damit du gerüstet bist: 14 Intensivierungs-Beispiele (aber bitte nicht alles auf einmal anwenden).

Verbundsätze

In einem Verbundsatz (in unterschiedlichen Ausprägungen auch Supersatz, Tri-Satz, Mammutsatz oder Riesensatz genannt) kombinierst du 2 oder mehr Übungen direkt nacheinander – dadurch sparst du Pausenzeit ein und setzt den Körper zusätzlich unter Druck. Beispiele:

a) Kombination von Gegenspielern: erst Bankdrücken, dann Rudern. Da ein hier geforderter Muskel mehr oder weniger Pause hat, wenn der andere arbeitet, kannst du beide optimal beanspruchen und einiges an Trainingszeit sparen – deshalb ist dieses »Antagonisten-Training« im Supersatz recht beliebt.

b) Kombination von Agonisten zum Ausbrennen: Erst Dips, dann Trizepsstrecken – das ist für die geforderte Muskelgruppe extrem intensiv.
c) Kombination von Synergisten: Erst Klimmzüge im Untergriff, dann Bizepscurls – sorgt für maximalen Pump.

Vorermüdung
Häufig kommt es vor, dass kleinere Muskelgruppen schlapp machen, bevor die Großen richtig in Fahrt gekommen sind. Um dies zu ändern, ermüdest du die großen Muskelgruppen vor, damit sie in der eigentlichen Übung ebenso gefordert werden wie die schlapp machenden kleineren. Beispiel: Flys (Fliegende Bewegungen) vor Bankdrücken. Nachteil: Du kannst mit einer vorermüdeten Brust beim Bankdrücken nicht mehr dein normales Gewicht bewegen.

Geteilte Sätze / 21er-Training
Gezielt die Wiederholungen in einem Satz zu unterbrechen, hat schon Arnold Schwarzenegger stark gemacht! Das 21er-Training von ihm ist legendär: zunächst absolvierst du 7 Wiederholungen lang nur die erste Hälfte der Bewegung (etwa: Bizepscurls, aus der Startposition), dann 7 Wiederholungen nur die zweite Hälfte der Bewegung (zumeist aus der Endposition herablassend), die letzten 7 Wiederholungen die komplette Bewegung. Das wird brennen!

Teilbewegungen
Zwei Möglichkeiten:
a) Absolviere gezielt bei deinen Wiederholungen den intensivsten Teilbereich einer Bewegung (Beispiel Dips: die untere Hälfte der Bewegung), oder
b) führe nur noch den letzten »einfachen« Teil der Bewegung aus, wenn du nicht mehr alles schaffst (Beispiel Dips: die obere Hälfte der Bewegung).
In beiden Fällen brennst du die Muskulatur aus.

Diverse Sätze für einen Muskel
Die Idee: Anstatt einen Muskel in beispielsweise 4 Sätzen immer gleich zu fordern, führst du die Übung in jedem Satz anders aus. Beispiel Trizepstraining: Hier kannst du zum Beispiel einen Satz mit Trizepsstrecken am Kabelzug, dann einen Satz Dips, drittens liegendes Trizepsstrecken mit zwei Kurzhanteln und abschließend noch Kickbacks ausführen.

Reduktionssätze (Drop Sets)
Direkt nach deinem normalen letzten Satz einer Übung führst du die Bewegung mit reduziertem Gewicht fort. Wenn du auch dann nicht mehr kannst, reduzierst du das Gewicht immer weiter und fährst fort, bis deine Muskulatur vollkommen erschöpft und ausgebrannt ist. Die Methode wird auch »Drop Sets« genannt.

Clustertraining / Rest-Pause-Training
Mit dieser Methode schaffst du es, mehr Gewicht innerhalb eines Satzes zu absolvieren. Wie geht das? Indem du die einzelnen Wiederholungen eines Satzes »clusterst«, diesen also in kleine Häppchen unterteilst. Zwischen den Clustern pausierst du jeweils für etwa 10 Sekunden. Diese Pausen haben einen enormen Erholungseffekt für die Muskeln: Dementsprechend schaffst du mehr Gewicht und auch mehr Wiederholungen, was zu einem sehr starken Trainingsreiz führt, der dich sowohl beim Muskelaufbau als auch beim Kraftzuwachs unterstützen kann. Arnold Schwarzenegger ist der Beweis – er liebte unter anderem auch das Rest-Pause-Training.

So geht's: Du kannst entweder bis zur Erschöpfung Wiederholungen durchführen, dann 10 bis 20 Sekunden pausieren, um dann weitere Wiederholungen zu schaffen – immer weiter, bis keine mehr möglich ist. Oder du unterteilst von vorne herein einen »normalen« Satz mit 10 Wiederholungen zum Beispiel in Blöcke à 2 Wiederholungen. Wähle dabei ein Gewicht, das du normalerweise nur mit 5 bis 8 Wiederholungen schaffst. Das Ergebnis könnte sein, dass du am Ende 12 oder 14 Wiederholungen von dem eigentlich zu hohen Gewicht schaffst. Du erhöhst damit sowohl den Gewichtsreiz als auch den zeitlichen Aspekt, also die TUT (siehe Seite 70). Willst du auch weiterhin nur 10 Wiederholungen insgesamt absolvieren, wählst du ein entsprechend noch höheres Gewicht.

Eine Variante ist das Einzelwiederholungstraining. Der Name ist dabei Programm: Hier absolvierst du immer nur eine Wiederholung zwischen den Pausen sozusagen. Clustertraining sorgt ähnlich wie Reduktionssätze für einen erhöhten Blutfluss in den Muskeln, der so genannte »Pump«.

Höchstkontraktion & Endkontraktion

Arbeite mit maximaler Anspannung: Wenn du bei einer Übung den Punkt der stärksten Kontraktion erreicht hast (oft der Moment vor der Bewegungsumkehr), spanne die Zielmuskulatur statisch für 3–5 Sekunden maximal an. So »quetschst« du aus deinem Muskel alles heraus – entweder bei jeder Wiederholung oder bei den letzten eines Satzes.
Bei Endkontraktionen spannst du deinen Muskel in der Endposition wie eben beschrieben maximal an, führst dabei noch minimale, kaum sichtbare Endbewegungen aus.

Isometrisches Training

Das Prinzip: Du führst keine Bewegung aus, sondern belastest deine Muskulatur dauerhaft, haltend – eben isometrisch. Das ist perfekt geeignet, um Schwachstellen auszugleichen: Wenn dir zum Beispiel beim Kreuzheben die Unterarme versagen, kannst du deine Griffkraft durch beid- oder einarmiges Aushängen an der Klimmzugstange oder an Ringen verbessern. Neben der Griffkraft eignet sich isometrisches Training besonders zum Ausbau deiner Rumpfstabilität (Beispiel: Stütz-Varianten) und Kräftigung der Beinmuskulatur (Beispiel: Wandsitzen).
Du kannst die isometrische Kraft auch als Intensivierung einer Übung wie zum Beispiel dem Bankdrücken einsetzen – und so das Gewicht im letzten Satz beziehungsweise bei der letzten Wiederholung entweder am schwersten Punkt unten oder auch mit gestreckten Armen oben einfach halten. Und halten. Und halten. Und das Atmen nicht vergessen (beliebter Fehler beim isometrischen Training). Zur Absicherung kann ein Trainingspartner hilfreich sein.
Isometrisches Training hilft dir auch, Trainingsplateaus zu überwinden, da es mit deiner Konzentrationshilfe die Mind-Muscle-Connection (siehe Seite 48) verbessert.

Exzentrisches Training / Negativtraining

Hier trainierst du gezielt die exzentrische Belastungsphase, wenn die trainierte Muskulatur aus der kontrahierten (zumeist End-)Position wieder gestreckt wird. Vorteil: In dieser »negativen« Phase sind deine Muskeln leistungsfähiger, du kannst mehr Gewicht bewegen, was deine Muskelfasern sehr wohl registrieren. Das heißt, du kannst damit auch einen Satz verlängern und das Ganze zum »Ausbrennen« deiner Muskeln nutzen. Beispiel Klimmzüge: Wenn du dich nicht mehr hochziehen kannst, dann lass dich noch ein paar Mal herab. Nachteil dieser Methode: Bei manchen Übungen benötigst du einen Trainingspartner oder ein Hilfsmittel (Beispiel: Klimmzugschlitten an der Maschine), der dich beim konzentrischen Part der Übung unterstützt. Wenn du den Partner aber schon mal hast, kannst du als Fortgeschrittener gleich eine Intensivierungsmethode umsetzen, die auch von Arnold Schwarzenegger genutzt wurde: die erzwungenen Negativwiederholungen. Beispiel Bankdrücken: Dein Partner drückt von oben auf die Hantel, während du das Gewicht herabführst. Nach und nach immer ein bisschen weniger, bis du am Ende des Satzes selbst noch einmal eine Wiederholung ohne Druck schaffst.

Supramaximalkraft-Sätze

Hier brauchst du zwingend einen Trainingspartner. Denn die Idee ist: Du bewegst mehr Gewicht als du kannst. Wenn du also eigentlich 5 Wiederholungen mit 80 kg Bankdrücken schaffst, versuchst du es mit 90 kg. Dein Trainingspartner sichert das Gewicht mit ab – im Idealfall aber so, dass dein Anteil an der Arbeit immer noch über 80 kg beträgt.

Zeitlupentraining

Eine interessante Möglichkeit, deine Muskeln mal von einer völlig anderen Seite kennenzulernen: Versuche, in einem Satz möglichst wenige Wiederholungen zu schaffen (oder nur eine). Bewege dich oder das Gewicht in Zeitlupe für wenigstens 30 Sekunden unter Spannung. Schaffst du das mit deinem Standardgewicht? Die quasi statische Arbeit spricht teils andere Muskelfaseranteile an, schont außerdem deine Gelenke. Übrigens: Auch etwas schneller, aber immer noch langsam ausgeführte Wiederholungen (wie etwa beim Kieser Training: 4 Sekunden konzentrisch, 2 Sekunden halten, 4 Sekunden exzentrisch, 2 Sekunden halten usw.) sind extrem effektiv.

Okklusionstraining

Die Muskeln abbinden und so die Blutzufuhr unterbinden, dann trainieren: Das klingt suspekt, oder? Aber tatsächlich scheint die auch als Blood-Flow-Restriction-Training (BFRT) bekannte Methode für Arm- und Beintraining leistungssteigernd zu sein! Und das bei

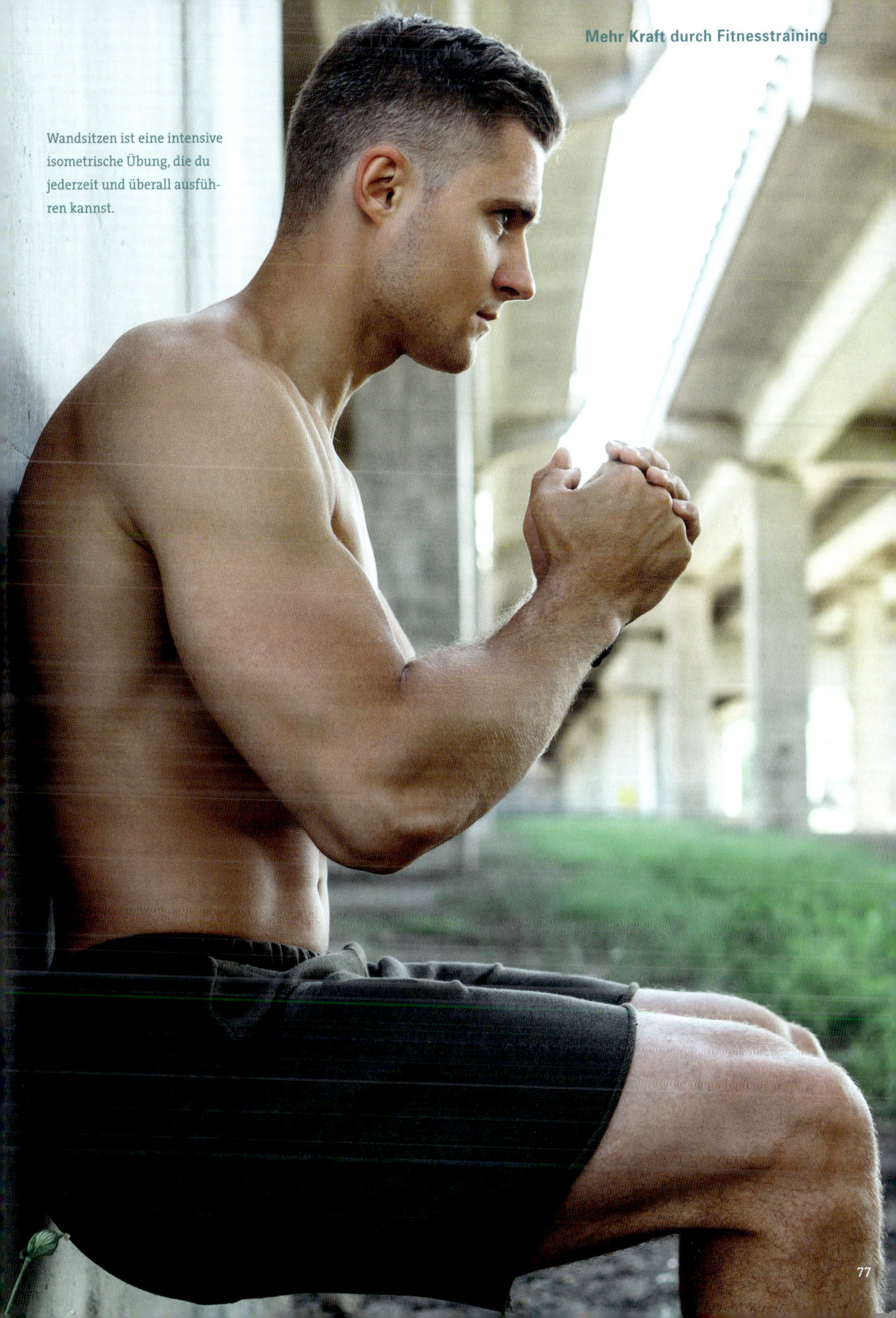

Wandsitzen ist eine intensive isometrische Übung, die du jederzeit und überall ausführen kannst.

sehr geringen Gewichten. Darauf deuten zumindest Erkenntnisse aus der Forschung hin. Demnach kann Okklusionstraining …

- … deinen Muskelaufbau unterstützen. Grund sind mehrere Effekte, die durch das Abbinden eintreten, etwa die veränderte Hormonausschüttung, der Sauerstoffmangel und die »Zellschwellung«, da das Blut nicht mehr wie gewohnt zurückfließt. Besonders interessant: Der abgebundene Muskel scheint motorisch anders zu arbeiten, setzt vermehrt die schnellen FT-Fasern (siehe Seite 18) ein – und die haben ein größeres Potenzial zu wachsen. Die Erkenntnis in Studien: Okklusionstraining sorgt für mehr Muskeldickenwachstum sowie mehr Kraft in kürzerer Zeit bei deutlich geringerer Last!
- … Muskelabbau bremsen und Wiedereinstiege nach Verletzungen erleichtern: Klar, denn du kannst mit deutlich weniger Gewicht arbeiten und minimierst so das Risiko einer Verletzung. Deshalb wird die Methode auch in der Reha eingesetzt. Es gibt sogar Untersuchungen, die zeigen, dass ein direkt nach einer Behandlung abgebundener Muskel, der nicht sofort wieder aktiviert werden kann, weniger Masse und Kraft verliert, als wenn er nicht abgebunden worden wäre. Das darf aber nur ein Fachmann!
- … die Ausdauerleistung verbessern: Mit leicht abgebundenen Beinen gehende und laufende Probanden konnten ihre Muskelmasse und Kraft ebenso steigern wie ihre maximale Sauerstoffaufnahme.
- … die Regenerationszeiten verkürzen, da du mit weniger Gewicht weniger mechanische Belastung auf das trainierte Gewebe ausübst.

Was musst du beim Abbinden beachten? Das Band (gibt's eigens als Trainingsbedarf oder auch im Ärztefachhandel, was bei Blutdruckmessungen zum Beispiel genutzt wird) sollte zwischen 5 und 9 cm breit sein. Setze die Bandage möglichst nah am Muskelursprung (Oberarm: nahe der Schulter, Oberschenkel: nahe der Hüfte) an – keinesfalls über den Muskelbauch in der Mitte! Halte dabei den Muskel entspannt und ziehe moderat so weit zu, dass du das Abbinden gut aushalten kannst. Trainiere dann mit 3 bis 5 Sätzen bei einem moderaten Tempo bis zum Muskelversagen.
Wichtig: Das Gewicht sollte wirklich leicht sein (um die 20 % bis maximal 30 % deines 1RM). In den Pausen zwischen den Sätzen, die jeweils 30 Sekunden lang sind, lässt du das Band umgeschnallt.

Sonderform der Okklusion: das Flossing

Keine Trainingsmethode, aber eine moderne Form der Behandlung ist das Flossing: Hierbei spannst du selbst oder ein Trainingspartner / Therapeut ein elastisches Band mit sehr starkem Zug um eine Extremität beziehungsweise um ein Gelenk. Dieser durchaus unangenehme »Verband« wird erst nach rund 2 Minuten wieder abgenommen. Im Anschluss wird der abgebundene Bereich mit Blut geflutet, was deine Beweglichkeit verbessern soll und eine zumeist schmerzlindernde Wirkung auf den Bereich hat.

Bewegungen mit explosivem und langsamem Anteil

Eine Methode für Geübte, die einen Bewegungsablauf auch mit Gewicht sicher beherrschen: Hierbei führst du die konzentrische Phase einer Bewegung explosiv aus. Die Endposition hältst du dann für einige Sekunden und lässt langsam wieder das Gewicht herab, bis du von neuem explosiv konzentrisch arbeitest. Auf diese Weise erweiterst du die Kontraktionsarbeit des Muskels und sprichst eine maximale Bandbreite an schnell sowie langsam zuckenden Muskelfasern an. Die Explosivität steigert dabei vor allem deine Kraft, während eine rein muskulär initiierte Bewegung eher auf Muskelaufbau einzahlt. Arbeite stets sauber und ohne Schwung.

Wichtige Sicherheitsregeln für dein (Kraft-)Training

Um gefahr- und beschwerdefrei zu trainieren, ziehst du deinen gesunden Menschenverstand zu Rate, wärmst dich gewissenhaft vor jeder Einheit auf – und achtest ansonsten noch auf diese Sicherheitshinweise.

→ Bevor du als absoluter Neuling ins Training einsteigst, konsultiere zur Sicherheit vorher nochmals deinen Arzt.

→ Höre auf deinen Körper. Wenn du dich schlapp oder gar krank fühlst, schalte einen Gang runter.

→ Wenn du richtige Schmerzen hast oder diese plötzlich bei einer Übung auftreten: Höre auf mit dieser Belastung!

- Achte auf deine Körperhaltung auch in der Zeit zwischen den Sätzen. Insbesondere wenn du schwere Gewichte hochnimmst oder ablegst: Positioniere dich gerade und bewege dich mit geradem Rücken und aktivierter Muskulatur.
- Qualität geht vor Quantität: Jede Wiederholung hat deine Aufmerksamkeit verdient und sollte sauber ausgeführt sein. Schwung ist in der Regel fehl am Platz.
- Vermeide eine abrupte Umkehrung der Bewegung in der Endposition, vor allem bei hohem Gewicht. Die dabei entstehenden Kräfte können die Gelenke in Mitleidenschaft ziehen.
- Für Einsteiger ein guter Hinweis für ein sicheres Training: Beginne mit neuen, unbekannten Übungen oder mit den komplexeren Übungen deines Workouts – dann bist du nämlich noch frisch und am aufmerksamsten.
- Bewege dich mit sauberen Gelenkachsen: Alle beteiligten Gelenke sollten in eine Richtung arbeiten und dazu gerade ausgerichtet sein. Für Beinübungen im Stehen gilt zumeist: Die Fußspitzen geben die Bewegungsrichtung vor (in diese Richtung bewegen sich dann auch die Knie).
- Bei den meisten Übungen für den Oberkörper sollten deine Schulterblätter fixiert sein: Dazu ziehst du sie nach hinten unten zusammen, ohne die Schultern selbst zu weit nach hinten zu ziehen. Aktivere stattdessen deine seitliche Rumpfmuskulatur inklusive dem Serratus anterior.
- Bei den meisten Übungen im Stehen solltest du deine Knie stabilisieren, indem du sie leicht nach außen drückst. Um zu verhindern, dass die Knie nach innen wandern, kannst du die Zehen anziehen und die Belastung der Füße so leicht auf die Außenkanten bringen.
- Zumeist sollten die Knie im Stand nicht über die Zehenspitzen hinaus wandern. Es gibt aber Übungen, bei denen du das nicht vermeiden kannst. Wichtiger für deine Knie ist der Punkt zuvor: Sie dürfen unter Belastung nicht nach innen wandern.
- Bei vielen Übungen im Stehen (insbesondere unter schwerer Last) bietet es sich an, die Knie locker und minimal gebeugt zu halten. Wenn du eine Tendenz zum Hohlkreuz hast, lass das Becken minimal zurückkippen. Beides entlastet deinen Rücken.
- Drehe dich stets nur auf entlasteten Beinen.
- Schone deine filigrane Halswirbelsäule: Zerre nicht an deinem Kopf bei Crunch oder Sit-up und halte auch sonst den Kopf in Verlängerung zur Wirbelsäule.
- Solltest du mehrere Konditionsfaktoren in einer Einheit trainieren wollen, mache dies aus Sicherheitsgründen in dieser Reihenfolge: Koordination vor Schnelligkeit vor Kraft vor Ausdauer.
- Halte deine Handgelenke grundsätzlich gerade, etwa beim Bankdrücken.
- Aktiviere deinen Rumpf grundsätzlich beim Training und halte ihn auch stets unter Spannung. Damit hast du ein gut funktionierendes Zentrum für deine Kraftentwicklung und schonst deine Gelenke.

10 der besten Übungen der Welt

Das Arsenal aller möglichen Fitnessübungen ist unendlich: Abertausende von Moves sind denkbar! Einige davon sind simpel und von jedermann ausführbar. Andere sind sehr komplex und nur von Fortgeschrittenen zu bewältigen. Es gibt viele spezielle Übungen aus diversen Sportarten, andere finden universelle Verwendung. Viele Übungen kommen ohne Hilfsmittel aus, andere sind nur sinnvoll mit schwerem Gewicht oder anderen Tools.

Um alle möglichen Übungen in Wort und Bild vorzustellen, würdest du ganze Regale mit Büchern füllen müssen. Und so kann auch dieser Kompass, der ja als Grundlagenwerk in Sachen Fitness gedacht ist, dir leider nicht alle erdenklichen Übungen präsentieren. Aber: Ohne eine kleine Auswahl an grundlegenden Kraftübungen wollen wir dich nicht zurücklassen. Deshalb findest du auf den Folgeseiten als Vorschlag und Anregung 10 der »besten« Übungen der Welt – darunter 8 Grundübungen und 2 kombinierte, komplexere Übungen, die jede für sich den Körper auf effektive, hervorragende Weise fordern. Die Illustrationen zeigen dir dabei (in Rot), welche Muskelgruppen du jeweils primär ansprichst.

Wenn du darüber hinaus an Übungen interessiert bist, schau gerne bei www.menshealth.de/uebungen vorbei, wirf einen Blick auf andere Titel aus unserem Buch- und Verlagsprogramm oder besorge dir anderweitig eine Übungssammlung, die zu dir passt.

Kreuzheben mit der Langhantel

Trainiert vor allem das Gesäß, Beinbeuger und Beinstrecker sowie den Rückenstrecker, zudem deine Griffkraft und den Rumpf

A

- Hüftbreit an eine Langhantelstange stellen. Rumpfspannung aufbauen, das Gesäß nach hinten schieben, leicht in die Knie gehen und den geraden Oberkörper vorbeugen.
- Die Stange etwas mehr als schulterbreit greifen und dicht an die Schienbeine führen.
- Kontrolliere deine Körperhaltung: Der untere Rücken ist gerade und die Brust vorgestreckt, die Schulterblätter sind aktiv nach hinten unten gezogen, deine Knie aktiv nach außen gesichert.

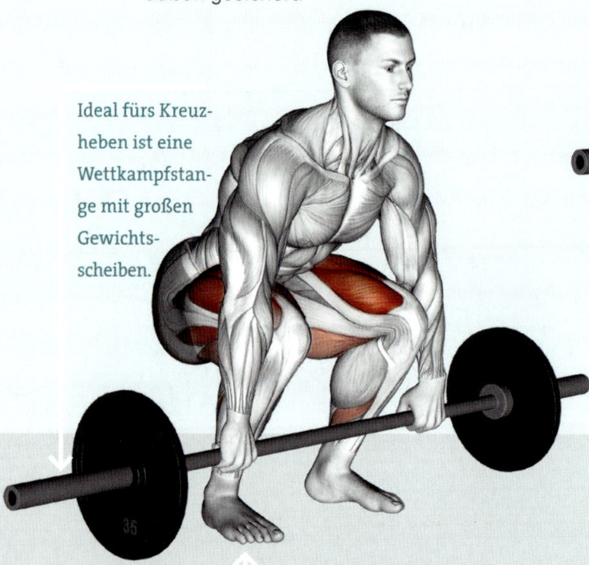
Ideal fürs Kreuzheben ist eine Wettkampfstange mit großen Gewichtsscheiben.
35

Deine Füße bleiben stets vollflächig im Kontakt zum Boden.

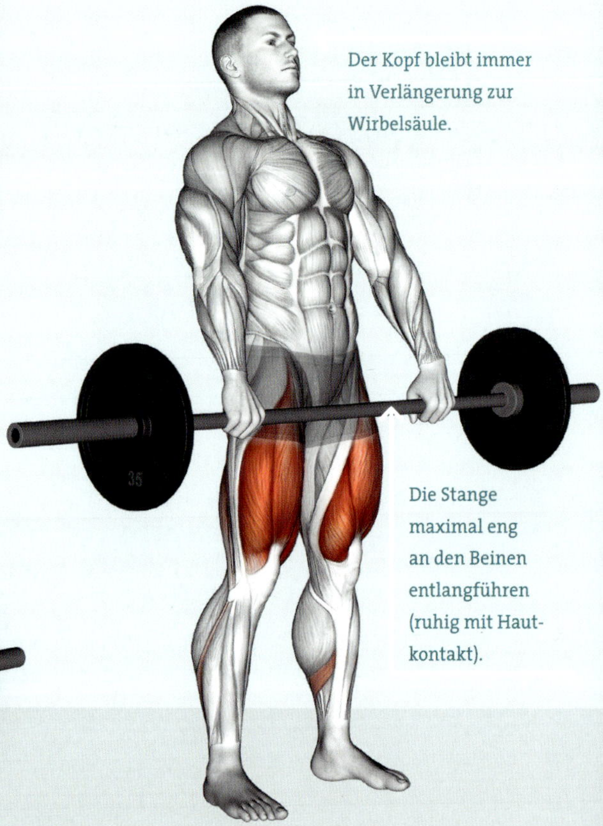
Der Kopf bleibt immer in Verlängerung zur Wirbelsäule.
Die Stange maximal eng an den Beinen entlangführen (ruhig mit Hautkontakt).
35

B

- Aus den Beinen hochdrücken, die Hüfte aktiv nach vorne drücken und den Körper gerade aufrichten, bis die Beine vollständig gestreckt sind.
- Auf gleichem Weg kontrolliert zurück: Das Gesäß gibt die Richtung vor und geht erst nach hinten, dann beugen die Knie. Die Stange bleibt eng am Bein.
- Unten das Gewicht nicht ablegen, sondern nur ganz leicht auftippen lassen, dann sofort zur nächsten Wiederholung ansetzen.

Alternative Ausführungen:

- mit gestreckten Beinen (schwerer)
- in Sumo-Stellung mit breit aufgestellten Beinen (schwerer) mit einer Trap Bar
- mit zwei Kurzhanteln oder Kettlebells
- auf einem Bein – das freie bleibt leicht in der Luft (asymmetrisches Training, schwerer)
- nur einseitig mit einer Kurzhantel (asymmetrisches Training, schwerer)

Tiefe Front-Kniebeugen mit der Langhantel

Trainieren die Oberschenkel vorne und hinten, die Hüftbeuger und das Gesäß sowie den Rückenstrecker, zudem den oberen Rücken

Alternative Ausführungen

- Klassisch mit der Langhantelstange im Nacken (leichter)
- Als Zercher-Variante: Die Stange eingeklemmt in den Ellenbogen mit geballten Fäusten vor der Brust (schwerer)
- Als Goblin-Variante: Eine Kurzhantel oder Kettlebell mit beiden Händen vor der Brust
- Als Sumo-Variante: der Stand ist mindestens doppelt so breit, die Füße zeigen leicht nach außen (schwerer)

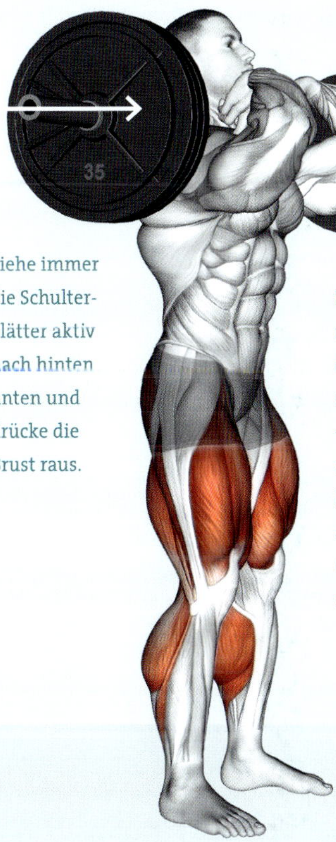

Ziehe immer die Schulterblätter aktiv nach hinten unten und drücke die Brust raus.

Halte die Stange möglichst über dem Körperschwerpunkt – lass sie nicht nach vorne »rollen« und strecke auch nicht den Oberkörper nach hinten.

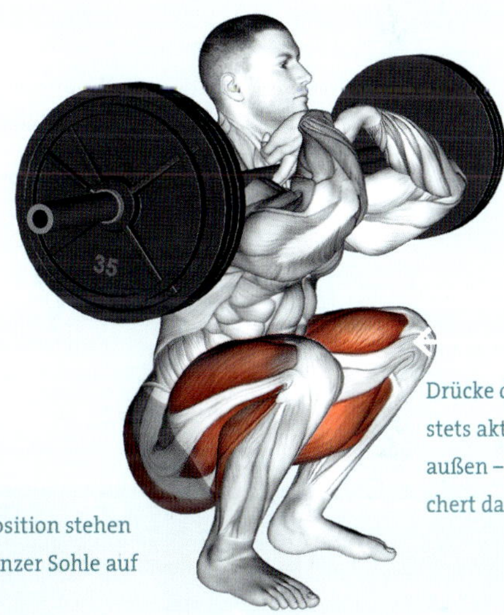

Drücke die Knie stets aktiv nach außen – das sichert das Gelenk.

Auch in der Endposition stehen beide Füße mit ganzer Sohle auf dem Boden.

A

- Hüftbreit vor ein Trainingsrack stellen. Die Langhantel liegt auf Schulterhöhe ab.
- Einen Ellenbogen unter der Stange nach vorn schieben und diese mit der Hand von unten fassen. Den anderen Ellenbogen nachschieben und wieder mit der Hand unter die Stange fassen – die Daumen zeigen zueinander, die Ellenbogen nach vorne.
- Die Stange mit der vorderen Schulter-/Brustmuskulatur hochdrücken, die Finger sichern unter der Stange ab. Hüftbreit aufstellen und den Körper gerade ausrichten.

B

- Das Gesäß nach hinten schieben und langsam die Knie beugen. So tief, bis das Gesäß deutlich unterhalb der Knie ist und die Oberschenkel fast die Waden berühren.
- Der Rücken muss stets gerade bleiben – wenn du merkst, dass der untere Rücken rund wird, gehe nicht tiefer.
- Auch die Knie dürfen nicht zu weit nach vorne wandern.
- Auf gleichem Weg wieder nach oben drücken und am Ende die Hüfte aktiv nach vorne schieben.

Ausfallschritte mit Kurzhanteln

Trainieren das Gesäß, die Beinstrecker und die Beinbeuger, zudem auch den Rumpf

Mehrgelenkige versus eingelenkige Bewegungen
Noch so eine Begrifflichkeit aus der Trainingslehre, die dir bestimmt mal über den Weg laufen wird. Mit mehrgelenkigen Übungen (auch komplexe Übungen genannt) werden, wie zu erwarten, Bewegungsabläufe beschrieben, die mehrere Gelenke einschließen. Diese sind damit dreidimensional und »natürlich«, davon ausgehend, dass wir uns in einem dreidimensionalen Raum bewegen. Solche Übungen wie etwa Ausfallschritte sind essenziell wichtig, und sollten immer den Großteil deines Trainings ausmachen. Demgegenüber stehen die eingelenkigen, »zweidimensionalen« Übungen, zum Beispiel der Bizepscurl an einer geführten Studiomaschine. Diese Übungen sind aus funktioneller Sicht künstlich eingeschränkt und »unnatürlich«. Das macht sie natürlich nicht per se schlecht: Wer einen dicken Bizeps haben will, kommt an den Curls nicht wirklich vorbei.

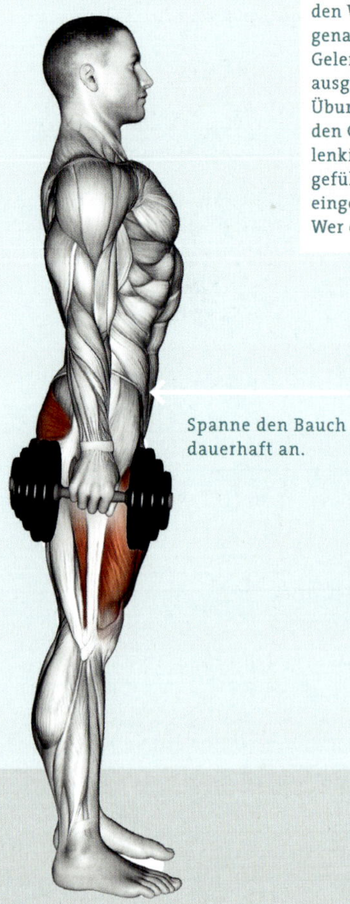

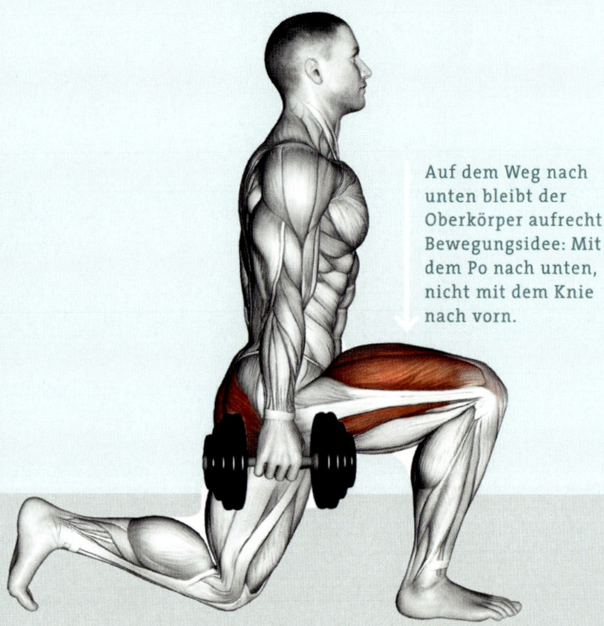

A

- ▶ Mit jeder Hand eine Kurzhantel greifen und aufrecht hüftbreit hinstellen.
- ▶ Die Schulterblätter nach hinten unten fixieren.

Alternative Ausführungen

- Ausfallschritte nach hinten oder zur Seite
- mit nur einer Hantel (asymmetrisches Training) (schwerer)
- mit einer Hantel vor der Brust
- mit einer Langhantel im Nacken
- mit kombinierten Hantelbewegungen, Beispiel: Arme seitlich heben beim Schritt nach vorn (schwerer)
- mit dauerhaft über Kopf gestreckten Gewichten (schwerer)

B

- ▶ Mit dem linken Bein einen großen Schritt nach vorne machen und das linke Knie so weit beugen, bis der linke Oberschenkel waagerecht steht und das rechte Knie fast den Boden berührt. Die rechte Ferse löst sich vom Boden.
- ▶ Zurück auf gleichem Wege, indem du dich vom vorderen Fuß wieder zurückdrückst.
- ▶ Als Nächstes einen Schritt mit rechts nach vorne machen, in der Folge im Wechsel fortführen.

Klimmzüge im Obergriff

Trainieren den Latissimus, außerdem weitere Muskeln des oberen Rückens, der Brust, der Schulter, der Arme sowie die Bauchmuskeln

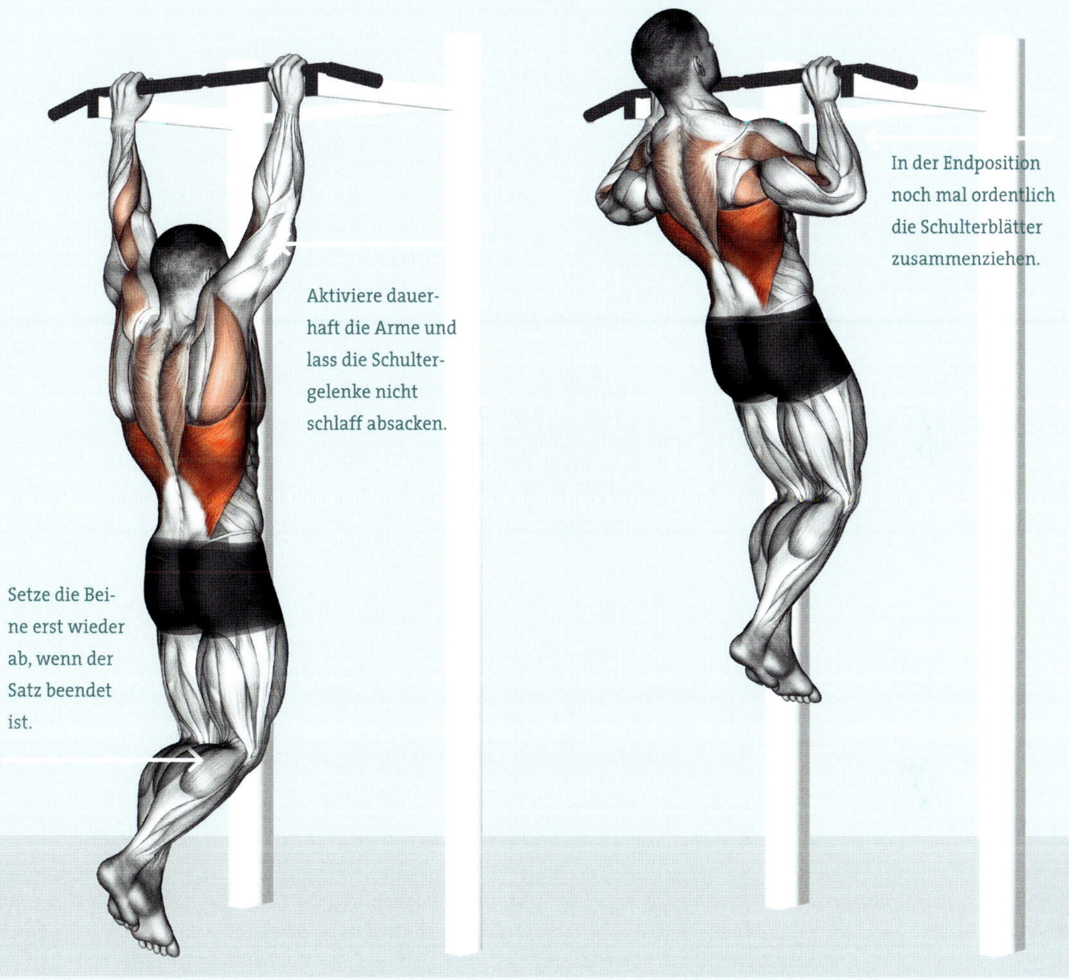
Aktiviere dauerhaft die Arme und lass die Schultergelenke nicht schlaff absacken.
Setze die Beine erst wieder ab, wenn der Satz beendet ist.
In der Endposition noch mal ordentlich die Schulterblätter zusammenziehen.

A

- Ein wenig mehr als schulterbreit im Obergriff an eine Klimmzugstange fassen, die Daumen zeigen zueinander.
- Rumpfspannung aufbauen, die Schulterblätter nach hinten unten zusammenziehen und die Füße vom Boden lösen.

B

- Die Arme beugen und so den Körper hochziehen, bis das Kinn die Stange passiert hat.
- Oben kurz die Spannung halten, dann langsam zurück in die Ausgangsposition.

Alternative Ausführungen

- im Untergriff mit den Daumen nach außen (erhöht den Bizeps-Anteil, in der Regel leichter)
- mit gleichzeitigem Bein-/Knieanziehen (erhöht den Bauch-Anteil, schwerer)
- doppelt schulterbreit greifen (schwerer)
- mit Zusatzgewicht an einem Gewichtsgürtel (schwerer)
- im Studio mit Unterstützung, etwa einen Schlitten (leichter)
- Negativ-Bewegungen (nur von oben herablassen) (leichter)

Vorgebeugtes Rudern mit der Langhantel

Trainiert den Latissimus, zusätzlich den Trapezmuskel, die hintere Deltamuskulatur und den Bizeps

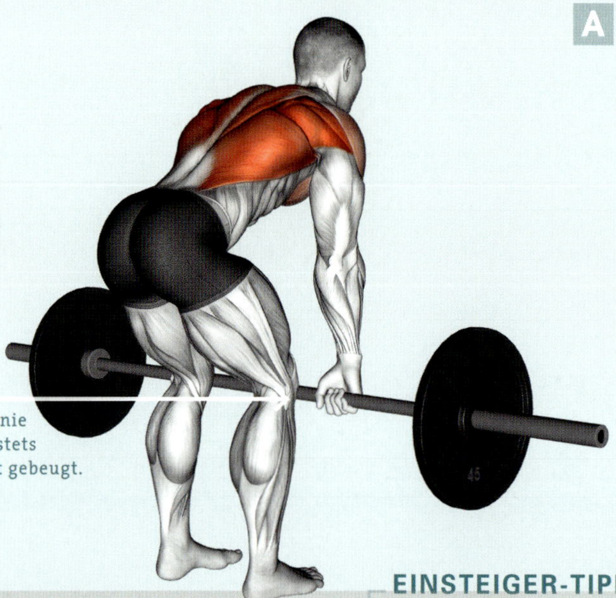
Die Knie sind stets leicht gebeugt.
Die Füße sind etwa hüftbreit auseinander.

A

- Hüftbreit vor eine mit Gewicht bestückte Langhantel stellen – die Schienbeine berühren fast die Stange.
- Rumpfspannung aufbauen, das Gesäß nach hinten schieben und den Oberkörper mit geradem Rücken vorbeugen, dabei leicht in die Knie gehen.
- Die Stange etwa schulterbreit im Obergriff fassen, die Schulterblätter aktiv nach hinten unten ziehen, dann die Stange anheben. Ungefähr auf halber Höhe stehenbleiben: Die Hüfte ist etwa rechtwinklig gebeugt, der Oberkörper deutlich vorgeneigt.

EINSTEIGER-TIPP:

Um zu verhindern, dass du in ein Hohlkreuz oder einen Rundrücken fällst, bringe das Gewicht wie beim Kreuzheben erst einmal ganz nach oben, indem du dich komplett aufrichtest. Nun checkst du deinen Rücken und findest die optimale Haltung. Erst dann schiebst du wieder das Gesäß nach hinten und beugst den Oberkörper gerade nach vorn in die Ausgangsposition dieser Übung – ohne die optimale Stellung deines Rückens aufzugeben.

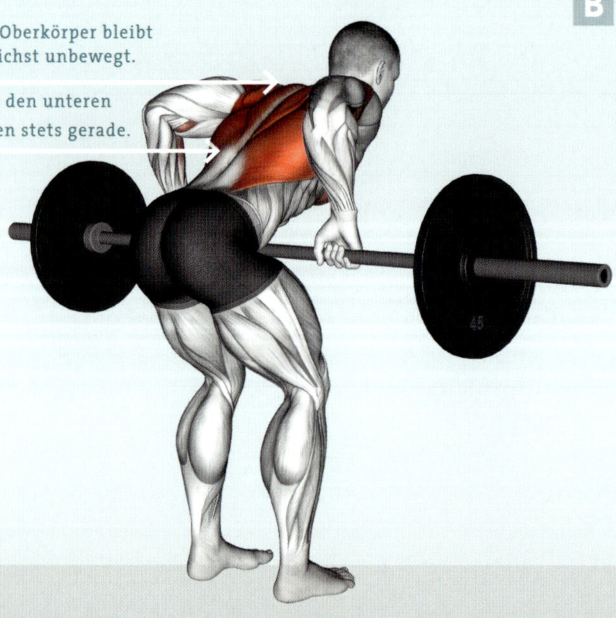
Dein Oberkörper bleibt möglichst unbewegt.
Halte den unteren Rücken stets gerade.

B

- Die Arme beugen und die Ellenbogen nah am Körper vorbeiziehen, bis die Stange den Bauch berührt.
- Kurz halten, dann kontrolliert die Arme strecken, ohne die Körperhaltung zu verändern.

Alternative Ausführungen

- im Untergriff mit den Daumen nach außen (schwerer)
- mit Kurzhanteln – auch einseitig, auch abgestützt
- umgekehrt mit dem Schlingentrainer
- von unten an einer Tischkante
- an einer Rudermaschine im Studio (leichter)

Bankdrücken mit der Langhantel

Traininert die Brustmuskulatur und die Armstrecker, zudem vordere Anteile der Schulter

A

- Rücklings auf eine flache Trainingsbank an einem Rack legen, so dass der Hals etwa unterhalb der Stange ist.
- Rumpfspannung aufbauen, dann die Stange etwa doppelt schulterbreit fassen und aus der Ablage hochdrücken.

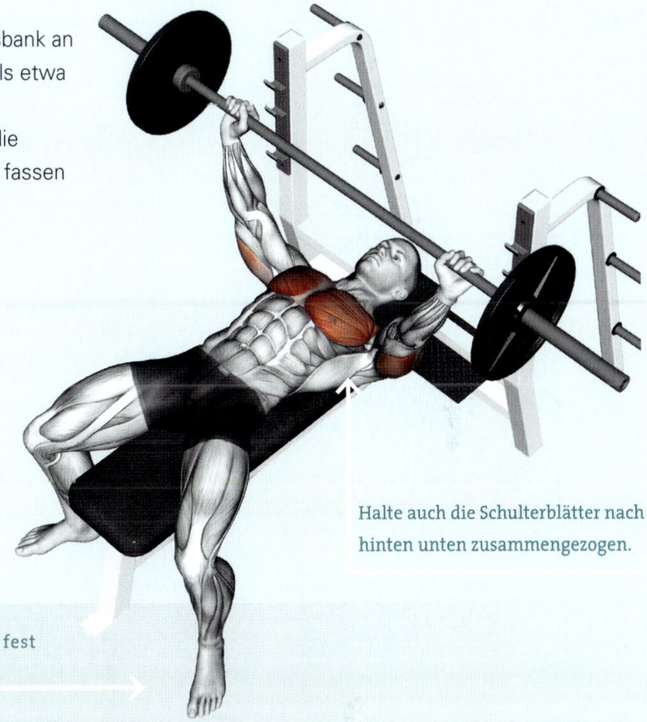

Halte auch die Schulterblätter nach hinten unten zusammengezogen.

Stemme die Füße dauerhaft fest in den Boden.

B

- Kontrolliert die Arme beugen, bis die Stange (fast) die Brust berührt.
- Kurz halten, dann das Gewicht wieder hochdrücken.

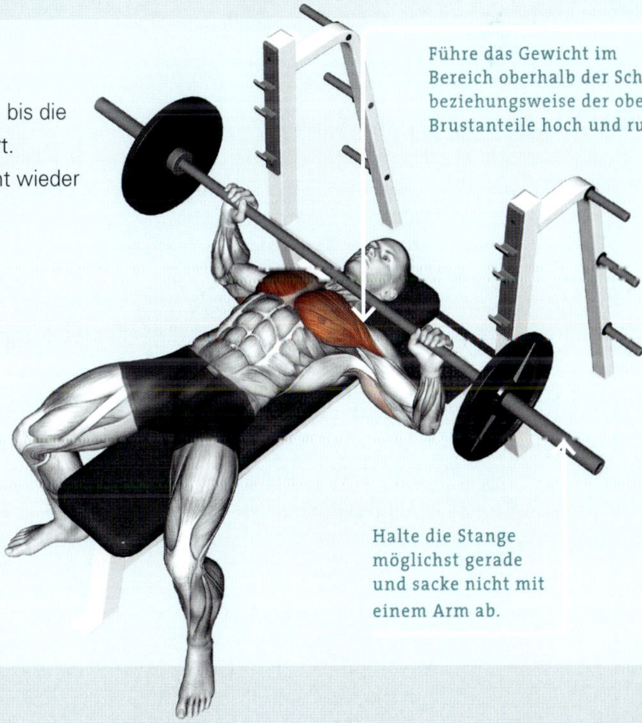

Führe das Gewicht im Bereich oberhalb der Schulter beziehungsweise der oberen Brustanteile hoch und runter.

Halte die Stange möglichst gerade und sacke nicht mit einem Arm ab.

Alternative Ausführungen

- Auf einer Schrägbank in verschiedenen Winkeln (zumeist schwerer)
- Mit Kurzhanteln, gleichzeitig oder alternierend (schwerer)
- Mit Kurzhanteln und Handgelenksdrehung (schwerer)
- Ohne Hilfsmittel, quasi dieselbe Bewegung: Liegestütze

Dips

Trainieren die Armstrecker, die Brustmuskulatur und die Schultern (vor allem den vorderen Anteil), zudem den Rumpf

Alternative Ausführungen

- An der Kante einer Kiste oder eines Stuhls rückwärtig abstützen
- Auf den Griffen eines Schlingentrainers abstützen
- Mit weiter vorgeneigtem Oberkörper (erhöht die Intensität für Brust und vordere Schultern)
- Mit Zusatzgewicht an einem Gewichtsgürtel oder mit einer Gewichtsweste (schwerer)

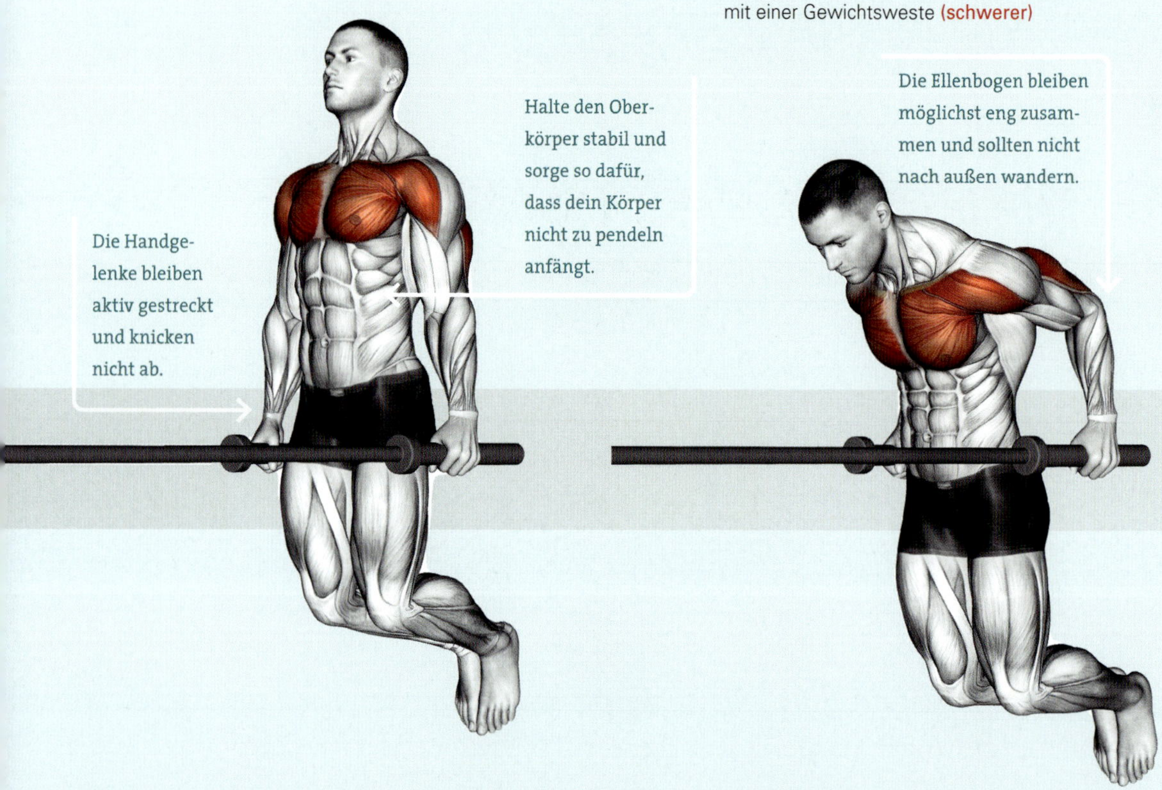

A

- ▶ Mit den Händen auf zwei Dip-Holme (auch: Barren oder Dip-Stangen im Studio) aufstützen. Die Arme sind gestreckt.
- ▶ Rumpfspannung aufbauen und die Schulterblätter aktiv nach hinten unten ziehen, dann die Füße vom Boden nehmen und die Fersen locker nach oben ziehen.

B

- ▶ Den Oberkörper langsam absenken, indem du die Ellenbogen beugst. In der Endposition sollten die Oberarme etwa waagerecht stehen, die Ellenbogen ungefähr rechtwinklig gebeugt sein.
- ▶ Wieder kontrolliert hochdrücken, bis die Arme komplett gestreckt sind. Dann zur nächsten Wiederholung ansetzen, ohne die Füße abzusetzen – sie bleiben bis zum Ende des Satzes in der Luft.

Unterarmstütz

Trainiert Bauch und Rückenstrecker, zudem auch die Schultern, Brust, Gesäß und die Oberschenkel

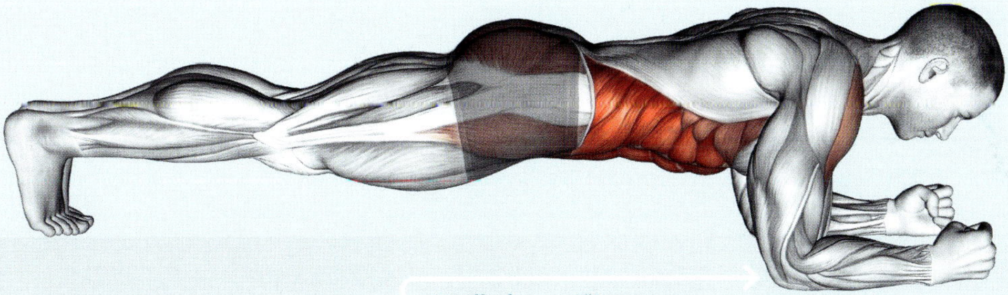

Die Ellenbogen stützen genau unterhalb der Schultergelenke auf dem Boden ab.

Ausführung

- ▶ Auf den Boden knien, dann auf den Unterarmen abstützen.
- ▶ Die Beine strecken und die Füße aufstellen – der ganze Körper bildet von Kopf bis Fuß eine gerade Linie.
- ▶ Die geforderte beziehungsweise gewünschte Zeit lang diese Position ohne Veränderung halten. Insbesondere das Becken sollte nicht absinken oder Richtung Decke wandern. Der Kopf bleibt in Verlängerung zur Wirbelsäule, der Blick geht auf deine Hände.

Alternative Ausführungen

- Auf einem Bein, asymmetrisches Training (schwerer)
- nur auf einem Bein und einem gegenüberliegenden Arm, asymmetrisches Training (schwerer)
- Unterarme oder Füße in den Schlaufen eines Schlingentrainers (schwerer)
- erhöhte Füße, etwa auf einer Bettkante (schwerer)
- erhöhte Unterarme, etwa auf einer Bettkante (leichter)

Kombiübung: Burpees

→ **Kombiniere die komplexe Übung des Liegestütz mit einem Hock-Strecksprung**
Trainiert den gesamten Körper

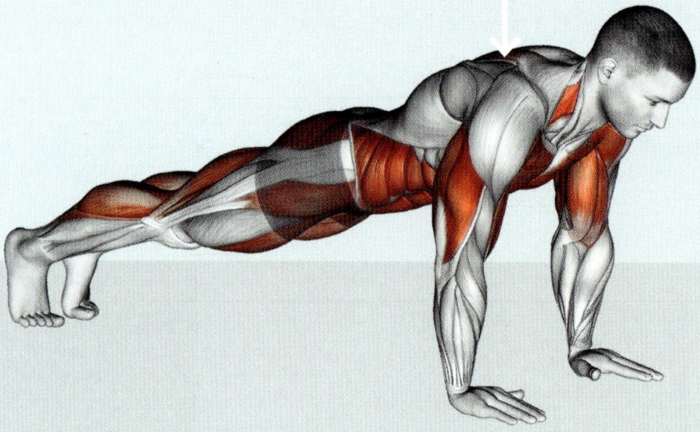

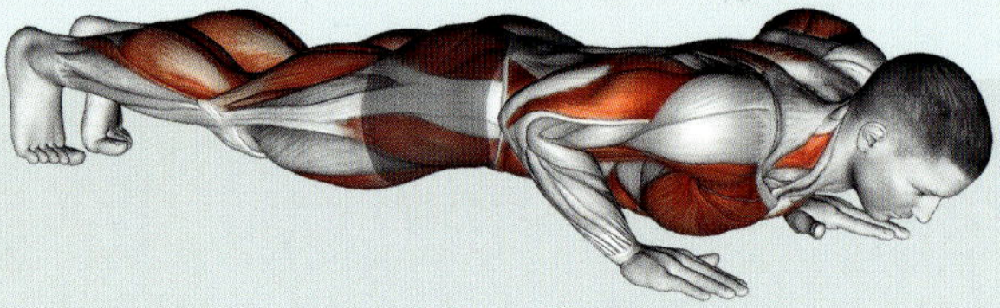

A

- Auf den Boden knien, die Beine strecken und in eine saubere Liegestützposition gehen: Die Hände stützen unterhalb der Schultern auf dem Boden ab, Rumpf und Schulterblätter sind aktiviert, der gesamte Körper ist auf einer geraden Linie ausgerichtet.

B

- Einen kompletten Liegestütz ausführen: Dazu die Ellenbogen beugen, bis die Brust den Boden (fast) berührt, dann wieder hochdrücken in die Ausgangsposition.

Alternative Ausführungen

- Einarmig ausführen, dann aber ohne tiefen Liegestütz (asymmetrisches Training)
- Einbeinig ausführen (asymmetrisches Training, schwerer)

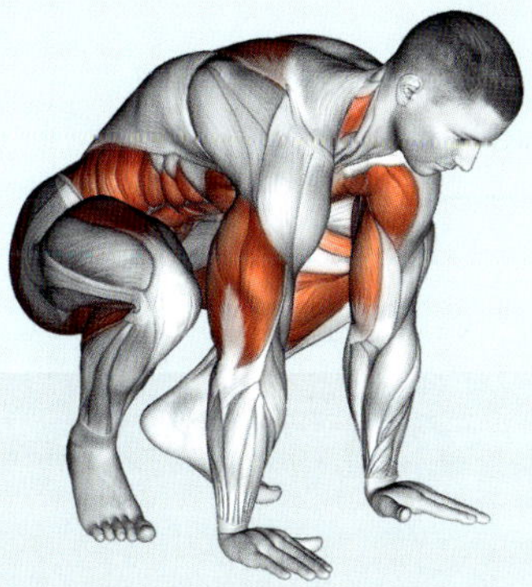

Kehre aus der tiefen Liegestützposition wieder sauber in die Ausgangsposition zurück, springe erst dann in die Hocke.

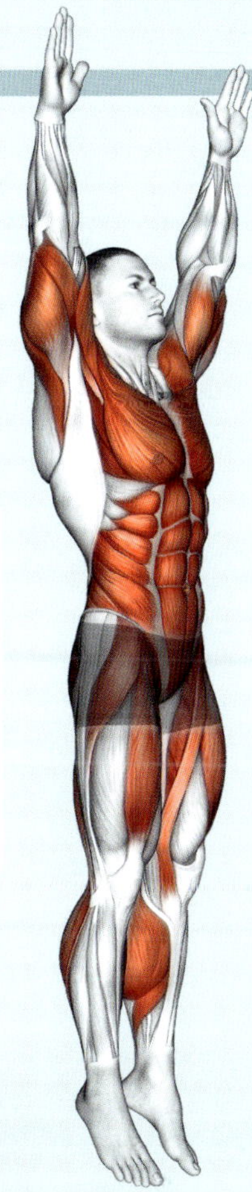

C

- Sofort mit beiden Füßen abdrücken, die Knie beugen und die Füße nahe an den stützenden Händen aufsetzen, so dass du in einer Hocke landest.

D

- Ebenso dynamisch aus den Beinen hochdrücken und oben direkt in einen Strecksprung gehen. Zur Unterstützung die Arme gestreckt über den Kopf reißen.
- Nach der Landung sofort wieder auf gleichem Weg zurück: über den Hockstütz in den »Sprung« der Füße zurück in den Liegestütz.
- Ohne Pause mit Schritt B fortfahren.

Kombiübung: Umsetzen und Stoßen

→ **Kombiniert eine Kreuzhebe-Bewegung unter anderem mit Frontziehen und Schulterdrücken zu einem komplexen Bewegungsablauf**
Trainiert den gesamten Körper

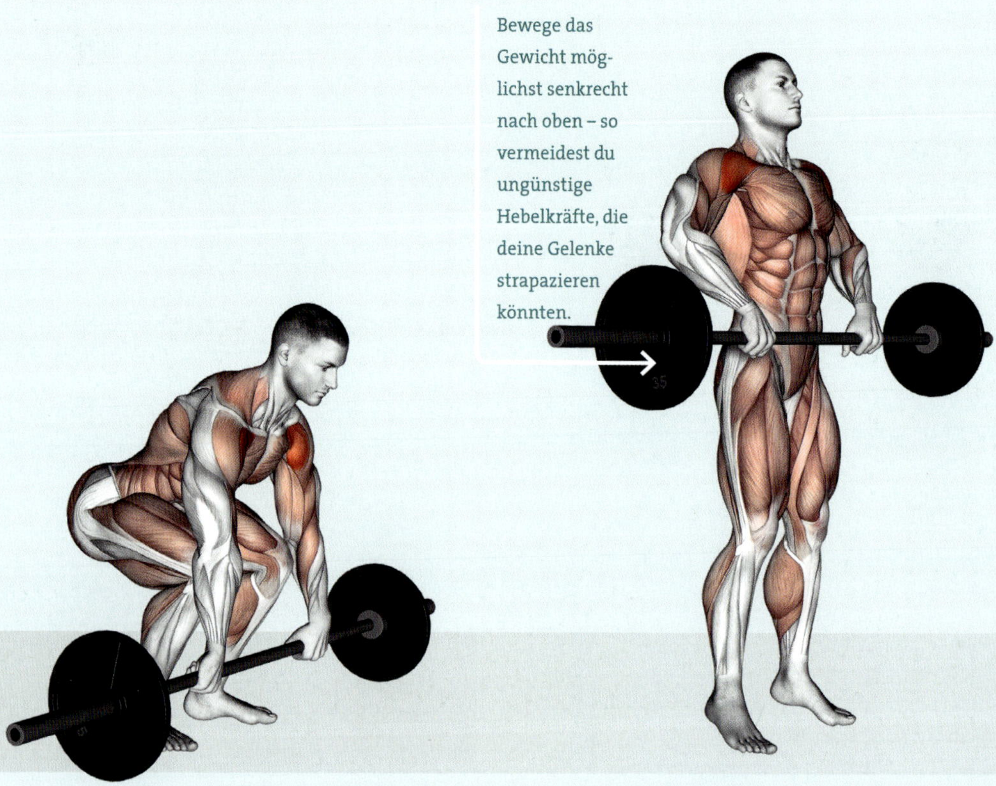

A

- Hüftbreit vor eine mit Gewicht bestückte Langhantel stellen und Rumpfspannung aufbauen.
- Das Gesäß nach hinten schieben und die Knie beugen, dabei den Oberkörper mit geradem Rücken etwas vorneigen.
- Schulterbreit an die Stange fassen und diese nah an die Schienbeine heranführen. Rumpfspannung kontrollieren.

B

- Explosiv die Beine strecken und gleichzeitig die Arme mit dem Gewicht dicht vor dem Körper nach oben reißen.
- Wenn die Stange etwa auf Brusthöhe ist, …

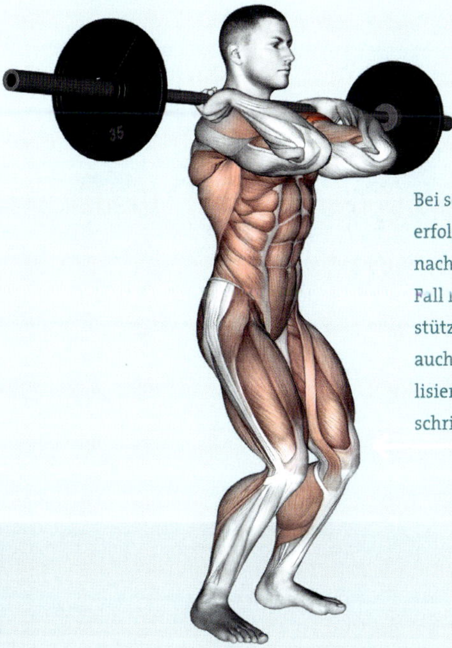

Bei schwerem Gewicht erfolgt das Stoßen nach oben in jedem Fall mit Knieunterstützung, bei Bedarf auch mit einem stabilisierenden Ausfallschritt.

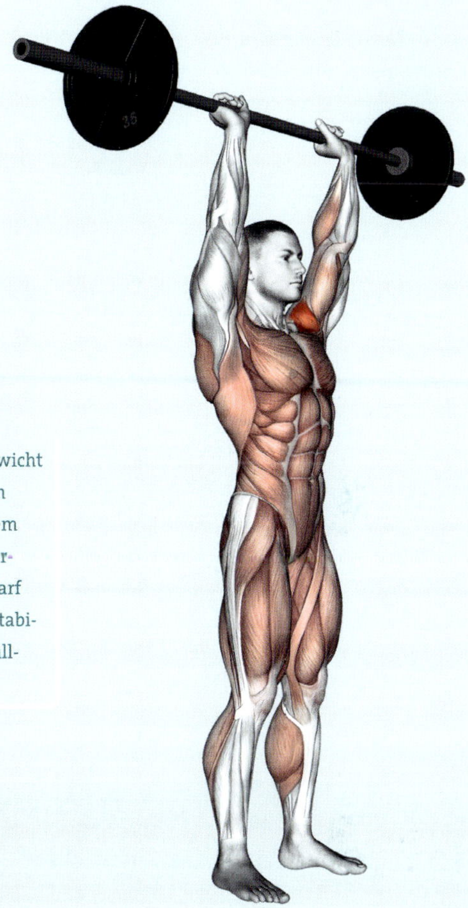

C

- … aus der Bewegung heraus blitzschnell die Ellenbogen nach vorne schieben und die Hände so unter die Stange bringen. Für den Griffwechsel bei Bedarf (leicht) in die Knie gehen. Am Ende ruht das Gewicht auf den vorderen Schultermuskeln.

D

- Die für die Absicherung der Stange nach vorne zeigenden Ellenbogen absenken, so die Stange für das Schulterdrücken mittiger in die Hände »gleiten« lassen.
- Nun das Gewicht senkrecht nach oben drücken, bis die Arme gestreckt sind.
- Auf demselben Weg zurück: Erst das Gewicht zurück, auf der Brust/Schulter ruhen lassen, dann durch schnelles Umgreifen die Stange wieder vor die Hüfte bringen, schließlich wie beim Kreuzheben (siehe Seite 80) das Gewicht wieder sauber zu Boden führen.

Mehr Ausdauer durch Fitnesstraining

Neben Krafttraining ist auch das Ausdauertraining ein weiterer »Klassiker« des Fitnesstrainings. Du kannst Ausdauersport für gesundheitliche Aspekte einsetzen und zum Abnehmen, wie du zuvor gelesen hast. Darüber hinaus kannst du natürlich auch gezielt deine Ausdauerfähigkeit verbessern, etwa weil du dir zum ersten Mal einen 10-Kilometer-Lauf oder Marathon vorgenommen hast.

So kombinierst du Kraft- und Ausdauertraining

Die Ideallösung: Du trainierst Kraft und Ausdauer an unterschiedlichen Tagen, damit jedes Training für sich die beste Wirkung erzielen kann. Wenn du unbedingt beides zusammen trainieren willst (etwa aus Zeitmangel), solltest du Prioritäten setzen, und zwar nach deinem primären Ziel: Wenn du Muskeln aufbauen oder kräftiger werden willst, solltest du zuerst die Kraft trainieren. Wenn du deine Ausdauer verbessern willst, stellst du das Ausdauertraining voran.
Wenn du abnehmen willst, ist es im Grunde egal: Untersuchungen deuten darauf hin, dass es von Vorteil sein kann, wenn du erst Ausdauer trainierst: Ein zuerst absolviertes Krafttraining soll leicht negativen Einfluss auf den Anteil der Fettverbrennung am Energiehaushalt haben. Wirklich gesichert ist das nicht – dafür ist eins gewiss: Hauptsache, du bewegst dich!

Für Ausdauertraining gelten andere Regeln als für das Kraft- oder Schnelligkeitstraining. Denn hier geht es nicht (primär) um den Ausbau und die Schulung deiner Muskulatur, sondern um »die Widerstandsfähigkeit deines Körpers gegen die Ermüdung bei anhaltenden Belastungen« (siehe Tabelle Seite 27) – und damit vor allem um die Verbesserung deines kardiovaskulären Systems (siehe Seite 13).

Dabei gibt es zwei Schwerpunkte des Trainings, die dich in deiner Ausdauer voranbringen:

1) Das »klassische« Ausdauertraining: Radfahren, Laufen, Schwimmen am Stück für eine gewisse Zeit oder Strecke. Das muss passend sein zu deinem Leistungsstand – niemand schafft ohne Streckentraining aus dem Stand einen Marathon (ohne dabei seine körperliche Unversehrtheit aufs Spiel zu setzen). Und es muss passend sein zu dem Ziel, dass du dir vorgenommen hast: Die langen Läufe für einen Marathon beispielsweise sind nicht notwendig, wenn du einen 5-Kilometer-Wettkampf absolvieren willst.
2) Kurze, hochintensive HIIT-Einheiten (siehe Seite 158), etwa in Form der bekannten Tabata-Intervalle. Viele Studien haben belegt, dass auch solche kurzen und sehr intensiven Trainingseinheiten die Ausdauerfähigkeit deines Körpers teilweise sogar stärker verbessern als »klassische« lange Ausdauereinheiten. Es muss also nicht immer die stundenlange Ausfahrt oder das Kachelnzählen im Becken sein.

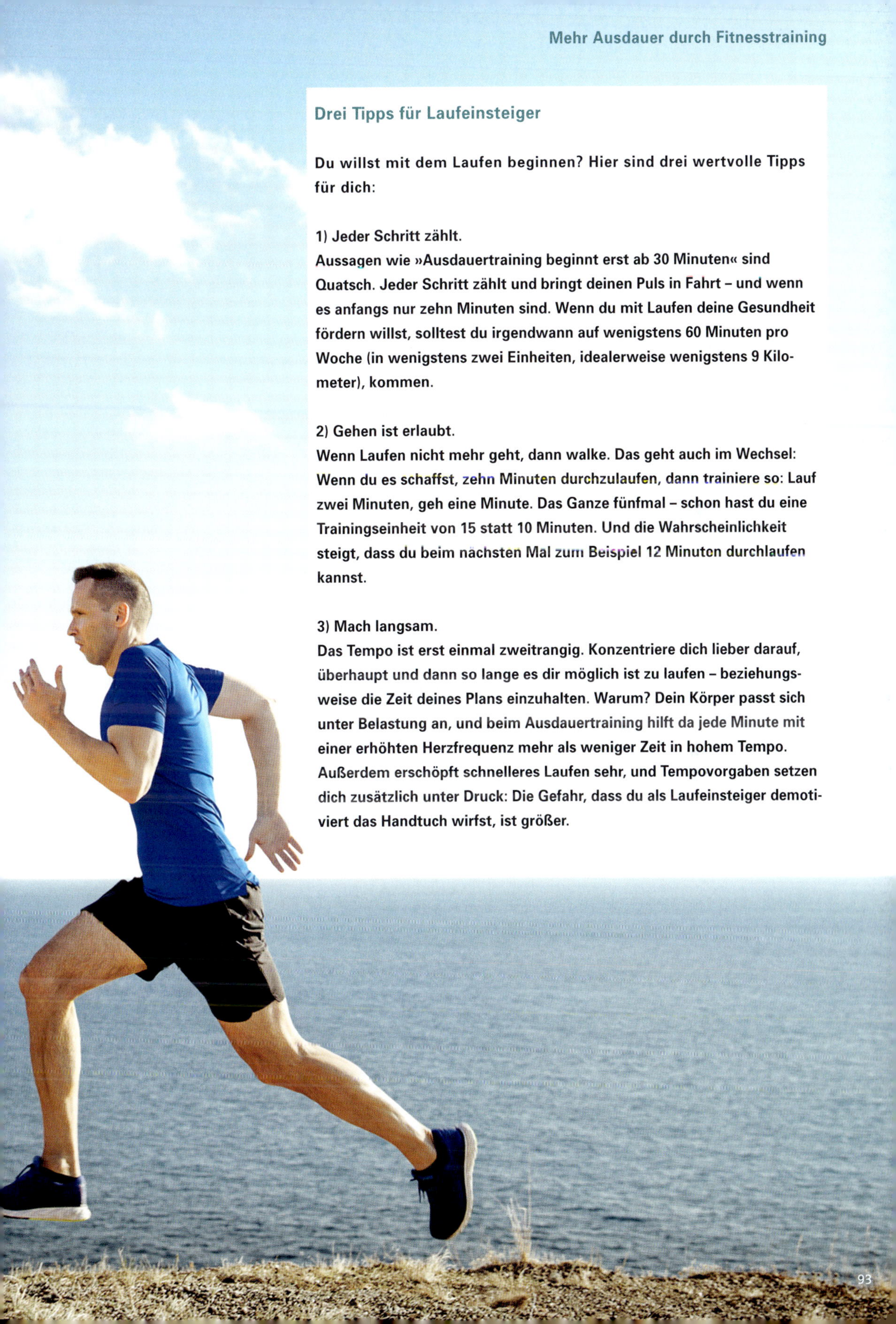

Drei Tipps für Laufeinsteiger

Du willst mit dem Laufen beginnen? Hier sind drei wertvolle Tipps für dich:

1) Jeder Schritt zählt.
Aussagen wie »Ausdauertraining beginnt erst ab 30 Minuten« sind Quatsch. Jeder Schritt zählt und bringt deinen Puls in Fahrt – und wenn es anfangs nur zehn Minuten sind. Wenn du mit Laufen deine Gesundheit fördern willst, solltest du irgendwann auf wenigstens 60 Minuten pro Woche (in wenigstens zwei Einheiten, idealerweise wenigstens 9 Kilometer), kommen.

2) Gehen ist erlaubt.
Wenn Laufen nicht mehr geht, dann walke. Das geht auch im Wechsel: Wenn du es schaffst, zehn Minuten durchzulaufen, dann trainiere so: Lauf zwei Minuten, geh eine Minute. Das Ganze fünfmal – schon hast du eine Trainingseinheit von 15 statt 10 Minuten. Und die Wahrscheinlichkeit steigt, dass du beim nächsten Mal zum Beispiel 12 Minuten durchlaufen kannst.

3) Mach langsam.
Das Tempo ist erst einmal zweitrangig. Konzentriere dich lieber darauf, überhaupt und dann so lange es dir möglich ist zu laufen – beziehungsweise die Zeit deines Plans einzuhalten. Warum? Dein Körper passt sich unter Belastung an, und beim Ausdauertraining hilft da jede Minute mit einer erhöhten Herzfrequenz mehr als weniger Zeit in hohem Tempo. Außerdem erschöpft schnelleres Laufen sehr, und Tempovorgaben setzen dich zusätzlich unter Druck: Die Gefahr, dass du als Laufeinsteiger demotiviert das Handtuch wirfst, ist größer.

Wie steht es um deine Ausdauer?

Verschiedene Standardtests zeigen dir, wo du im Vergleich zu den Durchschnittsläufern deines Alters stehst. Du kannst sie auch sehr gut dafür nutzen, um die eigene Leistungsentwicklung zu beobachten und deine Trainingsplanung danach auszurichten:

a) Du kannst zum einen eine Strecke oder eine Distanz aus deinem Training nehmen und dich mit früheren Ergebnissen vergleichen – das ist die einfachste Methode.

b) Sofern du eine Pulsuhr oder einen Fitnesstracker hast, bieten dir diese oftmals auch Testszenarien an, die du einfach umsetzen kannst.

c) Du kannst natürlich auch zu einem Sportmediziner gehen. Je nach Angebot erhältst du dort von einer »normalen« Belastungs-Untersuchung (EKG) bis hin zu einem komplexen leistungssportmedizinischen Check samt Herzfrequenz-, Sauerstoffaufnahmekapazitäts-, Laktat-Messung und allem Pipapo unterschiedliche Behandlungen (gegen viel Geld).

d) Neben der Labormessung kannst du auch eine »Felduntersuchung« durchführen, also einen standardisierten Testlauf, bei dem deine Ergebnisse mit Durchschnittswerten von anderen Menschen (im Grunde so ähnlich wie beim Deutschen Sportabzeichen) verglichen werden. Die folgenden Tests kommen dabei häufig zum Einsatz:

Der Cooper-Test

Sehr häufig angewendet, aber nur für trainierte und gesunde (!) Menschen wirklich geeignet: Beim Cooper-Test, benannt nach einem amerikanischen Sportmediziner, musst du 12 Minuten am Stück laufen und dabei eine maximal große Strecke zurücklegen. Klingt simpel, aber beherzt angegangen wird das Ganze ziemlich anstrengend. Im Idealfall nutzt du dafür eine 400-Meter-Laufbahn (und musst dann im Zweifelsfall die letzten Meter schätzen). Unterstützend kannst du auch einen GPS-gesteuerten Tracker mitlaufen lassen.

Der Cooper-Test mit Werten für Männer

Alter/Level	Sehr gut	Gut	Durchschnitt	Schlecht	Sehr schlecht
Trainierter Athlet	>3700 m	3400–3700 m	3100–3399 m	2800–3099 m	<2800 m
17–19	>3000 m	2700–3000 m	2500–2699 m	2300–2499 m	<2300 m
20–29	>2800 m	2400–2800 m	2200–2399 m	1600–2199 m	<1600 m
30–39	>2700 m	2300–2700 m	1900–2299 m	1500–1899 m	<1500 m
40–49	>2500 m	2100–2500 m	1700–2099 m	1400–1699 m	<1400 m
50+	>2400 m	2000–2400 m	1600–1999 m	1300–1599 m	<1300 m

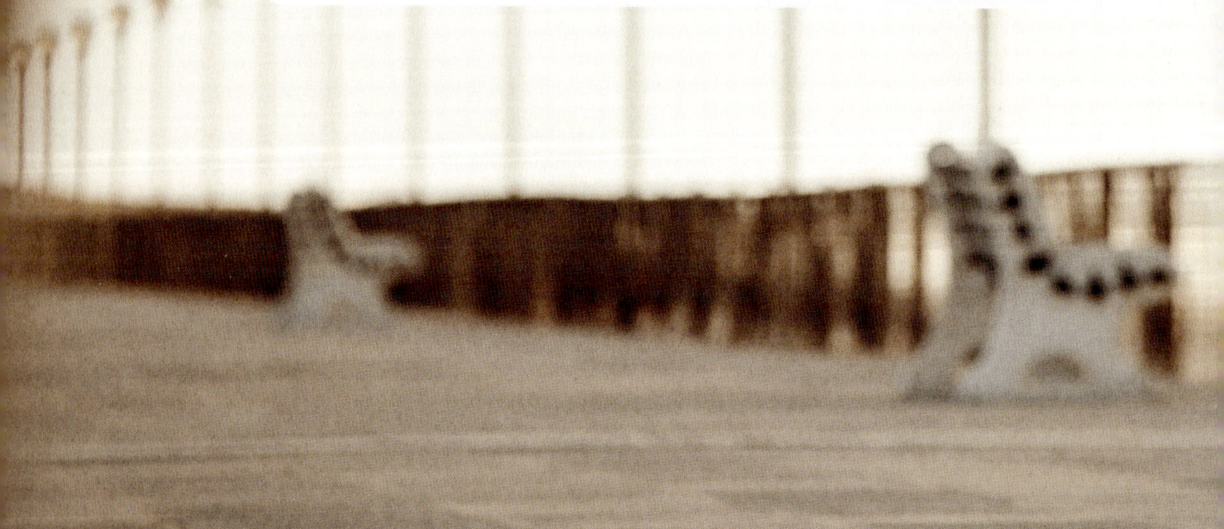

Der UKK- (2 Kilometer-) Walking-Test

Für (noch) nicht ganz so fitte Menschen gibt es als Alternative den 2-Kilometer-Walking-Test. Hierbei gehst du eine Strecke von zwei Kilometern auf Zeit. Am Ende nimmst du eben diese Zeit und deine Herzfrequenz (eine Pulsuhr ist von Vorteil), die dann zusammen mit deinem Alter, Geschlecht, Körpergröße und Gewicht in eine Formel einfließen, die dann wiederum einen »Walkingindex« ausspuckt, der dir zeigt, wie gut deine Ausdauerleistung zu bewerten ist. Rechner dafür findest du im Internet.

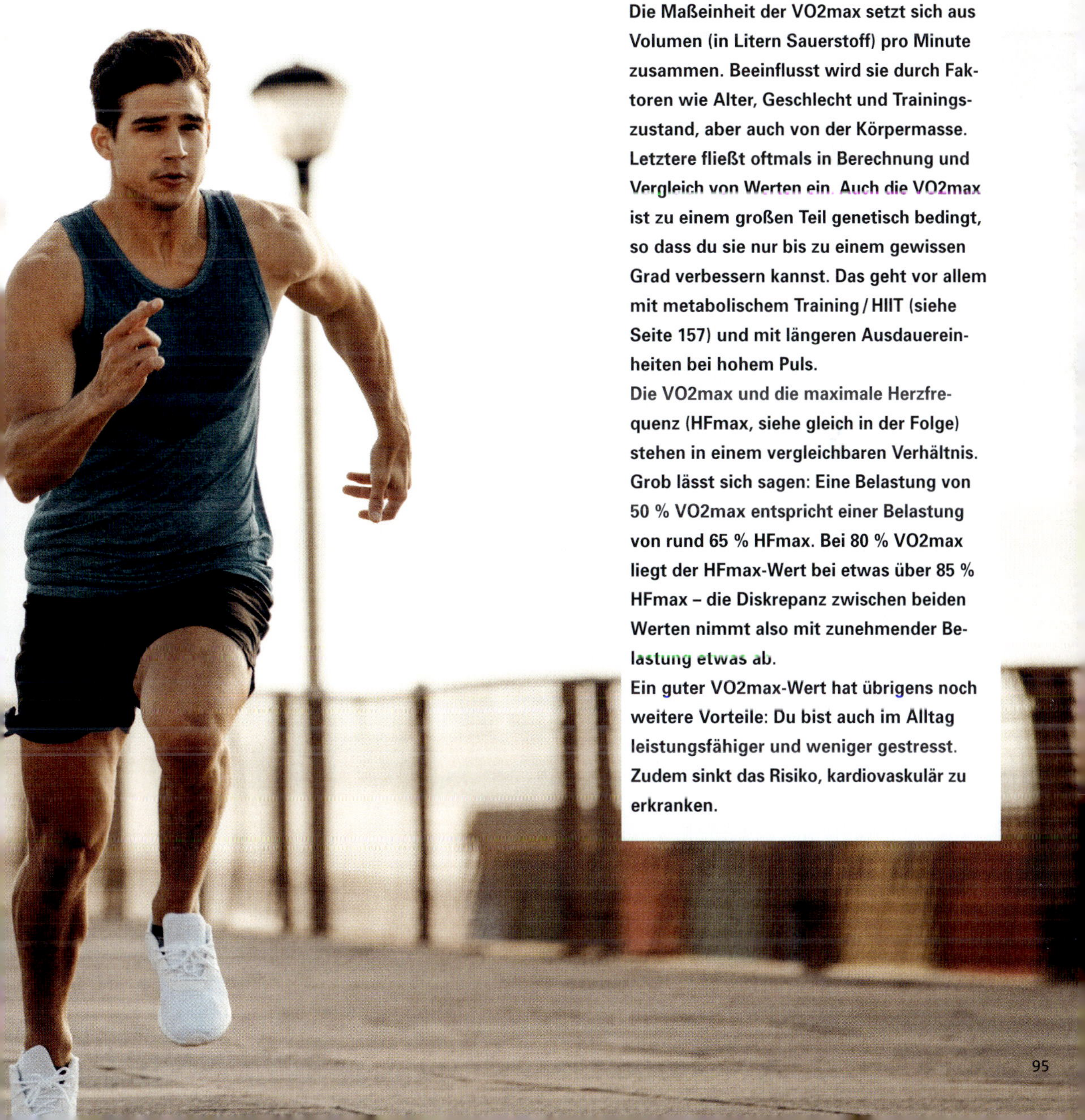

Alles VO2max oder was?

Der Cooper-Test sowie der UKK-Test werden auch genutzt, um die maximale Sauerstoffaufnahmekapazität (kurz: VO2-max) zu ermitteln. Was ist das denn jetzt? Die VO-2max ist ein beliebter Wert, der zeigt, wie schnell und wie viel Sauerstoff dein Körper unter Belastung aufnehmen und an (Muskel)Zellen weitergeben kann. Oder anders: Je höher der VO2max-Wert, desto besser (und länger) ist deine Ausdauerleistung.

Die Maßeinheit der VO2max setzt sich aus Volumen (in Litern Sauerstoff) pro Minute zusammen. Beeinflusst wird sie durch Faktoren wie Alter, Geschlecht und Trainingszustand, aber auch von der Körpermasse. Letztere fließt oftmals in Berechnung und Vergleich von Werten ein. Auch die VO2max ist zu einem großen Teil genetisch bedingt, so dass du sie nur bis zu einem gewissen Grad verbessern kannst. Das geht vor allem mit metabolischem Training / HIIT (siehe Seite 157) und mit längeren Ausdauereinheiten bei hohem Puls.

Die VO2max und die maximale Herzfrequenz (HFmax, siehe gleich in der Folge) stehen in einem vergleichbaren Verhältnis. Grob lässt sich sagen: Eine Belastung von 50 % VO2max entspricht einer Belastung von rund 65 % HFmax. Bei 80 % VO2max liegt der HFmax-Wert bei etwas über 85 % HFmax – die Diskrepanz zwischen beiden Werten nimmt also mit zunehmender Belastung etwas ab.

Ein guter VO2max-Wert hat übrigens noch weitere Vorteile: Du bist auch im Alltag leistungsfähiger und weniger gestresst. Zudem sinkt das Risiko, kardiovaskulär zu erkranken.

Ermittlung der passenden Belastungsintensität beim Ausdauertraining

Ausdauertraining folgt zwar anderen Spielregeln als Krafttraining, aber auch hier dient ein Maximalwert als entscheidende Größe zur Belastungsbestimmung: dein Maximalpuls, auch maximale Herzfrequenz oder kurz HFmax genannt. Dabei handelt es sich um die maximale Schlagzahl, die dein Herz zu schlagen imstande ist – ein Wert, den du im Gegensatz zu deiner Maximalkraft nicht trainieren kannst. Er ist vielmehr genetisch bestimmt, hängt dabei auch vom Geschlecht, ein bisschen von Körpergröße sowie -bau und deinem Alter ab (der Wert nimmt schon ab einem Alter von 20 pro Jahr um rund einen Schlag/Minute ab). Der Maximalpuls sagt für sich genommen nichts über den Trainingszustand aus – wobei gut Trainierte in der Regel einen eher etwas niedrigeren Maximalpuls haben als Untrainierte: Eine minimale Anpassung an eine zunehmende Trainingstätigkeit gibt es also, so dass du deine maximale Herzfrequenz etwa alle 6 Monate neu ermitteln solltest. Wie kannst du deinen Maximalpuls ermitteln?

Du hast drei Möglichkeiten:

1) Du wendest eine Formel an.
2) Du führst einen Selbsttest durch.
3) Du gehst zu einem Sportmediziner für eine Leistungsdiagnostik.

Maximalpuls-Ermittlung beim Sportmediziner

Du ahnst schon: Die Leistungsdiagnostik beim Arzt ist die genaueste Methode, aber natürlich auch die (zeitlich und finanziell) aufwändigste. Dafür genießt du hier weitere Vorteile: Du wirst beim Test ärztlich betreut und erhältst in der Regel auch Infos über alle deine individuellen Herzfrequenzbereiche, die für das Training relevant sind.

Maximalpuls-Ermittlung mit einer Formel

Eine sehr einfache, dafür leider sehr ungenaue Methode, den Maximalpuls zu ermitteln, ist die Anwendung einer Formel. Davon gibt es einige, die allerdings alle ähnlich ungenau sind. Dann können wir gleich eine schön einfach anzuwendende vorstellen, die von Dr. Winfried Spanaus, der zum Thema Trainingssteuerung im Ausdauersport promovierte:

Für Männer gilt demnach:

HFmax = 223 – 0,9 x Lebensalter

Beispielrechnung: Ein 30-jähriger Mann hat der Formel nach einen Maximalpuls von 196 (Rechnung: 223 – (0,9 x 30)).
Da in diese Formel nur das Lebensalter und das Geschlecht einfließen, ist dieser Wert nur eine grobe Annäherung. In der Realität kann die maximale Herzfrequenz zweier gleich alter Männer ein paar Dutzend Schläge/Minute unterschiedlich ausfallen.

Maximalpuls-Ermittlung im Selbsttest

Genauer ist da die dritte Alternative, der Selbsttest. Der ist allerdings eher für trainierte und vor allem gesunde Menschen geeignet, denn am Ende des Tests geht es richtig zur Sache. Im Zweifelsfall lieber vorher beim Arzt abchecken, ob der Test für dich okay wäre. Alles, was du für den Test brauchst, ist eine Pulsuhr – und dann kann es nach einem guten Aufwärmprogramm von mindestens 10 Minuten lockerem Einlaufen auch schon losgehen: Du läufst drei Mal drei Minuten. Zwischen diesen Laufphasen machst du jeweils zweiminütige Trabpausen. Die ersten drei Minuten läufst du gemütlich, die zweiten drei Minuten zügiger, so dass dein Atem schon durchaus in Wallung kommt, die dritten drei Minuten haust du alles raus, was geht. Direkt am Ende dieser letzten Vollgas-Minuten liest du deinen Puls ab – dieser bzw. ein vorher ermittelter höherer Wert ist dein Maximalpuls. Solltest du keine Pulsuhr haben, musst du die Zeit anderweitig stoppen und dir dann mit der letzten Sekunde sofort an Hals oder Handgelenk fassen – wo du auch immer am besten deinen Puls erspüren kannst. Ermittle die Schläge für 15 Sekunden und rechne das Ergebnis mal vier (eine Minute lang durchzuzählen führt zu einem falschen Ergebnis, denn der Puls gibt relativ schnell wieder nach). Anschließend zehn Minuten auslaufen nicht vergessen.

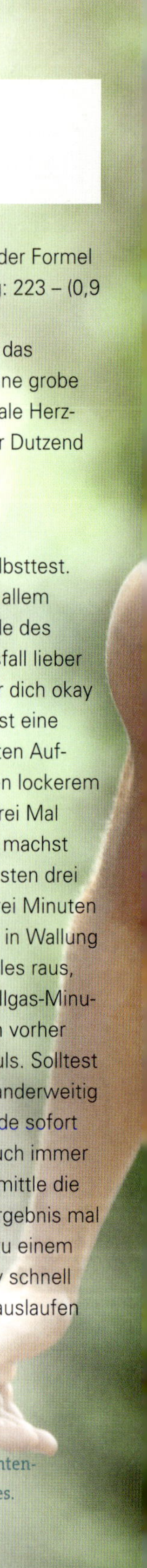

Eine Pulsuhr hilft bei der Steuerung der Trainingsintensität – und bei der Ermittlung deines Maximalpulses.

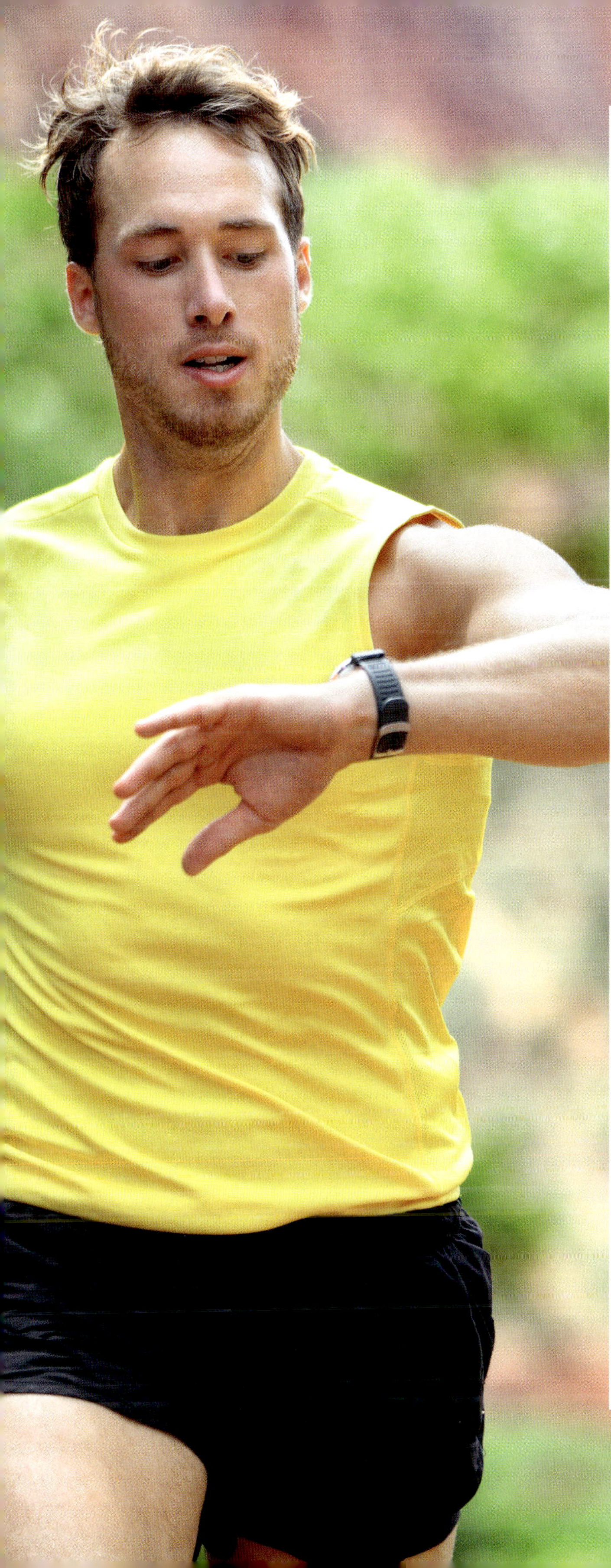

Der Ruhepuls als Fitnessindikator

Da der Maximalpuls genetisch bedingt ist und von dir nicht trainiert werden kann, sagt er nichts über deinen Trainingszustand aus. Ganz im Gegensatz zum Ruhepuls: Der sinkt mit der Zeit, je mehr du Ausdauer trainierst. Warum? Ein schönes Beispiel für die Adaptionsleistung des Körpers (siehe Seite 28): Das Herz wächst im wahrsten Sinne mit seinen Herausforderungen. Es wird kräftiger und kann somit mit jedem Schlag mehr Blut pumpen. Während ein untrainiertes Herz unter Belastung etwa 100 ml Blut pro Herzschlag transportieren kann, schafft das Herz eines Ausdauerleistungssportlers bis zu 200 ml pro Schlag. Auch in Ruhe pumpt ein trainiertes Herz mehr Blut – somit muss es weniger häufig schlagen, und der Ruhepuls sinkt. Ein niedriger Ruhepuls ist also ein gutes Zeichen, dass du trainiert bist. Und schont natürlich auch das Herz. Profisportler haben teilweise einen Ruhepuls runter bis an die 30 – das kann aber auch schon wieder ungesund sein, wenn das etwa mit dem Herzwachstum zusammenhängt (ein Herz darf auch nicht zu groß werden). Gesund geht es bei trainierten Freizeitsportlern mit einem Ruhepuls von 60 bis 70 zu, sehr gut trainierte haben auch einen Ruhepuls von unter 60. Bei dauerhaft mehr als 70 bis zu 80 oder mehr Schlägen Ruhepuls, ein deutliches Zeichen für fehlende Fitness, steigt dann schon das Sterblichkeitsrisiko, wie Vergleichsstudien zeigen. Alleine deswegen lohnt es sich doch, in Bewegung zu kommen. Und wie misst du den Ruhepuls? Ganz einfach: Direkt nach dem Aufwachen, bevor du aufstehst, ermittle deinen aktuellen Puls entweder mit den Fingern am Handgelenk oder an der Halsschlagader neben dem Kehlkopf. Einfacher geht's, wenn du einen Fitnesstracker trägst, der eh die ganze Zeit deinen Puls anzeigt.

Belastungsbereiche beim Ausdauersport

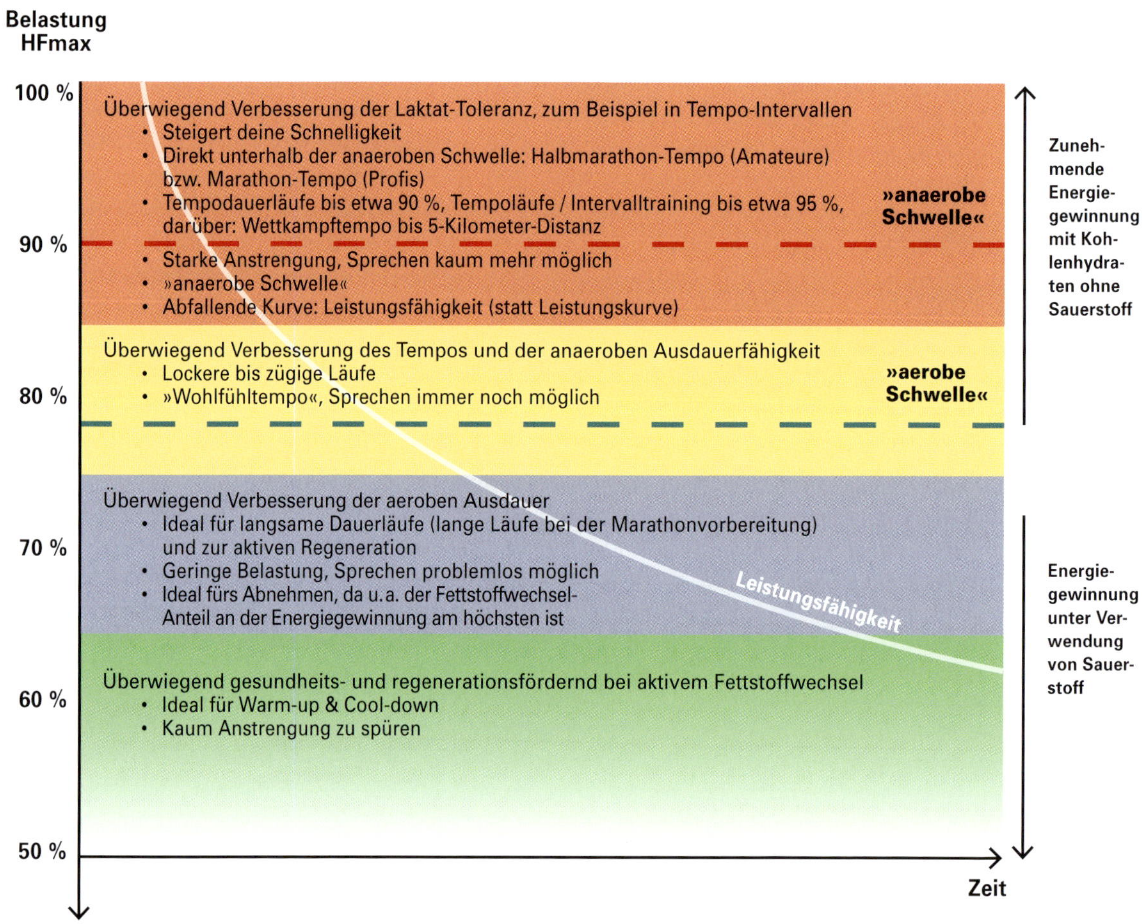

Die verschiedenen Belastungszonen im Ausdauertraining

Wenn du deinen Maximalpuls kennst, kannst du davon relativ leicht verschiedene Belastungsbereiche ableiten. Die oben stehende Grafik zeigt dir grob, welche Intensitäten im Ausdauertraining eine Rolle spielen.

Zwischen etwa 70 bis 75 % und 80 bis 85 % Prozent liegt die so genannte aerobe Schwelle, die individuell leicht unterschiedlich ausfallen kann. Je höher die Belastung, desto mehr Energie gewinnt dein Körper aus der Kohlenhydratverwertung. Und zwar ohne Zuhilfenahme von Sauerstoff (das geht mit Fett nicht) – dieser Bereich wird aerobe Schwelle genannt. Über dieser Schwelle kommt dein Körper zunehmend in eine Sauerstoffschuld, was du dann am intensiveren Atem spürst. Die anaerobe Schwelle (auch aerob-anaerobe Schwelle oder Laktatschwelle genannt) liegt dagegen zumeist bei 90 % HFmax (bei Einsteigern auch deutlich darunter). An dieser Schwelle halten sich zwei wichtige Werte gerade noch die Waage: Das Verhältnis zwischen der Sauerstoffaufnahme (Atmung) und dem Sauerstoffverbrauch in den Muskelzellen, und das Verhältnis zwischen Laktatproduktion und Laktatabbau. Wer diese Schwelle übertritt, dessen Muskulatur »übersäuert«, und die Leistungsfähigkeit fällt ab.
Um deine Ausdauer gezielt zu verbessern und schneller länger laufen zu können, solltest du nicht nur Wohlfühltempo laufen, sondern alle Belastungsbereiche in dein Training integrieren.

Abwechslung für dein Ausdauertraining

Ein paar Beispiele, wie du dein Ausdauertraining abwechslungsreich gestalten kannst:

- → **Verändere das Tempo: mit Intervalltraining (intensive, gleich oder unterschiedlich lange oder schnelle Phasen mit Pausen dazwischen) oder Fahrtspiel, bei dem du das Tempo beliebig wechselst.**
- → **Erhöhe den Widerstand: Du kannst zum Beispiel bergauf laufen oder biken, im Sattel zudem den Gang wechseln. Beim Schwimmen kannst du Paddles als Hilfsmittel einsetzen.**
- → **Wechsel die Umgebung: Laufe oder bike auf Waldwegen anstatt auf Asphalt, oder schwimme im Freiwasser anstatt im Schwimmbad.**

So ermittelst du den passenden Puls für die Belastungsbereiche

Zuvor hast du gelesen, wie du deinen Maximalpuls ermitteln kannst. Um deinen optimalen Trainingspuls beziehungsweise die eben vorgestellten Belastungsbereiche zu bestimmen, kannst du diesen Maximalpuls-Wert einfach in Relation zu den Bereichen setzen. Beispiel: Du bist der 30-Jährige aus obigem Beispiel und hast einen Maximalpuls von 196. Nun willst du wissen, wie hoch dein Puls für ein Training zwischen 65 % HFmax und 75 % HFmax sein muss.

Du rechnest einfach: 196 x 0,65 = 127, zudem 196 x 0,75 = 147. Dein persönlicher optimaler Puls für den genannten Trainingsbereich liegt also zwischen 127 und 147 Schlägen.

Eine andere Methode zur Ermittlung des passenden Trainingspulses ist die nach einem finnischen Marathonläufer benannte Karvonen-Formel. Diese bezieht neben dem Maximalpuls auch deinen Ruhepuls ein, den du dafür kennen solltest (siehe Seite 97). Auf diese Weise errechnest du die so genannte Herzfrequenzreserve, also die Spanne zwischen Ruhe- und Maximalpuls, die dann in die Berechnung einfließt. Ebenso kommt ein Trainingsfaktor zum Einsatz, der unterscheidet, wie fit du bist beziehungsweise was du genau verbessern möchtest:

- Faktor 0,5 --> für (Wieder-)Einsteiger
- Faktor 0,6 --> für Trainierte, die Grundlagenausdauer ausbauen wollen (extensives Ausdauertraining)
- Faktor 0,8 --> für Trainierte, die Schnelligkeit und Leistungsfähigkeit bei hohem Puls ausbauen wollen (intensives Ausdauertraining)

Und so sieht die vollständige Karvonen-Formel aus: ((HFmax – Ruhepuls) x Trainingsfaktor) + RP = passender Pulsbereich fürs Training

Als Beispiel nehmen wir wieder den Maximalpuls von 196. Deinen Ruhepuls ermittelst du bei 65. Demnach hast du eine Herzfrequenzreserve von 196-65 = 131. Du bist Laufeinsteiger? Dann rechnest du wie folgt: Herzfrequenzreserve 131 x 0,5 = 65 (abgerundet) plus Ruhepuls 65 = 130 Puls für dein Training

Am Ende solltest du ausprobieren, womit du dich gut fühlst und positive Veränderungen bemerkst.

Ein Tipp: Gerade Trainingseinsteiger sollten sich lieber unterfordern als überfordern! Wenn du Blut geleckt hast und dich verbessern willst, kannst du das immer noch tun. Andersherum provozierst du Verletzungen und Motivationseinbrüche.

Ein guter Fitness-Gradmesser: der Erholungspuls

Nicht nur dein Ruhepuls, auch ein anderer Wert deiner Herzfrequenz ist ein guter Indikator für den Status deiner Fitness: Konkret geht es um die Frage, wie schnell dein Puls nach einer Belastung wieder sinkt. Das kannst du ganz einfach feststellen (am besten natürlich mit einem Pulsmesser): Dafür läufst du zwei Minuten absolut Vollgas – aber vorher bitte gut aufwärmen! Mit der letzten Sekunde schaust du auf deinen Pulswert, und von dem Moment an, wo dieser Wert um einen Schlag sinkt, stoppst du eine Minute, bevor du dann wieder den Wert abliest. Die Differenz zwischen den beiden Werten ist dein Erholungspuls – er sagt etwas über deinen Fitnesszustand aus: Je größer sie ist, desto fitter bist du. Werte von 30 bis 40 Schlägen Differenz gelten als gut, mit über 40 Schlägen Differenz bist du super trainiert.

Was hat alles Einfluss auf deinen Puls?

Deine Herzfrequenz hängt nicht nur von deinem Leistungslevel und der aktuellen Belastung ab. Auch andere Faktoren beeinflussen sie – wer einmal vor einem ersten Date sein Herz vor Aufregung hat schlagen spüren, kennt das.

Die Psyche

In dem Date-Beispiel spielt dir deine Psyche einen Streich: Die Aufregung ist vor allem eine Folge ausgeschütteter Hormone. Die können auch bei Angst auftreten – wer nach einem Alptraum hochschreckt, wird auch oft einen hohen Puls spüren, obwohl er nachweislich nur im Bett liegt.

Das Wetter

Klar, Sonnenschein fühlt sich besser an als Regen. Aber das ist nicht der Grund – sondern die Außentemperatur. Die beeinflusst deine Körpertemperatur, und die hat starken Einfluss auf deine Herzfrequenz. Wenn du bei Hitze im Sommer läufst, kann deine Herzfrequenz bis zu 20 Schläge höher sein. Beachte das bei deinem Training! Kälte hat weniger Einfluss auf deinen Puls – erst bei sehr niedrigen Temperaturen, bei denen du wahrscheinlich eh lieber freiwillig aufs Laufband gehst.

Das Trinkverhalten

Wer zu wenig trinkt, dehydriert. Das hat einen ähnlichen großen Einfluss auf Leistungsfähigkeit und Puls wie die Außentemperatur. Das Blut wird weniger und dickflüssiger, das Herz muss diesen Verlust an Blutvolumen und Qualität mit einer höheren Schlagfrequenz ausgleichen. Also das Trinken beim Ausdauertraining nicht vergessen!

Die Höhenlage

Wenn du schon mal in den Bergen laufen warst oder einen hohen Pass auch nur im Auto sitzend überquert hast, kennst du den Effekt der Atemnot. Der Grund: Mit zunehmender Höhe sinkt der Sauerstoffgehalt der Luft. Ab wann dann bei einem Atemzug das Gefühl der Atemnot eintritt, ist individuell verschieden. Fakt ist: Du musst mehr Atmen, um diesen Verlust auszugleichen – und schon ab einer Höhe von 2000 Metern stehen dir bereits rund 15 Prozent weniger Sauerstoff zur Verfügung. Der Mangel an Sauerstoff verschärft die Trainingsbedingungen und erhöht den Trainingseffekt – auch deshalb ist Höhentraining so beliebt bei Ausdauersportlern. Der Körper gewöhnt sich dann in der Regel nach ein paar Tagen an die neue Sauerstoffsituation.

Die Gesundheit

Es muss gar nicht mal offensichtliches Fieber sein, das deinen Körper auch ohne Außentemperatur aufheizt. Wenn du »etwas ausbrütest«, etwa eine beginnende Erkältung, ist der Körper autonom mit der Bekämp-

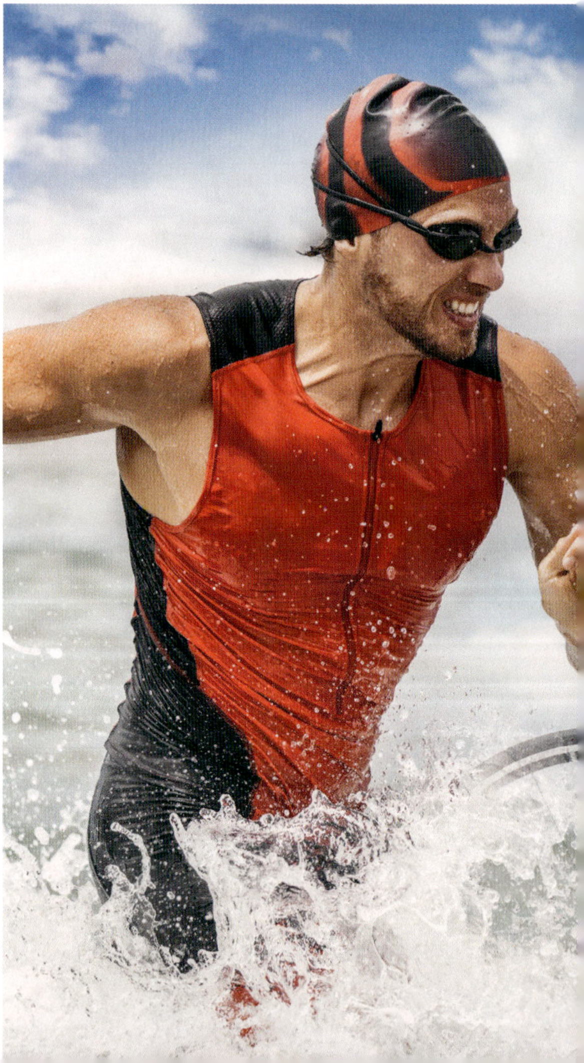

Dein Herz reagiert unterschiedlich auf verschiedene Sportarten – damit verändern sich auch die Pulsbereiche fürs Training.

fung der Ursache beschäftigt. Es fehlt an Energie für die Trainingsbelastung, und der Körper reagiert mit scheinbar unerklärlich hohem Puls. Zumeist fühlst du dich zudem eh schon schlapp – ein Warnzeichen, zunächst einmal kürzerzutreten.

Anderer Sport, anderer Puls

Die bisher genannten Belastungsbereiche beziehen sich auf das Laufen. Du betreibst einen anderen Ausdauersport? Dann kann die tatsächliche Belastung anders aussehen. Wenn du die klassischen drei Ausdauersportarten Laufen, Radfahren und Schwimmen vergleichst, so fordert Laufen den Körper am meisten. Dies hat mit der Gesamtheit der geforderten Muskulatur zu tun, aber nicht nur (beim Schwimmen werden tendenziell mehr Muskelgruppen gefordert). Die Tatsache, dass du dein gesamtes Körpergewicht bei jedem Schritt entgegen der Schwerkraft vom Boden abdrückst, macht das Laufen so intensiv. Als Faustregel für die anderen Ausdauersportarten kannst du dir merken: Radfahren fordert den Körper grob und durchschnittlich gesagt um etwa 5 Prozent weniger, Schwimmen um etwa 10 Prozent weniger.

Das heißt, dieselben anzustrebenden Belastungsbereiche, die zum Laufen in der Grafik auf Seite 98 zu sehen sind, erreichst du beim Radfahren mit einem 5 Prozent geringeren, beim Schwimmen mit einem 10 Prozent geringeren Puls. Alles natürlich komplett abhängig von der tatsächlichen Belastungsintensität, beim Schwimmen auch vom Stil.

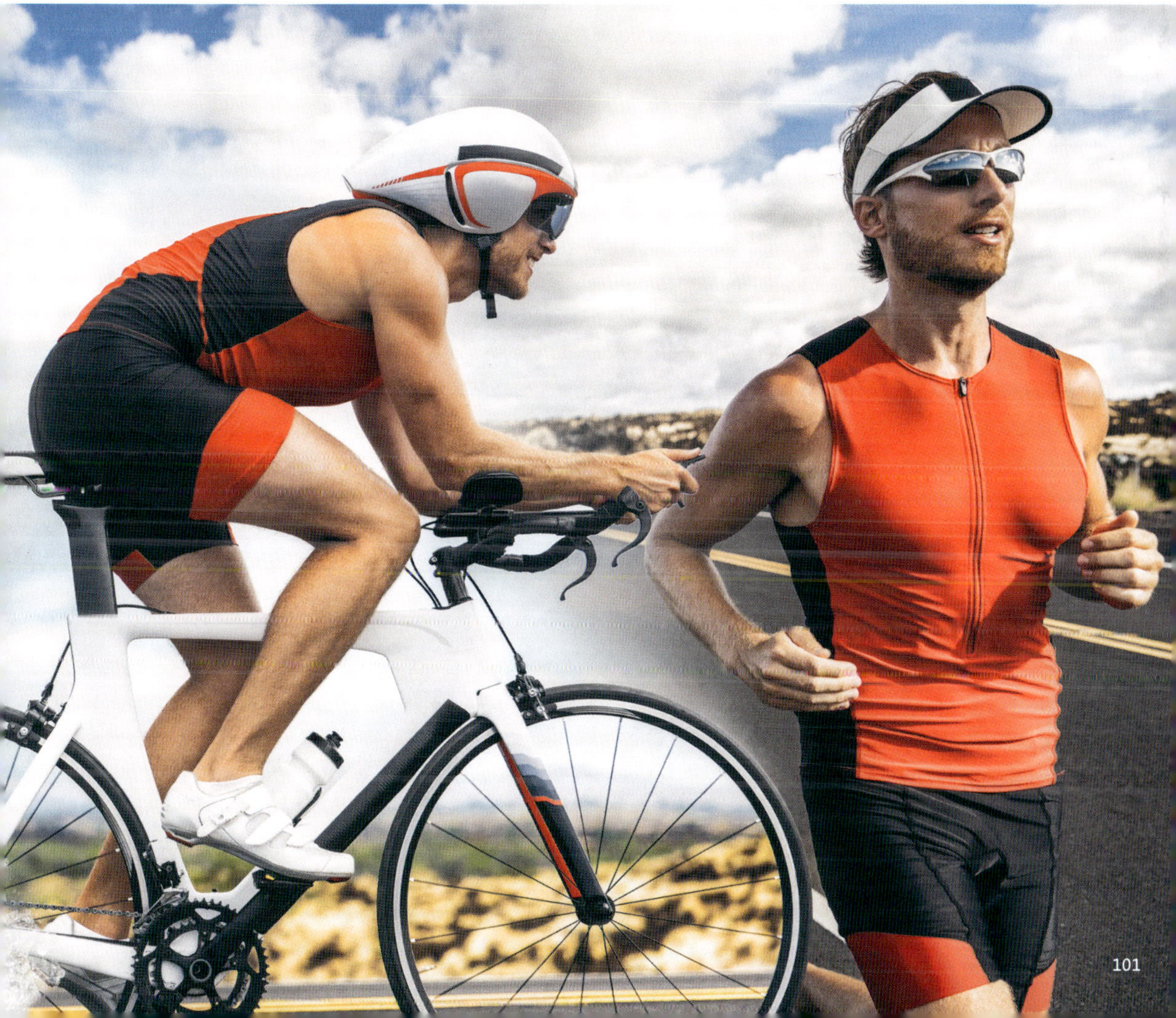

Mehr Beweglichkeit durch Fitnesstraining

Beweglichkeit – und auch das Koordinationsvermögen – stehen seltener als Trainingsziel im Fokus, sind aber insbesondere mit zunehmendem Alter besonders wichtig. Und sie können dich beim Kraft- oder Ausdauertraining grundsätzlich limitieren! Denn neben der Power eines Muskels ist wichtig, inwieweit er diese Power auch in zielführende Bewegungen umsetzen kann. Und da kann deine (fehlende) Beweglichkeit Grenzen aufzeigen. Fitness bedeutet also mehr als den ein oder anderen Muskel aufzupumpen. Dieser sollte immer über seine »full range of motion«, also den gesamten anatomisch vorgesehenen Bewegungsweg arbeiten können. Dasselbe gilt übergeordnet für Muskelketten – denn an den meisten Bewegungen sind tatsächlich viele Muskeln beteiligt, die alle gleichzeitig gut agieren können müssen. Die Einschränkung der Beweglichkeit zeigt eine Verkürzung der betreffenden Muskeln auf – und eine eventuelle Schwäche des jeweiligen Gegenspielers. Deshalb ist regelmäßiges Dehntraining wichtig. In der Regel spürst du, wo es zieht bei Belastung oder wo deine Bewegung eingeschränkt ist. Es gibt Dutzende Beweglichkeitstests, viele beschränkt auf ein Gelenk. In denen merkst du relativ direkt, wenn was hakt: etwa, wenn du deinen Kopf nach links und rechts drehst und feststellst, dass zu einer Seite mehr Spiel ist.
Was für viele aber schwierig nachzuvollziehen ist, sind Einschränkungen bei mehrgelenkigen, übergeordneten Bewegungen, wenn ganze Muskelketten zum Einsatz kommen. Hier hat sich ein Test etabliert, den Fachleute ausführen: das so genannte Functional-Movement-Screen, kurz FMS. Dieser Test besteht aus sieben Übungen, darunter eine Art von Kniebeuge, spezielle Schritte oder Stütz-Bewegungen. Damit lassen sich Dysbalancen und Schwachstellen ermitteln.

Stretching für mehr Beweglichkeit

Dehnen oder synonym Stretching zieht dein muskuläres Bindegewebe inklusive der Sehnen in die Länge. Damit verbessert Stretching deine Beweglichkeit, löst Spannungen und ermöglicht wieder Bewegungen über den gesamten Radius. Und ganz nebenbei: Dehnen ist auch die Antwort auf die permanenten Verkürzungsszenarien, die in unserer zivilisierten Lebensweise mit permanentem Sitzen und vorgebeugtem Aufs-Smartphone-Schauen zur alltäglichen Gefahr werden. Wie stretchst du nun am besten? Eine kleine Einführung – beginnend mit einer Grafik, die verschiedene Möglichkeiten des Stretchings grob skizziert:

Verschiedene Grundtechniken des Dehnens

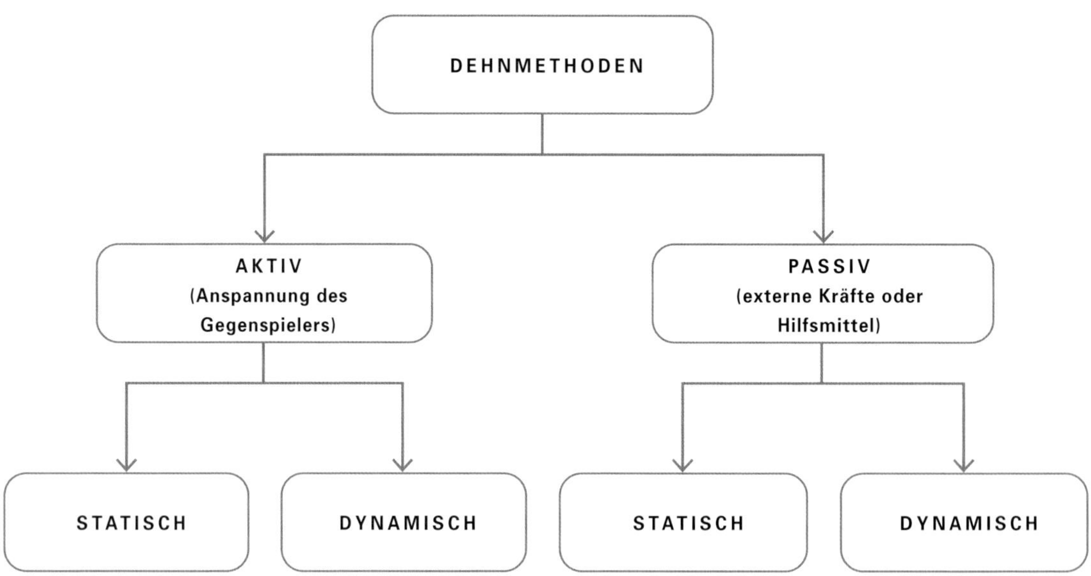

Aktives Dehnen
Beim aktiven Dehnen kommt es zum Dehneffekt, indem du die Gegenspielermuskulatur anspannst. Wenn du zum Beispiel deinen vorderen Oberschenkelmuskel, den Quadrizeps, extrem anspannst und dein Bein streckst, spürst du eine Dehnung auf der Beinrückseite.
Vorteil des aktiven Dehnens: Durch die Kontraktionsleistung stärkst du die involvierte Muskulatur. Nachteil ist allerdings, dass du damit bei weitem nicht alle Muskeln in eine Dehnung bekommst.

Passives Dehnen
Beim passiven Dehnen nutzt du »externe« Hilfsmittel: entweder die Schwerkraft, oder einen Hebelpunkt, etwa indem du an einen Türrahmen fasst und mit gestrecktem Arm nach vorne trittst, um die Brustmuskulatur zu dehnen. Mit der passiven Dehnung kannst du jeden Muskel erreichen, und sie ist für Einsteiger wie Fortgeschrittene eine gute Wahl.

Beide Formen, das aktive und das passive Dehnen, kannst du entweder statisch oder dynamisch durchführen.

Statisches Dehnen
Statisches Dehnen (am praktikabelsten dabei die passive Variante) ist perfekt für eine nachhaltige Verbesserung deiner Beweglichkeit geeignet. Du hältst hierbei, der Name verrät es, eine Position dauerhaft. Oder besser: die Intensität: Denn mit der Zeit wird die Muskulatur unter der Dehnspannung nachgeben, und du gehst dann automatisch immer ein bisschen mehr in die Dehnung hinein, wobei die Dehnintensität gleichbleibt. 30 Sekunden sind hier in der Regel als Minimum vorgesehen, zumeist klingelt nach spätestens 3 Minuten der Timer. In dieser Zeit darf es spürbar ziehen, aber der Schmerz sollte nie unerträglich werden oder dich zu einer Veränderung deiner Position zwingen.

Dynamisches Dehnen
Mit dynamischem Dehnen pushst du in kleinen Bewegungen immer wieder in die Dehnspannung hinein. Die federnden Bewegungen sorgen vor allem für kurzfristige Mobilisierungseffekte in der Muskulatur, die für kurze Zeit beweglicher wird, sowie dem myofaszialen Gewebe. Das ist perfekt als Warm-up-Element vor dem Training geeignet, aber weniger für langfristige Dehnerfolge.

Die idealen Stretching-Methoden für kurz- und langfristige Erfolge

Methode	Ausführung
A) Passiv-statisches Dauerdehnen für langfristig mehr Beweglichkeit	• Gehe in die Dehnspannung hinein. • Entspanne in diese Spannung hinein für wenigstens 30 Sekunden, maximal für 3 Minuten. • Nutze die Atmung: Bei jedem Ausatmen kannst du noch bewusster entspannen und loslassen. • Absolviere ein bis zwei Durchgänge für einen Muskel. • Du kannst die Dehnspannung intensivieren und weitere positive Effekte für das umgebende Fasziengewebe erzielen, wenn du die gedehnte Muskulatur bzw. Gegenspieler und Synergisten gezielt anspannst.
B) Wiederholtes dynamisches Dehnen für kurzfristige Mobilisierungseffekte auch am Fasziengewebe	• Gehe leicht in die Dehnspannung, dann federe locker und sanft tiefer in die mögliche Endposition hinein. • Versuche, mit kontrollierten, keinesfalls schwungvollen oder ruckartigen und relativ kleinen Bewegungen stets nahe an der spürbaren Dehnspannung zu sein. • Bewege dich so wenigstens 30-mal im Laufe von etwa 45 bis 60 Sekunden in die Dehnspannung und benutze hier ebenfalls deine Atmung zur Entspannung. • Absolviere bei Bedarf 2–3 Durchgänge. • Auch hier kannst du durch wiederholte Anspannung der Muskulatur im Rhythmus der Bewegungen die Intensität verstärken.

Dehnen für ein längeres Leben

Die Ergebnisse einer relativ neuen Studie deuten darauf hin: Dehnen kann die Steifigkeit der Blutgefäße reduzieren! Und das bedeutet ein geringeres Risiko, Herz-Kreislauferkrankungen wie Herzinfarkt oder Schlaganfall zu erleiden. Abgesehen von mehr Flexibilität und weniger Bewegungseinschränkungen ein weiterer guter Grund, warum du dich regelmäßig dehnen solltest.

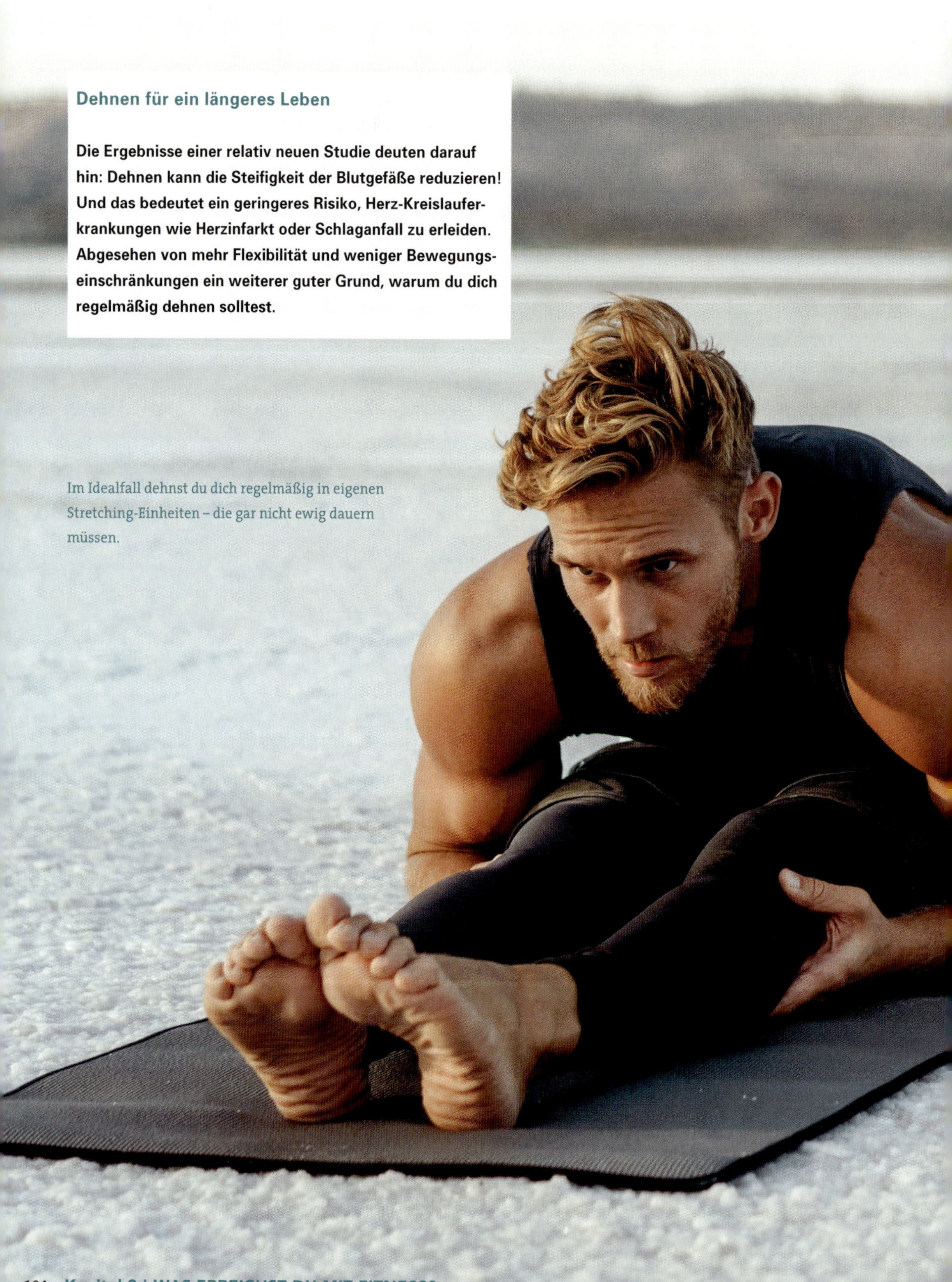

Im Idealfall dehnst du dich regelmäßig in eigenen Stretching-Einheiten – die gar nicht ewig dauern müssen.

Mögliche Zeitpunkte fürs Stretching

Vor dem Training
Hier ist dein Ziel, deine Muskulatur auf eine anstehende Belastung im Training vorzubereiten. Dehnen ist hier also Teil des Warm-ups, und genauso solltest du es auch durchführen. Das heißt vor allem: Dehne moderat und keinesfalls zu intensiv. Vermeide zudem statisches Dehnen – das kann Studien zufolge deine Leistungsfähigkeit verringern (wie ein zu intensives Warm-up generell) und sogar das Verletzungsrisiko in der nachfolgenden Einheit erhöhen.

Nach dem Training
Ein beliebtes Cool-down-Szenario ist das Stretchen nach dem Training. Es regt dabei die Durchblutung an und fördert so die Regeneration. Stretching reduziert den Tonus in der Muskulatur und regt die Arbeit des beruhigenden Parasympathikus an – perfekt zum Runterkommen. Auch hier gilt: Übertreibe es nicht. Gerade bei intensivem Training sind in deiner Muskulatur kleine Traumata entstanden. Diese solltest du durch zu intensives Dehnen nicht schlimmer machen. Entscheide selbst, ob du hier eher dynamisch oder statisch dehnen möchtest – in jedem Fall sollte dein Stretch wirklich moderat und entspannend ausfallen, keinesfalls stärkere Dehnreize auslösen.

Als Extra-Einheit
Für alle, die ihre Beweglichkeit verbessern wollen, ist das die perfekte Lösung: eine eigenständige Stretching-Einheit losgelöst vom sonstigen Training! Wenn nicht an einem anderen Tag, dann doch einige Stunden davon getrennt. Deine Stretching-Einheit muss gar nicht ewig lang sein, 10 bis 15 Minuten reichen bereits – du kannst verschiedene Körperpartien auch auf verschiedene Wochentage aufteilen. Für dauerhafte und langfristige Erfolge solltest du regelmäßig dehnen: wenigstens zwei bis drei Mal pro Woche, optimalerweise jeden zweiten Tag bis täglich (dann wechselnde Muskelgruppen).

Mehr Schnelligkeit durch Fitnesstraining

Der letzte ausstehende Konditionsfaktor, der eng an die Kraft gekoppelt ist, ist die Schnelligkeit. Auch die kann äußerst unterschiedliche Erscheinungen annehmen: Die aktive und reaktive Schnelligkeit eines Boxers beim Schlagen und Ausweichen im Oberkörper sowie bei der Beinarbeit ist anders zu trainieren als die Antrittsschnelligkeit eines Sprinters beispielsweise. Diese speziellen Trainingsinhalte kann dieser Fitness-Kompass nicht abdecken. Aber wir können dir den grundsätzlichen Hinweis geben, dass es bei der Steigerung von beiden Konditionsfaktoren, Kraft und Schnelligkeit, notwendig ist, mit hohen Kraftimpulsen (etwa durch viel Gewicht oder Widerstand) zu trainieren. Bei Schnelligkeit kannst du dich grundsätzlich an den Hinweisen zu Muskelaufbau und Bodyshaping halten. Hinzu kommen dann natürlich noch gezielte Belastungen, in denen du explosiv agierst: etwa bei plyometrischem Training – dieses Trainingskonzept findest du neben vielen anderen im folgenden Kapitel.

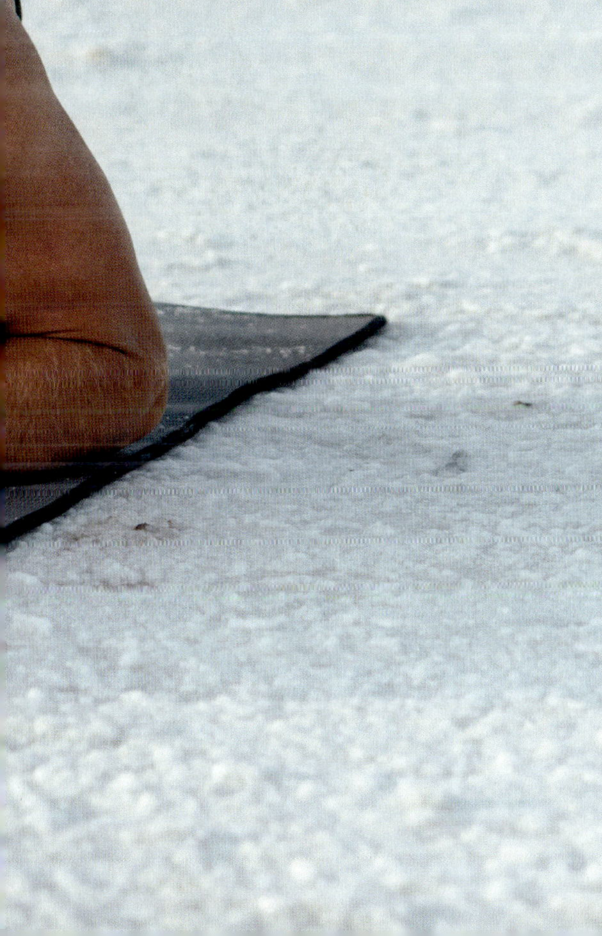

WELCHES TRAINING PASST ZU MIR?

DIE BESTEN KONZEPTE FÜR MÄNNER

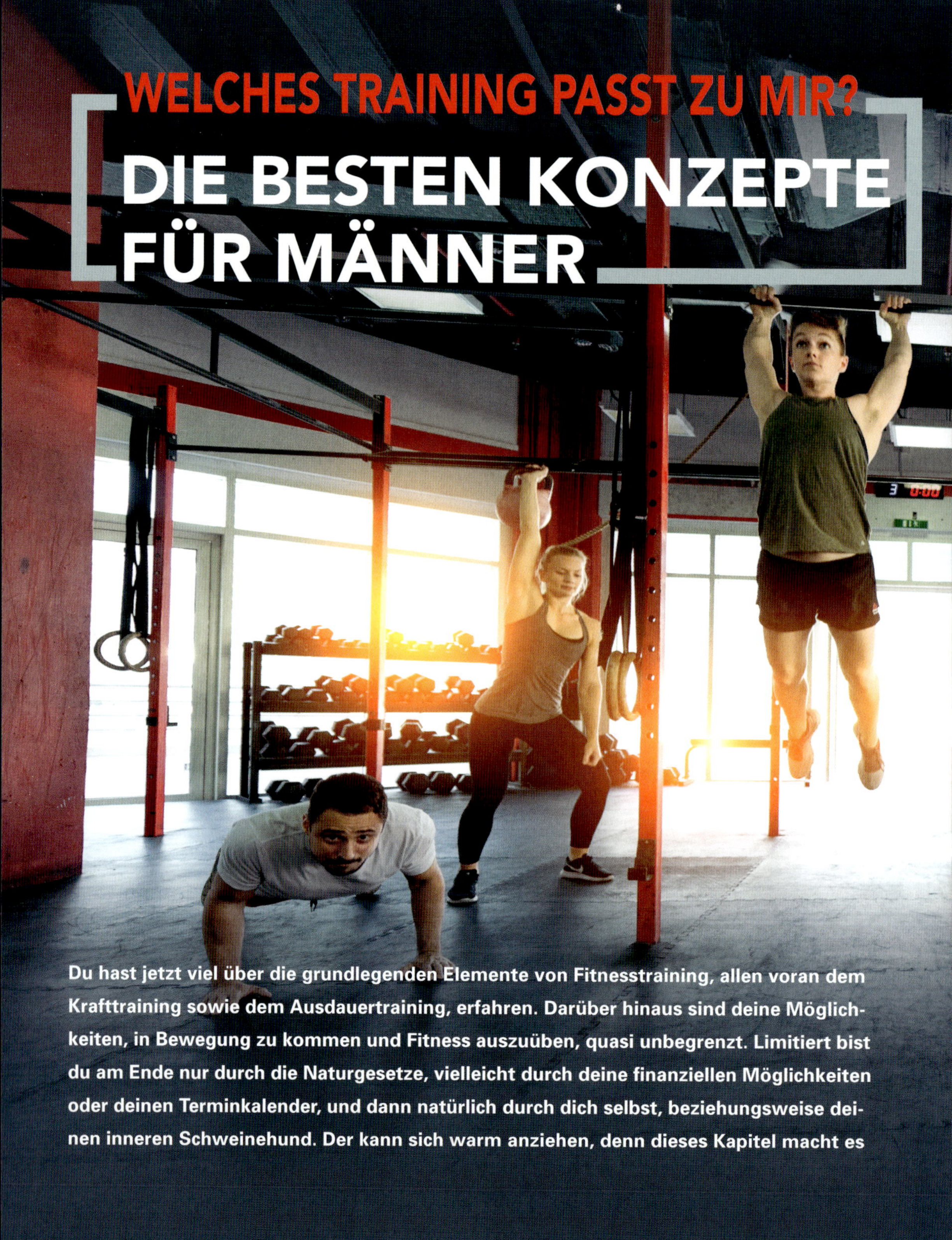

Du hast jetzt viel über die grundlegenden Elemente von Fitnesstraining, allen voran dem Krafttraining sowie dem Ausdauertraining, erfahren. Darüber hinaus sind deine Möglichkeiten, in Bewegung zu kommen und Fitness auszuüben, quasi unbegrenzt. Limitiert bist du am Ende nur durch die Naturgesetze, vielleicht durch deine finanziellen Möglichkeiten oder deinen Terminkalender, und dann natürlich durch dich selbst, beziehungsweise deinen inneren Schweinehund. Der kann sich warm anziehen, denn dieses Kapitel macht es

04

dir leicht, dich für ein zu dir passendes Training zu entscheiden: Du findest hier über 50 Fitness-Konzepte ideal für Männer! Die folgende Doppelseite steigt ein mit einer großen Übersicht der vorgestellten Konzepte (Bereiche wie Kampfsport, Kraftsport oder Yoga sind dabei noch in verschiedenartige Konzepte beziehungsweise Stile unterteilt) – inklusive Infos darüber, zu welchen Zielen das jeweilige Konzept passt, ob es eher für Einsteiger oder Fortgeschrittene geeignet ist und welche Trainingseffekte du erwarten kannst.

Übersicht ausgewählter Trainingskonzepte für Männer

Konzept	Kurz-Infos	geeignet für ✔ = ideal für			
		Einsteiger	Fortgeschrittene	Gesundheit & Beschwerdefreiheit	Abnehmen
Übergeordnete Trainingskonzepte					
Bodyweight-Training	Training mit dem eigenen Körpergewicht			✔	✔
Freihantel-Training	Training mit freien Gewichten			✔	✔
Maschinengeführtes Krafttraining	Training im Studio an Maschinen				
Outdoor-Fitness	Outdoor-Gruppentraining / Bootcamp-Training			✔	✔
Functional Training	Training unter funktionellen Gesichtspunkten			✔	
Faszientraining	Training des Fasziengewebes			✔	
Kampfkunst & Kampfsport	12 verschiedene Formen von Boxen bis Tai-Chi				
Kraftsportarten	Vier Kraftsport-Disziplinen: • Weightlifting (Olymp. Gewichtheben) • Strongman • Powerlifting = Kraftdreikampf • Bodybuilding				
CrossFit	Intensiver Kraft-Ausdauer-Mix				
Yoga	6 verschiedene Yoga-Stile			✔	
Pilates	Training nach Grundsätzen von Pilates			✔	

Muskelaufbau	+ Kraft	+ Ausdauer	+ Beweglichkeit	+ Koordination	+ Schnelligkeit	siehe Seite
						114
✔	✔					118
✔	✔					120
		✔				116
			✔	✔		122
			✔			124
			✔	✔	✔	126
✔	✔					134
	✔	✔			✔	140
			✔	✔		142
			✔			145

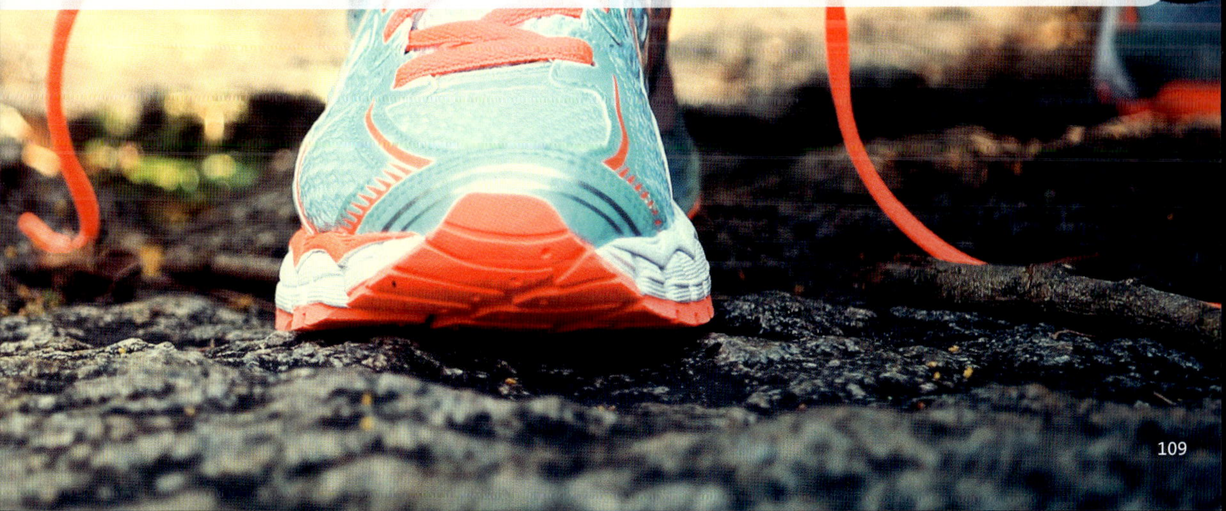

Konzept	Kurz-Infos	geeignet für ✔ = ideal für			
		Einsteiger	Fortgeschrittene	Gesundheit & Beschwerdefreiheit	Abnehmen
Spezielle Trainingskonzepte und Kursformate (alphabetisch sortiert)					
Aqua-Kickboxen	Männliche Aqua-Fitness-Variante			✔	
Asymmetrisches Training	Training mit asymmetrischer Belastung, inkl. Anti-Rotationstraining				
Bodyweight-Sportarten	Fitnessfördernd: Klettern/Bouldern & Parkour/Freerunning				
Calisthenics	Bodyweight-Training vorzugsweise an Stangen				
EMS-Training	Training unter Strom				
HIT	Intensive Form von Muskelaufbau-/Kraft-Training				
HIIT	Hochintensives (Kraft-)Ausdauer-Training			✔	✔
Kieser Training	Krafttraining der gleichlautenden Marke vorrangig zur Rückenpflege auf Basis von HIT-Training			✔	
Neuroathletik	Visualisierungs- & Wahrnehmungs-Training, Life Kinetik				
Perturbationstraining	Spezielle Form des propriozeptiven Trainings				
Plyometrisches Training	Sprungkraft-spezifisches Training				
Propriozeptionstraining	Koordinationsspezifisches Training			✔	
Spinning	Fatburn-Ausdauer-Klassiker auf dem Indoor-Bike				✔
Tae Bo	Kampfsport meets Fitness			✔	✔
Tool-geprägte Fitnesskurse	Kurse mit: • Kettlebell • Schlingentrainer • ViPR • Langhantel				
Virtuelles Training	eTraining/eFighting/VR Fitness				

Muskelaufbau	+ Kraft	+ Ausdauer	+ Beweglichkeit	+ Koordination	+ Schnelligkeit	siehe Seite
						146
				✔		147
			✔	✔		148
✔	✔					152
✔	✔					153
✔	✔					155
		✔				157
	✔					156
				✔	✔	160
	Siehe Propriozeptionstraining					166
	✔				✔	164
				✔		165
		✔				167
		✔				168
Abhängig von Tool und Kursinhalt, zumeist vielseitige Wirkung						171
Je nach Tool & Trainingsansatz, zumeist spezielle Ausrichtung						170

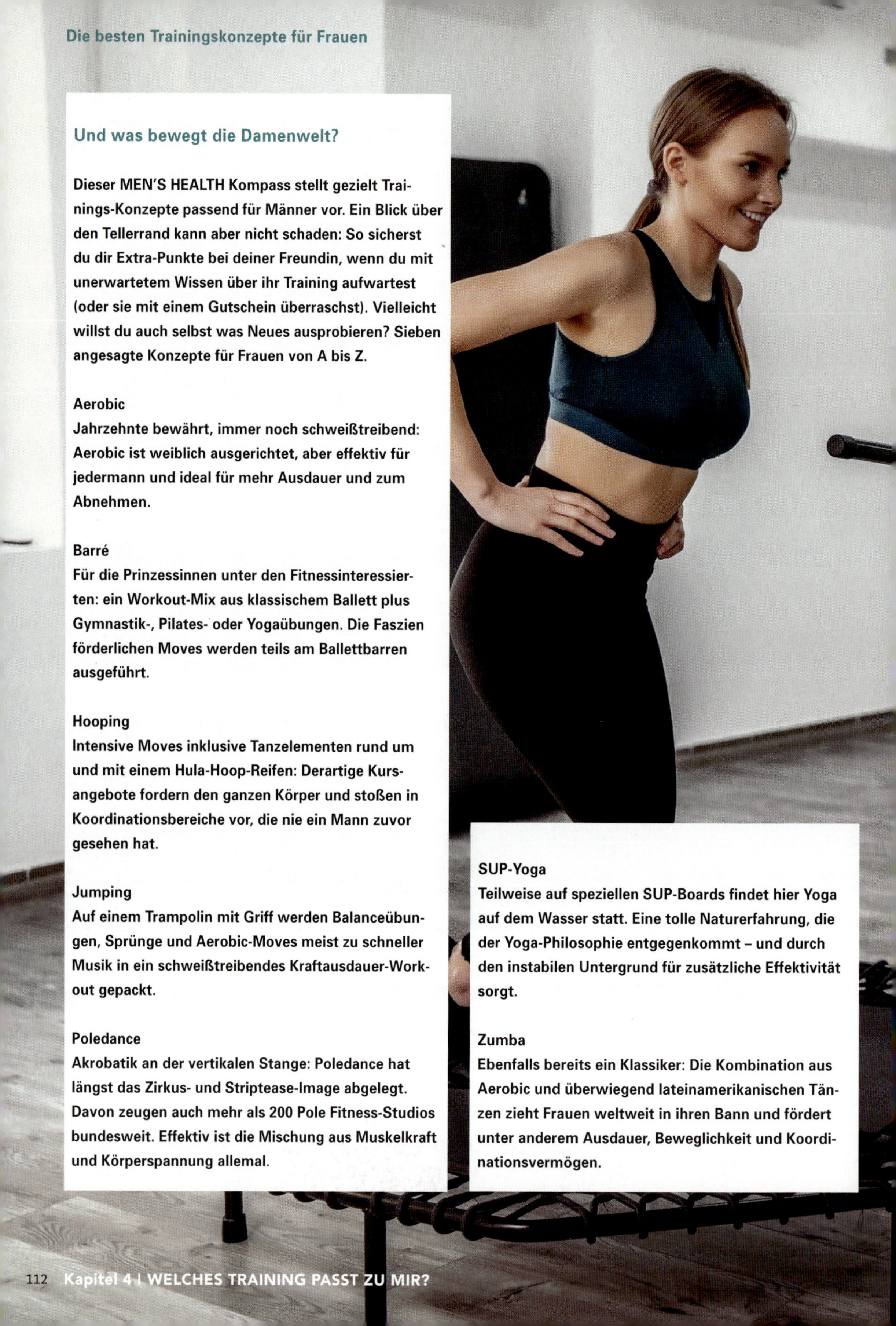

Und was bewegt die Damenwelt?

Dieser MEN'S HEALTH Kompass stellt gezielt Trainings-Konzepte passend für Männer vor. Ein Blick über den Tellerrand kann aber nicht schaden: So sicherst du dir Extra-Punkte bei deiner Freundin, wenn du mit unerwartetem Wissen über ihr Training aufwartest (oder sie mit einem Gutschein überraschst). Vielleicht willst du auch selbst was Neues ausprobieren? Sieben angesagte Konzepte für Frauen von A bis Z.

Aerobic

Jahrzehnte bewährt, immer noch schweißtreibend: Aerobic ist weiblich ausgerichtet, aber effektiv für jedermann und ideal für mehr Ausdauer und zum Abnehmen.

Barré

Für die Prinzessinnen unter den Fitnessinteressierten: ein Workout-Mix aus klassischem Ballett plus Gymnastik-, Pilates- oder Yogaübungen. Die Faszien förderlichen Moves werden teils am Ballettbarren ausgeführt.

Hooping

Intensive Moves inklusive Tanzelementen rund um und mit einem Hula-Hoop-Reifen: Derartige Kursangebote fordern den ganzen Körper und stoßen in Koordinationsbereiche vor, die nie ein Mann zuvor gesehen hat.

Jumping

Auf einem Trampolin mit Griff werden Balanceübungen, Sprünge und Aerobic-Moves meist zu schneller Musik in ein schweißtreibendes Kraftausdauer-Workout gepackt.

Poledance

Akrobatik an der vertikalen Stange: Poledance hat längst das Zirkus- und Striptease-Image abgelegt. Davon zeugen auch mehr als 200 Pole Fitness-Studios bundesweit. Effektiv ist die Mischung aus Muskelkraft und Körperspannung allemal.

SUP-Yoga

Teilweise auf speziellen SUP-Boards findet hier Yoga auf dem Wasser statt. Eine tolle Naturerfahrung, die der Yoga-Philosophie entgegenkommt – und durch den instabilen Untergrund für zusätzliche Effektivität sorgt.

Zumba

Ebenfalls bereits ein Klassiker: Die Kombination aus Aerobic und überwiegend lateinamerikanischen Tänzen zieht Frauen weltweit in ihren Bann und fördert unter anderem Ausdauer, Beweglichkeit und Koordinationsvermögen.

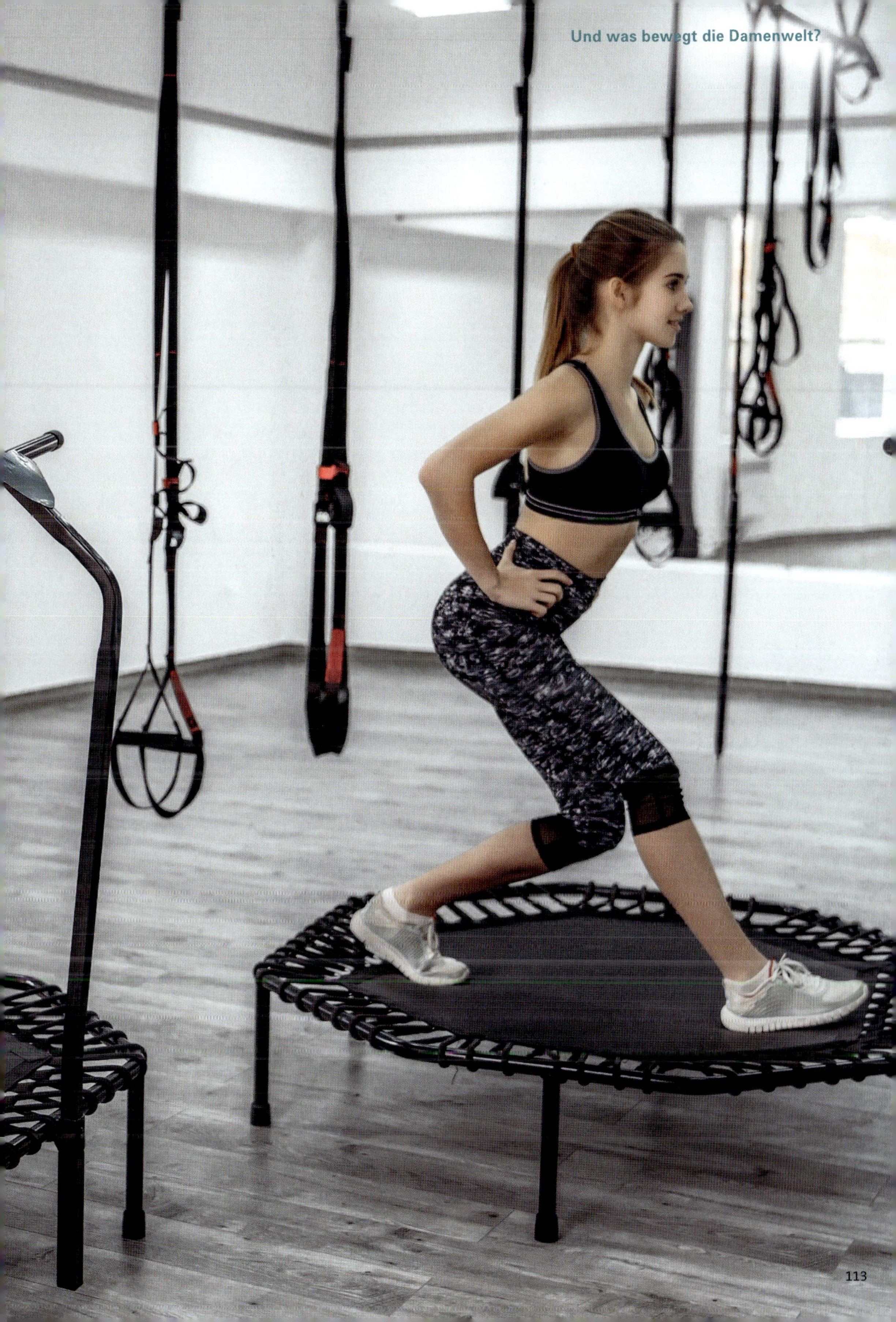

Bodyweight-Training

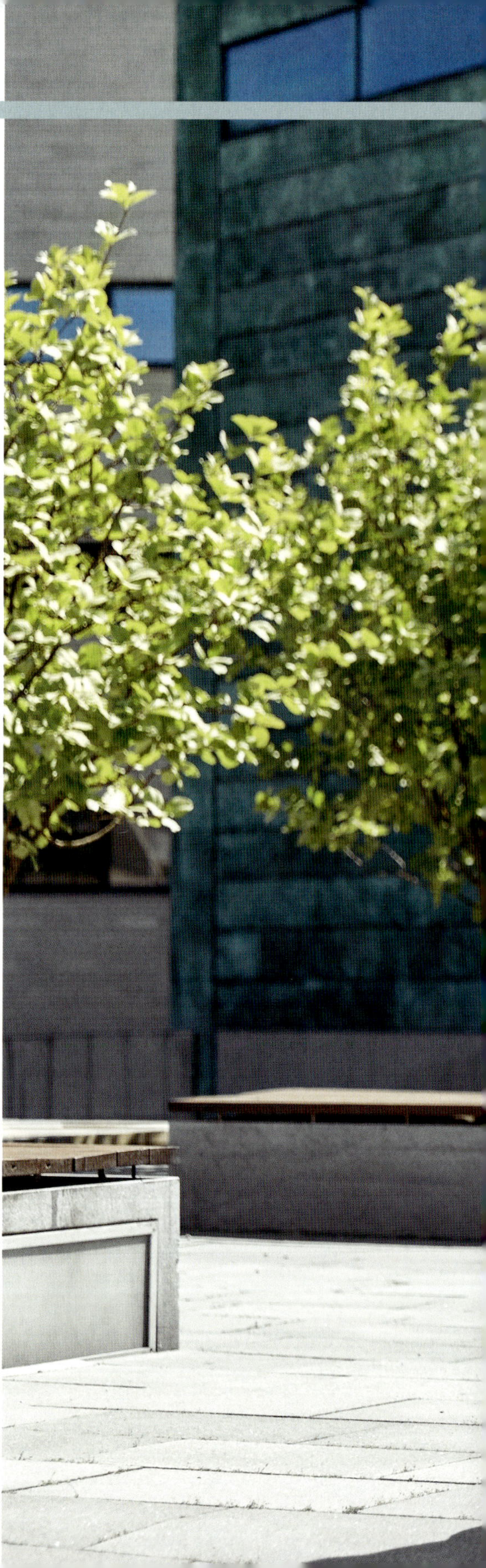

Der Name ist Programm: Hinter Bodyweight-Training steckt genau das – ein Training mit dem eigenen Körpergewicht. Der erste Vorteil liegt damit auf der Hand: Im Grunde hast du alles bei dir, was du fürs Training brauchst. Deshalb ist Bodyweight-Training genau das Richtige, wenn du vollkommen ohne Trainingstools überall und zu jeder Zeit nach Lust und Laune trainieren willst. Oder wenn eben gerade mal keine Geräte zur Verfügung stehen – Ausreden bei Lustlosigkeit gibt's nicht mehr.

Seine volle Power entfaltet das Bodyweight-Training aber tatsächlich erst mit dem Einsatz von Hilfsmitteln. Denke an eine Möglichkeit, auf Gegenstände wie eine Mauer oder Parkbank zu steigen oder springen. Oder Klimmzüge ausführen zu können: an einem Ast, einem Balken, einem Klettergerüst oder einer »richtigen« Klimmzugstange. Klimmzüge sind reinstes Körpergewicht-Training, denn du bewegst bei der Ausführung ausschließlich dein eigenes Körpergewicht (es sei denn, du hängst als Fortgeschrittener noch Zusatzgewichte dran).

Darüber hinaus macht der Einsatz von passenden Tools Sinn, denn viele Übungen werden dadurch deutlich effektiver: Perfekt für die Bereicherung des Bodyweight-Trainings sind zum Beispiel die erwähnte Klimmzug-Möglichkeit, dazu Schlingentrainer, Matten für Bodenübungen, propriozeptive Hilfsmittel, Stützmöglichkeiten wie die Parallettes und vieles mehr (siehe Kapitel 6).

Was bringt das?

Für Bodyweight-Training gelten die Vorteile des Functional Trainings (siehe Seite 122): Denn in Ermangelung an künstlichen Gerätschaften trainierst du hier automatisch überwiegend natürliche, komplexe Übungen – die deine Beweglichkeit und Koordinationsfähigkeit schulen. Zudem ist Bodyweight-Training gesundheitsfördernd, und das Verletzungsrisiko in der Regel geringer als bei Training mit schweren Gewichten. Das macht Bodyweight-Training für Einsteiger attraktiv.

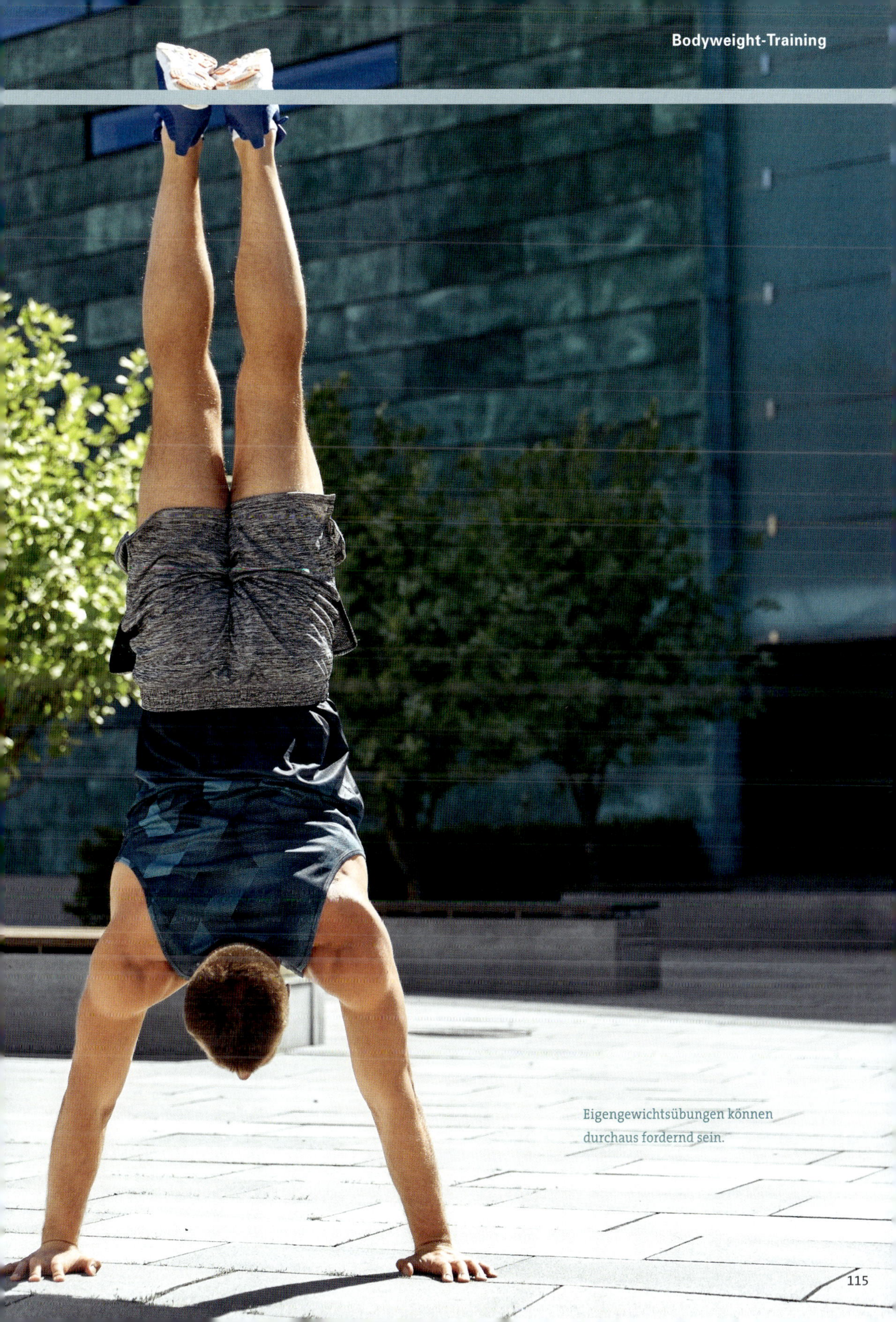

Eigengewichtsübungen können durchaus fordernd sein.

Bodyweight-Training

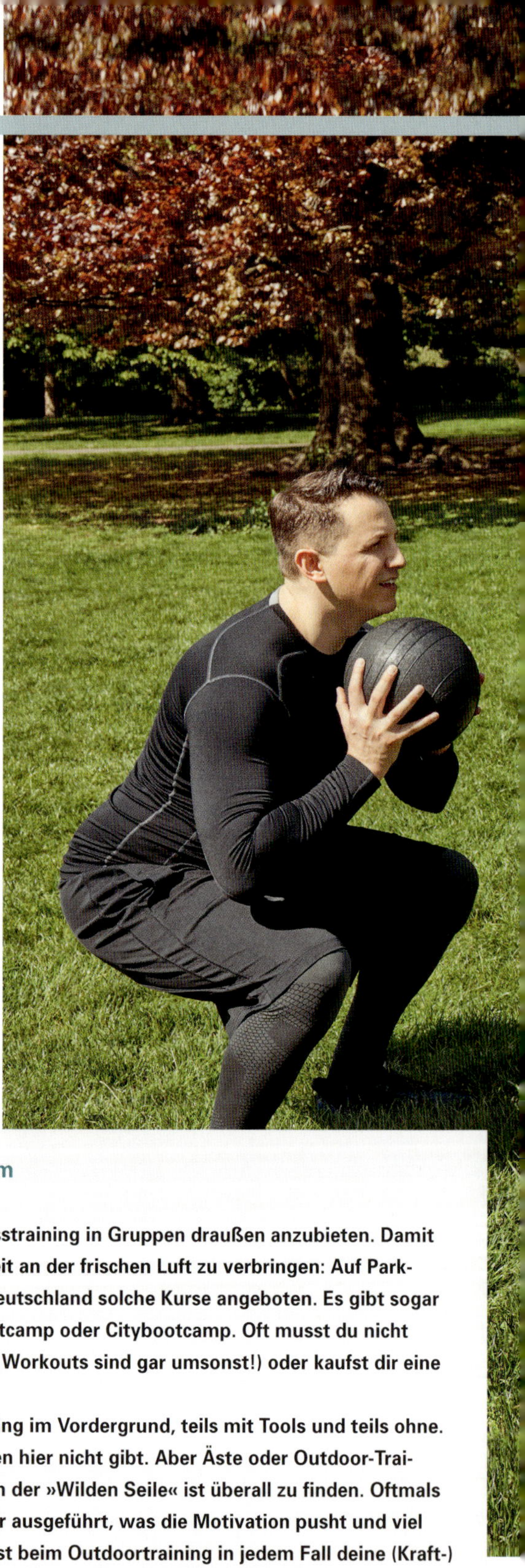

Umso mehr, als du mit Bodyweight-Training gefahrlos Bewegungsmuster einstudieren kannst (zum Beispiel die perfekte Kniebeuge), um darauf aufbauend dann Gewichte hinzuzunehmen.

Was erwartet dich im Training?

Bodyweight-Training ist zunächst einmal »normales« Fitnesstraining. Viele Übungen sind dieselben, die auch das Training mit Gewichten bestimmen. Darüber hinaus haben sich speziellere Konzepte entwickelt: Calisthenics (siehe Seite 152) zum Beispiel besteht nur aus Bodyweight-Übungen. Auch für das HIIT (siehe Seite 157) kommen oftmals Bodyweight-Übungen zum Einsatz, die in einer hohen Frequenz durchgeführt werden können, aber trotzdem anstrengend genug sind – Burpees sind ein Beispiel. Bodyweight-Übungen bringen dich also in allen Konditionsfaktoren voran, je nachdem, wie du dein Workout gestaltest. Einzig für den Muskelaufbau sind sie nicht die erste Wahl – ganz Fortgeschrittenen helfen da am Ende nur schwere Gewichte.

Draußen Zuhause: Frischluft-Training im Outdoor Gym

Ein bereits seit Jahren anhaltender Trend besteht darin, Fitnesstraining in Gruppen draußen anzubieten. Damit kommen auch alle urbanen Menschen in den Genuss, mehr Zeit an der frischen Luft zu verbringen: Auf Parkflächen oder gar ganz im Wald werden in Städten überall in Deutschland solche Kurse angeboten. Es gibt sogar einige überregionale Anbieter wie Outdoor Gym, Original Bootcamp oder Citybootcamp. Oft musst du nicht mal Mitglied sein: Du zahlst einfach einmalig vor Ort (manche Workouts sind gar umsonst!) oder kaufst dir eine Zehnerkarte.

Die Konzepte sind vielfältig. Oftmals steht Funktionelles Training im Vordergrund, teils mit Tools und teils ohne. Klar, dass es superschweres Gerät oder gar geführte Maschinen hier nicht gibt. Aber Äste oder Outdoor-Trainingsgeräte für Klimmzüge und ein Baum für das Umschlingen der »Wilden Seile« ist überall zu finden. Oftmals werden Einheiten auf Zeit und auch in Gruppen gegeneinander ausgeführt, was die Motivation pusht und viel Spaß macht, aber auch ordentlich auf die Pumpe geht. Du wirst beim Outdoortraining in jedem Fall deine (Kraft-) Ausdauer verbessern und reichlich Kalorien verbrennen.

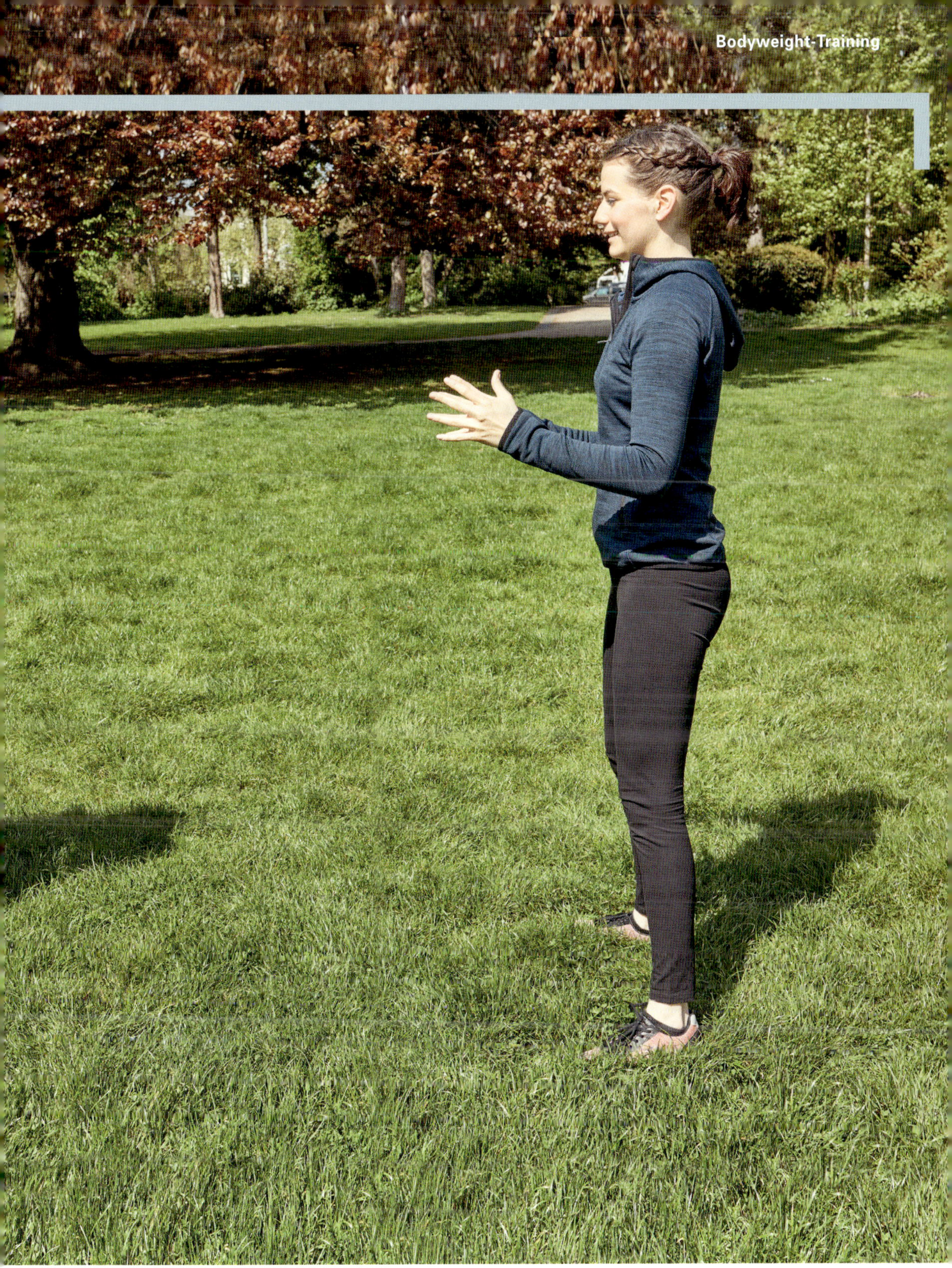

Wer es einmal gemacht hat, weiß, wie motivierend das gemeinsame Training im Freien ist.

Freihantel-Training

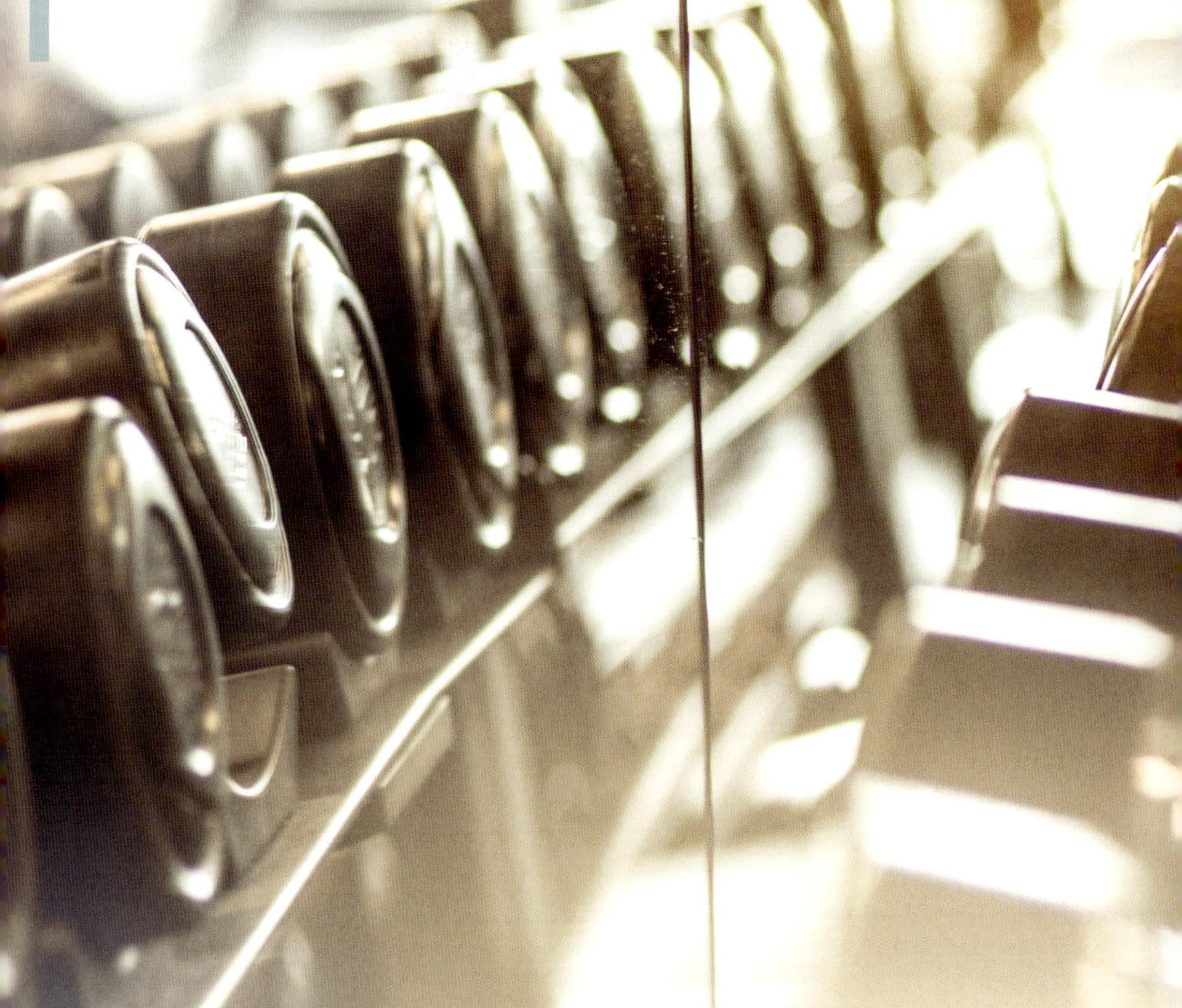

Ein weiterer Klassiker des Fitnesstrainings ist das Training mit Hanteln – Langhanteln, Kurzhanteln etc., aber auch mit dem Kabelzug. Freihantel deshalb, weil es sich um »freie«, nicht wie bei Maschinen geführte Gewichte handelt. Fast jedes Studio hat einen eigenen Freihantel-Bereich, in dem du unzählige Hanteln findest: in der Regel fertig gesteckte Kurzhanteln und Langhantelstangen mit passenden Gewichten zum Bestücken. Vermehrt sind auch moderne Formen von »Hanteln« zu finden: Kettlebells etwa (siehe Seite 222), aber auch andere schwere Tools wie Bulgarian Bags (siehe Seite 247). Einige Produkte sind dabei »freier« als andere – und damit zumeist effektiver: Kurzhanteln etwa im Vergleich zur Langhantel, wie du gleich sehen wirst.

Was bringt das?

Freihanteln werden für Muskelaufbau und Bodybuilding eingesetzt: Sie fordern die anvisierten Muskeln plus zusätzliche Hilfsmuskeln. Denn du musst nicht nur das Gewicht von A nach B bewegen, sondern die Bewegung auch führen, was für das Muskelgewebe deutlich mehr Arbeit bedeutet. Das gilt auch für Kabelzugübungen, selbst wenn du »nur« den Griff in der Hand hältst. Vergleiche, wie unterschiedlich sich beispielsweise 80 Kilo in der Beinpresse anfühlen (und zwar relativ leicht) gegenüber Kniebeugen mit 80 Kilo im Nacken (sehr viel schwerer). Klar, bei Kniebeugen drückst du auch deinen Oberkörper hoch. Aber auch 120 Kilo Beinpresse fühlen sich leichter an als 80 Kilo bei Kniebeugen.

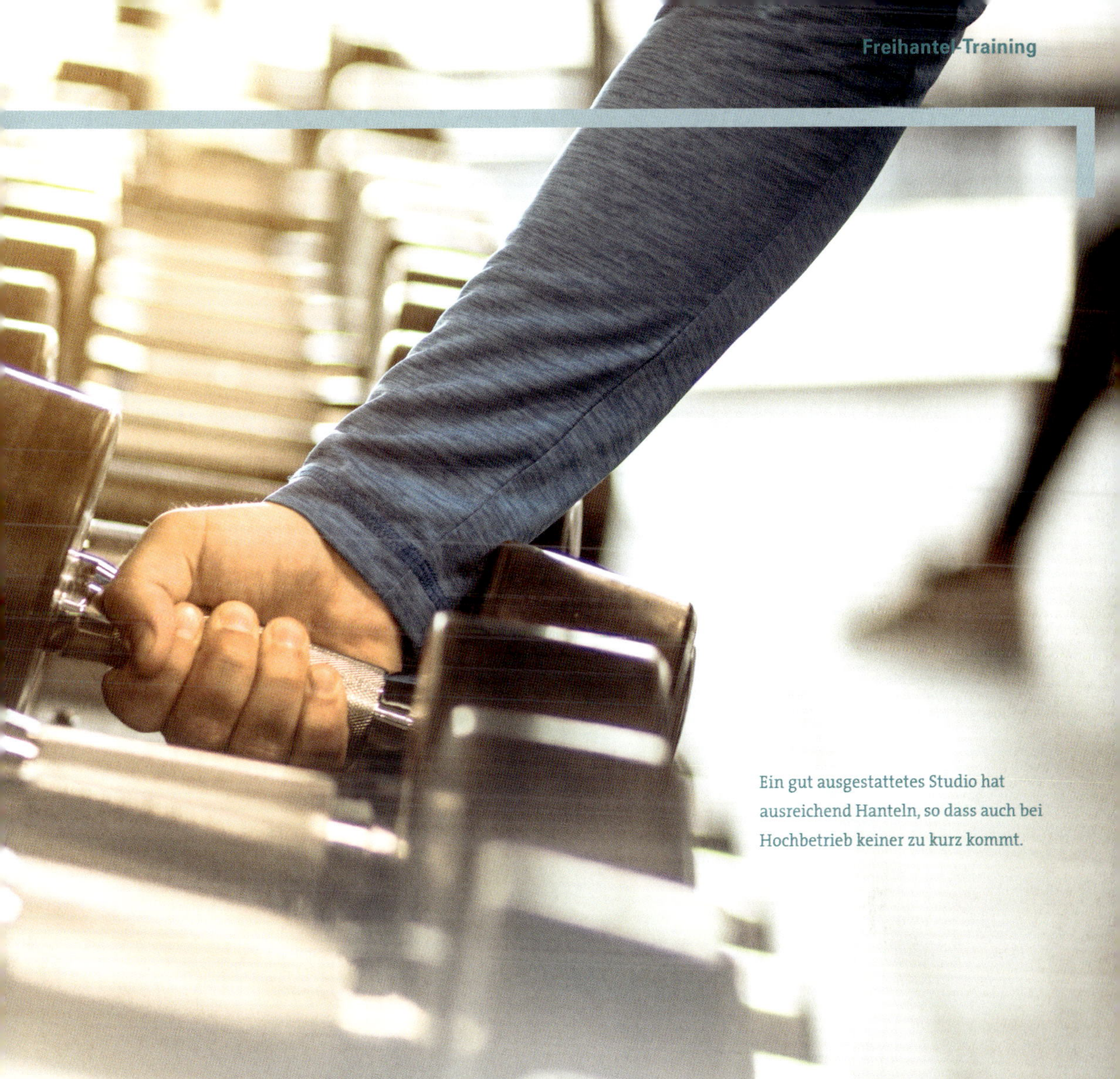

Ein gut ausgestattetes Studio hat ausreichend Hanteln, so dass auch bei Hochbetrieb keiner zu kurz kommt.

Ebenso deutlich wird der Unterschied beim Wechsel von der Langhantel zu zwei Kurzhanteln, etwa beim Bankdrücken: Während du mit 60 Kilo an der Langhantel vielleicht problemlos 10 Wiederholungen schaffst, wird dich dasselbe mit 2 x 30 Kilo Kurzhanteln deutlich mehr fordern – wenn nicht unmöglich auszuführen sein. Denn die eine Brustseite kann der anderen nicht mehr helfen.
Hier haben Kurzhanteln den Vorteil, dass sie Dysbalancen aufdecken – dann aber auch ausgleichen helfen: Du kannst deine schwächere Brustseite in diesem Beispiel verstärkt fordern, bis sie ebenso leistungsfähig ist wie die andere. Ein weiterer Vorteil von Freihanteln (den auch viele Maschinen haben): Die Menge an Gewicht ist steuerbar und kaum begrenzt: Du kannst immer so viel Gewicht nutzen wie du gerade brauchst, dich in passenden Schritten steigern, und hast am Ende quasi unendlich (zumindest für menschlich mögliche Maßstäbe) Möglichkeiten dich zu steigern.

Was erwartet dich im Training?

Deine Workout-Optionen sind so vielfältig wie die Bewegungsmöglichkeiten mit Freihanteln. Vorrangig trainierst du mit Freihanteln deine Kraft – und du kannst sehr gezielt bestimmte Muskeln ansprechen. Zusätzlich förderst du auch dein Koordinationsvermögen, da dein Körper alles an einer Bewegung selbst ausgleichen muss.

Maschinengeführtes Krafttraining

Die Oldschool-Variante von Fitness im Studio: das Training an Kraft-Maschinen. Es gibt quasi für jede Muskelgruppe eine spezielle Maschine – für alle großen und wichtigen Muskelgruppen fast immer auch in wirklich jedem Fitnessstudio. Da Maschinen nur vorgegebene Bewegungen ermöglichen und du mit einer Maschine zumeist auch nur einen Muskel trainierst, ist das Training sozusagen das Gegenteil vom Functional Training (siehe Seite 122).

Was bringt das?

Maschinen isolieren Bewegungen – sie führen dich und ermöglichen dabei nur einen bestimmten Bewegungsablauf. Das hat Vor- und Nachteile: Der Vorteil ist, dass die Übung gezielt die Kraft des angesprochenen Muskels verbessert und diesen auch zum Wachsen bringen kann. Der Nachteil: Hilfsmuskeln werden ausgeschaltet, es kommt nicht zu einem Zusammenspiel mehrerer Muskeln. Das schließt Aspekte der Beweglichkeit und des Koordinationsvermögens aus. Deshalb ist es nicht empfehlenswert, bis ans Ende deiner Tage ausschließlich an Maschinen zu trainieren.
Für den Kraft- und Masseaufbau sind sie aber gut geeignet – und sind auch eine gute Option beim Reha-Training nach Verletzungen: Denn eine geführte Bewegung entlastet auch Gelenke und kann genau die Teilbewegungen ausschließen, die das verletzte Gewebe oder Gelenk erneut schädigen könnten.

Was erwartet dich im Training?

Du gibst vor, welche Muskeln dir wichtig sind – an welche Kraftmaschinen du also gehst. In manchen Studios gibt es festinstallierte Trainingszirkel (z. B. beim Milon Zirkeltraining) mit Kraftmaschinen, teils auch gemischt mit Kardiogeräten wie Crosstrainern. Die »intelligenten« Maschinen bestimmen dabei, was du zu tun hast, wann du das Gerät wechselst etc.
Apropos: Natürlich gibt es im Studio auch Kardiogeräte wie Laufband, Bike-Ergometer oder Rudermaschine. Diese bieten dir indoor das, was dir die »eigentlichen« Sportarten outdoor bieten – stellen also keine wirklichen Trainingskonzepte dar. Ausnahmen sind Konzepte mit Einsatz von Kardiogeräten wie das Spinning, siehe Seite 167.

Empfehlungen

Wirf einen Blick auf den Zustand der Maschinen – in deinem Studio, oder wenn du dich für ein Studio interessierst. Sie sollten regelmäßig gewartet werden und in einem entsprechend gepflegten Zustand sein, in dem nichts wackelt und alle Einstellmöglichkeiten gängig laufen. Tipp fürs richtige Studio: Das sollte ausreichend Maschinen einer Sorte haben – sonst stehst du in Stoßzeiten nur vor belegten Geräten.

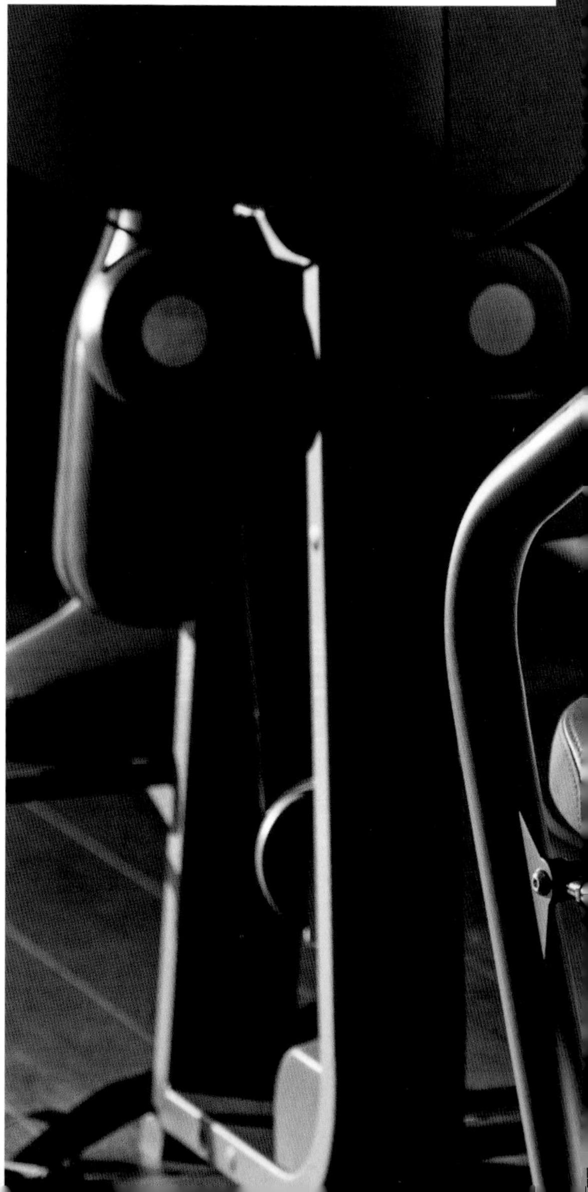

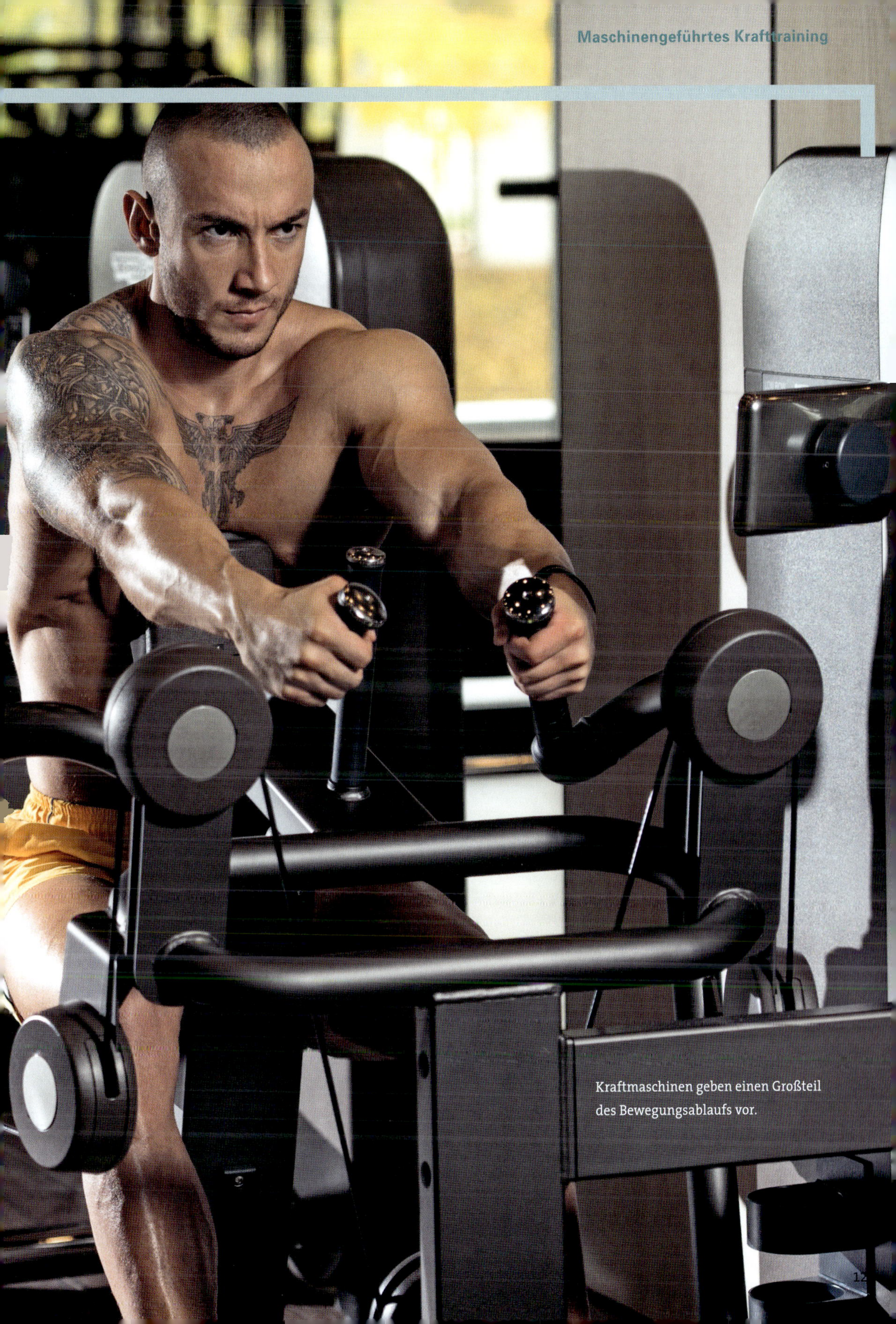

Kraftmaschinen geben einen Großteil des Bewegungsablaufs vor.

Functional Training

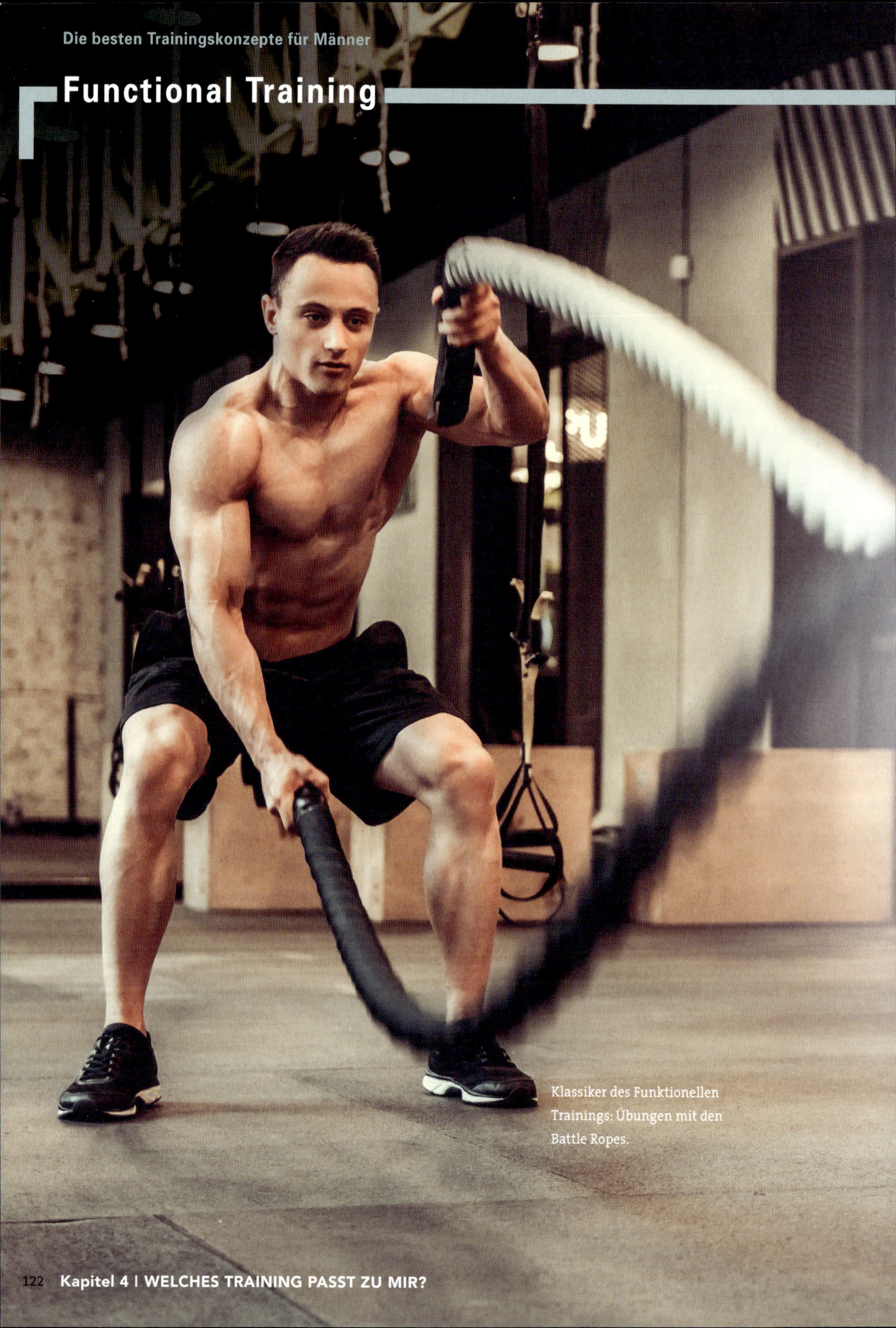

Klassiker des Funktionellen Trainings: Übungen mit den Battle Ropes.

Im Zentrum von Functional Training, eingedeutscht auch Funktionelles Training, steht die Funktionsweise deines Bewegungsapparats. Es geht um die Fragen: Für welche Bewegungen ist dein Körper ausgelegt, und welche Bewegungen sind natürlich? Die Antworten darauf liefern die Inhalte des Funktionellen Trainings, ganz nach dem Motto: Trainiere Bewegungen, nicht Muskeln!

Das klingt vielleicht banal, aber die Ausrichtung des Trainings (und damit die Wirksamkeit für unterschiedliche Fitnessziele) verändert sich dadurch enorm.

Du trainierst hier wirklich keine (einzelnen) Muskeln, sondern immer mehrere Muskeln gemeinsam, die eine natürliche Bewegung ausführen. Reine Isolationsübungen wie der Bizeps-Curl sind tabu, und isolierende (= die natürlichen Bewegungen einschränkende) Maschinen im Studio ebenso.

Was bringt das?

Der ganzheitliche Ansatz des Funktionellen Trainings spendiert dir eine rundum ausgewogene Fitness vor allem mit mehr Kraft, Beweglichkeit und verbesserten koordinativen Fähigkeiten. Diese »Basis-Arbeit« mit natürlichen Bewegungen verbessert am Ende jedoch, denn das Zusammenspiel aller an einer Bewegung beteiligten Muskeln wird nachhaltig verbessert. Das macht dich leistungsfähiger bei jeder Sportart und zu einem echten Athleten, also jemanden, der in Sachen Kraft, Beweglichkeit, Ausdauer oder Geschicklichkeit umfassend trainiert ist. Das ist ein wichtiger Punkt für Leistungssportler: Wer intensiv für eine Sportart trainiert, trainiert möglicherweise einseitig – hier hilft insbesondere Funktionelles Training, eine ausgewogen konditionelle Basis zu schaffen (die dich dann auch vor Verletzungen schützt). Du kommst damit auch Dysbalancen auf die Spur. Denn in der genauen Betrachtung von natürlichen Bewegungen lässt sich erkennen, wo es im Körper hakt.

Funktionelles Training verbessert auch im Alltag deine »Bewegungsintelligenz«: Du trainierst stets so, wie es deine anatomische Bestimmung vorsieht: Niemals »eindimensional«; sondern immer dreidimensional im Raum, kombiniert auf allen Bewegungsebenen: Rotieren, beugen, strecken – das findet am Körper oftmals gleichzeitig statt. So bewegst du dich geschmeidiger, bist weniger verletzungsanfällig, und wirst dadurch auch bestehende Beschwerden am Bewegungsapparat (wie Rückenschmerzen) mittelfristig los.

Was erwartet dich im Training?

Natürlichkeit der Bewegungen ist Trumpf. Dementsprechend beherrschen komplexe Bewegungen, die mehrere Muskelgruppen gleichzeitig fordern, das Training. Wie zum Beispiel die Übungen Burpees oder das Umsetzen und Stoßen auf den Seiten 88 und 90. Isolierte, eingelenkige Übungen gehören dagegen nicht dazu.

Viele Übungen des Funktionellen Trainings sind Bodyweight-Übungen. Ansonsten kommt an Tools alles zum Einsatz, was natürliche Bewegungen unterstützt oder intensiviert: Jede Art von Freihantel und Gewicht, Bänder, Schlingentrainer, Klimmzugstangen oder Käfige etc.

Faszientraining

Eine relativ moderne Form des Trainings, das eher als Trainingsergänzung dient, ist das Faszientraining. Im Zentrum steht – wer hätte das gedacht – die Faszie, also dein Bindegewebe. Konkreter: dein muskuläres Bindegewebe, die Myofaszie. Warum soll die »trainiert« werden? Jeder von uns hat Verkürzungen im Körper, die sich über einen längeren Zeitraum verfestigen – zumeist ausgelöst durch mangelnde oder einseitige Bewegung. Dabei verfilzen und verkleben auch die eigentlich geschmeidig aneinander gleitenden Bindegewebe-Strukturen, was zu handfesten Bewegungseinschränkungen führt.

Was bringt das?

Faszientraining hilft dir, diese Blockaden zu lösen und dein Gewebe dauerhaft geschmeidig zu halten. Kern des Trainings ist eine Art Selbstmassage, bei der du mit Hilfe einer speziellen Faszienrolle oder eines Balles ebenso wie bei einer »richtigen« Massage Druck auf das Gewebe ausübst. Die verfestigten Gewebestrukturen werden dadurch aneinandergerieben und weichgedrückt, wodurch sich Verklebungen lösen und wieder Flüssigkeit ins Gewebe gelangen kann. Du brichst so Beschwerde-Bereiche gezielt auf und erhöhst dadurch massiv deine Mobilität. Du wirst beweglicher und kannst Bewegungen wieder vollumfänglich ausführen. Das macht dich nicht nur leistungsfähiger, sondern hilft dir, Dysbalancen und Fehlhaltungen loszuwerden. Zudem minderst du mit einer flexiblen Faszie das Risiko dich zu verletzen.

Was erwartet dich im Training?

Wie beschrieben ist ein Schwerpunkt das Ausrollen von Fasziengewebe mit Rolle oder Ball. Das Ganze ist relativ schmerzhaft (abhängig vom Grad der Verfilzung), führt aber unmittelbar zu einer Verbesserung der Gewebestrukturen. Nach nur wenigen Wochen konsequentem Training ist dein Gewebe wieder flexibel. Intensives Ausrollen solltest du nicht mit intensivem Kraft- oder Ausdauertraining kombinieren, sondern gesondert durchführen.

Faszientraining ist aber noch mehr als das Lösen von Gewebe mit der Rolle. Es gibt noch drei weitere Dinge, die deine Faszie dynamisch und geschmeidig halten und die du ebenfalls regelmäßig in deinen

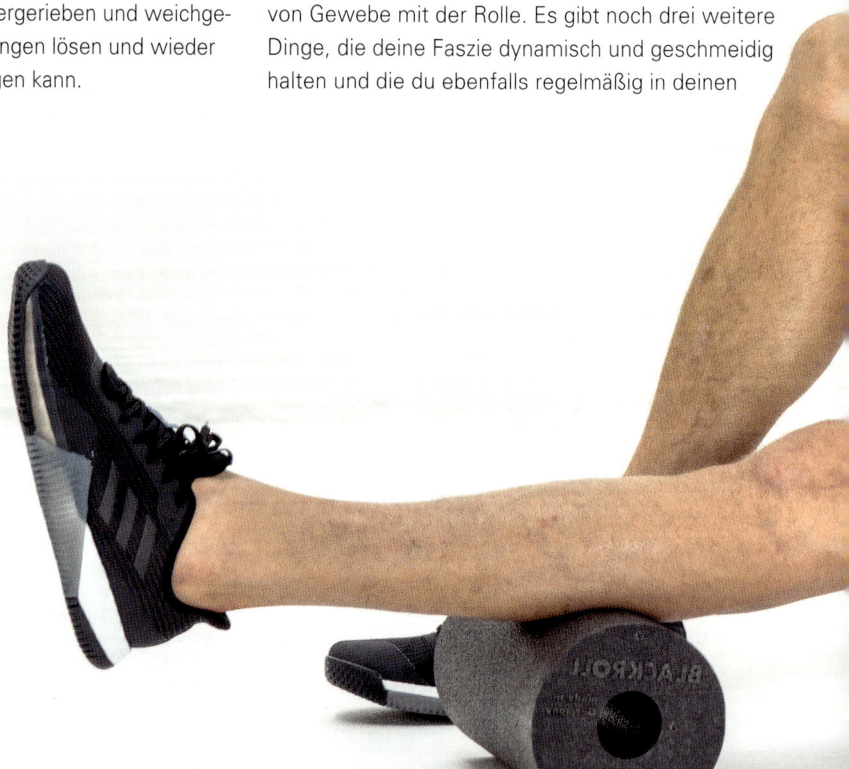

Die Selbstmassage auf Rolle und Ball ist ein zentraler Bestandteil des Faszientrainings.

Trainingsalltag einbauen solltest:

a) Mobilisationsübungen, also leichte Bodyweight-Übungen, die du zum Teil etwa aus dem Warm-up kennst.
b) Dehnübungen halten deine Faszie flexibel und geben dem dazugehörigen Muskel die Möglichkeit, den gesamten Bewegungsradius auszunutzen.
c) Federnde Bewegungen wie kleine Sprünge oder lockeres Abstoßen mit den Händen. Hintergrund: Das Gewebe einer gesunden Faszie ist wie eine Feder aufgebaut: Diese Energie aus dem spiralförmig angeordneten Fasziengewebe kannst du nutzen. Beim Laufen etwa kommt nicht alle Energie aus der Muskulatur, sondern auch aus der Federkraft deines Bindegewebes.

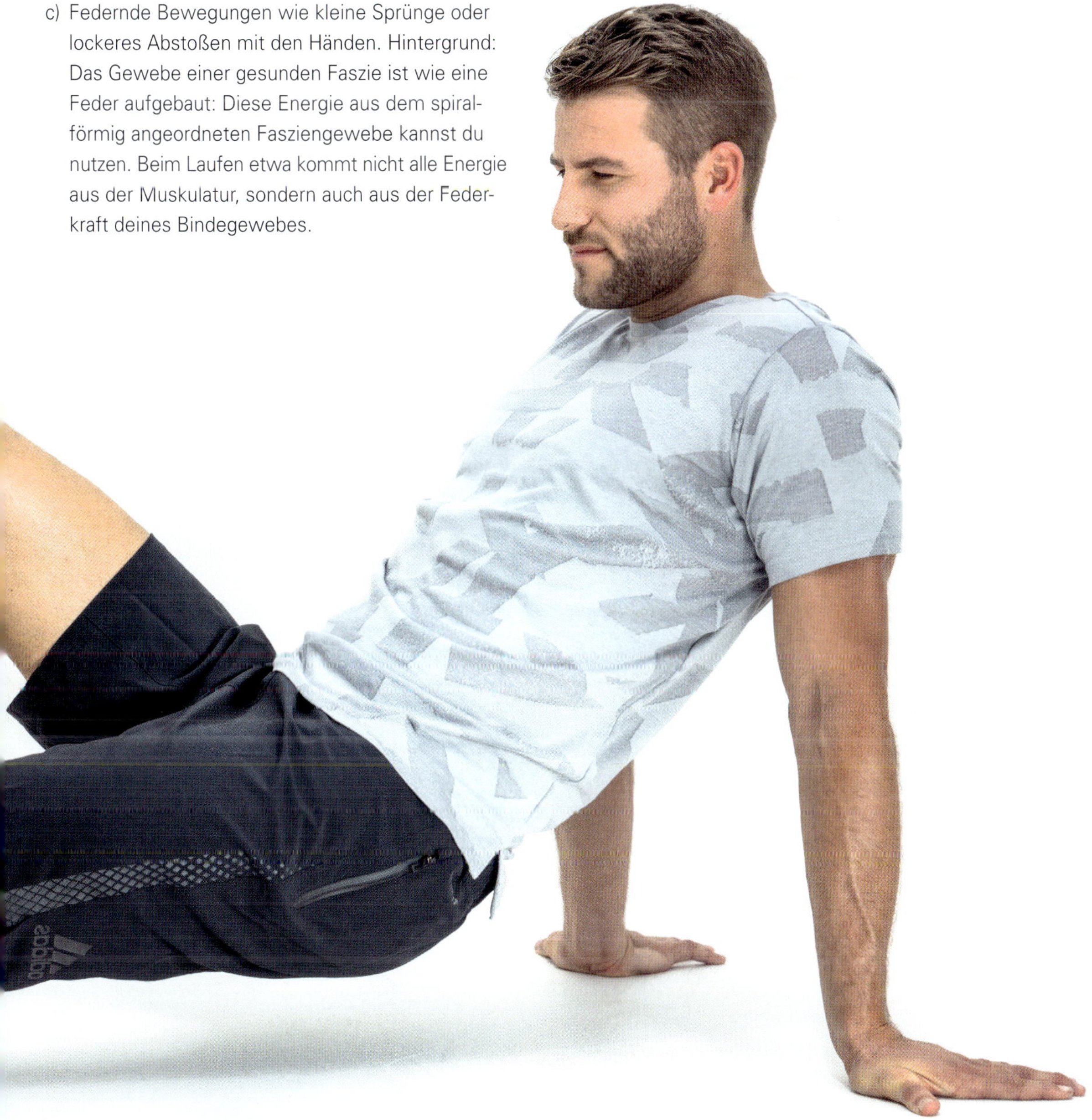

Kampfsport- und Kampfkunst-Training

Ein weites Feld an Trainingsmöglichkeiten bietet die Kampfsport- beziehungsweise Kampfkunst-Szene. Keine Sorge, es geht nicht darum in den Ring zu steigen, anderen auf die Nase zu geben oder selbst Schläge zu kassieren. Sondern es geht darum, die umfassenden körperlichen Fähigkeiten zu bekommen, die Kampfsportler verschiedenster Disziplinen ausmachen.
Die Fähigkeit, zu kämpfen, anzugreifen oder sich zu verteidigen, ist so alt wie die Fähigkeit zu laufen. Solche archaischen Bewegungsmuster stecken in unseren Genen, derartige Moves liegen in unserer Natur. Deshalb ist Kampfsporttraining auch grundsätzlich als Funktionelles Training anzusehen. Kampfsportelemente sind heute ein weit verbreiteter Bestandteil vieler Fitnesstraining-Ansätze und Kurse (siehe zum Beispiel Tae Bo auf Seite 168).

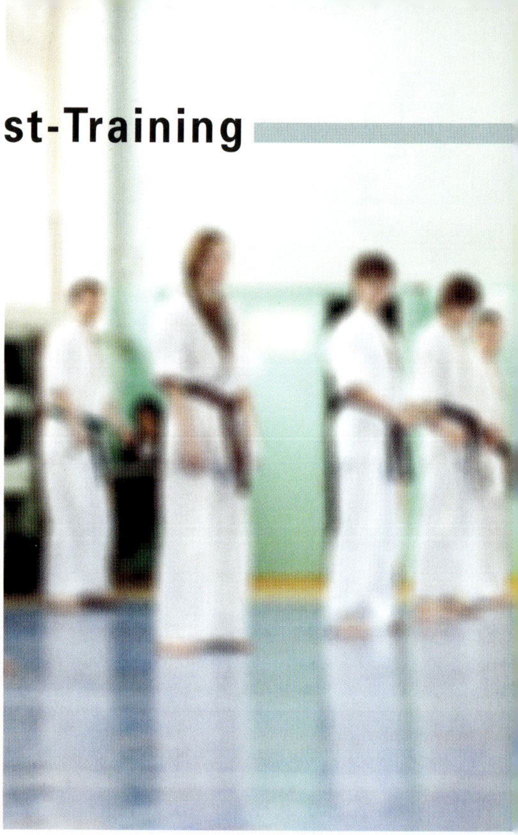

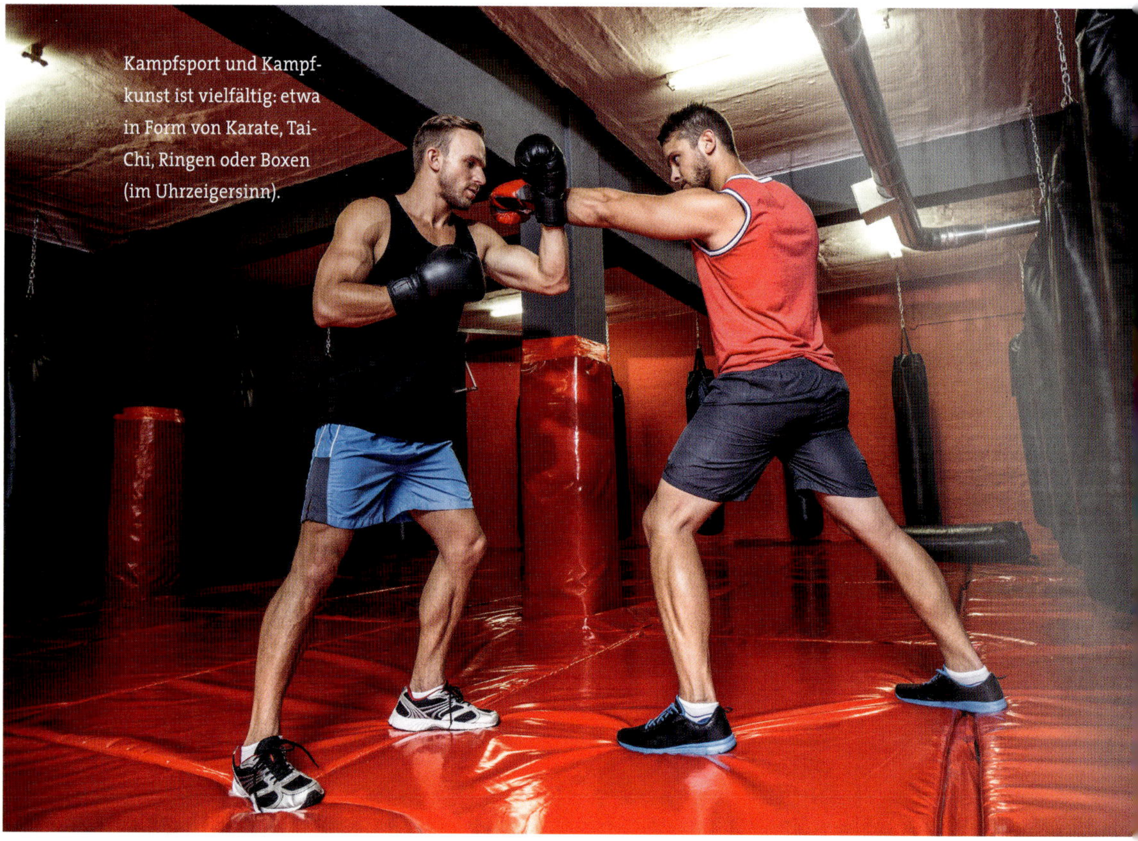

Kampfsport und Kampfkunst ist vielfältig: etwa in Form von Karate, Tai-Chi, Ringen oder Boxen (im Uhrzeigersinn).

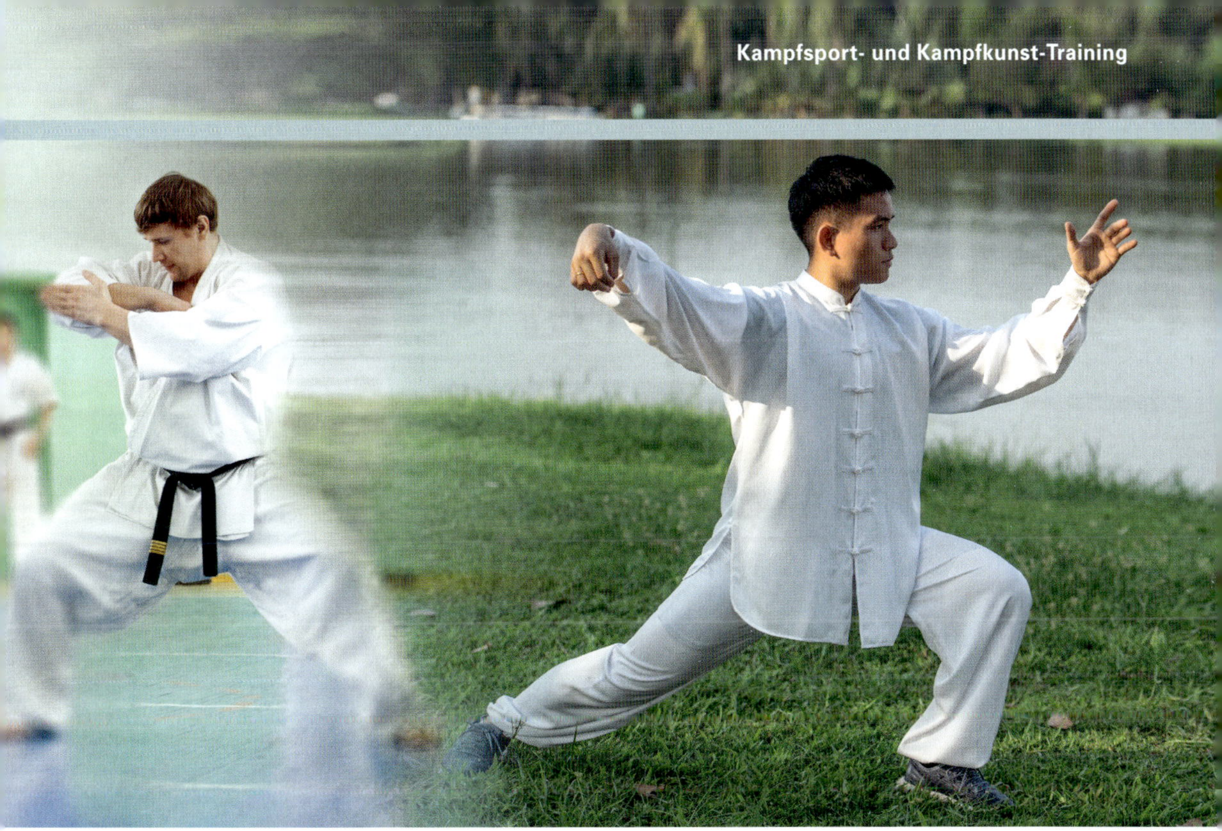

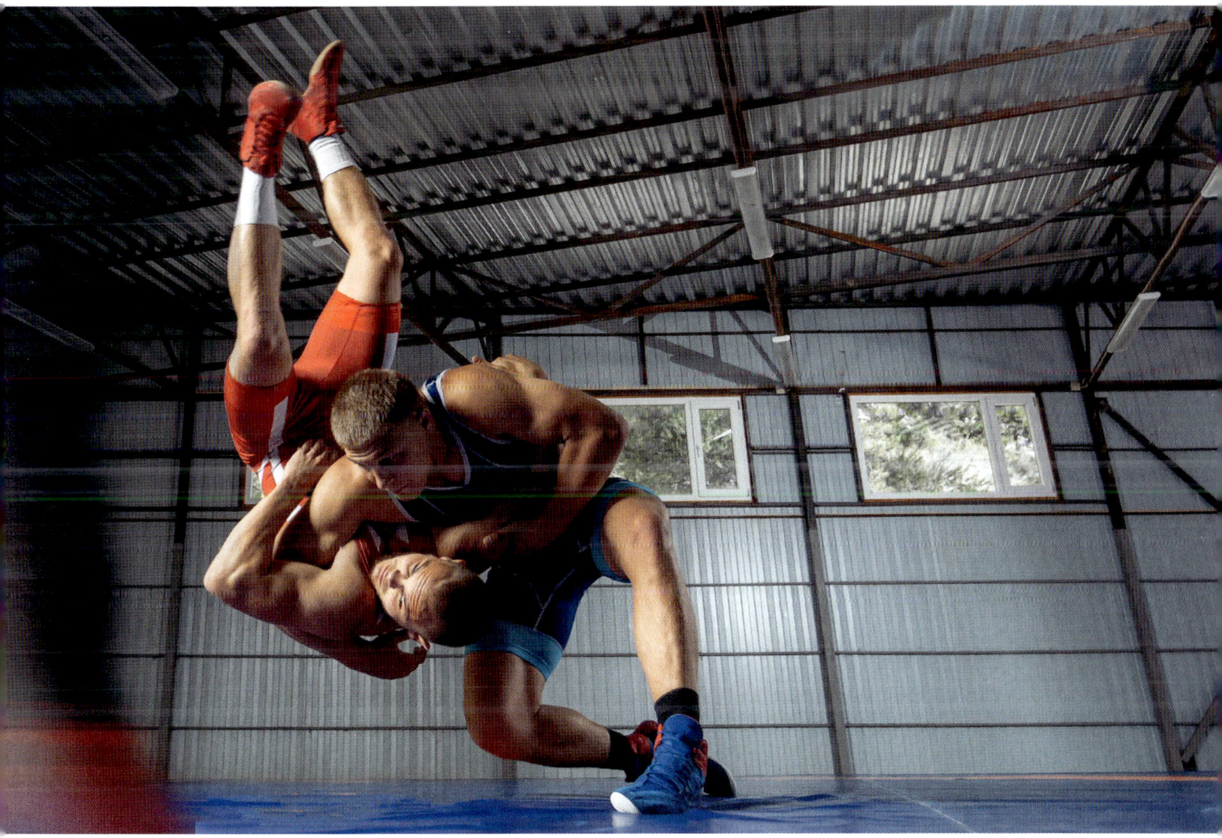

Kampfsport- und Kampfkunst-Training

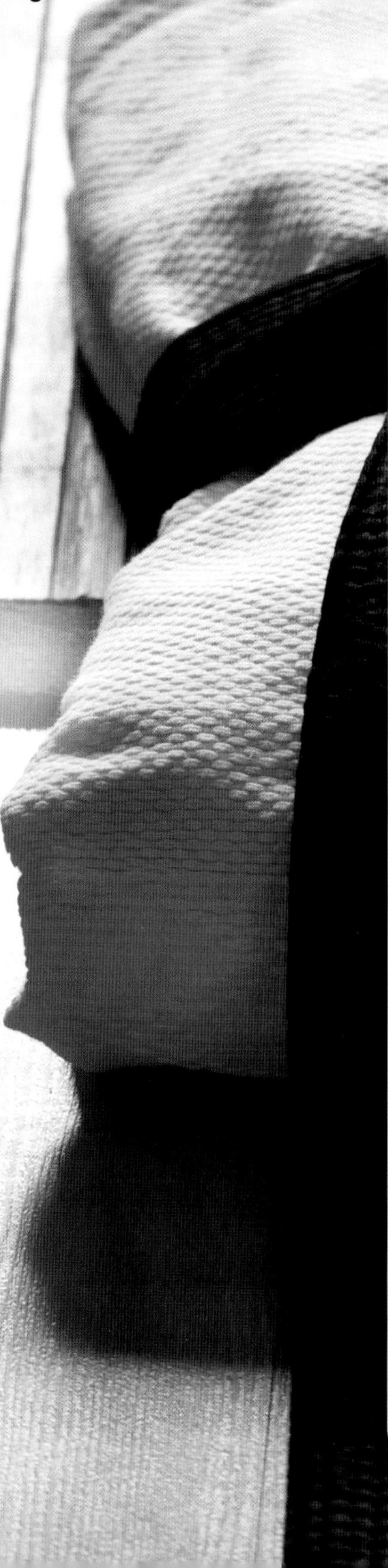

Was bringt das?

Kampfsport- und Kampfkunst-Training sind extrem lohnenswert auch für Nicht-Kämpfende: Da die Anforderungen in diesen Sportarten so vielfältig sind, ist auch das Training in mehrfacher Hinsicht ertragreich – hier bekommst du alles: mehr Kraftausdauer, Schnelligkeit, Beweglichkeit, Koordinationsvermögen, Ausdauer…
Und auch folgende Vorzüge treffen auf die meisten Kampfsport- und Kampfkunstsportarten zu:

- Du absolvierst überwiegend Ganzkörper- und Funktionelles Training.
- Du kommst aus der Puste, verbrennst jede Menge Energie und am Ende auch Körperfett.
- Du verbesserst deine Reaktions-, Visualisierungs- und Wahrnehmungsfähigkeit.
- Du schulst dein allgemeines Körpergefühl und deinen Gleichgewichtssinn.
- Du baust Selbstvertrauen auf mit dem Wissen um Techniken, dich zu wehren.
- Das Training ist sehr gut geeignet zum Stressabbau.

Natürlich kommt es immer darauf an, was du im Detail trainierst. Nur Rocky Balboa-artig Treppen zu erklimmen und Schweinehälften zu vertrimmen ist zu wenig. Aber da du das Training sowieso unter Anleitung beziehungsweise in Kursen absolvieren wirst, wird die Trainingsmischung schon stimmen.

Was erwartet dich im Training?

Es gibt Hunderte Kampfsport- oder Kampfkunstansätze. Wenn wir von Kampfsport oder Kampfkunst sprechen, sprechen wir also in Wirklichkeit von sehr vielen sehr unterschiedlichen Sportarten – mit sehr unterschiedlichen Trainingsinhalten und Fitnesswirkungen. Die nachfolgende Tabelle gibt dir eine Übersicht über die Wichtigsten davon, die primär ohne Waffen oder andere Geräte auskommen.

Kunst / Sportart
Boxen
Brazilian Jiu-Jitsu (BJJ)
Jiu-Jitsu
Judo

Ein Überblick über die wichtigsten Kampfsportarten / Kampfkünste – mit Infos zum Training

Beschreibung	Was hast du davon?	Geeignet für
Boxen ist eine eigene Sportart, im Fitnessbereich inzwischen auch ein übergeordneter Begriff für Elemente aus dem Kampfsport, die ins Training einfließen. Dementsprechend findest du in vielen Studios Kursangebote wie »Fitnessboxen« o. Ä.: Hier werden Boxelemente mit klassischen Workout- oder Aerobic-Moves zusammengebracht und zumeist in intensiven Intervall-Einheiten absolviert. Das ist ein perfekter Einstieg für alle, die ihre Fitness mit Kampfsport verbessern (und in das Thema Kampfsport hineinschnuppern wollen).	→ Hoher Puls und Energieverbrauch, dadurch gut für Fettverbrennung und Abnehmen → verbessert deine Reaktionsfähigkeiten, gibt dir Sicherheit und Selbstvertrauen → Kampfsport-Bonus*: Selbstverteidigung **** Meditation *	Einsteiger und Fortgeschrittene
Brazilian Jiu-Jitsu (kurz BJJ) ist eine Abwandlung von Jiu-Jitsu mit Judo-Elementen und insbesondere für Einsteiger geeignet: Die Techniken wurden teils so entwickelt, dass sie auch für untrainiertere, schwächere, ältere Menschen geeignet sind. Den Durchbruch hatte BJJ bei so genannten »Ultimate Fighting Championships«, in denen sich Meister verschiedener Künste messen. Hier gewann der körperlich unterlegene Royce Gracie in den 90er Jahren reihenweise gegen stärkere Gegner. BJJ ist demnach auch eine effektive Art der Selbstverteidigung für jedermann – so gut, dass die Techniken auch zum MMA-Trainingsrepertoire gehören. Der Schwerpunkt liegt im Bodenkampf – hier kann ein Angreifer nur noch schwerlich harte Schläge setzen. Begonnen wird jede Kampfsituation auch im Training im Stehen: um zu lernen, mit speziellen Wurftechniken den Gegner möglichst schnell auf den Boden zu bringen.	→ maximal effektive Techniken, die für jedermann erlernbar sind → Kampfsport-Bonus*: Selbstverteidigung ***** Meditation *	Einsteiger und Fortgeschrittene
Perfekter Einstieg in die Selbstverteidigung: Beim Jiu-Jitsu geht es darum, die Kraft eines Angreifers abzulenken und gegen ihn selbst einzusetzen, ohne eigene Kraft oder Hilfsmittel zu nutzen. Deshalb wird Jiu-Jitsu auch »sanfte Kunst« bezeichnet. Im Zentrum steht das Nachgeben und Aufnehmen von Energie sowie diverse Hebel- und Wurftechniken, um die einwirkende Kraft auf den Angreifer zu lenken. Das trainiert intensiv deine Rumpfmuskulatur. Zum Einsatz kommen zudem Faustschläge und Fußtritte, und zum Training gehören auch klassische Boxelemente wie Schattenboxen, Sandsack- oder Seilsprungtraining. Neben Jiu-Jitsu gibt es übrigens auch Ju-Jutsu, eine modernere, in Deutschland entwickelte ähnliche Form mit Elementen aus Aikido, Karate und Judo, bei der die Techniken strikter vorgegeben sind.	→ perfekt zum Training von Schnelligkeit, Koordinationsvermögen und Beweglichkeit → verbessert Gleichgewichtsgefühl und Reaktionsfähigkeit → Kampfsport-Bonus*: Selbstverteidigung ***** Meditation **	Einsteiger und Fortgeschrittene
Judo ist ebenfalls eine »sanfte« Kampfsportart. Vor erst etwa 100 Jahren aus alten Jiu-Jitsu-Stilen entwickelt, gehört sie inzwischen zu den meistverbreiteten Kampfsportarten der Welt. Charakteristisch ist der »nahe« Kampf, bei dem sich die Gegner jeweils oft gepackt halten und versuchen, sich durch Ziehen, Stoßen, Hebeltechniken zu Boden zu bringen. Mit möglichst wenig Aufwand und eher nachgebend als attackierend. Zum Training gehören Übungskämpfe, aber vor allem Techniktraining zu zweit und das Üben von Bewegungsformen. Geeignet ist Judo dabei für jedermann.	→ schult in hohem Maße dein Körpergefühl und deinen Gleichgewichtssinn, zudem dein Koordinationsvermögen → fordert enorme Rumpfspannung (durch das Zerren im Stand) – gut für ein Sixpack-Projekt → Kampfsport-Bonus*: Selbstverteidigung **** Meditation *	Einsteiger und Fortgeschrittene

* (* = sehr gering, ****** = sehr ausgeprägt)

Kampfsport- und Kampfkunst-Training

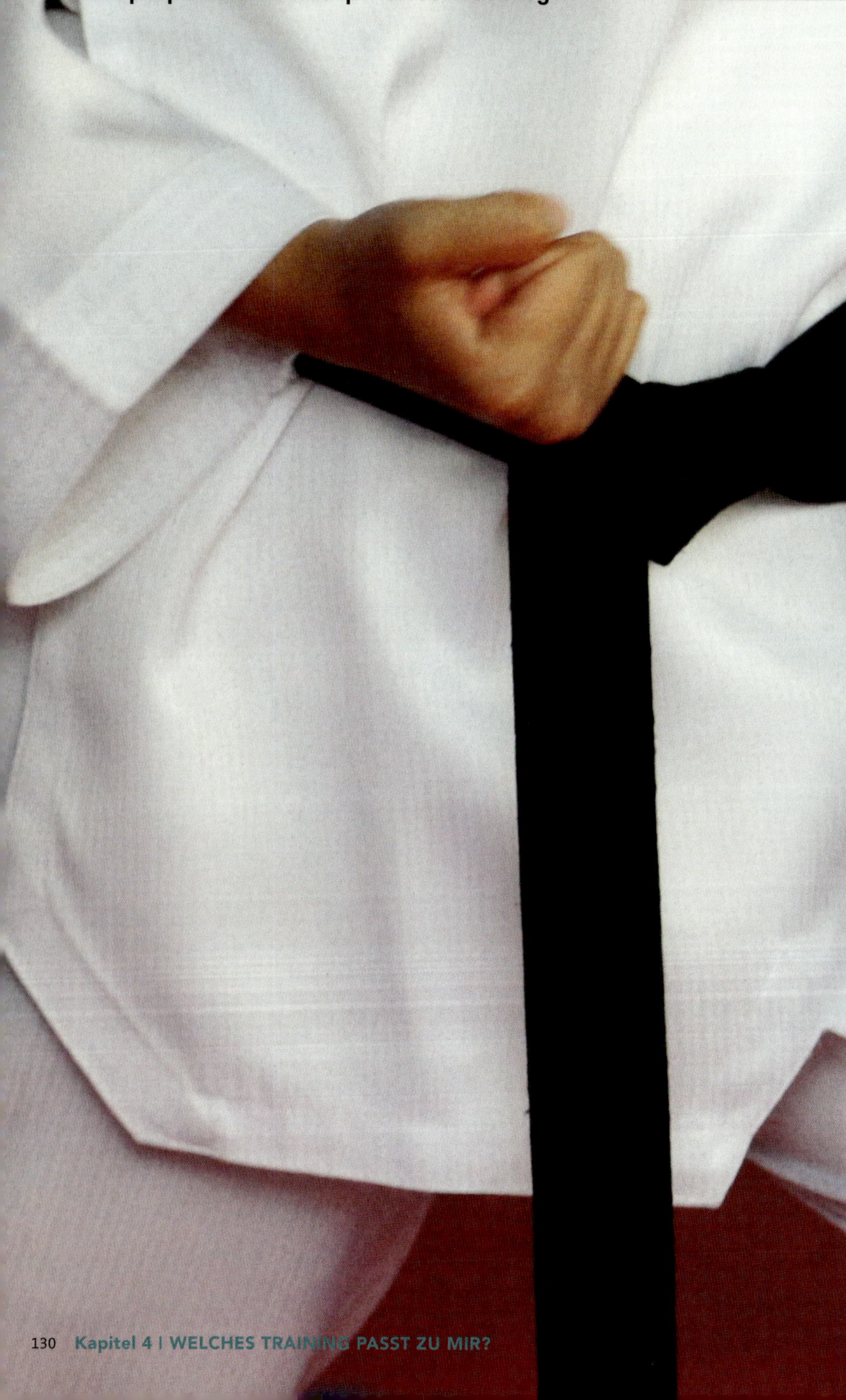

Kunst / Sportart
Karate
Kickboxen
Krav Maga
Kung Fu
Mixed Martial Arts (MMA)

Beschreibung	Was hast du davon?	Geeignet für
Karate (übersetzt etwa: »leere Hand«) ist eine Verteidigungsform ohne Hilfsmittel – und für echte Karateka darüber hinaus eine Lebenseinstellung hin zur vollkommenen Persönlichkeit. Charakteristisch ist (neben der Begrüßung »Rei«, dem obligatorischen Verneigen zu jeder Einheit) ein oft tiefer Stand. Zudem auch geradlinige Tritte, Schläge und Blocks, die du explosiv ausführst, dabei aber deine Muskeln möglichst entspannt, bis du in der Endposition kurz anspannst (der Moment, in dem du vermeintlich deinen Gegner triffst). Das verleiht den Bewegungen zusätzliche Dynamik. Ebenso wie der Umstand, dass viele explosive Bewegungen aus absoluter Ruhe kommen sollen – du trainierst hier also vorrangig deine Schnellkraft. Das Training besteht aus einem Übungspart und einem Teil mit Partnerübungen.	→ Fördert die Körperbeherrschung bei explosiven Bewegungen sowie deine Schnelligkeit → Kampfsport-Bonus*: Selbstverteidigung **** Meditation **	Einsteiger und Fortgeschrittene
Boxen kombiniert mit Tritten: Der Wettkampfsport aus den USA ist anspruchsvoller als »klassisches« Boxen, denn er verbindet Schlagtechniken aus dem Boxen mit Tritttechniken aus dem Karate (darunter Kniestöße und Kicks mit dem Schienbein). Dadurch ist Kickboxen intensiver und vielseitiger als normales Boxen. Trainiert wird vermehrt am Boxsack oder mit Schlagpolstern.	→ Sehr intensives Training (mit allen Vorteilen des Boxens), für das grundlegende Fitness erforderlich ist → Kampfsport-Bonus*: Selbstverteidigung **** Meditation *	Fortgeschrittene (Einsteiger beginnen am besten erst mal mit »normalem« Boxen)
Krav Maga ist eigentlich mehr Selbstverteidigung als Fitness. Das Training für dieses aus Israel stammende Nahkampfsystem ist aber naturgemäß anstrengend, so dass du in jedem Fall Effekte auf deine Fitness hast. Das Training ist realitätsnah, das heißt, du übst gemeinsam mit anderen Bewegungsmuster ein, die du dann im »Ernstfall«, wenn du angegriffen oder bedroht wirst, nutzen kannst: Tritte, Faust-, Knie- oder Ellenbogenabwehr und vieles mehr. Stresstests, Deeskalationsstrategien etc. werden dabei auch einstudiert.	→ Perfekte Schulung von Wahrnehmung und Reaktionsfähigkeit → gibt reichlich Selbstbewusstsein → Kampfsport-Bonus*: Selbstverteidigung ****** Meditation *	Einsteiger und Fortgeschrittene
Kung-Fu steht letztlich über allen fernöstlichen Kampfkünsten und Sportarten: Judo, Karate, Taekwondo etc. sind daraus entstanden. Vorherrschend ist das Prinzip der Harmonie zwischen Körper und Geist – wie bei vielen Kampfkünsten. Harmonie bedeutet dabei auch, Aggressionen zu vermeiden und die Kampfkunst eher passiv einzusetzen. Vor langer Zeit bereits entstanden charakteristische Stile, abgeleitet aus der Tierwelt, etwa Leopard, Tiger oder weißer Kranich. Auch heute gibt es viele verschiedene Kung-Fu-Stile, etwa Wing Tsun. Geübt werden Angriffs- und Abwehrtechniken mit bloßen Händen, aber auch mit Hilfsmitteln wie einem Stock beispielsweise. Im Training lernst du zunächst bestimmte Stellungen, die du in Einklang mit der Atmung bringst und für spezielle Tritte oder Armtechniken nutzt. Aufbauend darauf lernst du, wie du jemanden aushebelst oder selber geschickt fällst.	→ Vielseitiges Training mit langer Tradition → Kampfsport-Bonus*: Selbstverteidigung **** Meditation **	Einsteiger und Fortgeschrittene
Kampfsporttrend der letzten Jahre, der nichts für Zimperliche, aber auch nicht nur was für Schlägertypen ist. Tatsächlich steht für die meisten das sehr intensive (und effektive) Training im Vordergrund – Kämpfen muss niemand, der nicht will. MMA kombiniert Boxen und Kickboxen mit Bodenkampf- und Ringer-Elementen anderer Kampfsportarten. In Kursen gerne erweitert mit einem Kardioprogramm, das die Ausdauer pusht.	→ Extrem intensives Training, für das grundlegende Fitness erforderlich ist → Sehr hoher Puls und Energieverbrauch, dadurch auch gut für Fettverbrennung und Abnehmen → Kampfsport-Bonus*: Selbstverteidigung ***** Meditation *	Fortgeschrittene (Einsteiger beginnen mit »normalem« Boxen)

* (* = sehr gering, ****** = sehr ausgeprägt)

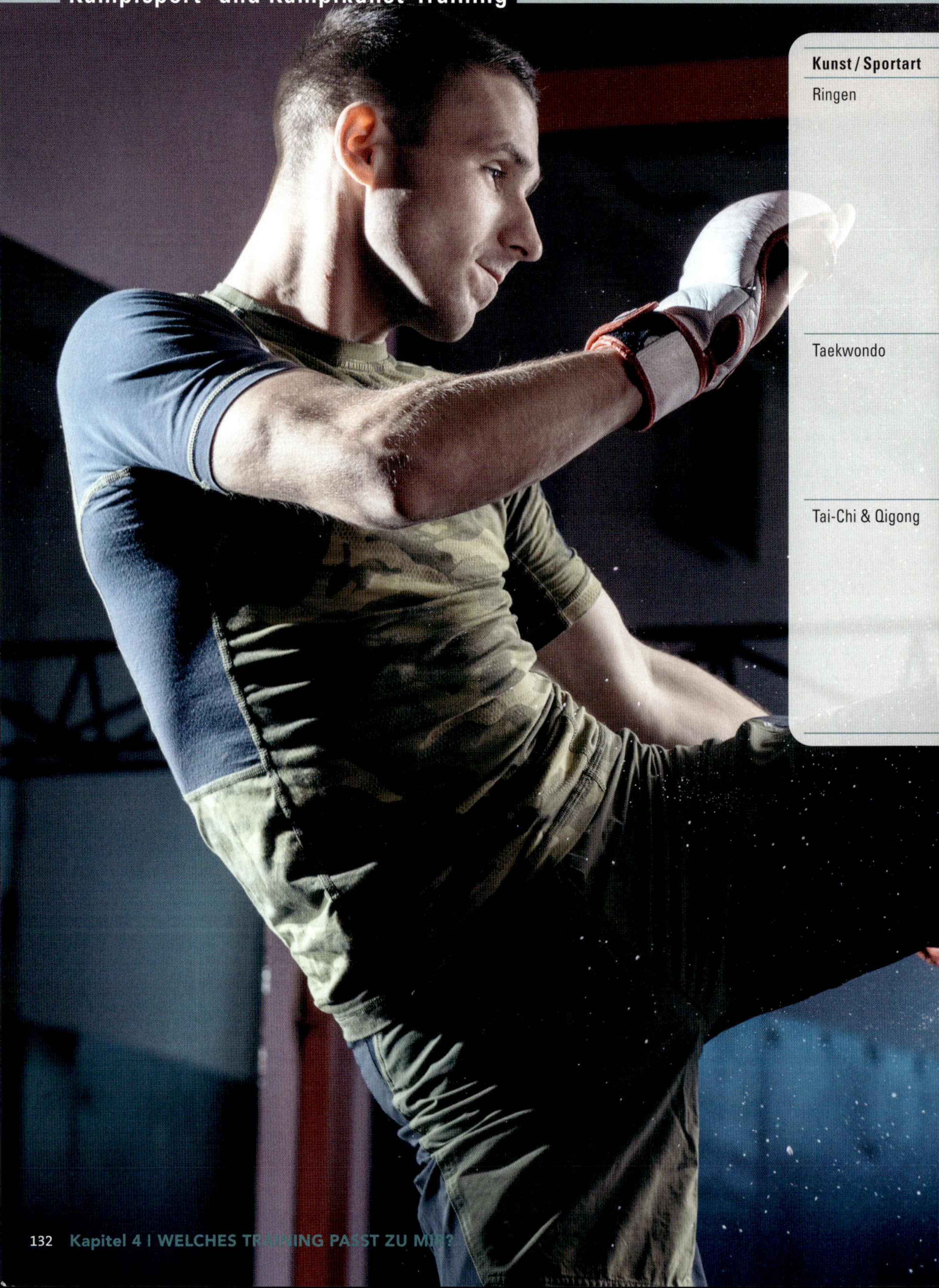

Kunst / Sportart
Ringen
Taekwondo
Tai-Chi & Qigong

Beschreibung	Was hast du davon?	Geeignet für
Ringen ist ein antiker Kampfsport ohne Waffen. Im Gegensatz zu anderen Kampf-Disziplinen steht hier der Einsatz von Kraft im Vordergrund. Es geht darum, den Gegner aus dem Stand so zu Boden zu »ringen«, dass der mit beiden Schultern auf der Matte zum Liegen kommt. Ansonsten können auch Wertungspunkte gesammelt werden. Es gibt Gewichtsklassen für Männer und auch Frauen sowie zwei verschiedene Ring-Stile: Griechisch-römisch (hier wird der Oberkörper attackiert) sowie Freistil (hier wird der ganze Körper attackiert). Im Training stehen stets Partnerübungen beziehungsweise Zweikampf auf dem Programm. Dort trainierst du Würfe, Griff- und Hebeltechniken. Schlagen oder Treten ist verboten – durch den permanenten Körperkontakt ist der ganze Körper massiv unter Spannung, und neben der Technik ist Kraft alles.	→ sehr körperlicher, harter Kampfsport mit großen Trainingseffekten → Kampfsport-Bonus*: Selbstverteidigung **** Meditation *	Einsteiger und Fortgeschrittene
Füße und Fäuste stehen hier im Mittelpunkt des Geschehens: Taekwondo ist mit den flinken Kombinationen aus Handtechniken und Tritten sehr dynamisch und koordinativ anspruchsvoll. An Sandsäcken und Pratzen werden vor allem hohe Kicks trainiert, was deine Beine stärkt und die Hüfte flexibler macht. Die Tritte sind oft in Drehungen integriert, was Gleichgewichts- und Orientierungssinn schult. Für das Erlernen dieser Moves brauchst du aber Geduld.	→ Fördert deine Beweglichkeit und dein Koordinationsvermögen → Kampfsport-Bonus *: Selbstverteidigung **** Meditation *	Eher für Fortgeschrittene, aber auch Einsteiger können sich ausprobieren
Sanfter kann Kämpfen nicht aussehen: Beim Tai-Chi (auch: Taijiquan) erlernst du verschiedene Figuren, die in einer »Form« kombiniert und immer weiter einstudiert werden. Die Bewegungen sind tatsächlich Kampf-Moves, die in dieser Kunst über Jahrhunderte sanft geschliffen wurden. Ein Prinzip ist, keine Muskelkraft zu verwenden, sondern entspannt zu sein und die Energie frei fließen zu lassen – im Einklang mit der Atmung. Dies ist die meditativste Form von Kampfkunst, die Körper und Geist zusammenbringen soll. In eine ähnliche Richtung, nur ohne den Kampfsport-Hintergrund, geht Qigong, eine Sammlung von Konzentrations-, Meditations- und Atemübungen, das die Ausdauer pusht.	→ perfekt zum Stressabbau, um Blockaden zu lösen und innere Ruhe zu erlangen → schult Bewegungsabläufe, Balance und Körpergefühl → Kampfsport-Bonus **: Selbstverteidigung ** Meditation ******	Einsteiger und Fortgeschrittene

* (* = sehr gering, ****** = sehr ausgeprägt)

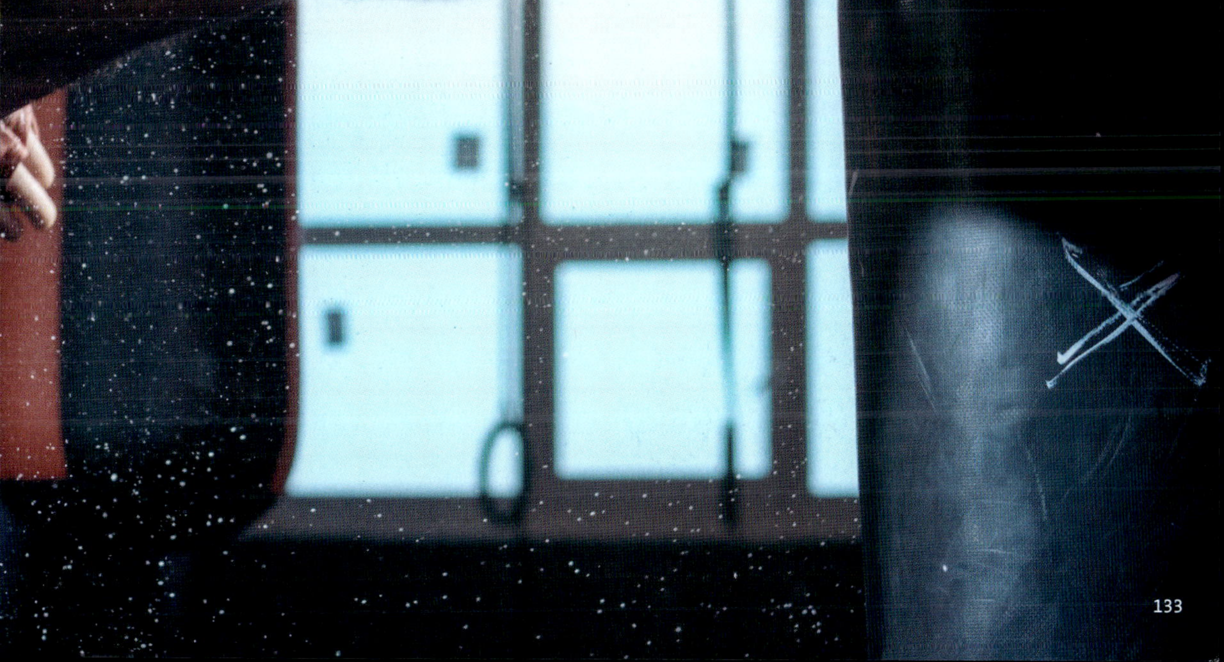

Kraftsportarten

Zu den allgemeinen Trainingskonzepten lassen sich auch folgende Kraftsportarten rechnen:
a) »klassisches« (Olympisches) Gewichtheben
b) Powerlifting/Kraftdreikampf
c) Strongman
d) Bodybuilding

All diese Kraftsportarten, vor allem das Olympische Gewichtheben und der Kraftdreikampf, haben in den letzten Jahren an Popularität gewonnen – auch dank dem Wettkampf-Fitnesssport CrossFit (siehe Seite 140), denn: Auch in diesen Disziplinen geht es um Kraftelemente, mit denen sich Trainierende in Wettkämpfen messen können. Eine kurze Aufstellung der Unterschiede und was dich jeweils im Training erwartet.

a) Olympisches Gewichtheben

Wer hat's erfunden: die alten Griechen? Mitnichten – erst seit Beginn der Olympischen Spiele der Neuzeit 1896 gehört Gewichtheben (von einigen Unterbrechungen und Abwandlungen abgesehen) zum olympischen Programm. Es geht hier um nur zwei verschiedene Bewegungen mit einer Langhantel und maximal viel Gewicht:

1) Reißen

Beim Reißen (im Englischen: »snatch«) musst du die vor dir liegende Langhantel in einer einzigen Bewegung ohne Pause nach oben und mit ausgestreckten Armen über Kopf führen (die so genannte Hochstrecke). Erlaubt sind nur Ausfallschritt oder Beugen beider Beine (Hocke), wobei die Füße am Ende nebeneinander auf einer Linie sein müssen.

2) Stoßen

Beim Stoßen, zumeist Umsetzen und Stoßen genannt (nach dem Englischen »clean and jerk«), musst du die Langhantel zunächst in einer Bewegung ohne Pause auf die Schultern bringen. Aus dieser Position heraus stößt du die Hantel dann über Kopf zur Hochstrecke mit komplett nach oben gestreckten Armen, darfst dabei auch

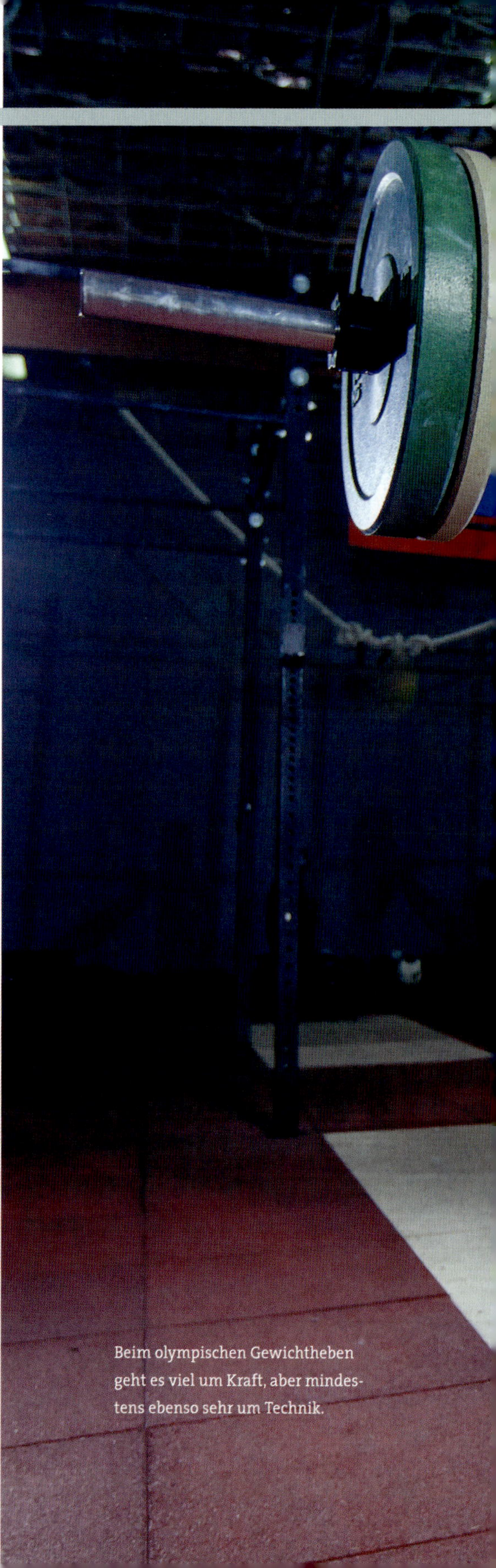

Beim olympischen Gewichtheben geht es viel um Kraft, aber mindestens ebenso sehr um Technik.

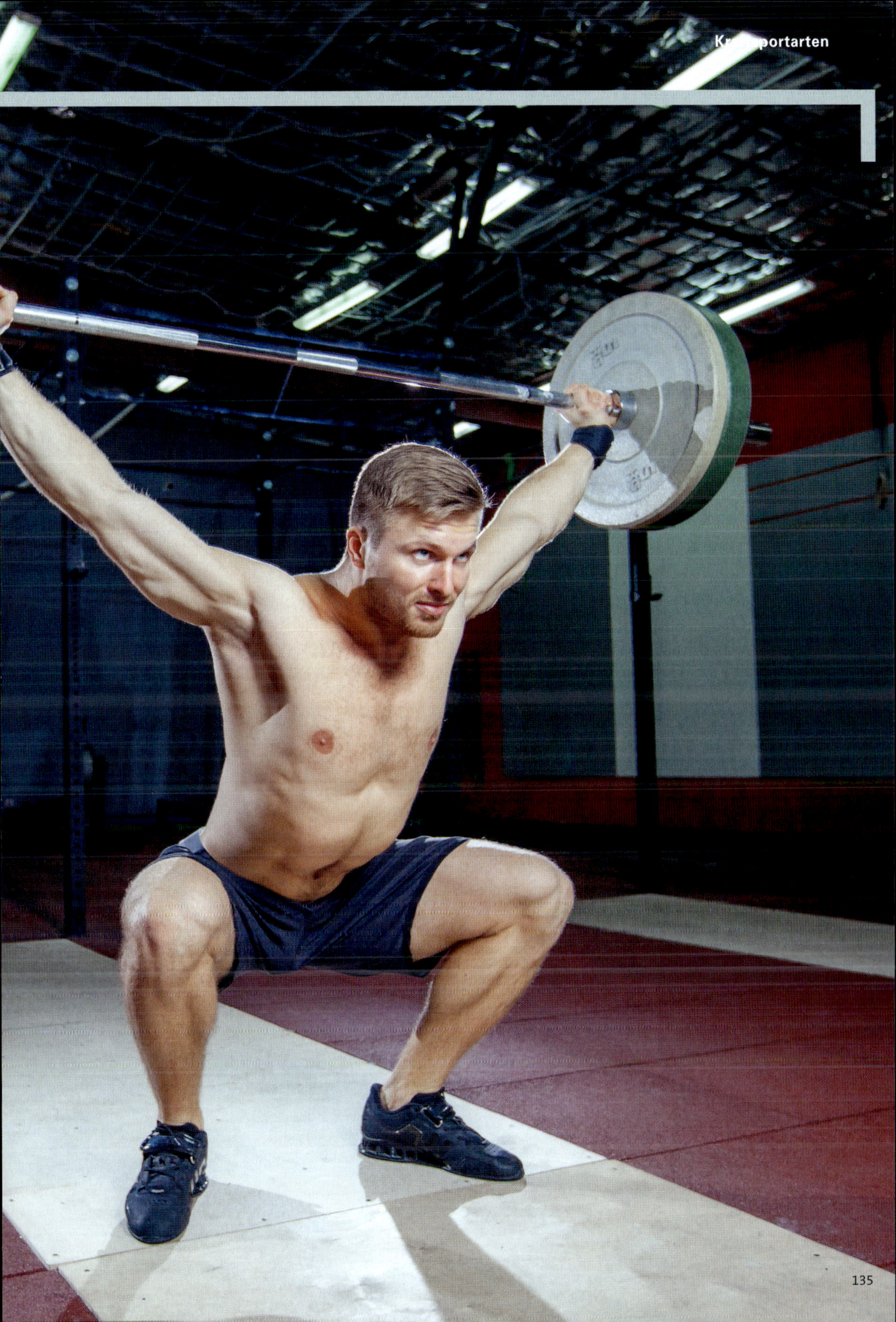

Kraftsportarten

die Beine beugen oder einen Ausfallschritt machen. Im Gegensatz zum Reißen besteht der Ablauf also aus zwei Teilbewegungen, was das Ganze zu einer anderen Übung macht, bei der dann auch andere Gewichte möglich sind. Nur zum Vergleich: Bei den Männern (oberste Gewichtsklasse von 105 Kilo oder mehr) gelten aktuell als Rekorde 220 kg beim Reißen, dagegen 266 kg beim Stoßen.

Beide Disziplinen des Gewichthebens sind technisch äußerst anspruchsvoll und nur unter gezielter Anleitung zu erlernen. Dafür erntest du jede Menge Benefit: Neben dem Ausbau deiner Kraft mit den intensiven Teilbereichen Schnellkraft und Explosivkraft förderst du zudem deine Schnelligkeit, dein Koordinationsvermögen und deine Beweglichkeit. Auch aus diesem Grund habe Reißen und Stoßen oder Abwandlungen davon (Frontkniebeugen oder Kreuzheben sind ja zum Beispiel Teile des Bewegungsablaufs) ihren Weg in viele andere Fitness- und Trainingsprogramme gefunden - insbesondere dort, wo Schnellkraft gefordert ist. Wettkämpfe werden der Fairness halber wie andere (Kraft-)Sportarten auch nach Gewichtsklassen durchgeführt. Teil der Wettbewerbe ist auch der »Zweikampf«, also die zusammengerechneten Gewicht-Bestleistungen von Reißen und Stoßen.

b) Powerlifting

Der Kraftdreikampf ist quasi eine technisch vereinfachte Version des Olympischen Gewichthebens. Hier geht es um drei leichter zu erlernende Disziplinen, in denen jeweils maximal viel Gewicht zu bewegen ist: Kniebeugen, Bankdrücken und Kreuzheben (siehe dazu die Übungsbeschreibungen ab Seite 80. Dies ist auch die offiziell erlaubte Abfolge der Übungen, die bei Wettkämpfen zum Tragen kommt. Bei diesen werden am Ende die Gewichtsbestwerte der drei Übungen zusammengerechnet.

Beim Powerlifting steht ausschließlich deine Maximalkraft im Mittelpunkt, denn die anspruchsvolle Technik des Gewichthebens entfällt. Du wirst also ganz sicher Muskeln aufbauen und auch im Hypertrophie-Bereich trainieren.

c) Strongman

Der Ursprung des Strongman geht auf Zeiten zurück, in denen seltsam anmutende Kraftakrobaten auf Jahrmärkten dicke Kugelhanteln oder mehrere Menschen auf einmal stemmten. Heute gibt es eine Vielzahl an Wettkämpfen (wozu auch Exotisches wie die Highland Games gezählt werden) und Disziplinen wie das Ziehen von LKW, die durchaus showartig inszeniert eine Kraftdemonstration darstellen und dabei belegen sollen, wer der jeweils Stärkste ist.

Im Gegensatz zum Gewichtheben und dem Powerlifting kommen hier nicht nur die Langhantel als Gewicht zum Einsatz. Sondern gerne alles, was schwer ist - ein kleiner Einblick in die Vielzahl an Tools und Übungen:

- der erwähnte LKW, der gezogen wird (ein so genannter »Truck Pull«);
- große Steine, die du anheben und auf einem Tisch ablegen musst (»Atlas Stone Lift«);
- Baumstämme, die du über Kopf drücken musst (»Log Lift«);
- riesige Autoreifen oder ganze Autos, die du umkippen musst (»Wheel Flip« oder »Car Flip«);
- aber auch »normale« Übungen wie das Kreuzheben oder der »Farmers Walk«, also das Tragen von schwerem Gewicht in den Händen, während du eine bestimmte Distanz gehend zurücklegst.

Die Übungen zeigen, dass es beim Strongman(training) nicht nur um Maximalkraft geht, sondern auch um weitere Fähigkeiten, insbesondere deine Kraftausdauer, aber auch Beweglichkeit.

d) Bodybuilding

Dies ist DIE »Show«-Disziplin unter den Kraftsportarten, bei der es rein um die Körper-Ästhetik geht, nicht um Kraftleistungen. Wer Bodybuilding betreibt, will seinen Körper zur Schau stellen – und kann das in diversen Wettkämpfen auch tun.
Beim klassischen Bodybuilding (oder auch bei der vorgeschrieben dopingfreien Disziplin des »Natural Bodybuilding«) lautet die Devise: je mehr Muskeln, desto besser! Es geht darum, optisch möglichst be-

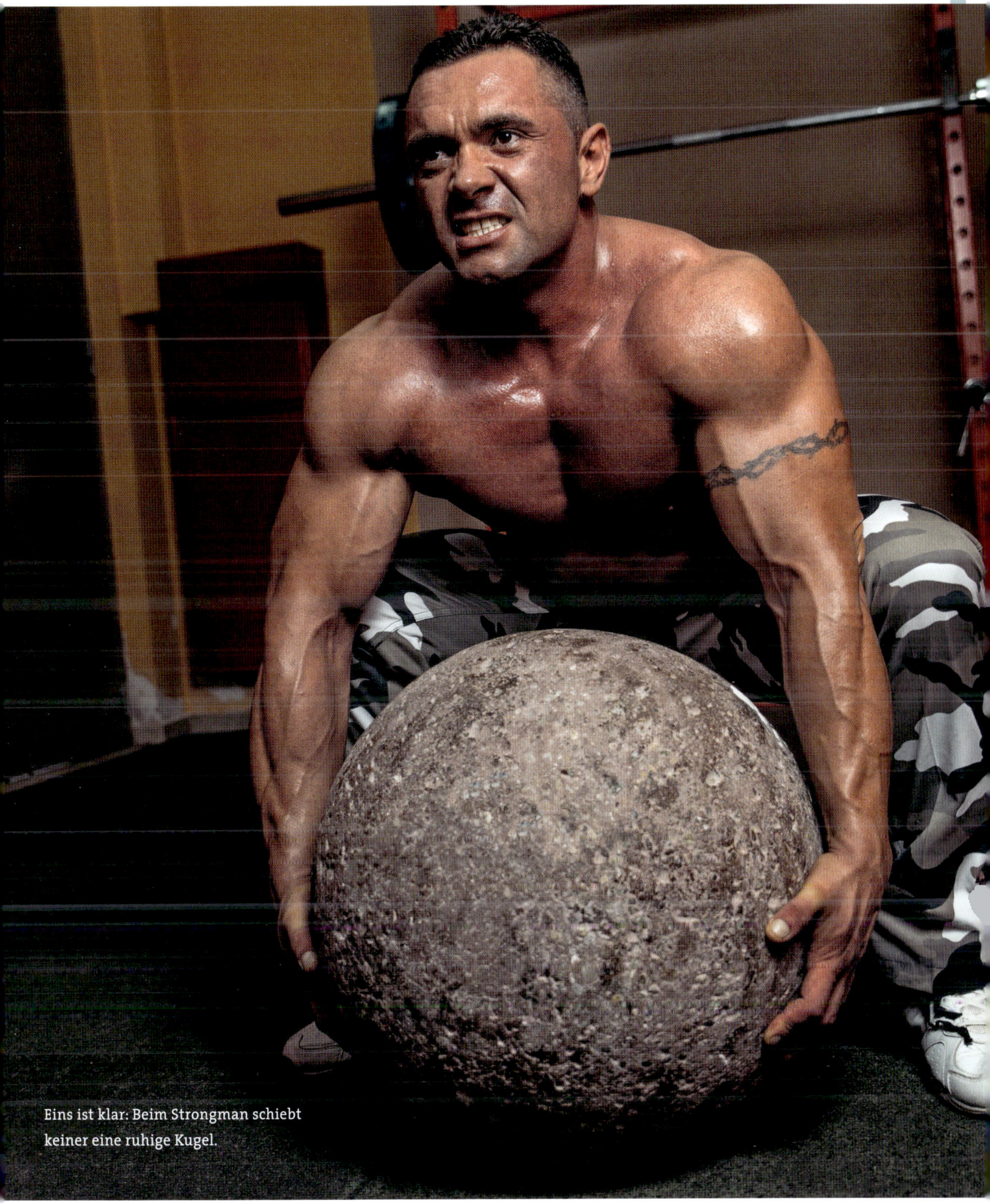

Eins ist klar: Beim Strongman schiebt keiner eine ruhige Kugel.

Kraftsportarten

eindruckender zu sein als jeder andere. Ob maximale Muskelberge dann wirklich schön anzuschauen sind – das ist natürlich Geschmackssache.

Zusätzlich gibt es auch andere Disziplinen, in denen es mehr um »Qualität« des Körperbaus denn um die »Quantität« an Muskelmasse geht: etwa bei der Klasse »Men's Physique«.

Und schließlich gilt insbesondere für Bodybuilder: Die Ernährung ist ebenso wichtig wie das Training selbst. Denn nur durch eine ausreichende und perfekt abgestimmte Nährstoffaufnahme kann dein Körper so viel Muskelmasse aufbauen, ohne dass du platt gesagt verfettest. Bodybuilder bedienen sich dazu oftmals dem Ernährungsprinzip der Kombination von Masse- und Definitionsphase (siehe ab Seite 64).

Sportart	**Ziele und Merkmale**	geeignet für ✔ = ideal für			
		Einsteiger	Fortgeschrittene	Gesundheit & Beschwerdefreiheit	Abnehme
Bodybuilding	Ästhetik des Körperbaus: maximal viele oder »schöne« Muskeln				
Olympisches Gewichtheben	Maximalkraft und perfekte, komplexe Technik				
Powerlifting	Reine Maximalkraft				
Strongman	Ausgewogene Kraft mit Show-Effekten				

In allen Fällen ist mit der »Ästhetik« der Muskulatur auch ein sehr niedriger Körperfettanteil Ziel des Trainings. Es geht insgesamt rein um die Optik – was für all diejenigen, denen ein gesunder, gut funktionierender Körper wichtig ist, eventuell bereits ein Ausschlusskriterium sein kann.

Das Training setzt absolut auf Muskelaufbau. Komplett ausgeblendet werden dabei andere Fitness-Ziele wie möglichst funktionelle Bewegungsmuster zu schulen oder Kraft, Ausdauer, Beweglichkeit oder Schnelligkeit auszubauen. Für das ästhetische Ziel wird jeder einzelne Muskel gezielt trainiert – insbesondere durch isolierte Übungen, die eine konzentrierte Bearbeitung eines Muskels ermöglichen. Um so all die verschiedenen Körperteile trainieren zu können, ist dabei Split-Training (siehe Seite 73) zwingend notwendig. Beim Bodybuilding wirst du von allen Kraftsportarten wahrscheinlich die meisten Trainingseinheiten absolvieren müssen.

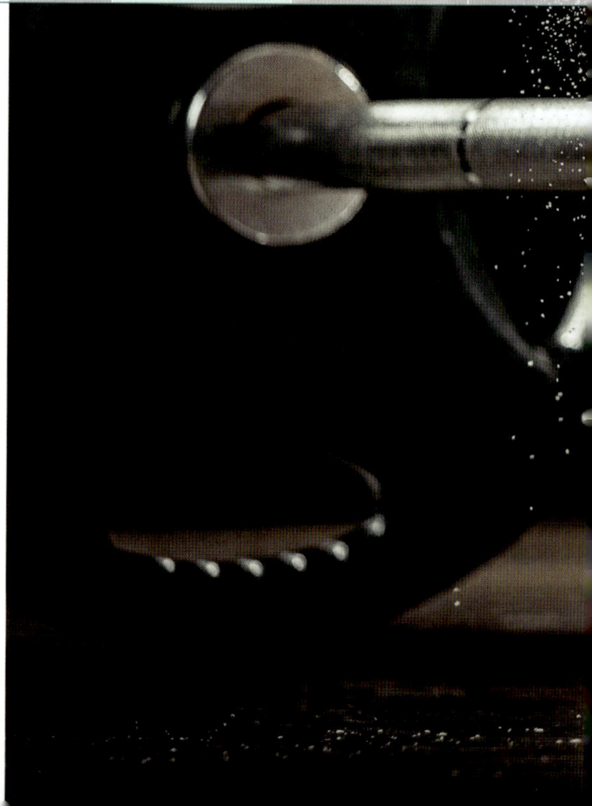

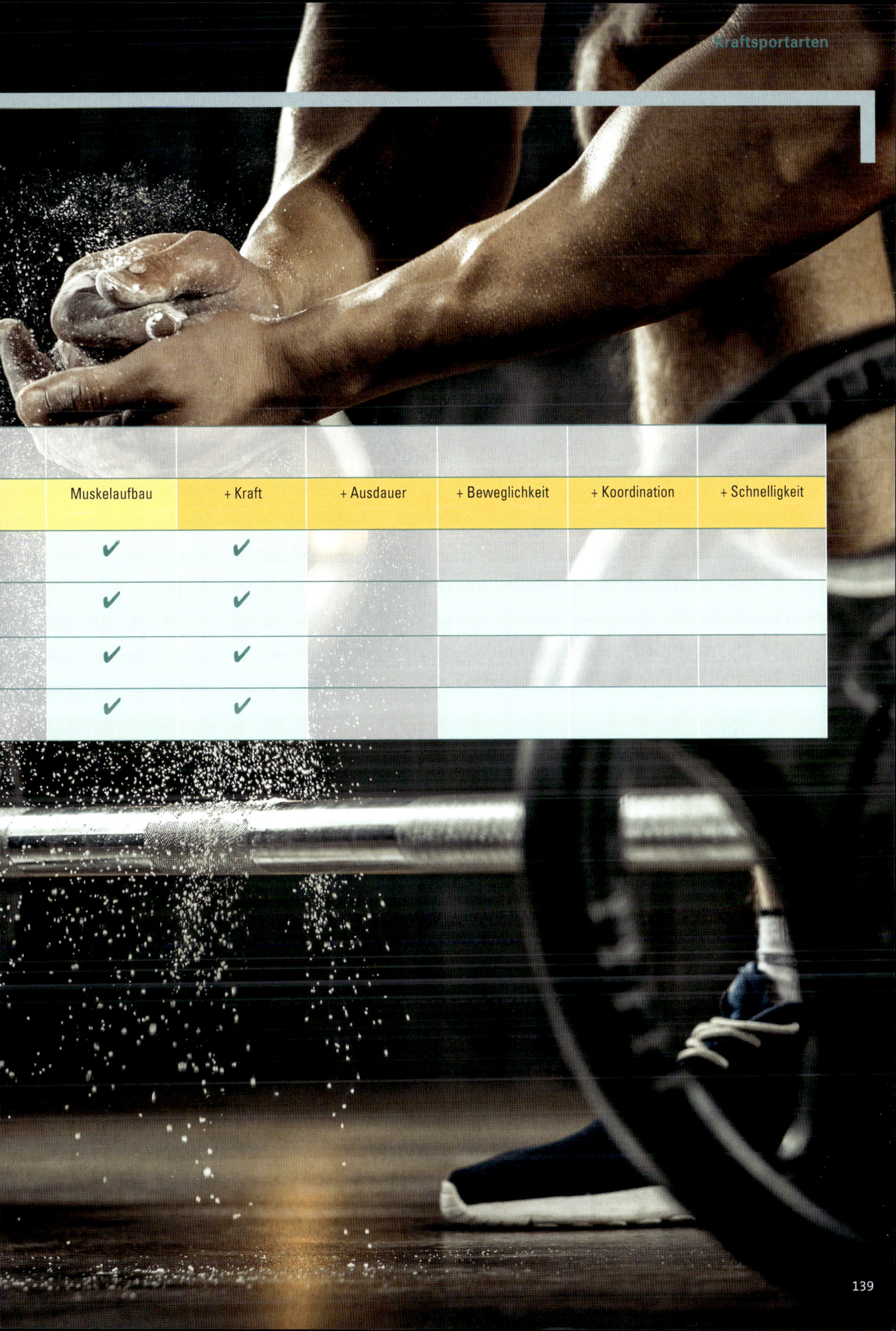

Muskelaufbau	+ Kraft	+ Ausdauer	+ Beweglichkeit	+ Koordination	+ Schnelligkeit
✔	✔				
✔	✔				
✔	✔				
✔	✔				

CrossFit

Seit Jahren etabliert hat sich dieses Trainingskonzept, das vor rund 20 Jahren in den USA entstanden ist und inzwischen in weit über 10.000 Studio-Einrichtungen (so genannten »Boxes«) weltweit angeboten wird. Hinter CrossFit verbirgt sich letztlich eine extrem intensive Kraftzirkel-Methode, die Elemente aus dem Gewichtheben, Powerlifting sowie Turnen verbindet und mit Sprints und Bodyweightübungen garniert. Was Crossfit in Schwerpunkten zu einem MetCon-Training macht (siehe Seite 157).

Was bringt das?

Ein Kerngedanke hinter CrossFit ist, Trainierende in allen erdenklichen Konditionsfaktoren und Fähigkeiten zu verbessern. Die Auswahl der standardisierten Tests und Wettkämpfe, aber auch die Zusammenstellung der gut 50 zumeist funktionellen Übungen soll dich rundum leistungsfähig machen. CrossFit-Entwickler haben dafür ein aufwändiges System entwickelt, was die ganzheitliche körperliche Entwicklung beschreiben soll. Letztlich fördert CrossFit, richtig angewandt, deine Kraftausdauer sowie deine Maximalkraft, deine Ausdauer, Beweglichkeit, Schnelligkeit und verschiedene Aspekte des Koordinationsvermögens – also letztlich alles, was Fitness ausmachen kann.

Erfolgreich geworden ist CrossFit damit auch insbesondere als Wettkampfmethode – dank CrossFit (und der raschen Entwicklung digitaler Messmethoden) konnte sich erstmals eine breite Masse von (Amateur-) Kraftsportlern miteinander messen: Die CrossFit-Games, wie die »Weltmeisterschaften« genannt werden, sollen zeigen, wer die fittesten Menschen der Welt sind. Genau darin liegt der Nimbus von CrossFit begründet: von der Härte der Wettkämpfe, die wirklich nur etwas für sehr gut trainierte Menschen sind – aber auch von der dafür notwendigen Härte der Trainingseinheiten. Zahlreiche teils schwere Verletzungen, die dieses sehr harte Training provozierte, brachte CrossFit zeitweise in Verruf: Die brisante Mischung aus hohen Gewichten, hohem Tempo und hoher Wiederholungszahl ist für den Körper eine Extremerfahrung, bei der Überlastungen auch aufgrund von Selbstüberschätzung schnell eintreten können.

In den letzten Jahren öffnete sich die Community zunehmend den Einsteigern und versucht, sich als effektive und gesünder-breitensportlichere Fitnessmethode für praktisch alle Ziele, die du dir wünschen kannst (Muskelaufbau, Abnehmen, Verbesserung der Leistungsfähigkeit), zu etablieren. Empfehlung: Insbesondere Einsteiger sollten achtsam mit sich umgehen.

Was erwartet dich im Training?

→ Schweiß:
Eine Einheit in einer CrossFit-Box dauert etwa eine Stunde, in der es wie beschrieben schweißtrei-

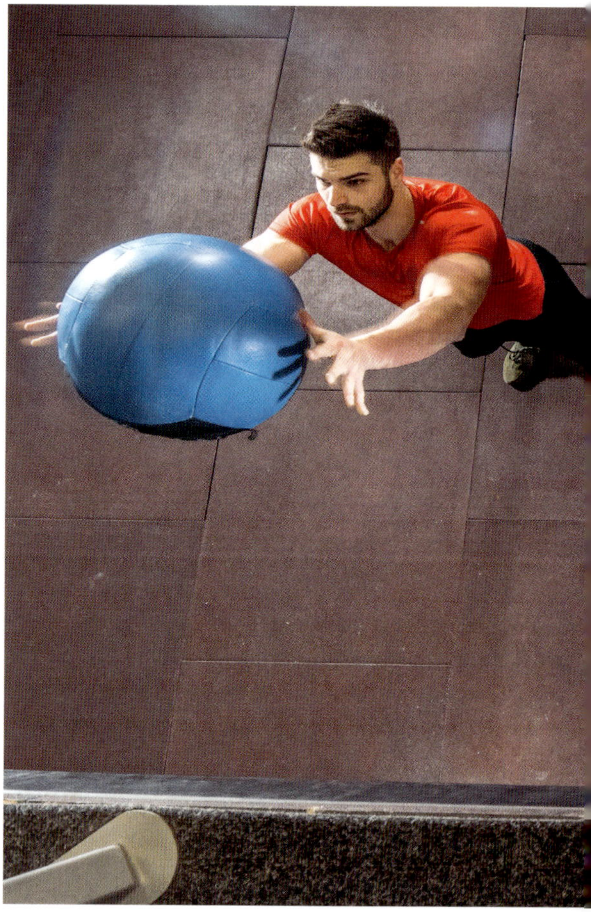

bend zugeht. Hohe Gewichte, aber auch Bodyweight-Übungen, sind an der Tagesordnung.

- → Challenge-Charakter:
  Zwischen Warm-up und Cool-down liegen zumeist zwei Blöcke des Kerntrainings: einzelne (Kraft-) Übungen, die deine Fertigkeiten in den Bewegungsabläufen verbessern sollen (so genanntes Skill Development), dann eine bis zu 20 Minuten lange HIIT-Einheit (so genanntes MetCon, die Kurzform von »metabolische Konditionierung«, siehe Seite 158) als Zirkel mit »Wettbewerbs«-Charakter: Ziel ist dabei entweder, in einer vorgegebenen Zeit maximal viele Runden des Zirkels zu schaffen, oder eine vorgegebene Zahl an Runden in möglichst kurzer Zeit zu absolvieren.
- → Abwechslung:
  Die Trainingsinhalte wechseln in der Regel ständig und bieten teils verschiedene Schwierigkeitsgrade an.
- → Leistungsmessungen:
  Regelmäßig werden standardisierte Einheiten absolviert, mit denen du deine Trainingsfortschritte messen kannst: Etwa eine bestimmte Kombination aus Liegestützen, Klimmzügen, Sit-ups und Kniebeugen auf Zeit.
- → Motivation:
  Das Training mit anderen zusammen in der Box ist entsprechend motivierend – im Prinzip wie im normalen Fitnesskurs, nur mit der Extra-Motivation, auch mal gegeneinander anzutreten.

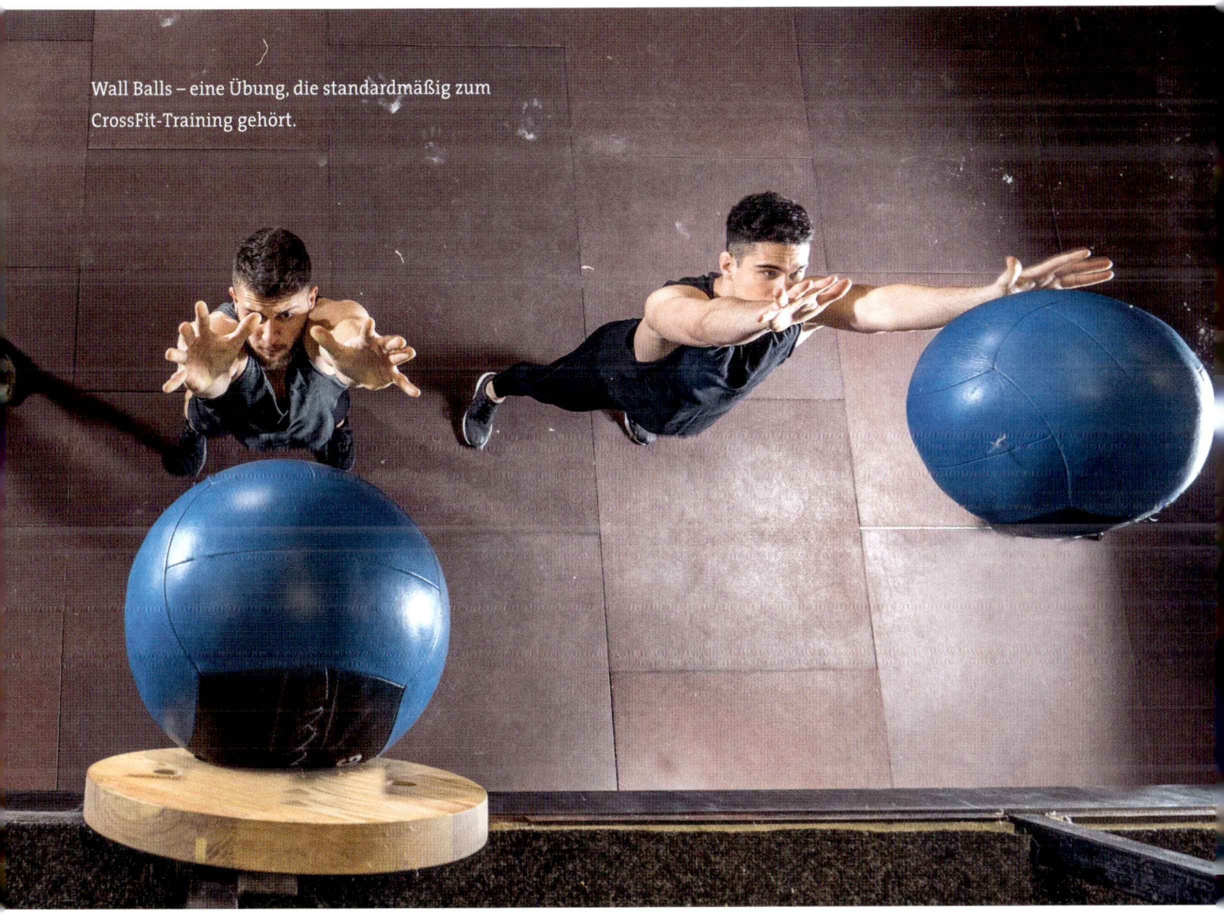

Wall Balls – eine Übung, die standardmäßig zum CrossFit-Training gehört.

Yoga

Ja, Yoga ist auch für Männer gut! Und es gibt Formen und Übungen, die sogar selbsternannte Fitness-Experten aus den Kompressions-Socken hauen. Da es so viele verschiedene Ansätze gibt, hier nur ein paar kurze Worte zu Yoga im Allgemeinen. Der nachfolgende tabellarische Überblick beschreibt dann die wichtigsten »männertauglichen« Formen.

Yoga entspringt einer jahrtausendealten, in Indien entstandenen Tradition. Insbesondere in den letzten 100 Jahren hat sich eine moderne Form des Yoga entwickelt, so wie wir es heute kennen. Teil dieser modernen Yoga-Welt sind inzwischen weit über 100 Formen, die weltweit praktiziert werden. Grundsätzlich ist der Ansatz auch heute noch ganzheitlicher als »reine Fitness«: Es geht darum, Körper und Geist in Einklang zu bringen. Wobei die Schwerpunkte in den vielen verschiedenen Erscheinungsformen des Yoga sehr unterschiedlich aussehen können.

Was bringt das?

Je nach Ausprägung der Yogaform kräftigt das Training deine Muskulatur, macht dich aber vor allem beweglicher und verbessert deine Koordination. Es geht dabei nicht um Leistung – also nicht um Quantität (wer kann am meisten oder häufigsten?), sondern um Qualität: Alle Bewegungen sollen sauber ausgeführt werden im Einklang mit Atmung und Seele. Das fördert deine Achtsamkeit und entspannt ähnlich wie eine Meditation.

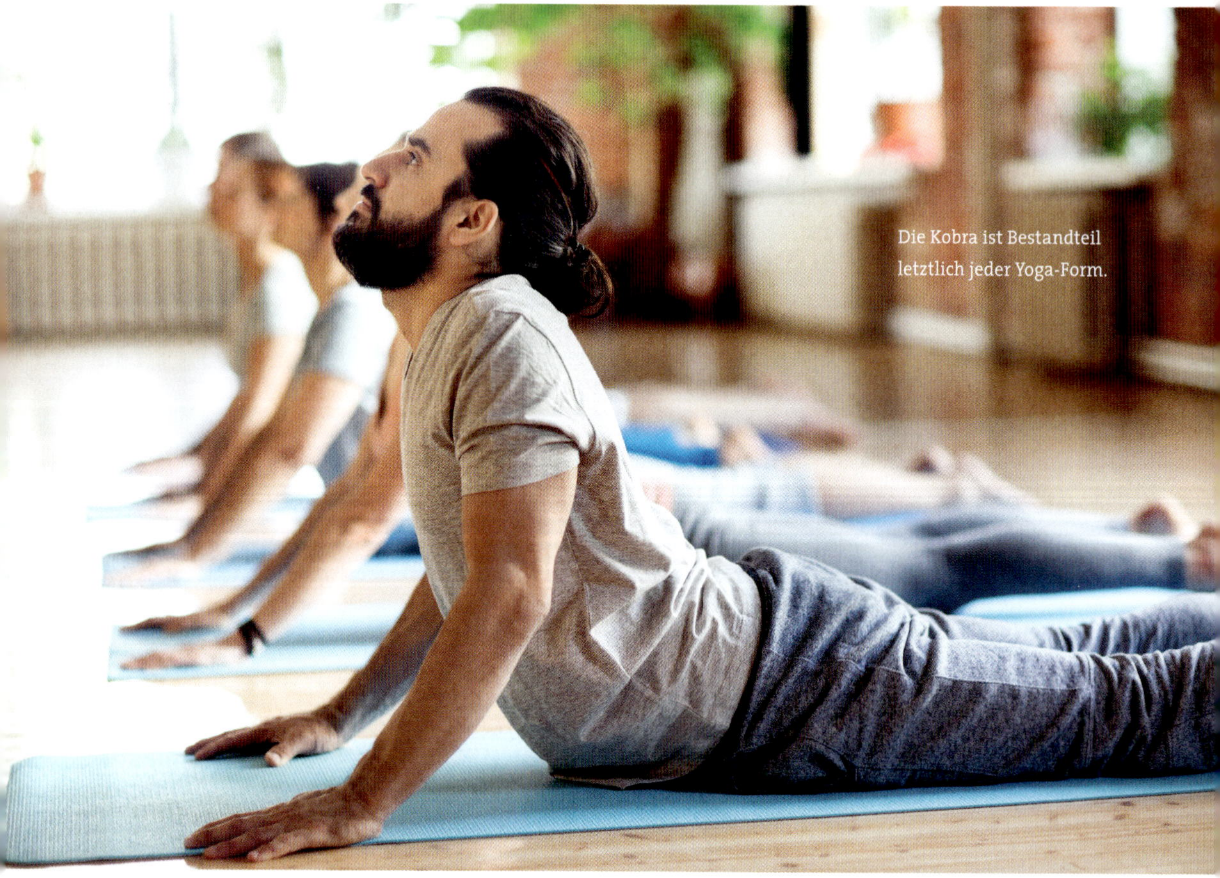

Die Kobra ist Bestandteil letztlich jeder Yoga-Form.

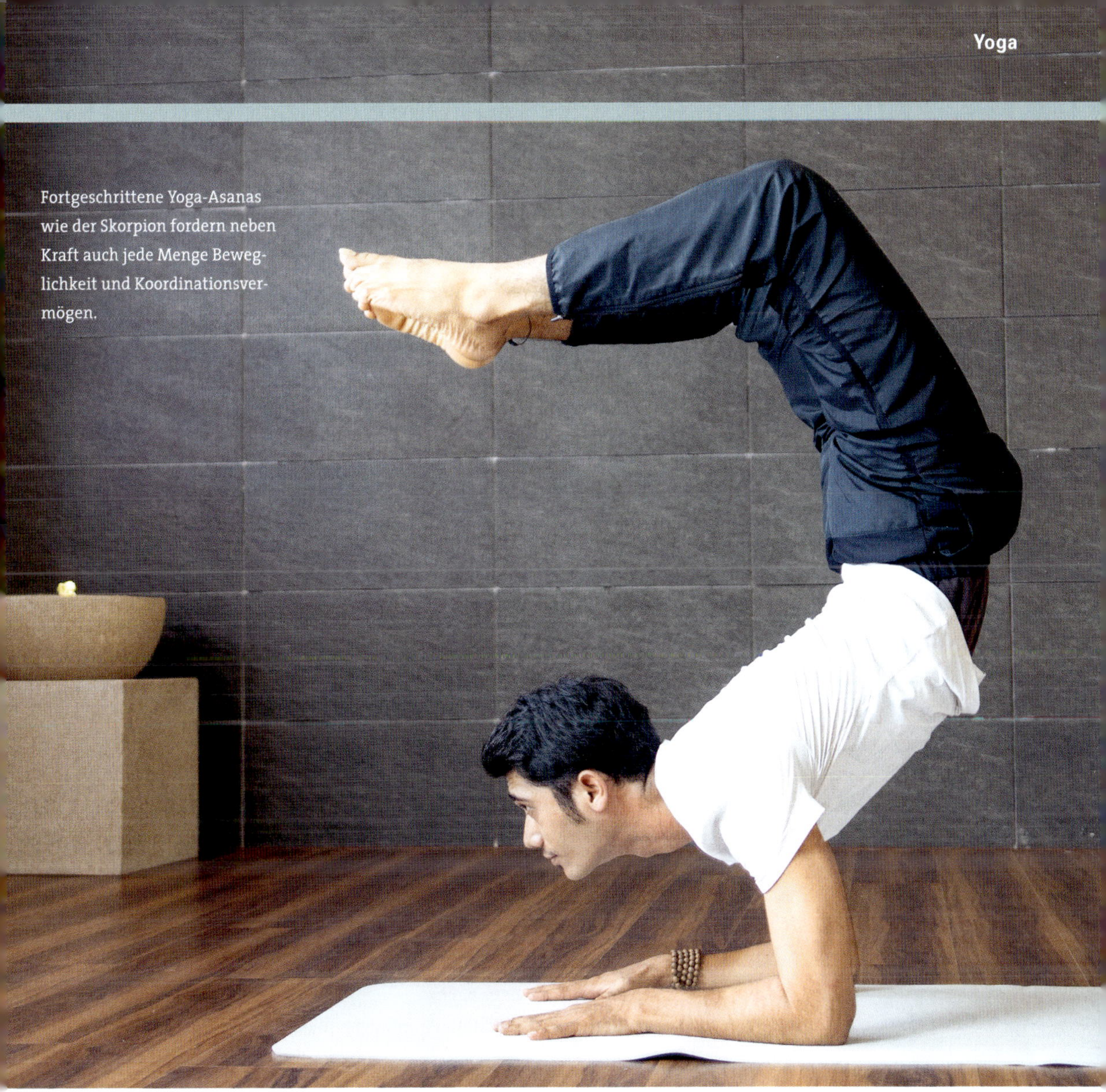

Fortgeschrittene Yoga-Asanas wie der Skorpion fordern neben Kraft auch jede Menge Beweglichkeit und Koordinationsvermögen.

Durch die teils intensive Kombination aus Kräftigungs- und Stretching-Moves kann Yoga Blockaden lösen und Beschwerden wie Rückenprobleme mindern oder vermeiden helfen. Es ist also ein guter Partner für ein beschwerdefreies Leben. Gerade wenn dein Körper mit zunehmendem Alter »einrostet«. Bei den schwungvolleren Formen von Yoga wird auch dein Herz-Kreislaufsystem spürbar gefordert und gefördert.

Was erwartet dich im Training?

Yoga kann jeder für sich machen, auch dank eines wachsenden Angebots an Video-Tutorials und Onlinekursen. Es gibt zudem unzählige Yoga-Studios und Kursangebote in Fitnessstudios. Ausreden hat Mann also keine! Eine Einheit kann sich je nach Ausprägung ganz unterschiedlich anfühlen. Allen Formen sind ein paar Grundbegriffe gleich: Als Asanas bezeichnet man die einzelnen Körperhaltungen (Übungen) im Yoga. Diese werden kombiniert in so genannten Flows: Ein Flow ist eine Abfolge ineinander verschmelzender Asanas. Klassisches Beispiel für einen Yoga-Flow ist der Sonnengruß. Bei vielen Yoga-Sessions gibt es zum Abschluss eine Entspannungsphase, die Shavasana genannt wird.

Yoga

Beliebte Yoga-Formen (für Männer)

Yoga-Stil	Beschreibung	Geeignet für
Ashtanga Yoga	**Mehr Anstrengung geht nicht!** → Dieser Yogastil gilt als einer der härtesten überhaupt und ist intensiver als die anderen hier beschriebenen dynamischen Formen. Damit förderst du deine Kraft, Ausdauer (inklusive Durchblutung) und Koordination (Zusammenspiel mehrerer Muskeln). → Die Asanas werden mit dem Atem synchronisiert und immer in der gleichen Reihenfolge durchgeführt, wobei die Übergänge besonders intensiv sind. → Jeder übt in seinem Tempo und in seiner Intensität.	vor allem Fortgeschrittene, die sich auspowern wollen
Forrest Yoga (auch: Power Vinyasa Flow Yoga)	**Yoga mit intensivem Core-Training** → Ebenfalls äußerst intensiv ist diese von Ana Forrest entwickelte Form mit intensiven, teils lange gehaltenen Asanas. → Das Besondere: Nach den Einstiegsübungen wird intensiv die Bauch-/Rumpfmuskulatur trainiert. → Dies und einige bestimmte Asanas sprechen auch die Tiefenmuskulatur an. → Die Übungen sollen Blockaden lösen und den Energiefluss fördern.	Einsteiger und Fortgeschrittene
Hatha Yoga	**Prädikat: Entspannend und meditativ** → Diese sehr bekannte Yoga-Form besteht überwiegend aus leichten Grundübungen und entspannten Atemtechniken. → Die Asanas werden langsam ausgeführt, dazwischen vergleichsweise kraftvoll gewechselt. → Die Verbindung zwischen Körper und Geist steht im Fokus – dazu gibt es spezielle Atemübungen und Meditationen.	Perfekt für Einsteiger und alle, die das Entspannende suchen
Kundalini Yoga	**Atmung, Energie, Körper & Geist: alles im Fluss** → Kundalini Yoga ist eine Mischung aus dynamisch ausgeführten, körperbetonten Asanas, intensiven Atemübungen und spirituellen Elementen wie Meditation und dem Singen von Mantras. → Im Zentrum steht eher das Spirituelle, darüber hinaus auch das Ziel, Blockaden zu lösen sowie Energien frei fließen zu lassen.	Einsteiger und Übende, denen der spirituelle Part wichtig ist
Power Yoga	**Intensives Fitnesstraining im Flow** → ein moderner Überbegriff für powervolle Yoga-Formen und eine moderne Interpretation des Ashtanga-Yoga. → Hauptunterschied zum Ashtanga Yoga: Beim Power-Yoga können die Asanas beliebig kombiniert werden. → Die einfach wirkenden, doch intensiven Asanas werden lange gehalten, was die Tiefenmuskulatur anspricht und deine Kraft sowie Koordinationsfähigkeit inklusive Körperbalance verbessert.	Einsteiger und Fortgeschrittene, denen der Fitnessaspekt wichtig ist
Vinyasa Yoga	**Der Flow-Klassiker mit Atem-Schule** → Die Spezialität: der stete Fluss von Asanas in zügiger Abfolge, ohne Pause und geleitet durch deine Atmung. Deshalb wird Vinyasa Yoga auch »Vinyasa Flow« genannt. Zumeist gibt es mehrere Durchgänge derselben Abfolge. → Ansonsten ist kaum etwas vorgegeben. Je nach Lehrer kann die Intensität stark variieren, denn er/sie bestimmt das Tempo und auch die Auswahl der Asanas. → Grundsätzlich ist Vinyasa Yoga körperbetont und dynamisch, wobei eine Einheit den ganzen Körper anspricht und über die Atmung auch deinem Geist Ruhe schenkt.	Einsteiger und Fortgeschrittene, die sich Fitnesstraining mit Yoga-Elementen wie der Schulung des Atmens wünschen

Pilates

Namensgeber Joseph Hubertus Pilates entwickelte dieses Trainingskonzept etwa Mitte des letzten Jahrhunderts. Worum geht's? Pilates ist ein Ganzkörpertraining, wobei die Stütz-Muskulatur von Bauch, unterem Rücken und Becken(boden), dem so genannten »Powerhouse«, im Mittelpunkt steht. Einsteiger sollten eigentlich an eigens von Pilates entwickelten Fitnessgeräten (die heute eher selten Anwendung finden) trainieren. Die heutige gängige Form von Pilates auf der Fitnessmatte war ursprünglich Fortgeschrittenen vorbehalten.

Was bringt das?

Pilates-Übungen fördern insbesondere tiefer liegende, kleine Muskeln am Rumpf – unter anderem mit den Zielen, deine Körperhaltung zu verbessern und Rücken- oder Haltungsproblemen entgegenzuwirken und vorzubeugen. Der Fokus auf das Körperzentrum hat auch Vorteile für deine Leistungsfähigkeit: Schließlich laufen bei allen denkbaren Bewegungen, ob im Training oder jederzeit im Alltag, die Kräfte durch die Körpermitte, die entsprechend gut trainiert sein sollte.

Der kontrolliert-fließende Ablauf beim Pilatestraining schont deine Gelenke. Zudem bringt es deinen Kreislauf in Schwung, verbessert so die Durchblutung. Mit der Organisation der Übungen in einer Einheit erinnert Pilates in Teilen an fitnessbetonte Yoga-Formen. Und ähnlich wie Yoga setzt sich auch Pilates das Ziel, deine Selbstwahrnehmung und Entspannungsfähigkeiten zu verbessern.

Was erwartet dich im Training?

Es gibt über 500 Pilates-Übungen, die zumeist auf der Matte ausgeführt werden und im Wechsel für eine Dehnung und eine Kräftigung der Muskeln sorgen sollen. Wie gesagt erinnert vieles an Yoga. So stehen auch die Atmung und die Qualität der Bewegungsausführung im Mittelpunkt: Es geht darum, bewusst zu atmen und alle Bewegungen langsam und fließend, dabei mental kontrolliert und möglichst präzise auszuführen. Das alles zusammengenommen sorgt dafür, dass Pilates schweißtreibend ist – und dich nicht nur in gesundheitlichen Aspekten, sondern auch beim Abnehmen und dem Aufbau von Bauchmuskeln unterstützt.

Der »Teaser« ist ein Klassiker und gleichzeitig eine der komplexesten Übungen des Pilates.

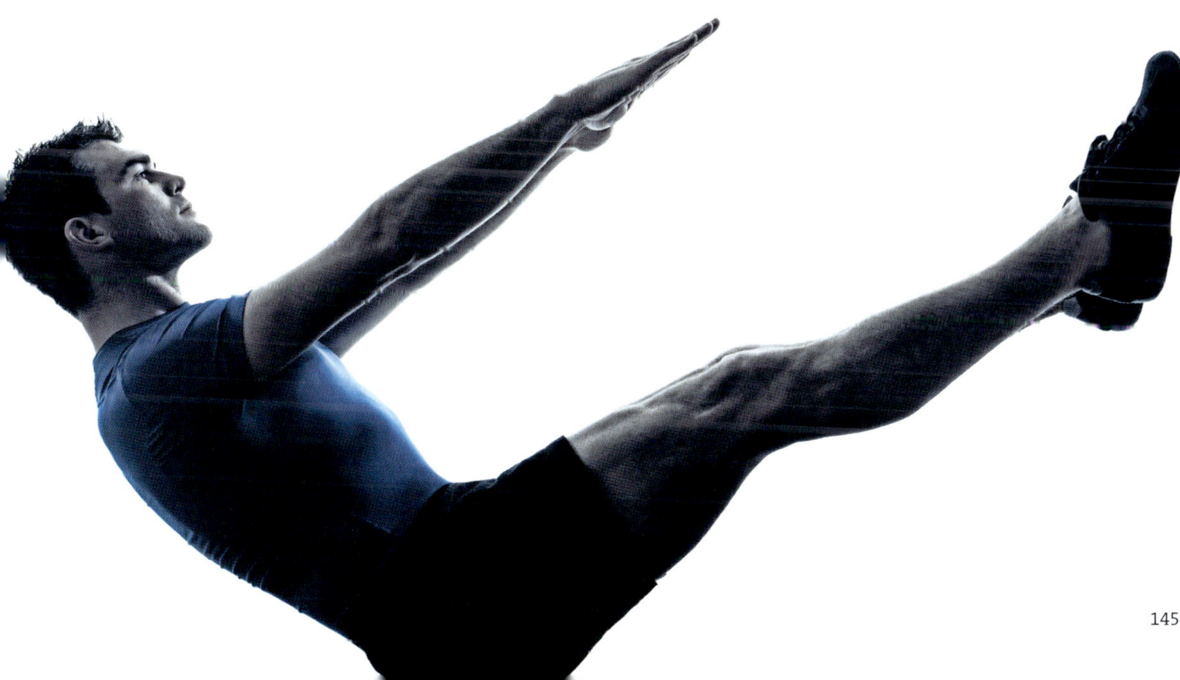

Aquafitness & Aqua Boxing

Okay, das mag jetzt nicht sehr männlich klingen – aber auch im Wasser kannst du durchaus anstrengende und effektive Fitness betreiben. Aquafitness ist stark geprägt vom verstaubten Image der Wassergymnastik, aber heute doch weit mehr als nur seichtes Wassertreten auf der Poolnudel und durchaus geprägt von fordernden Fitnesselementen. Allen Aquafitness-Ausprägungen ist gemein, dass sie gelenkschonender sind als die Varianten an Land. Deshalb lohnt sich der Sprung ins Nass auch, wenn du Beschwerden hast oder im Rahmen eines Reha-Programms deine Leistungsfähigkeit wiederaufbauen willst. Manche Formen werden im flacheren, etwa brusttiefen Wasser, andere im tiefen Wasser ohne Möglichkeit zu stehen ausgeführt.

Auf den ersten Blick wird augenfällig, was Aqua Boxing bringt: jede Menge Widerstand.

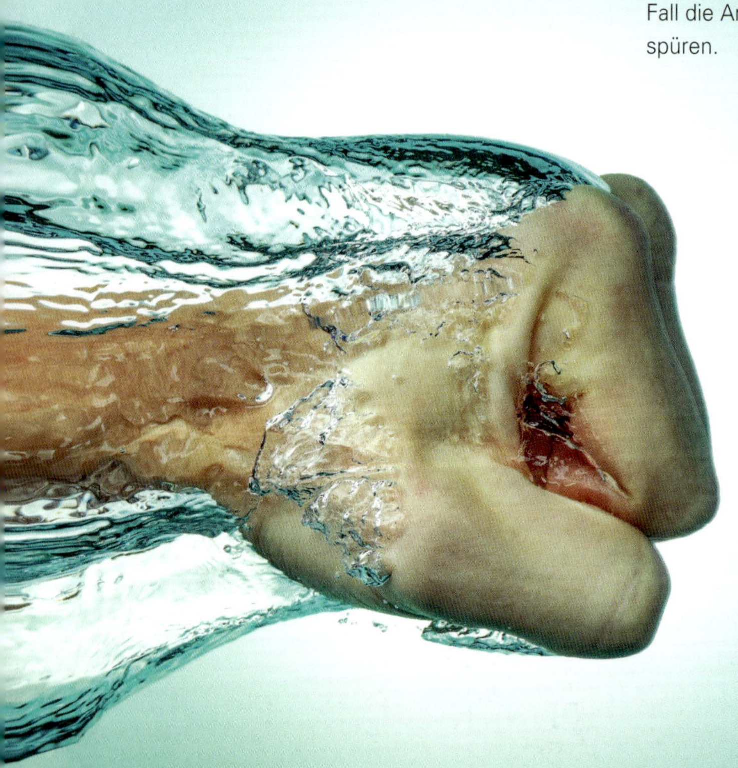

Neben der erwähnten Poolnudel (ja, es gibt sie noch) stehen auch andere Auftrieb erzeugende oder Widerstand erhöhende Hilfsmittel zur Verfügung.

Hier eine Mini-Vorstellung der »männlichsten« Form von Aquafitness, dem Aqua Boxing. Diese Kurse mit Kampfsport-Elementen im Wasser sind eine coole Ganzkörpertrainings-Variante: Beim Aqua Boxing und anderen Varianten wie dem Aqua-Kickboxen kämpfst du mit den Wassermassen um dich herum. Dabei befindest du dich im stehtiefen Wasser und folgst den Anweisungen des Kursleiters am Beckenrand. Um den Widerstand zu erhöhen, bindest du dir Schaumstoff-Pads um die Fuß- und Handgelenke beziehungsweise nutzt Schaumstoff-»Hanteln« oder auch Aqua-»Boxhandschuhe« aus gebogenem Schaumstoff: Auf diese Weise ist es kraftintensiv, im Wasser zu schlagen oder zu treten, und du wirst am Ende einer Einheit in jedem Fall die Anstrengung des Kampfsport-Powertrainings spüren.

Asymmetrisches Training

Das Konzept des Asymmetrischen Trainings: eine Gewichtsbelastung oder eine Position so wählen, dass diese nicht gleichmäßig verteilt/harmonisch im Lot ist, sondern einseitig oder zumindest einseitig verschoben. Auf diese Weise muss der Körper, insbesondere der Rumpf, Kraft aufwenden, um die ungleichmäßige Belastung auszugleichen. Die Idee ist genial, denn sie fordert die Muskulatur auf ungewohnte und zugleich effektive Weise, wobei Dysbalancen aufgedeckt und ausgeglichen werden können. Der Körper muss zugleich extrem koordinativ tätig werden, sowohl im Zusammenspiel mehrerer Muskeln als auch intramuskulär. Damit sprichst du auch ganz neue Muskelfasern an. Du musst nicht komplette Einheiten in asymmetrischer Form durchziehen, aber ein paar Übungen eingestreut können dein normales Training durchaus bereichern. Ein paar Übungsbeispiele:

- Unterarmstütz mit einem angehobenen Arm und/oder Bein
- Kreuzheben mit nur einer schweren Kurzhantel auf einer Seite
- Bankdrücken mit ungleich verteiltem Gewicht links und rechts
- Kniebeugen, bei denen der eine Fuß zum Beispiel auf einer Gewichtscheibe etwas erhöht steht (und natürlich auch einbeinige Kniebeugen)
- Sit-ups, bei denen du auf einer Seite am ausgestreckten Arm ein Gewicht hältst
- Einarmige Ruderzüge an der Rudermaschine

Viele dieser Übungen fallen in ein fast deckungsgleiches Konzept mit etwas anderem Ansatz: Das Anti-Rotationstraining. Hier geht es primär darum, Drehbewegungen des Rumpfes auszuschalten, die Rotatoren vielmehr statisch anzuspannen. Damit würgst du die funktionelle Fähigkeit deines Rumpfes ab, durch Rotation zur Dynamik und Kraftentwicklung bei Bewegungen beizutragen. Anschauliche Beispiele sind der Aufschlag beim Tennis, der Torschuss beim Fußball oder der Speerwurf. Wozu nun diese Dynamik ausschalten? Um deine Rumpfstabilität zu verbessern! Denn wenn du eine einseitige Belastung ausübst und dein Rumpf ausgleichend arbeiten muss, dann ist deine seitliche Bauchmuskulatur messbar stärker kontrahiert als bei einer symmetrischen Belastung. Zudem schulst du auf diese Weise die neuromuskuläre Ansteuerung der Rumpfmuskulatur. All das kommt der Leistung von Sportlern zugute, kann aber auch vorbeugend zur Verletzungsprophylaxe eingesetzt werden und auch im Reha-Bereich, wenn eine Rotation der Wirbelsäule beispielsweise noch nicht möglich ist.
Empfehlung: Asymmetrisches Training sowie Anti-Rotationstraining unbedingt ausprobieren!

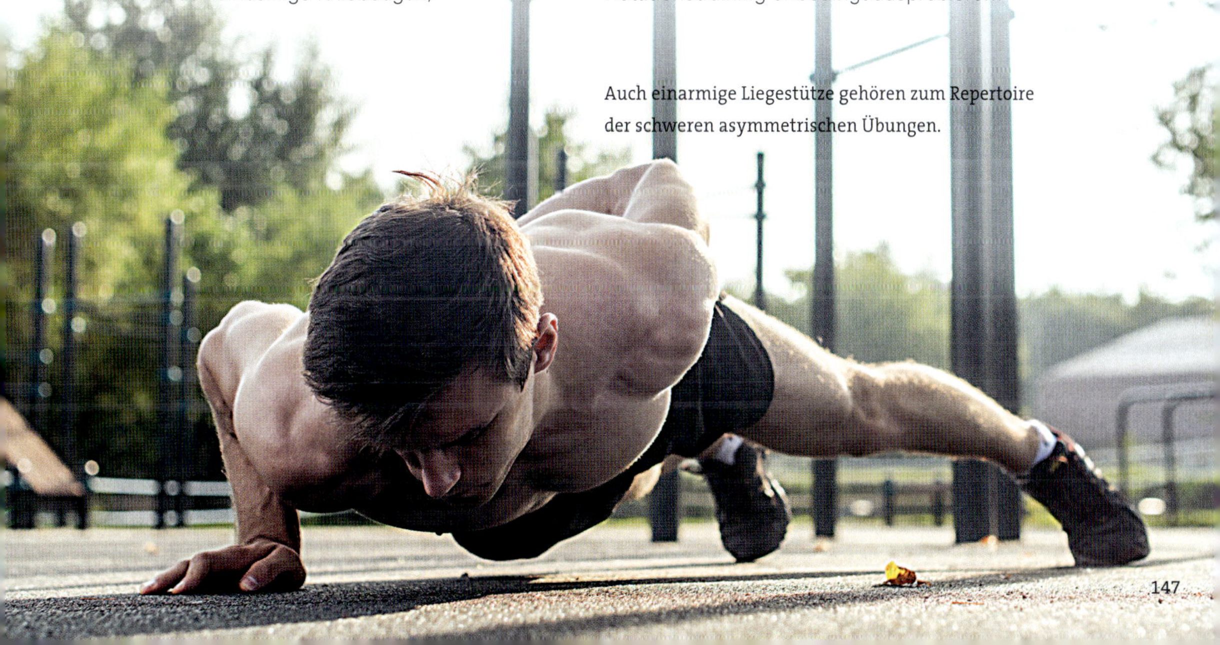

Auch einarmige Liegestütze gehören zum Repertoire der schweren asymmetrischen Übungen.

Bodyweight-Sportarten: Natürliche Bewegungsformen

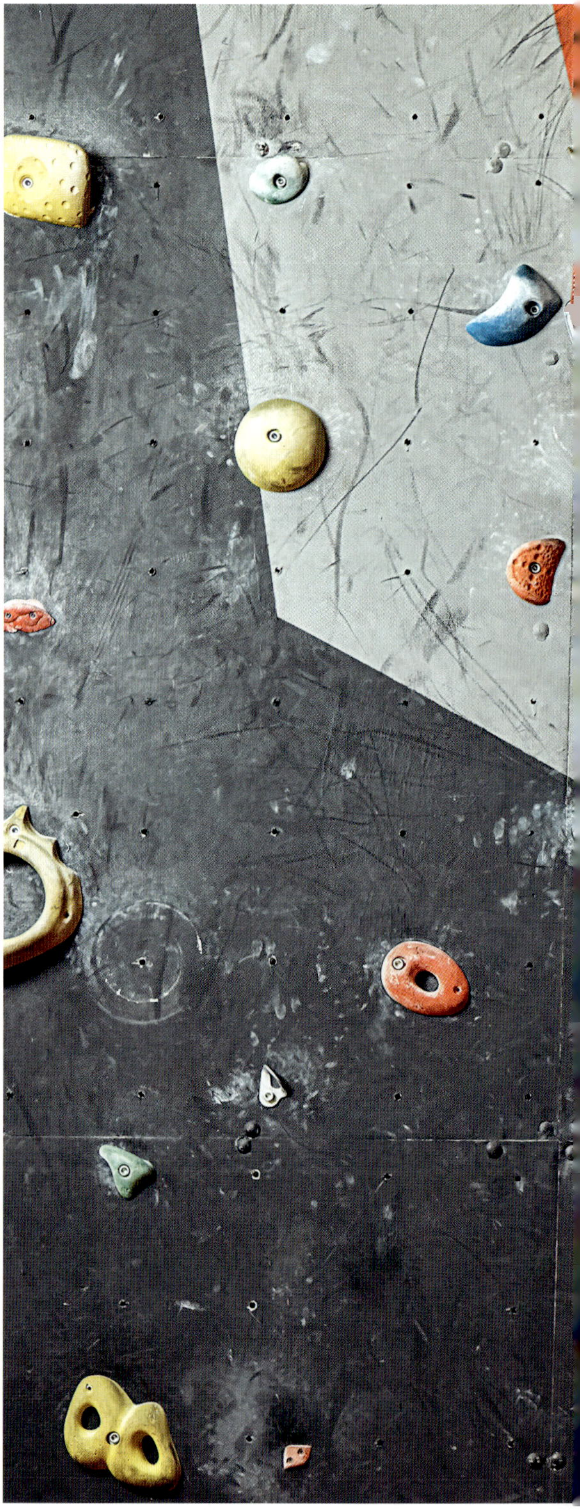

Falls dir normales Fitnesstraining zu eintönig ist, dann probiere ruhig mal einen dieser Vorschläge mit hervorragender Ganzkörper-Trainingswirkung aus.

Klettern und Bouldern

Klettern ist eine herrliche Ausprägung klassischen Bodyweight-Trainings. Es trainiert deinen Körper ausgewogen und stellt hohe Anforderungen an Koordination und Beweglichkeit, wobei du durchaus auch Kraft einsetzen musst. Anfangs werden vor allem deine Unterarme brennen – im normalen Fitnesstraining kommt die Griffkraft oftmals zu kurz. Auch Rücken, Brust, Arme und Schultern sowie dein Rumpf sind dauerhaft, dabei je nach Bewegung an der Wand immer wieder andersartig am Ackern. Sie werden funktionell kräftiger – ohne massiv an Masse zuzulegen.

Die archaische »affenartige« Fortbewegungsart des Reckens, Streckens, Ziehens und Hangelns steckt in uns und ist gut für deine Faszie. Und für dein Köpfchen – das Erarbeiten einer Route ist auch eine mentale Leistung und trainiert deine Fähigkeit, dich zu fokussieren.

Während du beim (Seil)Klettern von einem Seil gesichert eine Wand hochsteigst, bist du beim Bouldern nicht gesichert. Hier kletterst du aber auch nur »in Absprunghöhe«, an Überhängen von maximal drei, vier Metern Höhe – wobei unter dir stets dicke Matten ausliegen, die dich beim Abstürzen sanft auffangen. Kletter- und Boulderparks gibt es indoor wie outdoor. Einige Hundert Kletterhallen sind über Deutschland verteilt zu finden – sicher auch in deiner Nähe.

Bouldern und Klettern fordern deinen ganzen Körper auf abenteuerlich-spielerische Weise.

ls Fitness-Training

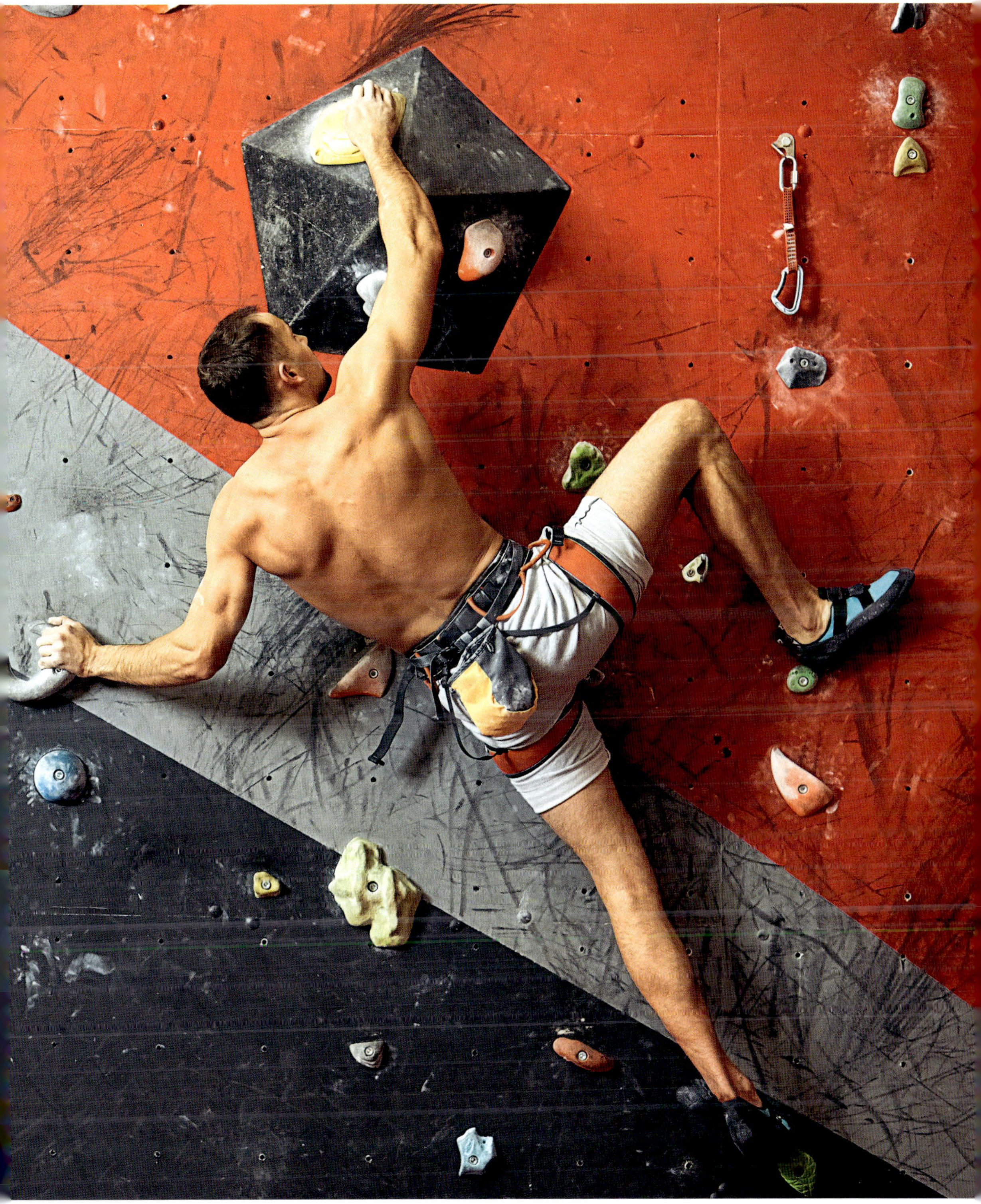

Bodyweight-Sportarten: Natürliche Bewegungsformen als Fitness-Training

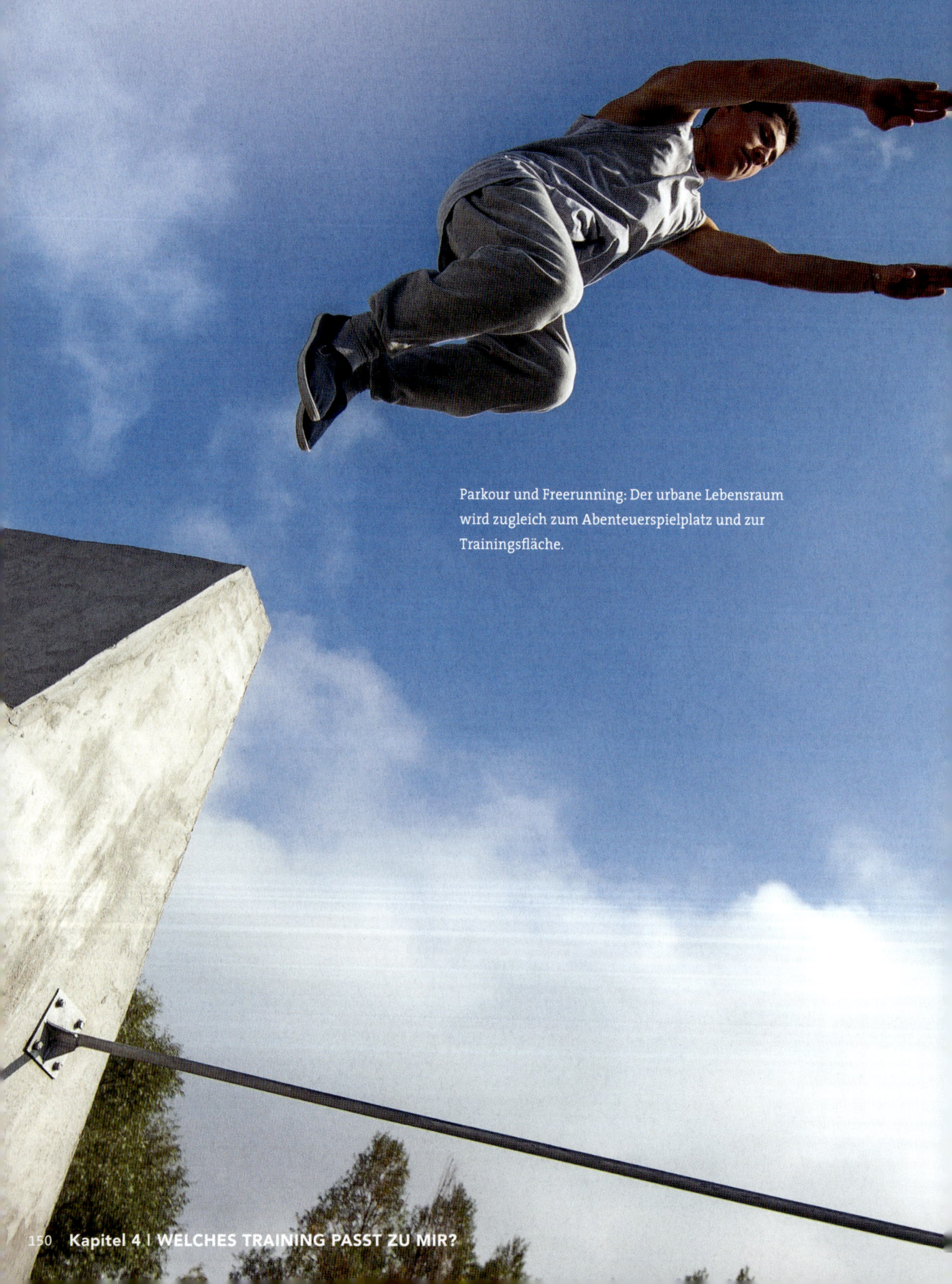

Parkour und Freerunning: Der urbane Lebensraum wird zugleich zum Abenteuerspielplatz und zur Trainingsfläche.

Parkour und Freerunning

Die atemberaubende Verfolgungsjagd im Freerunning-Style, zu sehen im James Bond-Streifen »Casino Royale«, weckt Männerträume: Einmal so bewegen wie Daniel Craig – oder besser wie Sébastien Foucan, »Erfinder« von Freerunning und der Schauspieler, den Craig in dieser Szene verfolgt. Es muss nicht ganz so wagemutig sein – aber in jedem Fall geht es bei Freerunning und auch bei Parkour um jede Menge Körpergefühl und Beweglichkeit. Beide Sportarten nutzen die (zumeist urbane) Umgebung als Spielwiese, um sich von A nach B fortzubewegen. Beim Parkour sollte das möglichst effizient und schnell sein. Freerunning hingegen ist etwas spielerischer, hier dürfen die Moves gerne akrobatisch sein.

Beide Sportarten kannst du in Gruppen trainieren – Angebote gibt es letztlich in jeder größeren Stadt. Trainiert wird zumeist draußen in »realer« Umgebung – es gibt aber auch die Möglichkeit, in einer Sporthalle mit aufgestellten Sportgeräten einen eigenen Übungsparcours zu kreieren.

Das Ganze sieht halsbrecherisch aus, ist aber tatsächlich gesund. Wenn du nicht auf die Idee kommst, dich mit gefährlichen Sprüngen und Stunts zu überschätzen – entwickele dich lieber in ganz kleinen Schritten weiter. Du trainierst damit deine Beweglichkeit und Explosivität, dein Koordinationsvermögen, deine Selbsteinschätzung, deine Risikobereitschaft sowie deine geistige Fitness, die durch immer neue Bewegungsmuster gefordert wird. Zum Training gehört ausgiebiges Aufwärmen und Dehnen. Elementare Moves beim Freerunning und Parkour sind unter anderem das Springen und Landen, Drehungen jeglicher Art, Klettern, Hangeln und Balancieren.

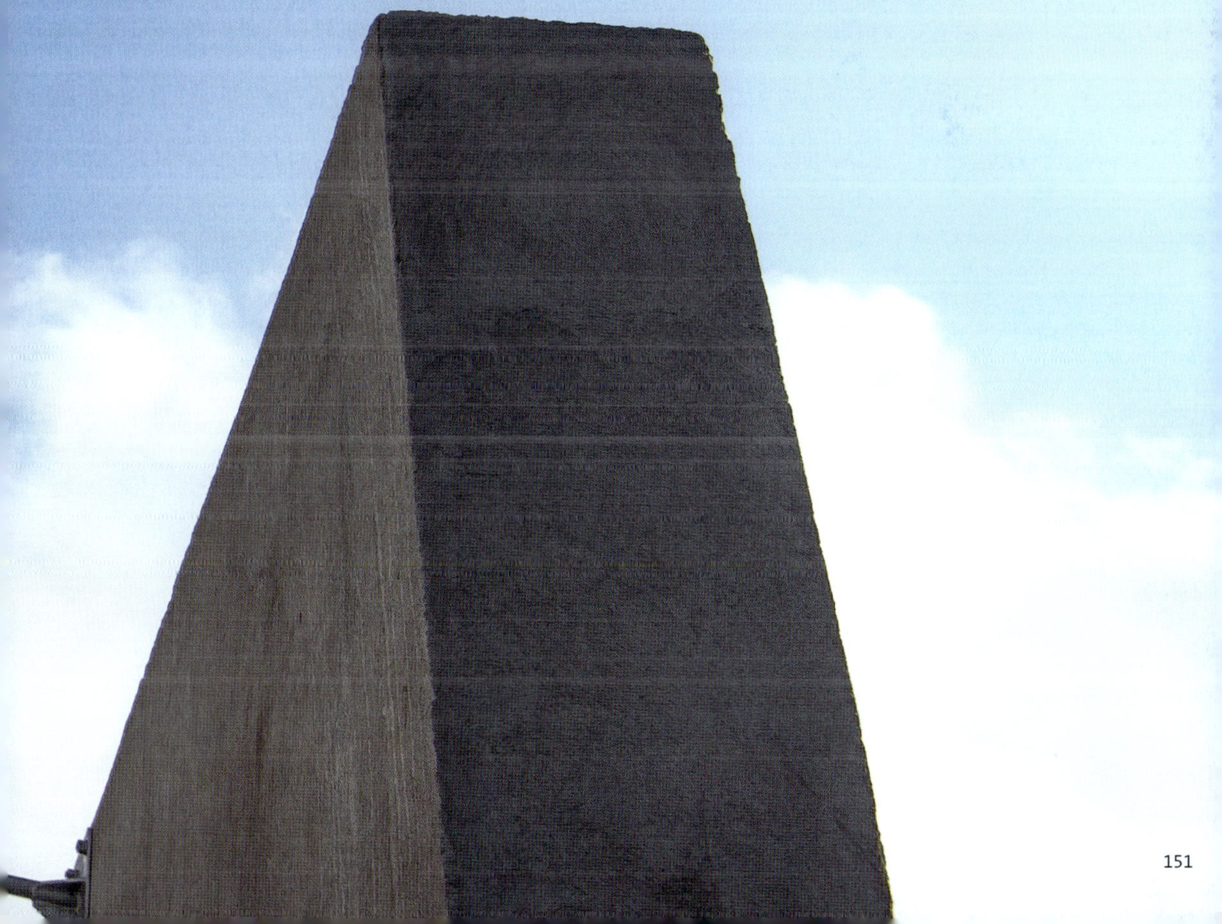

Calisthenics

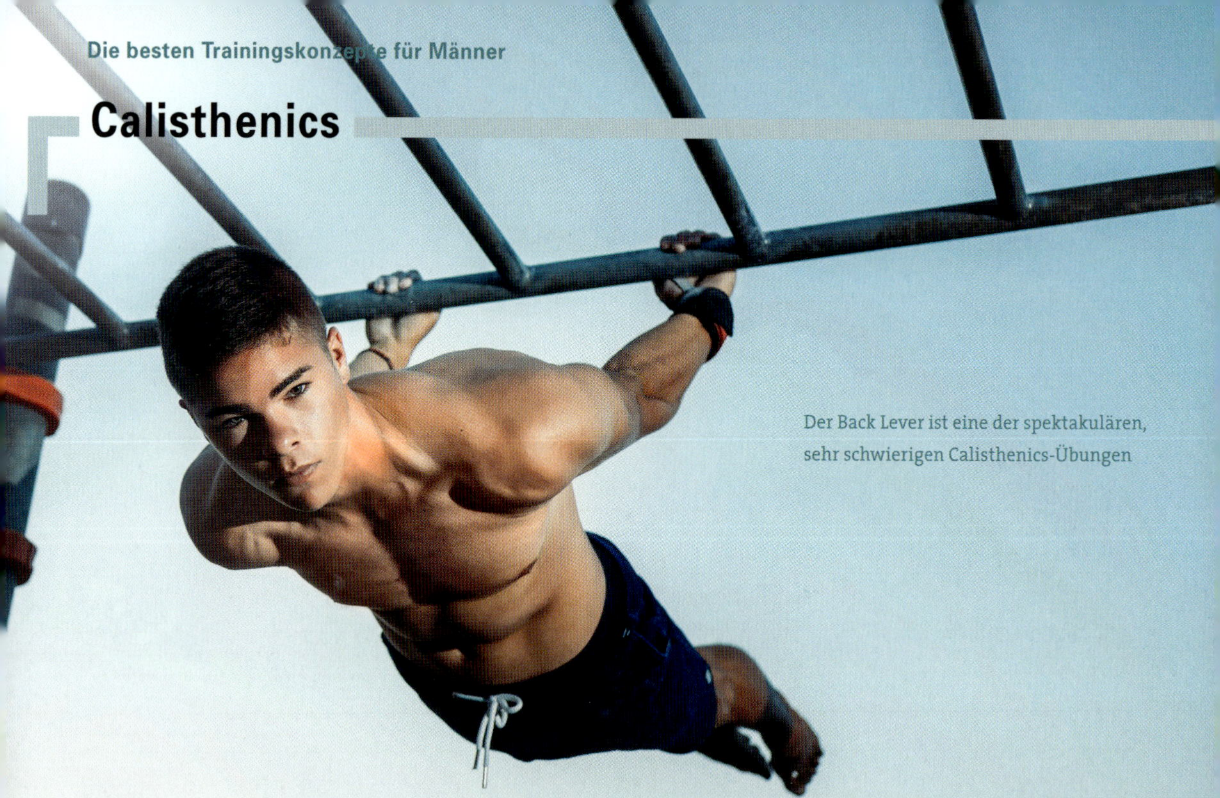

Der Back Lever ist eine der spektakulären, sehr schwierigen Calisthenics-Übungen

Eine spezielle Form des Bodyweight-Trainings ist Calisthenics, auch »Street Workout« genannt. Denn dort ist das Ganze geboren: auf den Straßen von New York, vor rund 20 Jahren. Im Zentrum des Trainings stehen Stangen – zum Ziehen und Drücken, bei Klimmzügen oder Dips etwa. Ganz wie früher im Turnunterricht: Was damals verhasst war (Übungen an Reck und Barren), ist nun wieder hip. Und Calisthenics ist auch der Grund, weshalb lang vergessene Trimm-Dich-Pfade wieder bevölkert sind – oder neu wie Pilze aus dem Boden schießen.

Neben Turnen hat Calisthenics durchaus auch Elemente des Parkour beziehungsweise des Freerunning: Denn es werden nicht nur Bewegungen einzeln trainiert, sondern auch miteinander kombiniert, wobei du dich (bei passender Infrastruktur) durchaus von Stange zu Stange fortbewegst. Es gibt Calisthenics-(Show-) Wettkämpfe, bei denen die krassesten Varianten vorgeführt und bewertet werden.

Was bringt das?

Die Übungen an den Stangen sind anspruchsvoll und fordern große Muskelgruppen vor allem des Oberkörpers. Hier muss alles stimmen: Kraft(-ausdauer), Zusammenspiel der Muskeln, Beweglichkeit und Koordinationsvermögen. Calisthenics ist dementsprechend effektiv, erfordert aber auch ein Mindestmaß an körperlicher Fitness – denn das Verletzungsrisiko ist relativ hoch, und ansonsten kannst du einige Moves nicht ausführen. Einsteiger sollten sich mit Bodyweight-Basics herantasten und nach und nach in die Calisthenics-Welt einsteigen.

Was erwartet dich im Training?

Stangen, Stangen, Stangen – zum Ziehen, Drücken, Hangeln. Klassiker-Übungen sind Klimmzüge und Dips, dazu Ruderbewegungen, Liegestütze, Handstand, L-Sit und Beinheben im Hängen. All das mit vielen Variationen – und durch die Kombination verschiedener Moves ergeben sich zig Belastungsmuster bis hin zu allerschwersten Varianten wie einarmige Muscle-ups.

Apropos Muscle-up: Anspruchsvolle »Show«-Übungen, für deren Erlernen du einige Zeit einplanen solltest, sind unter anderem der Muscle-up, der Front-Lever, der Back-Lever sowie die Human Flag. Diese Moves sind beeindruckend anzusehen – wer seine Fitness gerne in Szene setzt, kann dies hier wunderbar tun.

Als Ausgleich für den doch eher vernachlässigten Unterkörper gehören zum Calisthenics-Training auch Beinübungen wie Kniebeugen und Ausfallschritte inklusive der einbeinigen Varianten, für die du zum Beispiel gut eine normale Parkbank benutzen kannst.

EMS-Training

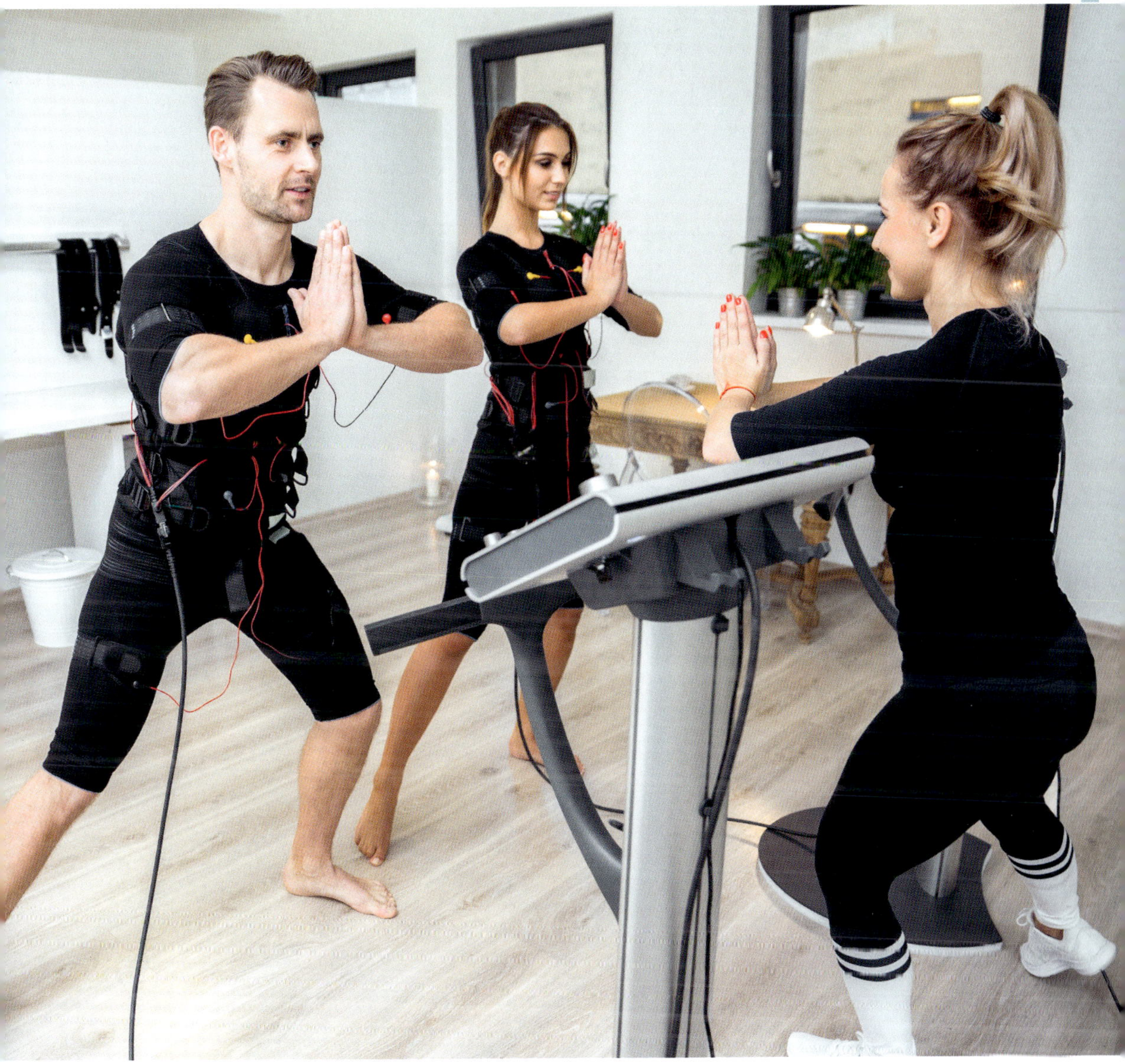

EMS-Training findet zumeist in sehr kleinen Gruppen unter direkter Anleitung statt.

Bei diesem Training stehst du wahrlich unter Strom! Vielleicht bist du über diesen Begriff schon einmal gestolpert – oder hast sogar eines der vielen EMS-Studios gesehen. EMS steht für »Elektrische Muskel-Stimulation« (oder »Elektro-Myo-Stimulation«, wobei das aus dem Altgriechischen stammende »Myo« ebenfalls einfach »Muskel« bedeutet). Es geht also darum, die Muskulatur von außen mit elektrischen Reizen zu stimulieren und zu fordern. Auf diese Weise sollen mehr Fasern angesprochen und eine größere Spannung im Muskel erzeugt werden, als du selbst mit willentlicher Anspannung erreichst.

EMS-Training

Was bringt das?

Der Einsatz von Strom findet seit Jahrzehnten in der Reha Anwendung, um beispielsweise die Muskulatur an verletzten Gelenken, die nicht bewegt werden können, zu erhalten. Was nachweislich funktioniert. Beim EMS-Training läuft das Ganze für einen größeren (Muskel aufbauenden) Effekt dynamisch ab: Du führst unter Strom stehend zusätzlich Übungen aus. Das hat ebenfalls nachweisliche Effekte auf den Muskelaufbau und soll grundsätzlich jede Minute des Trainings effektiver machen. Diese Zeitersparnis beim Training ist eines der Erfolgsgeheimnisse des EMS-Trainings: Das wirbt damit, dass ein, zwei kurze Trainingseinheiten pro Woche reichen, um fit, schlank, muskulös zu werden. Das allein greift zwar etwas zu kurz (siehe Empfehlungen), aber effektiv ist das EMS-Training allemal. So effektiv, dass es sich zu einem Kassenschlager in der deutschen Studio-Szene gemausert hat. Und zudem von Leistungssportlern unterschiedlicher Disziplinen angewandt wird.

Studien legen nahe, dass es ähnliche Effekte auf Kraftzuwachs und Muskelwachstum hat wie intensives HIT (siehe gegenüber) – bei deutlich weniger Aufwand. Darüber hinaus soll es weitere Prozesse unterstützen wie das Abnehmen – was auch daran liegt, dass du mit EMS-Training Untersuchungen zufolge mehr als doppelt so viele Kalorien verbrennen sollst als mit normalem Training.

Was erwartet dich im Training?

EMS-Training wird in einem entsprechenden Studio im Einzelcoaching oder in Kleingruppen durchgeführt. Was auch den relativ hohen Preis erklärt: In der Regel musst du mit einem Wochenbeitrag von 20 Euro für ein EMS-Studio rechnen. Es gibt auch (teures, sofern qualitativ hochwertig) Equipment für das Heimtraining – doch bevor du das einsetzt, solltest du unbedingt angeleitete Erfahrung im EMS-Training haben.

Eine Einheit dauert zwischen 15 und 25 Minuten. In dieser Zeit führst du mehr oder weniger normale Übungen aus. Vorab wirst du verkabelt: Dabei trägst du spezielle Westen oder Anzüge oder hast Pods auf dem Körper, die Elektroden enthalten, durch die der Strom in deinen Körper gelangt. Dieser wird in Stößen von bis zu 5 Sekunden Länge wiederkehrend in deinen Körper geleitet. Du musst keine Angst vor »Stromschlägen« haben: Es handelt sich um niederfrequenten Strom, der mit einer Spannung bis neun Volt und einer Stärke bis etwa 90 Milliampere in deinen Körper gelangt. Der verstärkt die Reize, die deine Bewegungen auf die Muskulatur ausüben.
Erwarte zu Beginn heftigen Muskelkater: Damit reagieren zumindest viele auf die Aktivierung von überdurchschnittlich vielen Fasern bei ungewohnter Belastung.

Empfehlungen:

- → EMS-Training solltest du nur unter Aufsicht und Anleitung eines qualifizierten Trainers absolvieren.
- → EMS-Training ist als Ergänzung optimal – es sollte aber nicht das einzige Training sein (auch nicht »nur« zum Abnehmen oder Muskelaufbau), das du absolvierst.
- → Wenn du Herzprobleme hast, unter Epilepsie oder akuten Infekten leidest, solltest du kein EMS-Training durchführen.

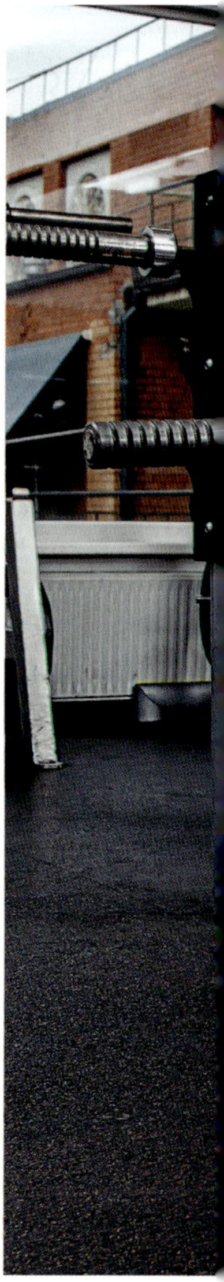

HIT

Eine spezielle Form des Krafttrainings ist HIT - das steht für »High Intensity Training«. Der Name ist Programm: Du bewegst richtig hohes Gewicht in nur einem Satz pro Übung bei langsamer Ausführung. Diese relativ kurze, dafür sehr intensive Beanspruchung der Muskeln soll für einen optimalen Trainingsreiz und damit für mehr Kraft und Muskelwachstum sorgen. Konkret sieht eine klassische HIT-Einheit so aus:

- Du führst rund 10 Übungen aus.
- Pro Muskelgruppe absolvierst du maximal 2 Übungen - insgesamt trainierst du also den ganzen Körper.
- Pro Übung absolvierst du nur einen Satz.
- In diesem Satz trainierst du bis zum absoluten Muskelversagen. Dabei solltest du nicht mehr als 10 bis 15 Wiederholungen schaffen.

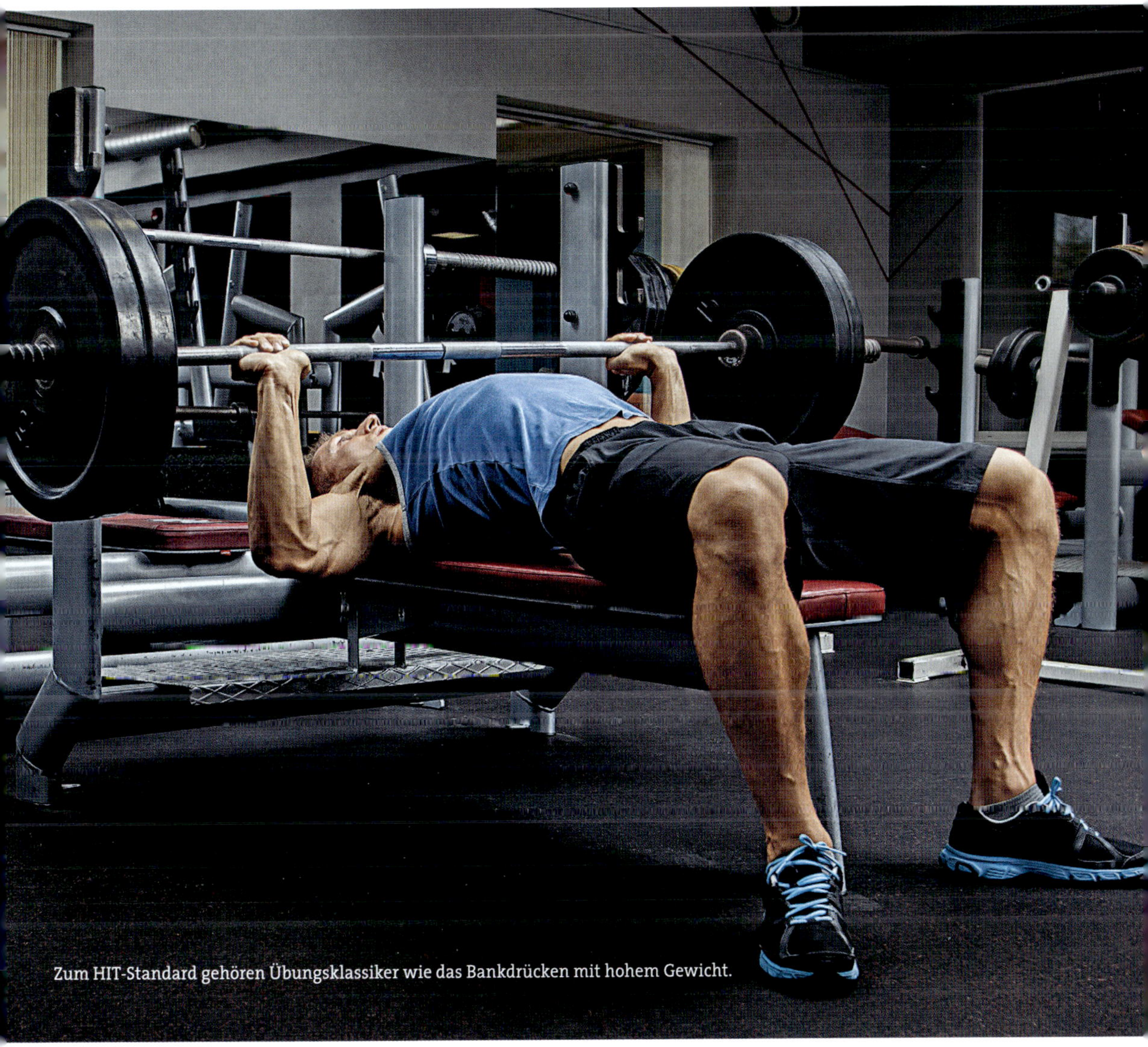

Zum HIT-Standard gehören Übungsklassiker wie das Bankdrücken mit hohem Gewicht.

HIT

Du kannst auch etwa 6 bis 8 reguläre Wiederholungen absolvieren und dann mit verschiedenen Techniken die Muskulatur ausbrennen (siehe dazu Seite 76).

- Jede Wiederholung führst du betont langsam aus: 3–4 Sekunden in der konzentrischen Phase, 1–2 Sekunden halten, 3–4 Sekunden in der exzentrischen Phase zurück in die Ausgangsposition. Rechne damit, dass du auf diese intensive Weise nicht dein gewohntes Trainingsgewicht, sondern nur (um etwa 10 Prozent) geringere Gewichte bewegen kannst.
- Zwischen den Sätzen/Übungen kannst du für 1–2 Minuten pausieren.
- Das gesamte Training sollte so nicht länger als 45 Minuten dauern.
- Zwischen zwei HIT-Einheiten sollten 2 Regenerationstage liegen.

Dieses Intensitätstraining ist ein Gegenentwurf zu klassischem »Volumentraining«, also der Krafttrainings-Vorgabe, möglichst viele Sätze von möglichst vielen Übungen zu absolvieren. Ein nicht zu unterschätzender Vorteil aufgrund der langsamen Ausführung und dem etwas geringeren Gewicht als üblich: Du schonst deine Gelenke.

Sonderform des HIT für gesunde Rücken: Das Kieser Training

Ein speziell gegen die Volkskrankheit Rückenbeschwerden entwickeltes Konzept an Maschinen (welche tatsächlich mal eigens für dieses Training entwickelt wurden) ist das Kieser Training. Es ist seit Jahrzehnten in der deutschen Studiolandschaft etabliert, und du wirst sicher schon mal an einem der weit über 100 eigenen Studios vorbeigekommen sein.

Der Ablauf des Kieser Trainings ist relativ strikt vorgegeben und folgt grundsätzlich dem HIT-Konzept: Du absolvierst einen Satz pro Übung, wobei die Wiederholungen sehr langsam ausgeführt werden: Vier Sekunden je Bewegungsweg und jeweils 2 Sekunden »unten« und »oben« halten = 12 Sekunden pro Wiederholung. Ein Satz besteht dabei aus wenigstens sieben, maximal zehn Wiederholungen, sollte dementsprechend nach spätestens 2 Minuten beendet und dein Muskel in dieser Zeit auch vollumfänglich erschöpft sein.

Das ist insgesamt nicht sehr schweißtreibend, aber dennoch intensiv, denn die langsamen Wiederholungen haben es in sich. Als übergeordnetes Ziel solltest du zwei solcher Einheiten pro Woche mit jeweils 30 Minuten schaffen, mit denen du gezielt Muskeln und Kraft aufbauen sollst. Der Grundgedanke ist dabei: Rückenprobleme haben in vielen Fällen mit zu schwacher Rückenmuskulatur zu tun. Der Umfang zeigt dir allerdings schon: Der Muskelaufbau erfolgt in einem gesundheitsorientiert-gemäßigten Maße. Für Body Builder und alle ambitioniert-leistungsorientiert Denkenden ist Kieser Training keine zielführende Methode. Und unter funktionellen Gesichtspunkten ist das Training mit isolierten, geführten Bewegungen auf Dauer eher zu einseitig.

Im Studio wirst du übrigens nichts weiter vorfinden außer dem Gerätepark (und natürlich einer Umkleide, WC-Bereich sowie Duschmöglichkeiten): Es gibt keine Kurse, keine freien Gewichte, keine Laufbänder, Musik oder Getränkebar – du sollst dich voll und ganz auf das beschriebene Training konzentrieren.

HIIT, Tabata & Co.

Das Kürzel HIIT steht für »Hochintensitäts-Intervalltraining«, eine Trainingsform, in der du – wenig überraschend – Intervalle absolvierst. Der Clou ist hierbei die ganz schön fiese Art des Trainingsaufbaus: Du gibst Vollgas in den Belastungsintervallen – und dann sind auch noch die Pausen zwischen den Intervallen so kurz, dass dein Körper sich nicht erholen kann, bis er im nächsten Intervall wieder gefordert wird. Diese unvollständige Erholung löst in Kombination mit der hohen Belastung einen starken Trainingsreiz aus, die deinen Körper intensiv fordert. Besser: hochintensiv, wie der Name beschreibt. Oder noch besser: Du wirst schwitzen und keuchen wie nie zuvor!
Das trifft auch auf Tabata zu: eine besondere Form des HIIT, benannt nach dem japanischen Sportwissenschaftler Izumi Tabata. Hier ist das Grundintervall immer gleich: 20 Sekunden maximale Belastung gefolgt von 10 Sekunden Pause. Das Ganze 8-mal ergibt 4 Minuten Trainingszeit für eine Übung. In der Regel werden mehrere Übungen derart zu einer ganzen Trainingseinheit zusammengeführt.
HIIT und Tabata sind ebenso wie das recht männliche Tacfit (Kurzform für Tactical Fitness), das in manchen Studios als Kurs angeboten wird, Formen der so genannten metabolischen Konditionierung (kurz: MetCon): Ein Konzept, das Kardio-Belastungen mit Kraft-Belastungen paart und das du als moderne und sehr heftige Variante des Zirkeltrainings bezeichnen kannst. Es ist letztlich die Basis auch für CrossFit (siehe Seite 140). Während Tabata und HIIT oft eher die kardiovaskuläre, schnelle Belastung betonen, leben andere MetCon-Formen wie das Hurricane Workout oder das Training for Warriors, beides vom US-Amerikaner Martin Rooney entwickelt, noch zusätzlich von hohen Gewichtsbelastungen oder Kampfsport-Elementen. Dadurch sind sie, im Gegensatz zu Tabata und HIIT, eher nicht geeignet für Einsteiger.

HIIT & Co. sind auch unter zeitlichen Gesichtspunkten eine effektive Angelegenheit: Das hohe Tempo und die kurzen Pausen halten die Einheiten kurz. In der Regel dauert keine HIIT-Einheit mehr als 30 Minuten, Tabata meist deutlich weniger.

Was bringt das?
Neben der Zeitersparnis kannst du den intensiven Trainingsreiz für viele Ziele nutzen: HIIT hilft dir schneller und (kraft-)ausdauernder zu werden, deine maximale Sauerstoffaufnahmekapazität (siehe Seite 95) zu verbessern und vieles mehr. Deshalb ist solches Intervalltraining beliebter Trainingsinhalt bei vielen Sportarten auch für Profis. Apropos Profis: Die in Studien erwiesenen Leistungsverbesserungen durch HIIT treten nur ein, wenn du wirklich wie ein Profi absolut Vollgas gibst. Außerdem sollten es schon Übungen sein, die möglichst den ganzen Körper fordern.

Klar ist, dass du auch beim Abnehmen von einem derart intensiven Training profitierst: So viele Kalorien pro Minute verbrennst du kaum anderswo, und deine Fettverbrennung läuft auf Hochtouren: Das Training kostet nicht nur richtig »Körner«, auch der Nachbrenneffekt einer Einheit hält gerne mal über 24 Stunden lang an.
Auch für deine Gesundheit sind die kardiovaskulären Belastungsspitzen gut: Positive Effekte sind nachgewiesen für Herz, Blutgefäße, Muskeln inklusive Sehnen, Knochen und Bänder. Davon profitierst du in allen Sportarten, auch für dein normales Kraft- oder Ausdauertraining.

Was erwartet dich im Training?
Die grundlegenden Zutaten kennst du bereits: intensive Intervalle, zu kurze Pausen, und insgesamt eine schweißtreibende Einheit, die schnell vorbei ist. Du kannst HIIT im Ausdauertraining einsetzen und nach Intervall-Manier laufen oder biken. Oder aber du nutzt dafür geeignete Übungen wie Bodyweight-Moves, die den ganzen Körper ansprechen. HIIT geht sehr gut für dich allein (dazu gibt es auch zahlreiche virtuelle Workout-Angebote, etwa das Programm von Freeletics) – es gibt aber auch Kurse im Studio, und auch für Bootcamp-Outdoor-Sessions ist HIIT top.
Hier ein paar Beispiel-Abfolgen von HIIT-Workouts – wechsele Muskeln und Formen der Beanspruchung ab, so dass du mit immer jeweils »frischen« Muskelgruppen Vollgas geben kannst. Vorher aber auf keinen Fall vergessen, dich gut aufzuwärmen.

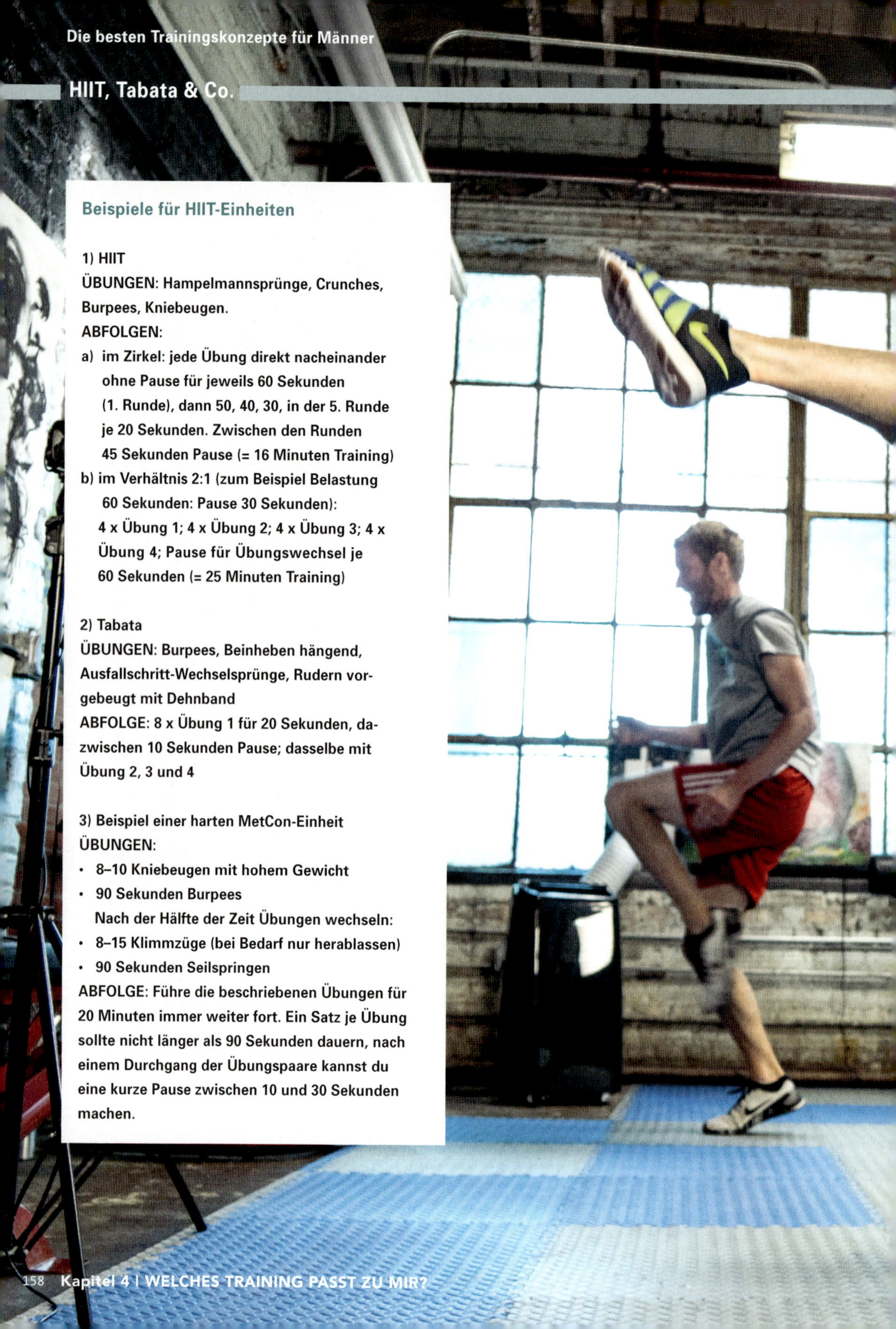

Beispiele für HIIT-Einheiten

1) HIIT

ÜBUNGEN: Hampelmannsprünge, Crunches, Burpees, Kniebeugen.

ABFOLGEN:

a) im Zirkel: jede Übung direkt nacheinander ohne Pause für jeweils 60 Sekunden (1. Runde), dann 50, 40, 30, in der 5. Runde je 20 Sekunden. Zwischen den Runden 45 Sekunden Pause (= 16 Minuten Training)

b) im Verhältnis 2:1 (zum Beispiel Belastung 60 Sekunden: Pause 30 Sekunden): 4 x Übung 1; 4 x Übung 2; 4 x Übung 3; 4 x Übung 4; Pause für Übungswechsel je 60 Sekunden (= 25 Minuten Training)

2) Tabata

ÜBUNGEN: Burpees, Beinheben hängend, Ausfallschritt-Wechselsprünge, Rudern vorgebeugt mit Dehnband

ABFOLGE: 8 x Übung 1 für 20 Sekunden, dazwischen 10 Sekunden Pause; dasselbe mit Übung 2, 3 und 4

3) Beispiel einer harten MetCon-Einheit

ÜBUNGEN:

- 8–10 Kniebeugen mit hohem Gewicht
- 90 Sekunden Burpees

Nach der Hälfte der Zeit Übungen wechseln:

- 8–15 Klimmzüge (bei Bedarf nur herablassen)
- 90 Sekunden Seilspringen

ABFOLGE: Führe die beschriebenen Übungen für 20 Minuten immer weiter fort. Ein Satz je Übung sollte nicht länger als 90 Sekunden dauern, nach einem Durchgang der Übungspaare kannst du eine kurze Pause zwischen 10 und 30 Sekunden machen.

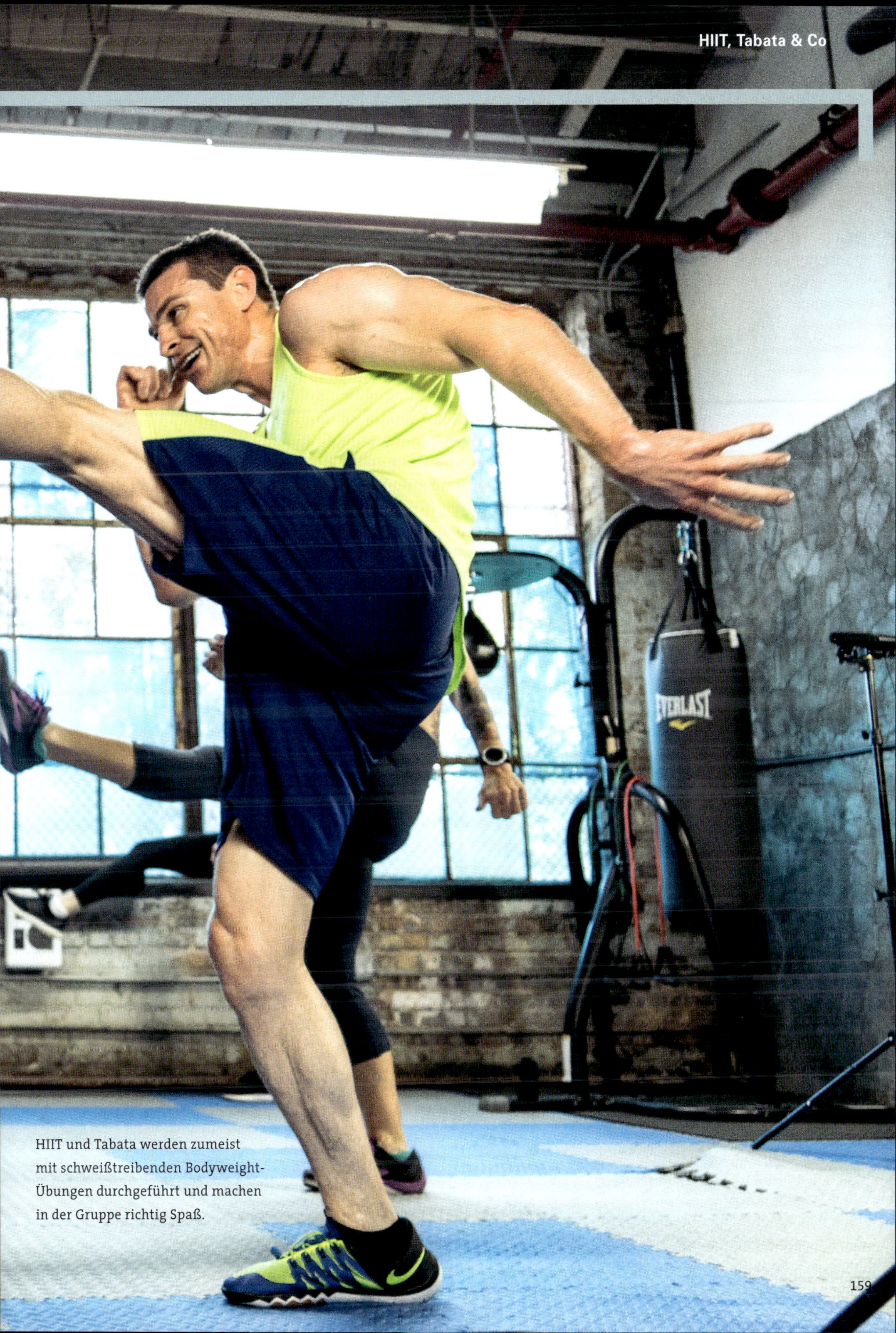

HIIT und Tabata werden zumeist mit schweißtreibenden Bodyweight-Übungen durchgeführt und machen in der Gruppe richtig Spaß.

Neuroathletik

Ein relativ junges Trainings-Konzept rückt die Bedeutung des Gehirns als steuerndes Element in den Mittelpunkt. Tatsächlich sind es eher verschiedene Ansätze, die den Blick vom Bewegungsapparat lösen und zusätzlich auf die Fähigkeit des Gehirns und des Nervensystems schauen, Informationen aufzunehmen und zu verarbeiten – unter Berücksichtigung aller Sinnesorgane.
Der Grundgedanke dieser Ansätze, die wir hier unter dem Namen Neuroathletik zusammenfassen, ist folgender: Jede Bewegung ist am Ende (nur) die Folge dessen, was dein Körper wahrnimmt und was dein Gehirn draus macht (siehe dazu auch nochmals ab Seite 48 zum mentalen Training). Im Grunde ein alter Hut, nur wird das zumeist im Training nicht berücksichtigt. Die folgende Grafik verdeutlicht den Zusammenhang, der hinter Neuroathletik-Training steht.

Die Basis für (perfekte) Bewegungen

Der geplante Output von Neuroathletik-Training ist eine optimale, perfekte Bewegung. Doch wann ist diese optimal oder perfekt? Das ist abhängig vom Kontext. Einerseits von deiner Umgebung: Bei einem Fußballer kann eine Bewegung nur optimal sein im Verhältnis zu dem Spiel um ihn herum. Beim Krafttraining für dich alleine sieht das so aus: Wenn du einen Bizepscurl ausführst, dann kann dieser nur dann optimal sein, wenn dein Gehirn weiß, in welcher Körperposition du dich gerade befindest (etwa: Führst du den Curl im Stehen oder im Sitzen aus?), welche Muskeln wie angespannt, welche wie entspannt sind, an welcher Stelle gerade welche einwirkenden Kräfte (vom Gewicht in deiner Hand, von der Schwerkraft etc.) herrschen, in welcher Position sich gerade der arbeitende Unterarm zum arbeitenden Oberarm befindet und vieles mehr.

Dies alles sind Aspekte der Wahrnehmung: Eindrücke von außen (aufgenommen von den entsprechenden Sinnesorganen) sowie von innen (aufgenommen von unzähligen Rezeptoren verteilt in deinem Körper). Diese Informationen fließen permanent in deinem Gehirn zusammen. In der dort stattfindenden Verarbeitungsphase ist dann entscheidend, wie gut dein Gehirn diese interpretieren und am Ende in passender Form an deine Muskeln weitergeben kann. In beiden Phasen vor der

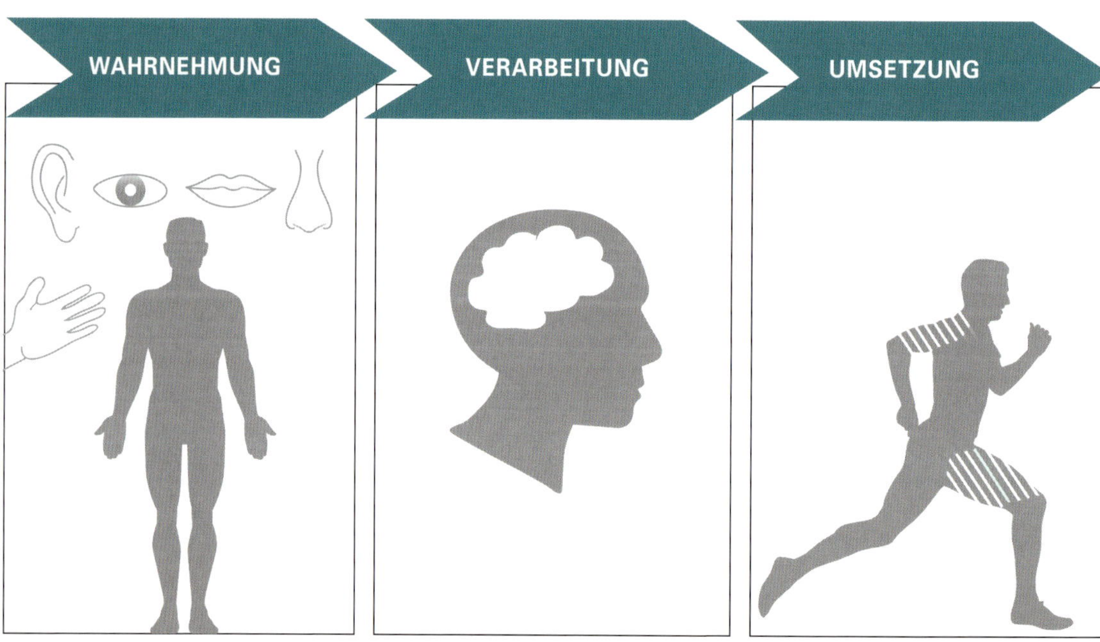

Umsetzung, der Wahrnehmung und der (Informations)-Verarbeitung, steckt jede Menge Optimierungspotential! Einleuchtend: Je besser deine Fähigkeiten ausgeprägt sind, Dinge wahrzunehmen, und je mehr dein Gehirn gelernt hat, empfangene Informationen möglichst verlustfrei in einer Bewegung umsetzen zu lassen, desto optimaler kannst du (re)agieren. Bei einer Hantelbewegung im Krafttraining, beim Antritts-Schritt im Sprint, beim Armzug im Wasser – bei jeder Bewegung. Und nicht nur bei Bewegungen: Neuroathletik geht davon aus, dass auch Verletzungen eine »Umsetzung« des Körpers sind – eine logische Folge auf Basis von unzureichender Wahrnehmung und/oder Verarbeitung.
Um dein Gehirn und deine Sinnesorgane quasi wie einen Muskel zu trainieren, gibt es verschiedene Ansätze mit unterschiedlichen Ausprägungen.

Neuroathletik-Training versus Life Kinetik

Der »klassische« Neuroathletik-Ansatz betrachtet ganz gezielt ein bestimmtes Bewegungsmuster, das optimiert werden soll. In der Analyse wird ein bestehender Bewegungsablauf genau untersucht und dann neu, optimal einstudiert. Das nutzen Profisportler unterschiedlichster Sportarten: ein Sprinter, der den perfekten Start(schritt) trainieren will; ein Fußballer, der sein peripheres Wahrnehmungsvermögen mit der Fähigkeit, zielgerichtet zu passen, kombinieren und optimieren will; ein Skifahrer auf der Suche nach dem perfekten Tor-Schwung, um eine Abfahrt optimal visualisieren zu können (siehe Seite 51). Neuroathletik ist also am Ende immer auf der Suche nach DER perfekten Bewegungsausführung – für mehr Leistung und als Prävention vor Verletzungen.
Etwas allgemeiner greift der so genannte Life Kinetik-Ansatz. Hier ist das Ziel, dein Gehirn ganz grundsätzlich zu schulen im Zusammenspiel mit den Sinnesorganen und dem Bewegungsapparat. Dazu wird dein Gehirn vor möglichst ungewohnte Herausforderungen gestellt, die immer in Kombination mit komplexen Bewegungsmustern zu absolvieren sind. Auch das nutzen Leistungssportler wie Fußballer oder Skifahrer: indem sie zum Beispiel auf einer Slackline laufend mit

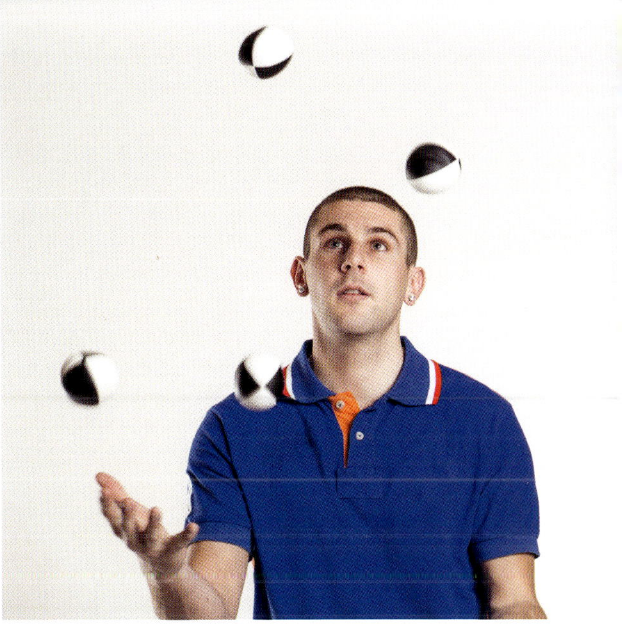

Ohne Wahrnehmung und neuronale Steuerung müsstest du in Sachen körperliche Leistungsfähigkeit die Bälle sehr, sehr flach halten.

Bällen jonglieren und/oder gleichzeitig Zahlenkombinationen aufsagen müssen. Die ungewohnten Reize sorgen dafür, dass in deinem Gehirn neue Verbindungen geknüpft werden.

Was bringt das?

Neuroathletik-Training soll deine Leistungsfähigkeit verbessern und das Verletzungsrisiko bei Bewegungen minimieren. Du programmierst hier die Steuerzentrale deiner Bewegungen, dein Gehirn, um: Mit der »klassischen« Neuroathletik legst du neue Synapsen-Verbindungen bezogen auf ein oder mehrere Bewegungsmuster an. Bei Life Kinetik schaffst du allgemein mehr Synapsen-Verbindungen auch zwischen verschiedenen Hirn-Arealen, so dass dein Gehirn am Ende mehr Optionen hat schneller und besser zu handeln.
In jedem Fall erreichst du viele Dinge: Du verbesserst deine Wahrnehmungsfähigkeit, dein Denkvermögen und deine Körperkontrolle inklusive deines Koordinationsvermögens. Auch unabhängig von Sport und Fitness profitierst du, denn du förderst damit auch deine Konzentrationsfähigkeit, deine Fähigkeit zum Multitasking und wirst kreativer.

Neuroathletik

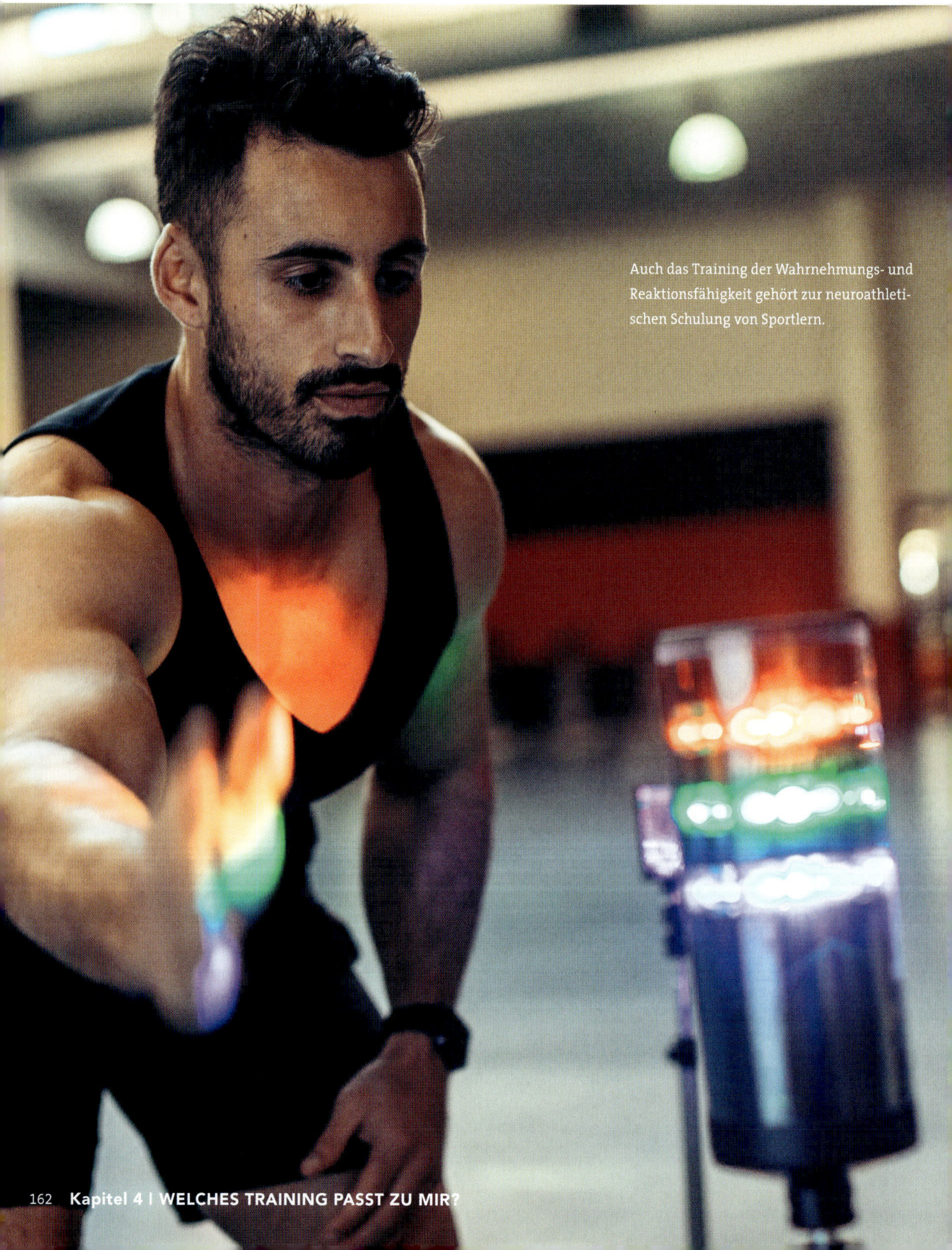

Auch das Training der Wahrnehmungs- und Reaktionsfähigkeit gehört zur neuroathletischen Schulung von Sportlern.

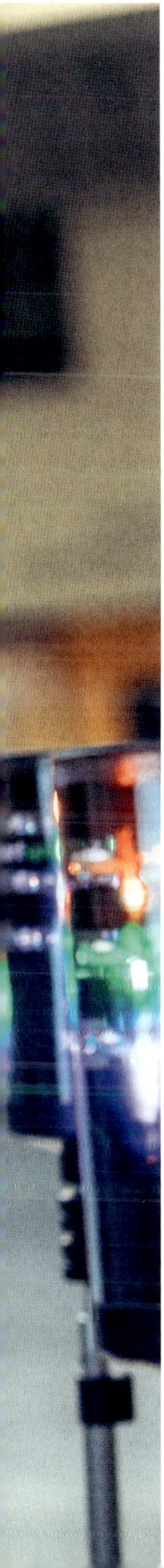

Was erwartet dich im Neuroathletik-Training?

Neuroathletik setzt auf viele verschiedene Elemente, um am Ende die perfekte Umsetzung einer Bewegung zu erreichen. Dabei wird keinesfalls nur an dieser Bewegung herumgedoktert. Stattdessen gibt es viele Übungen aus unterschiedlichsten Bereichen: Sowohl völlig »artfremde« Kräftigungs- oder Beweglichkeitsübungen als auch isolierte Teilbewegungen, dann Elemente aus dem Stretching sowie dem isometrischen Training, der Einsatz von Strom oder auch Schnallen zum Abbinden etwa für Okklusionstraining (siehe Seite 76) und vieles mehr. Kernbereiche des Trainings sind dabei die Schulung deines Gleichgewichtsystems inklusive der Sensomotorik (siehe Seite 165) und das Training deiner Augen inklusive deren Verbindung zum Gehirn. Neuroathletik-Training sollte auch inhaltlich immer in Verbindung mit deinem eigentlichen sportartspezifischen Training stehen – denn dein Gehirn braucht Möglichkeiten der »Überleitung« von erlernten Elementen in die eigentlichen Bewegungsmuster.
Ein Beispiel für eine Übung, die dein Gleichgewichtssystem verbessern soll: Du hältst eine Karte mit Buchstaben am fast ausgestreckten Arm vor deinen Kopf. Nun fixierst du einen Buchstaben, kippst den Kopf zur Seite nach rechts (im nächsten Durchgang nach links) und gehst für etwa 30 Sekunden geradeaus, ohne den Kopf oder Arm zu bewegen. Der Buchstabe muss dabei immer scharf zu sehen sein.

Was erwartet dich im Life Kinetik-Training?

Life Kinetik liefert dir ein Feuerwerk der kognitiven Reize. Im Gegensatz zum Neuroathletik-Training geht es hier niemals darum, einen perfekten Bewegungsablauf zu finden. Sondern darum, möglichst viele beziehungsweise alle Bereiche deines Gehirns maximal aus dem Konzept zu bringen. Deshalb gilt beim Life Kinetik-Training: Sobald dir etwa zwei Drittel einer Übung gelingen, wird sie ersetzt durch eine neue Übung. Auf diese Weise schaffst du maximal viele neue Verknüpfungen im Gehirn.
Was genau erwartet dich nun? Eine Beispielübung, die das Konzept von Life Kinetik anschaulich macht, ist die folgende Kombination aus einer Sprungabfolge, Armbewegungen und einer Zählaufgabe. Du stehst schulterbreit und streckst die Arme nach vorne. Dann springst du so, dass deine Füße geschlossen sind – die gestreckten Arme reißt du dabei nach oben. Im nächsten Schritt springst du aus der Position mit geschlossenen Füßen so ab, dass diese über Kreuz landen – der rechte Fuß setzt hinter dem linken Fuß weiter links auf (beim nächsten Mal anders herum aufsetzen). Die Arme wandern dabei wieder nach vorne. Aus dieser Position in die Ausgangsposition springen (die Arme bewegen sich jetzt also nicht). Während du diese Sprungabfolge wiederholt ausführst, zählst du von 100 in 7er-Schritten runter auf 2, und zwar in einem anderen Tempo als du springst. Zur Intensivierung kann dir ein Trainingspartner auch spontan weitere Denk- oder Zählaufgaben geben – oder er hält farbige Kärtchen hoch, so dass du immer möglichst schnell diese Farbe (oder deren Komplementärfarbe) benennen musst. Klingt kompliziert? Ist noch viel komplizierter in der Ausführung – aber nicht unmöglich. Du siehst, bei diesem Training ist hohe Konzentration gefragt. Und auch wenn man Life Kinetik nicht als ein echtes, schweißtreibendes Training bezeichnen kann: Deine kognitiven und koordinativen Fähigkeiten wird es nach vorn bringen. Und es macht zudem auch noch reichlich Spaß.
Sowohl für Neuroathletik-Training als auch für Life Kinetik brauchst du fachkräftige Anleitung – also einen Coach oder einen Kurs (letzteren gibt es eher für Life Kinetik).

Plyometrisches Training

Mit dieser speziellen Trainingsform, auch Plyo-Training genannt, kannst du deine Sprungkraft und Explosivität verbessern. Sie wird genutzt von Profisportlern aus Ballsportarten wie Basketball, Volleyball, Handball und auch Fußball (zum Beispiel für das Torwarttraining), aber auch aus vielen Leichtathletik-Disziplinen.
Du trainierst hier vorrangig deine Reaktivkraft, die weniger aus der »klassischen« Muskelarbeit kontrahierender Muskelzellen, sondern vielmehr aus der Dehnung von Muskel- und Fasziengewebe entsteht. Du nutzt und trainierst also den Dehnungsreflex deiner Muskeln und Sehnen:
Mit Übungen wie Tiefsprüngen (hier springst du von einer Box auf den Boden und drückst dich so schnell wie möglich wieder ab, hoch auf eine andere Box) verbesserst du die Vorspannung in deiner Muskulatur, die solche Tiefsprünge hervorruft. Diese Vorspannung nutzt du beim Wiederabdrücken wie eine Art Sprungfeder.
Das Ziel: Die Entladung dieser Vorspannung zu verbinden mit der eigentlichen, dann folgenden Muskelarbeit, die dadurch mehr Leistung (Sprungkraft) bringt.
Dabei gilt: je schneller und intensiver die Dehnung der Muskulatur (bei der Landung in diesem Übungsbeispiel) stattfindet, desto mehr Kraft kann die Muskulatur anschließend beim Kontrahieren entwickeln. Die Aufgabe in einer solchen Übung wie den Tiefsprüngen ist also, eine maximal kurze Bodenkontaktzeit aufzuweisen, also maximal schnell wieder in die konzentrische (hier abdrückende) Phase überzugehen.

Am Ende kannst du mit plyometrischem Training nicht nur höher oder weiter springen, sondern schneller antreten und auch schneller reagieren. Du kannst auch deinen Oberkörper mit entsprechenden Übungen plyometrisch trainieren – das nutzen zum Beispiel Kampfsportler und werfende Leichtathleten, denn das Training verbessert deine Wurf- und Schlagkraft. Auf der Suche nach Möglichkeiten des Trainings schau dich in den genannten Sportarten um, oder auch in Cross-Fit-Boxen deiner Umgebung.

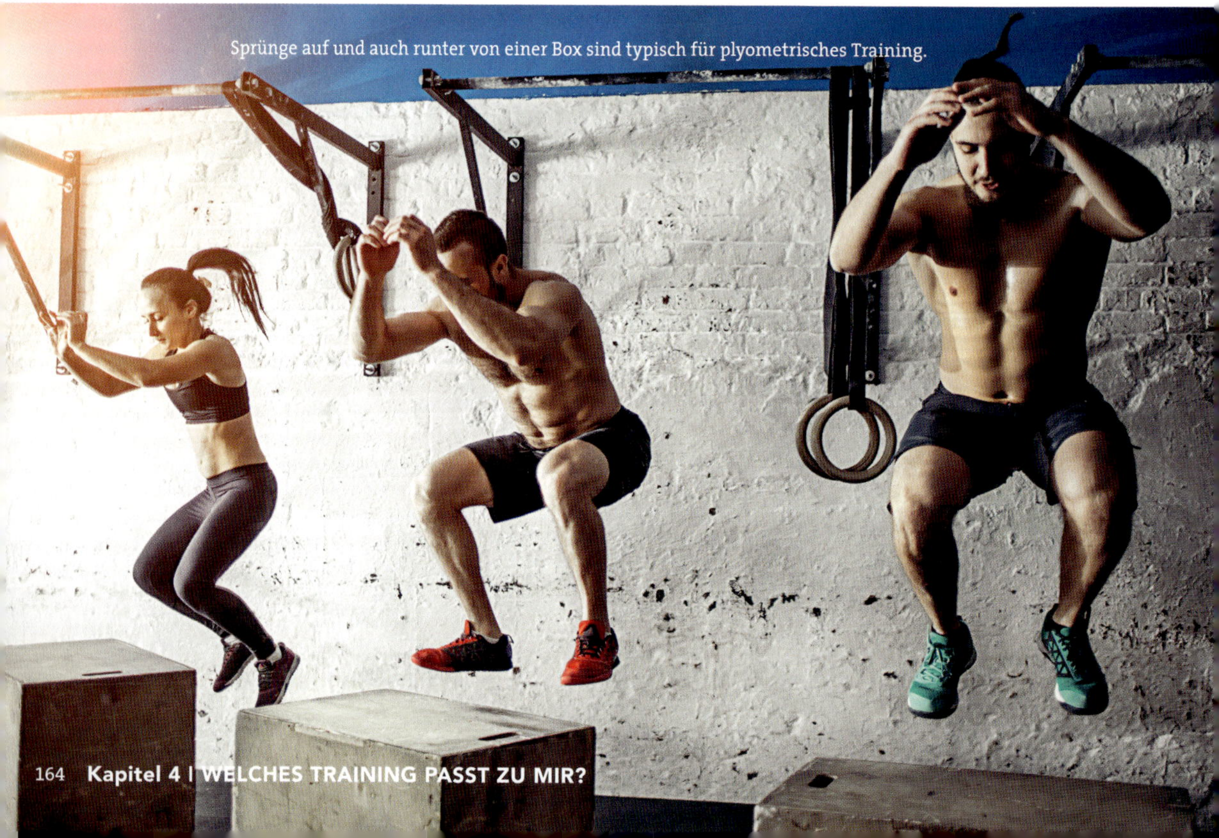
Sprünge auf und auch runter von einer Box sind typisch für plyometrisches Training.

Propriozeptives oder Sensomotorisches Training

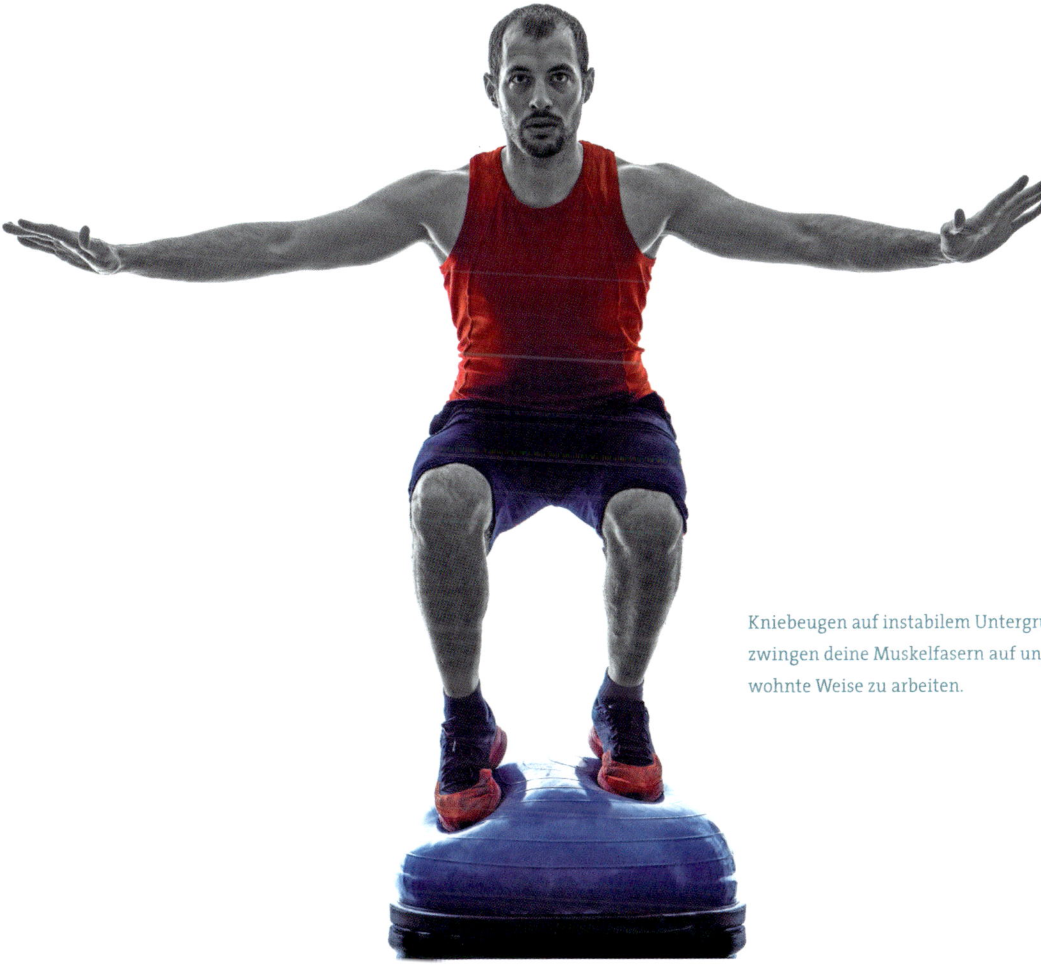

Kniebeugen auf instabilem Untergrund zwingen deine Muskelfasern auf ungewohnte Weise zu arbeiten.

»Propriozeption« bedeutet so viel wie »Eigenwahrnehmung«, »Sensomotorik« beschreibt die muskuläre (motorische) Reaktion des Körpers auf (senso = über Sinne) aufgenommene Reize. Diese Reize erhält dein Körper von deinen Sinnesorganen, zudem von vielen Rezeptoren in deinem Muskel- und Fasziengewebe, die deinem Gehirn permanent den Zustand der jeweiligen Körperbereiche übermitteln und damit zum Beispiel dafür sorgen, dass du auch mit geschlossenen Augen stehen und gehen kannst und nicht umfällst. Diese so genannte Tiefensensibilität deines Körpers hat entscheidenden Einfluss darauf, dass du dich nicht verletzt, wenn du dich zum Beispiel vertrittst: Ist deine Muskulatur propriozeptiv gut geschult, kann sie im Moment des Umknickens direkt gegensteuern. Ist sie es nicht, verletzt du dir womöglich deine Bänder.

Was bringt das?

Propriozeptives Training schützt dich wie geschildert vor »gefährlichen« Situationen wie dem Umknicken, weshalb es eine perfekte Prävention zum Beispiel bei verletzungsintensiven Sportarten wie Skateboarden oder Fußball ist. Es wird zudem häufig in der Reha angewendet: Denn es hilft dem Körper, nach Verletzungen wieder eine eigene, verbesserte Stabilität aufzubauen – die die Verletzungsschäden kompensiert

Propriozeptives oder Sensomotorisches Training

und den Körperbereich leistungsfähiger macht. Es kräftigt dabei tieferliegende, eher selten angesprochene Bereiche von Muskeln und schult diese darin, auf Reize überhaupt, unmittelbar und in einem optimalen Zusammenspiel in angemessener Weise zu reagieren. Das Training hilft auch gegen Beschwerden etwa im Rückenbereich. Die sind oftmals die Folge von Dysbalancen im Beckenbereich oder entlang der Wirbelsäule. Propriozeptives Training macht diese Strukturen wieder beweglicher und sorgt für eine »aufrechtere« Haltung.

Schließlich ist propriozeptives Training auch leistungsfördernd – weshalb sensomotorische Übungen in vielen Sportarten zum Profi-Training gehören. Denn es fördert die inter- sowie intramuskuläre Koordination und damit das Zusammenspiel verschiedener Muskeln. Das harmonisiert Bewegungen und verbessert nachhaltig dein Koordinationsvermögen.

Empfehlung: Trainiere unbedingt regelmäßig sensomotorisch – und wenn es nur mit einzelnen Übungen ist. Ergänzend dazu schau dir auch das neuroathletische Training an (Seite 160).

Was erwartet dich im Training?

Eine typische Übung des sensomotorischen Trainings ist der Einbeinstand. Dieser ist an sich schon eine Herausforderung für den Körper. Du kannst ihn aber, wie im propriozeptiven Training üblich, mit instabilen, wackeligen Untergründen wie einer weichen Matte oder einem Balance-Board erschweren. Andere Übungen nutzen auch instabile Gurtsysteme wie einen Schlingentrainer – all diese Tools zwingen den Körper zu einer permanenten Neuausrichtung des Körpers gegenüber der Schwerkraft.

Eine Übung wie der Einbeinstand kann dabei quasi grenzenlos intensiviert werden: mit geschlossenen Augen (siehe unten), dem Grad der Instabilität, zusätzlicher Bewegungsausführung (Kniebeugen auf einem Bein) oder zusätzliche »Störquellen«, etwa das Passen eines Balles durch einen Trainingspartner, den du fangen, zurückwerfen oder mit dem freien Bein schießen musst.

Kurse gibt es in klassischen Studios selten, eher in Reha- und Rückenzentren.

Lass dich stören: mehr Instabilität durch Perturbationstraining

Sensomotorisches Training sowie propriozeptives Training leben von der Instabilität, mit der du deinen Körper gewollt aus dem Gleichgewicht bringst. Eine moderne Variante, das so genannte Perturbationstraining (Perturbation meint: Störung von außen), geht einen Schritt weiter: Während dir beim sensomotorischen Training auf Balance Board & Co. noch deine Sinne helfen, deine Umgebung zu checken und den Körper zu kontrollieren (wie wichtig die sind, merkst du, wenn du zum Beispiel im Einbeinstand mal die Augen schließt und dir die Kontrolle entgleitet), kommen beim Perturbationstraining unvorhergesehene Störungen hinzu. Etwa indem dich ein Trainingspartner bei einer Übung plötzlich leicht schubst, dir plötzlich einen Ball zupasst oder Ähnliches.

Der anatomische Hintergrund: Balance und Bewegungskoordination sind Dinge, die das Kleinhirn steuert. Dabei üben auch neue Bewegungsmuster, die du das erste Mal ausführst, Perturbations-Reize im Kleinhirn aus. Ein gutes Beispiel aus deiner Kindheit: der Moment, in dem du Radfahren gelernt hast. Diese verkrampfte Haltung, das Schlingern und der ein oder andere Sturz werden dir noch in Erinnerung sein. Heute hat's dein Kleinhirn drauf, und du fährst freihändig ...

Ebenso wie das propriozeptive, sensomotorische Gleichgewichtstraining ist auch das Perturbationstraining eine sinnvolle Ergänzung zu deinem normalen Fitnesstraining und wird in der Reha sowie im Spitzensport angewendet.

Spinning

Vollgas auf Indoorbikes – du kennst sicher dieses Trainings-Konzept, das entfernt an Leistungsdiagnostikfahrten auf einem Ergometer erinnert. Genau hier nahm Spinning, auch Indoor-Cycling, genannt, seinen Ursprung. Spinning ist schweißtreibendes, ausdauerbetontes Training zumeist in Gruppen oder Kursen. Du trainierst dabei in Intervallen, die zumeist von einem Kursleiter vorgegeben werden.

Was bringt das?

Beim Spinning verbrennst du maximal viel Energie: ein effektives Training zum Abnehmen also, das auch für stärker Übergewichtige geeignet ist, da das Radeln die Gelenke schont. Zudem förderst du bei einer Spinning-Session massiv deine Ausdauer. Denn genau das ist Spinning: hochintensives Ausdauertraining in Intervallen – allerdings nicht zu verwechseln mit HIIT (siehe Seite 157). Das Radfahren kräftigt dabei auch die Muskulatur deines Unterkörpers, also Beine und Gesäß.

Was erwartet dich im Training?

Du trainierst in einem Kursraum mit mehreren Indoor-Bikes, während vorne ein Instruktor die Anweisungen gibt, wie du zu fahren hast. Dabei gibt es verschiedene Elemente, die du während des Trainings verändern kannst:
Zum einen die Intensität der Belastung. Dazu kannst du den Widerstand am Rad erhöhen und/oder schneller treten, also die Trittfrequenz anpassen. Oftmals erfolgt während des Trainings eine Erfassung deiner Herzfrequenz – damit kannst du auch bestimmte Belastungsbereiche ansteuern. Zum anderen kannst du die Sitzpositionen (und damit ebenfalls die Intensität beziehungsweise die Beanspruchung deiner Muskulatur) verändern. Klassischerweise kannst du im Sitzen oder im Wiegetritt »stehend« fahren. Zudem gibt es verschiedene Grifftechniken.
All diese Dinge gibt dir dein Instruktor während des Trainings vor. So ergeben sich in einer Einheit verschiedene Intervalle mit verstärkter oder geringerer Belastung und unterschiedlichen Trainingspositionen. Das Ganze wird zumeist mit intensiver Musik untermalt, die dich zusätzlich pushen und dir auch einen treibenden Rhythmus geben soll.
Spinning wird auch als Event angeboten, dann zumeist mit einer größeren Teilnehmerzahl. Hier kannst du dich mehrere Stunden lang (bis hin zu 24-Stunden-Fahrten) mit anderen austoben.

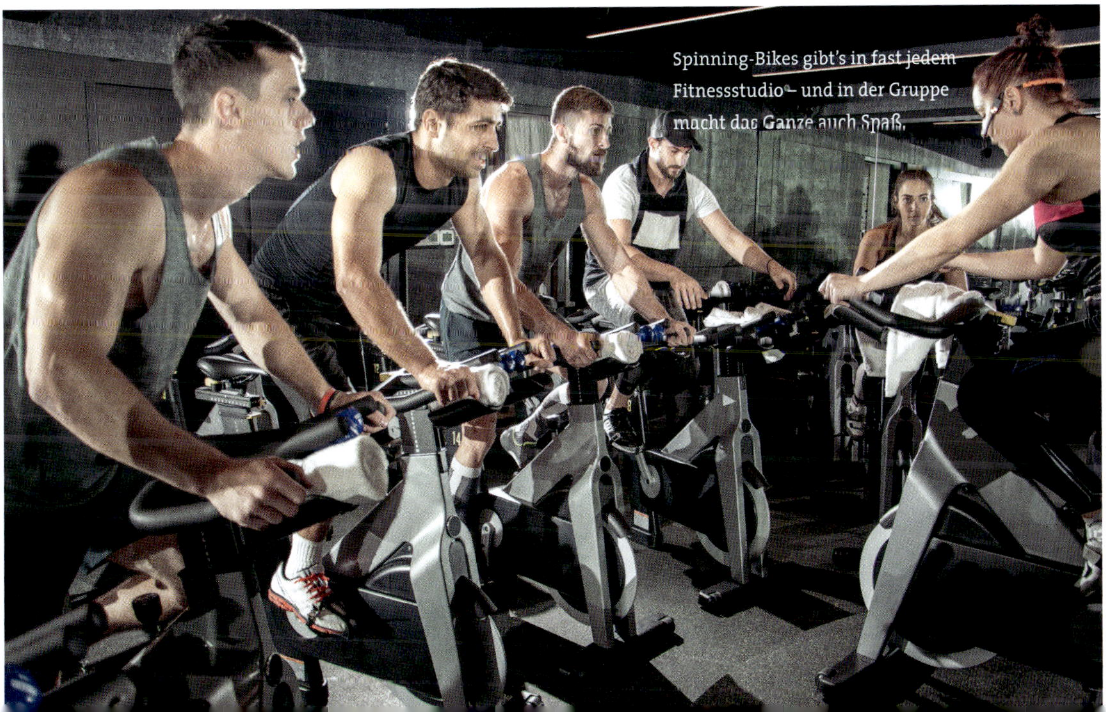

Spinning-Bikes gibt's in fast jedem Fitnessstudio – und in der Gruppe macht das Ganze auch Spaß.

Tae Bo: Kampfsport meets Fitness

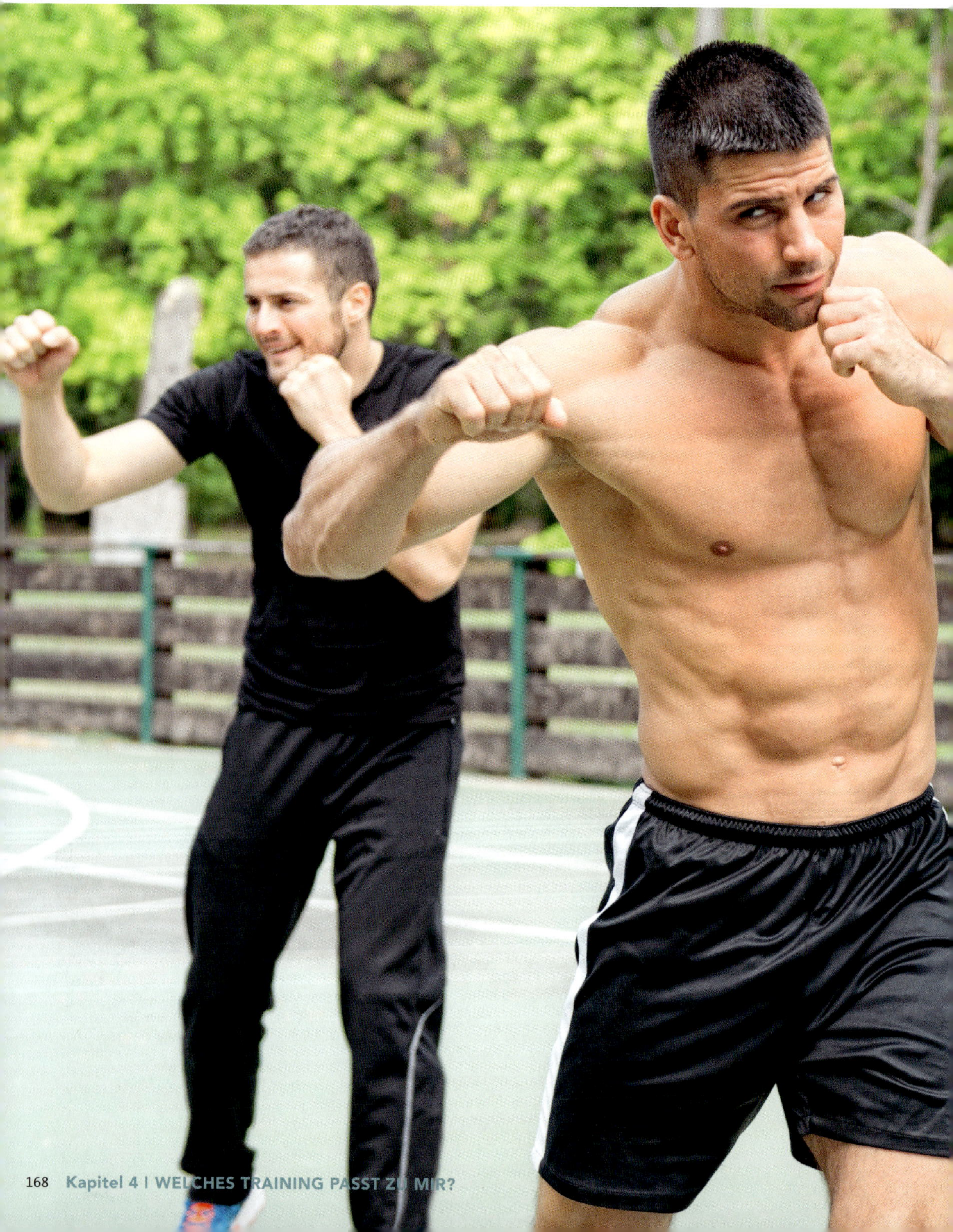

Die große Popularität und Effektivität von Kampfsport(elementen) kannst du daran erkennen, dass es reihenweise Angebote auf dem Markt gibt, die diese mit Elementen aus klassischen Trainingskonzepten verschmelzen. Ein bekannter Vertreter solcher Konzepte ist Tae Bo, das Kampfsport- und Fitness-/Aerobic-Elemente zusammenbringt. Ähnliches gilt für andere Formate mit teils fast gleich klingenden Namen wie Tai Bo, Taekbo, Thai Fit, Box Aerobic etc.

Tae Bo ist zwar klassischerweise ein Kursangebot im Fitnessstudio und zieht deswegen (und aufgrund seiner Aerobic-Elemente) vor allem Frauen an, ist aber eine wirklich effektive und durch die Kampfsport-Moves nicht unmännliche Methode des Trainings, die als eines der anstrengendsten Fitnesskonzepte gilt. Deshalb soll es hier quasi stellvertretend für andere Kursformate vorgestellt werden.

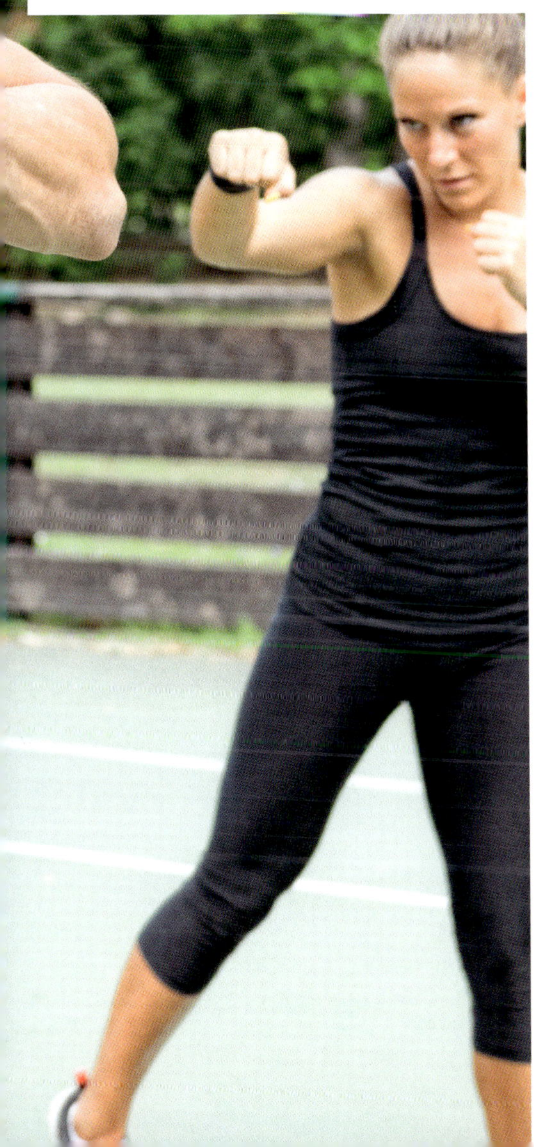

Tae Bo ist ausdrücklich kein Kampfsport, bringt dir also nicht wirklich was in Sachen Selbstverteidigung. Es gibt auch keine Wettbewerbe. Dafür ist es ein schweißtreibendes Ganzkörper-Fitnesstraining, denn die Boxtechniken wie Kicks und Schläge vollziehst du kraftvoll und mit hohem Tempo. Tae Bo ist dabei auch technisch anspruchsvoll, denn die Techniken sind nicht aus der Luft gegriffen, sondern durchaus mit Konzept angelegt – dafür hat der »Erfinder« von Tae Bo, der Karate-Champion und ehemalige Trainer der US-amerikanischen Karate-Nationalmannschaft Billy Blanks, gesorgt. Um dieses Konzept zu verinnerlichen, sollten Einsteiger erst einmal unter Anleitung die Grundtechniken erlernen.

Was bringt das?

Tae Bo ist effektiv, fordert den gesamten Körper. Alle Bewegungen werden bei hohem Tempo ausgeführt, was deiner Schnelligkeit zugutekommt und Puls sowie Energieverbrauch in die Höhe treibt. Über die Einheit hinweg fördert das insbesondere deine Ausdauer und unterstützt auch deine Abnehmambitionen. Du wirst hecheln und schwitzen, versprochen! Zudem verbesserst du dein Koordinationsvermögen und Gleichgewichtssinn, denn es gibt viele Kicks und Drehungen. Die vielen Tritte in die Luft (nicht gegen einen Partner) kräftigen Bein- und Gesäßmuskulatur, und zusammen mit den Schattenbox-Schlägen trainierst du intensiv deinen Rumpf mit.

Was erwartet dich im Training?

Tae Bo wird überwiegend in Kursen angeboten – es gibt aber auch DVDs oder Online-Angebote fürs Homegym. Das Training lebt von treibender, schneller Musik, die dich pushen soll. Der Choreografie liegen bestimmte Kampfsporttechniken zugrunde, die erweitert und variiert werden: Alle Bewegungen aus insgesamt acht Haupt- sowie acht Nebentechniken werden dynamisch und kraftvoll ausgeführt.

Virtuelles & Online-Training

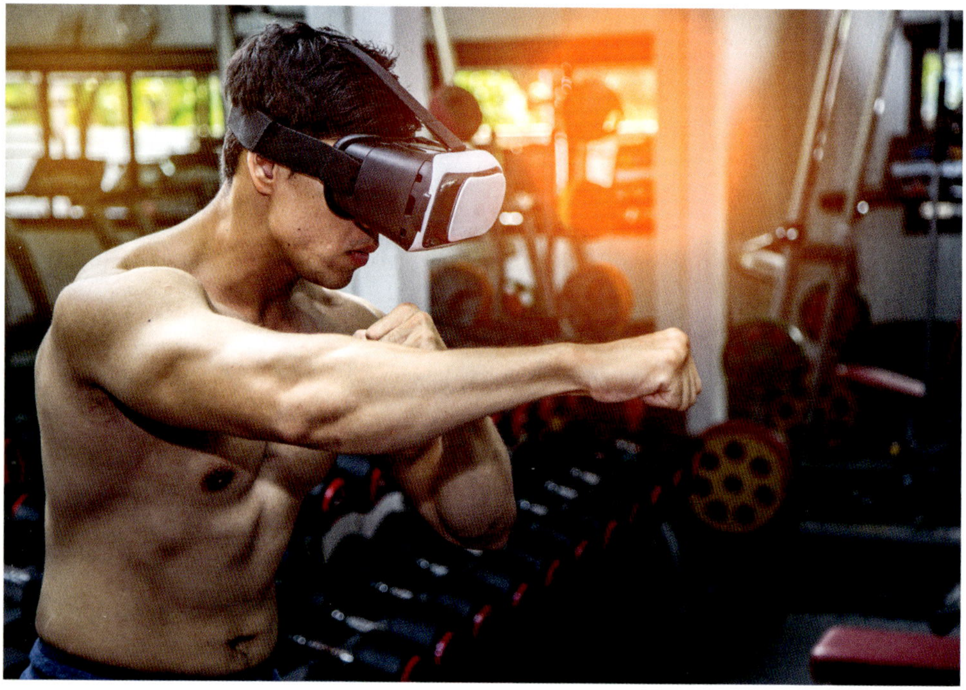

Auch mit »erweiterter Realität« (Englisch: Augmented Reality, kurz AR) können neue Trainingsimpulse entstehen.

Im Zuge der technischen Entwicklung und der wachsenden Bedeutung der Digitalisierung in den letzten Jahrzehnten hat sich »virtuelles« Training als eine Art Konzept entwickelt. Wobei Konzept nicht ganz richtig ist: Virtuelles Training (nicht zu verwechseln mit eSports – dem »sportlichen« Wettkampf mit Computerspielen) lässt sich mit verschiedensten Trainingskonzepten umsetzen, das Virtuelle ist dabei Mittel zum Zweck. Ganz grob lassen sich unterscheiden:

a) Online-Trainingsangebote, darunter gefilmte Workouts und Anleitungen, aber auch Live-Kurse bis hin zu Online-Personal Coaching – geführt von echten Menschen

Insbesondere im Jahr 2020 haben digitale Angebote massiv an Bedeutung gewonnen: vor allem aufgrund der Corona-Pandemie mit ihren Folgen, darunter die Zeiträume des Lockdowns, in denen die Fitnessstudios schließen mussten und Gruppentraining nicht erlaubt war. Für dich und dein Training gilt: Digital bereitgestellte Trainingsformate sind nicht weniger effektiv als (analoge) Live-Angebote – auch wenn sie dich möglicherweise nicht genauso gut motivieren. Es kommt immer auf deinen Einsatz an, also wie du selbst das Training durchführst.

b) Virtuelles Training mit elektronischen Hilfsmitteln

Los ging es vor einigen Jahren mit Spielekonsolen wie der Wii Fit: Hierbei werden am Fernseher abgebildete Gaming-Elemente mit echten Bewegungen von dir kombiniert. Eine Kamera beobachtet deine Bewegungen und bewertet diese, so dass es durchaus zu einem Trainings- und auch Lerneffekt kommen kann. Zumeist werden – wie bei der Wii Fit – elektronische Hilfsmittel eingesetzt, etwa Balance Boards, Step-Matten, Sticks für die Hände etc. Solche Hilfsmittel kommen auch losgelöst von einer Konsole/einem Fernseher zum Einsatz: So gibt es Matten oder Lichtelemente, die deine Schnelligkeit und Beweglichkeit fordern, indem sie zumeist mit Lichtsignalen vorgeben, wie du dich zu bewegen hast. Auch sportartspezifisch gibt es Hilfsmittel: Beim eFighting beispielsweise trainiert beziehungsweise kämpfst du in einem Ring mit/gegen einen Box-Dummy, eine Art stehender, mannshoher Boxsack. Dieser ist mit Leuchtelementen ausgestattet, die dir vorgeben, wohin du zu schlagen hast. Trefferstärke und Effektivität lassen sich dabei auswerten, so dass du auch Feedback zu deiner Technik bekommst. Neben Konsolen und spezifischen Trainingsgeräten kommen auch allgemeine Dinge der technischen Weiterentwicklung zum Einsatz: Zum Beispiel Apps, die eine »erweiterte Realität« (Englisch: augmented reality – ein bekanntes Beispiel für diese Technologie ist die App »Pokemon Go«) auf deinem Smartphone beispielsweise vorgeben – und dich damit animieren dich zu bewegen. Ein anderes Beispiel ist der Einsatz von VR-Brillen (VR = virtual reality), die deinen Augen eine komplett digitale Welt vorspielen, was dafür sorgt, dass deine Empfindungen und Wahrnehmung massiv beeinflusst werden – mit allen dazugehörigen körperlichen Effekten wie ein erhöhter Puls, erhöhter Adrenalin-Ausstoß etc. Du befindest dich mit einer solchen Brille in einer Art Simulator. Und es gibt tatsächlich spezielle VR Fitness-Gerätschaften, mit denen du wie in einem Simulator eine solche Brille nutzt. Das »Icaros«-System zum Beispiel, eine Art Flugsimulator, auf dem du liegst und den du mit echten Körperbewegungen steuerst (als Variante für Zuhause ab knapp 2000 Euro).

Inwieweit es sich für dich lohnt, virtuell zu trainieren, musst du selbst entscheiden. Für eine allgemeine Fitness sind technische Spielereien sicher nicht notwendig. Aber sie können Spaß machen und (wie die Online-Trainingsangebote) eine sinnvolle Ergänzung sein, wenn du mal nicht aus dem Haus kommst.

Tool-geprägte Fitnesskurse für Männer

Einige der in diesem Kapitel vorgestellten Trainingskonzepte finden auf Kurs-Basis statt: Kampfsporttraining etwa lebt vom gemeinsamen Techniktraining und Sessions an Boxsäcken rund um den Ring. Das zeigt, dass Fitnesskurse nicht nur was für Frauen sind. Ein breites Angebot an Tool-bezogenen Kursen unterstreicht das, denn viele davon sind durchaus »männlich«. Vier Anregungen für Trainingssessions im Studio.

Kettlebell-Kurse:
Eine feste Größe im Pool der Kleintrainingsgeräte von Studios ist die Kettlebell (siehe Seite 222). Und in vielen Locations werden auch Kurse mit den Kugelhanteln angeboten. Diese sind in jedem Fall hocheffektiv und bringen sowohl deine Kraft als auch deine Ausdauer voran.

Schlingentrainer-Kurse:
Auch aus vielen modernen Studios (insbesondere mit ausgewiesenen Freitrainingsflächen) sind die Schlingentrainer nicht mehr wegzudenken. Das unglaublich vielseitige Tool (siehe Seite 228) bietet Möglichkeiten für das Training des gesamten Körpers. Dabei macht das intensive Kraftausdauertraining in der Gruppe auch noch deutlich mehr Spaß.

ViPR-Kurse:
Diese Tubes sind wirklich was für Kerle: Schwer und sperrig spendieren Sie dir Kraft und Ausdauer – und rauben jede Menge Körner im Training. Da kaum jemand ein solches Rohr zu Hause hat, finden sich Interessierte in Fitnessstudios zusammen. Ein ähnliches Trainingserlebnis: Kurse mit Slashpipes (siehe Seite 247).

Langhantel-Kurse:
Fester Bestandteil eines Fitnessstudios sind Freihanteln. Natürlich gibt es auch Kurse mit Kurzhanteln, doch fester etabliert (auch bei größeren Fitnessstudioketten) sind Kurse mit der Langvariante. Unter Kurs-Namen wie »Hot Iron« oder »Bodypump« wird hier deine Kraftausdauer gepusht.

WIE ERNÄHRST DU DICH RICHTIG?

GRUNDREGELN FÜR TRAININGSERFOLGE

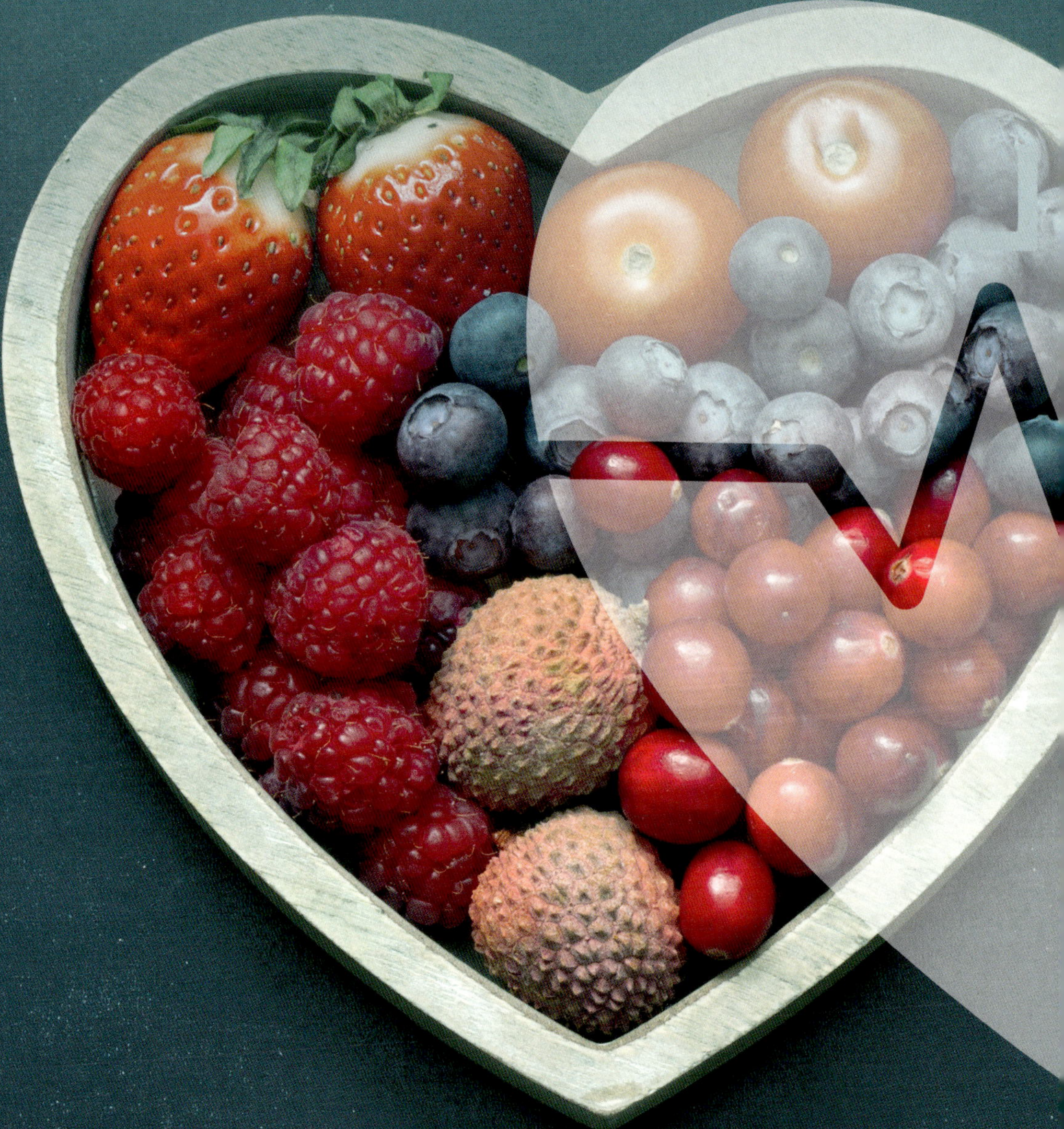

05

Ob fossiler Brennstoff oder Strom: Kein Motor kann ohne Energie laufen. Für deinen Body-Motor nimmst du Energie (und wichtige Vitalstoffe, die für das Funktionieren deines Körpers ohnehin wichtig sind) in Form von Nahrung auf. Die Art und Weise, wie du das machst und was du dir zuführst, hat entscheidenden Einfluss darauf, ob du Power etwa fürs Training hast oder nicht, ob du dich wohl fühlst oder nicht, ob du dick bist, spindeldürr oder muskulös.

Bereits bei der Diskussion über »gute« oder »schlechte« Trainingskonzepte scheiden sich ja die Geister. Noch gefährlicheres Terrain betreten wir bei der Vorstellung von »passenden« oder »optimalen« Ernährungsformen. Möglicherweise hast du selbst klare Vorstellungen davon, wie deine Ernährung auszusehen hat. Oder du kennst »Jünger« einer bestimmten Ernährungsphilosophie: Veganer, Vegetarier, Paleo-, Low-Carb- oder Keto-Verfechter. Egal, was jetzt hier in der Folge stehen wird: Es wird nicht allen recht sein. Deshalb soll es hier nicht um ein Abwägen verschiedener Ernährungsansätze gehen, sondern um grundlegende Dinge, die für alle gelten: die verschiedenen Inhaltsstoffe der Nahrung und die Art und Weise, wie dein Körper damit umgeht.

Unbestritten sind folgende Dinge:

1) → Der Körper braucht Energie:
zum Leben, um Leistung vollbringen zu können und/oder um zu wachsen (etwa beim Muskelaufbau).

2) → Wer mehr Energie zu sich nimmt als verbraucht, nimmt zu.
Bei einem Überangebot an Energie speichert der Körper diese irgendwann als Körperfett ab, wenn es keinen Grund (= Training!) gibt, sie zu verbrennen (z. B. Ausdauertraining) oder als Muskelmasse aufzubauen (Krafttraining).

3) → Wer weniger Energie zu sich nimmt als verbraucht, nimmt ab.
Bei einem Mangel an Energie fängt der Körper an, Strukturen abzubauen. Dauert der Mangel zu lange oder ist zu heftig (die Funktionsweise von Reduktionsdiäten), verlierst du leider auch wertvolle Dinge wie Muskulatur.

4) → Wie dein Körper Nahrung verarbeitet, hängt vom Stoffwechsel ab.
Der ist bei jedem individuell unterschiedlich, kann aber durch Training und auch andere Dinge maßgeblich beeinflusst werden.

5) → Ohne Training & Bewegung hat ein und dieselbe Art zu Essen eine andere Wirkung als mit.
Bleibe deshalb immer in Bewegung und trainiere von allem etwas: Vor allem Kraft (zum Muskel-Erhalt und Aufbau), aber auch Ausdauer. Diese Trainingsformen haben unmittelbaren Einfluss auf deinen Stoffwechsel – und damit auf die Wirkung deiner Ernährung.

6) → Die Makronährstoffe Kohlenhydrate, Eiweiße und Fette haben jeweils ganz unterschiedliche Auswirkungen auf den Körper.
Jeder für sich ist dabei wichtig – alles zu Makronährstoffen ab Seite 181!

7) → Auch innerhalb einer Nährstoffgruppe gibt es große Unterschiede:
So gibt es »gute« und »schlechte« Kohlenhydrate und auch Fette. Unter dem eben genannten Seitenverweis findest du die wichtigsten Infos dazu, um für dich stets die richtige Wahl zu treffen.

8) → Mit natürlichen Lebensmitteln liegst du immer richtig.
Je natürlicher ein Produkt, desto besser – und je mehr verarbeitet, desto nachteiliger für dich. Eine grobe Richtlinie:

- Von Menschenhand erzeugte, komprimierte Lebensmittel sind vitaminarm, ungesund und machen dick.
- Natürliche, großvolumige Lebensmittel sind vitaminreich, gesund und machen nicht dick. Gute Beispiele: Gemüse, Salat und auch Obst.

9) → Es ist hilfreich, dem Körper zur richtigen Zeit Energie zu geben – oder es eben zu lassen.
An Trainingstagen braucht dein Körper zeitnah zur Belastung in jedem Fall Energie (auch wenn du abnehmen willst)! Nachts hingegen ist dein Körper nicht auf Verdauung eingestellt – deshalb vermeide große Mahlzeiten spätabends.

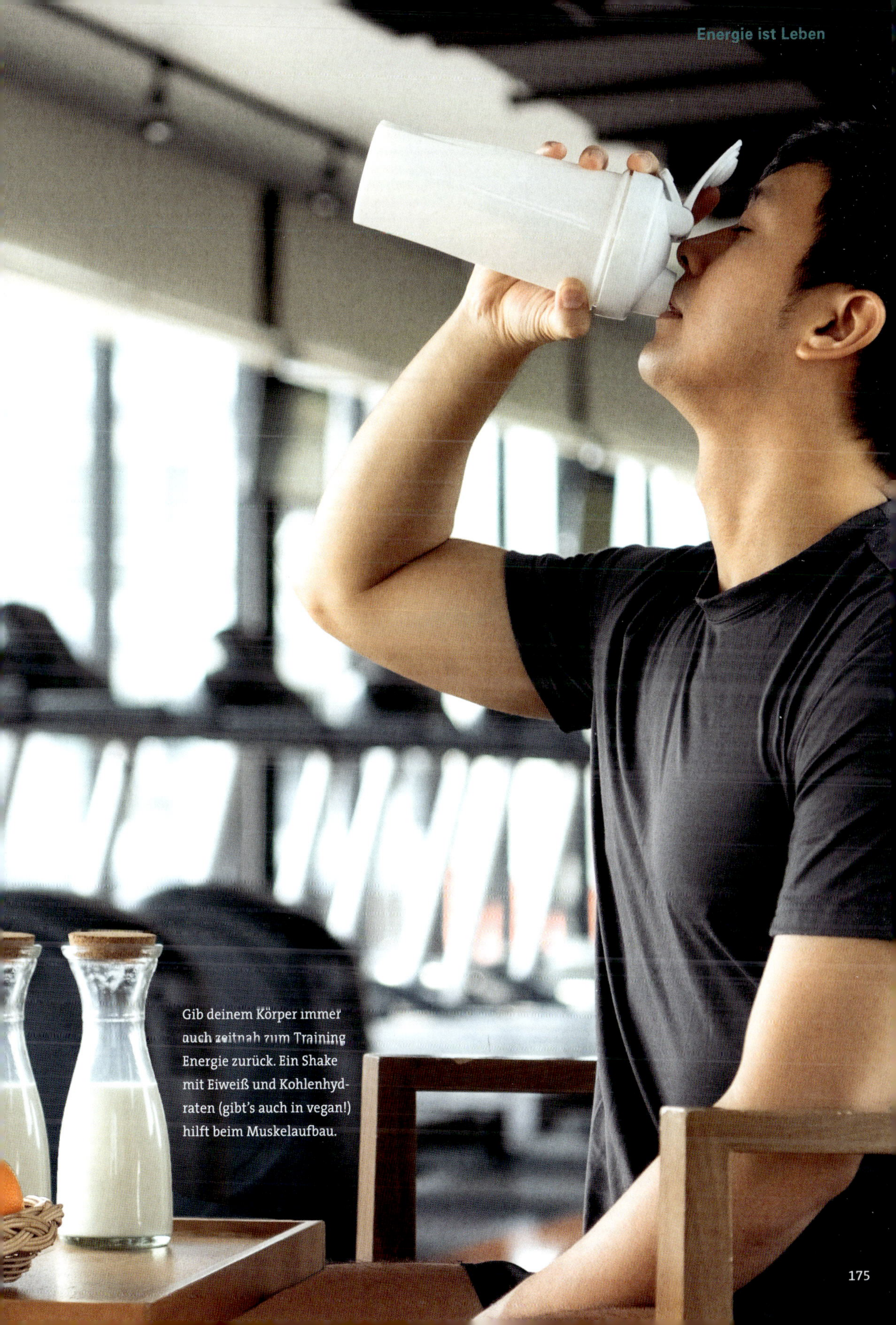

Gib deinem Körper immer auch zeitnah zum Training Energie zurück. Ein Shake mit Eiweiß und Kohlenhydraten (gibt's auch in vegan!) hilft beim Muskelaufbau.

Energie ist Leben

Ohne Energie, ohne Essen und Trinken, kannst du nicht (über)leben. Rund um die Uhr benötigen lebenswichtige Prozesse wie die Atmung, der Herzschlag, die Verdauung und vieles mehr in deinem Körper Energie. Deine recht hohe Körpertemperatur von rund 37 Grad bleibt einigermaßen konstant auch an bitterkalten Wintertagen – mit Energie, wie bei einem aufgedrehten Heizkörper.

Neben diesem grundsätzlichen Energiebedarf deines Körpers, auch Grundumsatz genannt, gibt es einen so genannten Leistungsumsatz. Der beschreibt deinen Energiebedarf für alles, was du am Tag so machst. Klar ist: Je weniger du dabei in Aktion bist, desto weniger Energie verbrauchst du: Schlafen verbrennt weniger Energie als Sitzen, Sitzen weniger als Stehen, Stehen weniger als Gehen, Gehen weniger als Rennen.

Als Maßeinheit für die Ermittlung des menschlichen Energiebedarfs kommen Kalorien (korrekt ausgedrückt: Kilokalorien, kurz kcal) zum Einsatz.

Auch wenn dieser Fitnesskompass kein Ernährungsratgeber sein kann: Wir raten dir, dich wenigstens einmal mit dem Energiebedarf deines Körpers auseinanderzusetzen. Hierfür nutzt du einschlägige Energiebedarfs-Formeln, wie zum Beispiel die »Harris-Benedict-Formel«:

Grundumsatz für Männer in kcal in 24 h:

66,47 + (13,7 x Körpergewicht in kg) + (5 x Körpergröße in cm) – (6,8 x Alter in Jahren)

»Harris-Benedict-Formel«

Ein 30 Jahre alter, 1,80 m großer Mann mit 80 kg Körpergewicht zum Beispiel kommt demnach auf einen Grundumsatz von knapp 1860 kcal. Dazu kommt dein oben erwähnter Leistungsumsatz, der individuell und von Tag zu Tag sehr unterschiedlich sein kann und dementsprechend deutlich schwerer zu ermitteln ist, zum Beispiel mit dem so genannten PAL-Faktor (eine Abkürzung aus dem Englischen für »Physical Activity Level«, übersetzt etwa: »körperliches Aktivitätsniveau«), auch Aktivitätsfaktor genannt. Eine genaue Bestimmung würde hier zu weit führen, aber du kannst dir merken:

Der Gesamtumsatz liegt insgesamt auch an Nichttrainingstagen gerne ein Drittel höher, im obigen Beispiel also bei gut 2400 Kalorien. Für jede intensive Trainingsstunde kannst du dann noch mal grob 400 bis 500 Kalorien dazuzählen.
Alles, was du am Ende eines Tages zu dir genommen und verbraucht hast, ergibt die Energiebilanz deines Körpers. Diese sollte leicht negativ sein, wenn du abnehmen willst, in Muskelaufbau-Phasen dagegen durchaus positiv sein (siehe dazu die Ernährungstipps zum Abnehmen und zum Masseaufbau ab Seite 186).

Aber woher weißt du, wie viel Energie du zu dir nimmst? Das erfährst du leider nur, wenn du dir die Mühe machst, dein Essverhalten zu protokollieren und festzuhalten, was und wie viel du von welchen Lebensmitteln zu dir nimmst. Und dabei auch die Nährwerte der Lebensmittel ermittelst. Keine Sorge, nicht für immer: Es reicht, wenn du ein solches Ernährungstagebuch für etwa eine Woche führst.

Du hast gar keine Lust zu rechnen? Dann verfahre nach dem Try-and-error-Prinzip und schau, wie dein Körper auf mehr oder auf weniger Essen reagiert. Das geht grundsätzlich auch und bedeutet minimalen Aufwand – ist allerdings auch nicht wirklich zielführend. Vor allem dann, wenn du etwa dauerhaft schlank werden und bleiben möchtest oder andere Fitness-Ziele mittel- und langfristig verfolgst.

Der Jojo-Effekt: Die Folge übermäßigen Verzichts

Die Idee, mit maximal wenig Essen maximale Abnehmerfolge zu feiern, ist so simpel wie schlecht und destruktiv – für dein Abnehmvorhaben sowie für deinen Körper. Denn der hat seine eigenen Pläne. Pläne, die aus Urzeiten der Menschheitsgeschichte stammen, als es überlebenswichtig war, irgendwo etwas Essbares zu ergattern. Seit dieser Zeit hat sich unser Körper nicht wirklich verändert – er tickt genauso wie vor Abertausenden von Jahren. Seine Grundreflexe: mit möglichst wenig Energie auskommen, wenn kein Essen in Sicht ist; und möglichst viel Energie abspeichern, wenn denn was zu futtern da ist.

Den ersten Reflex löst du aus, wenn du deinem Körper massiv Energie entziehst. Dann drosselt er seinen Energieverbrauch – und wirft dabei Muskelmasse mit als erstes über Bord, einen großen Verbraucher. In der Folge sinkt dein Grundumsatz dauerhaft – du schneidest dir mehrfach ins eigene Fleisch.

Den zweiten Reflex löst du aus, wenn du nach der Diät-Phase wieder »normal« essen willst. Für deinen Körper ist das nach überstandener Hungersnot ein gefundenes Fressen – um die Fettdepots zu füllen. Und das passiert dann deutlich schneller, weil dein Grundumsatz niedriger ist und du mit derselben Menge Essen nun schneller zunimmst.
Andere Prozesse können den Jojo-Effekt verstärken: So beeinflusst du mit einer Reduktionsdiät auch deinen Hormonhaushalt negativ. Dein Körper schüttet bei Nahrungsknappheit das »Hungerhormon« Ghrelin verstärkt aus – und drosselt es auch nicht mehr, wenn du eigentlich schon genug gegessen hast. Dieser Zustand hält auch an, wenn die Diät vorbei ist – du wirst mit Sicherheit mehr essen und zunehmen. Deshalb schnell den Merkstift gezückt: Entziehe deinem Körper nie massiv und über längere Zeit die Energie, die er benötigt! Dann erlebst du auch keinen Jojo-Effekt.

Der Stoffwechsel: deine individuelle Energieverarbeitung

Mit einem Ernährungstagebuch kommst du auch einer anderen spannenden Info auf die Spur: die Art und Weise, wie dein Stoffwechsel tickt. Mit dem Begriff Stoffwechsel bezeichnet man alle Vorgänge im Körper, die mit der Umwandlung und Aufspaltung von chemischen Stoffen inklusive aufgenommener Nährstoffe (Essen und Trinken) zu tun haben. Für den Körper bedeutsam ist das zum Beispiel für die Energiegewinnung, aber auch für Aufbau-, Abbau-, Umbau- oder Reparaturprozesse im Körper.

Der Stoffwechsel entscheidet also maßgeblich darüber, wie genau dein Körper mit zugeführter Nahrung umgeht. Du bist auch der Meinung, dass manche Menschen essen können, was sie wollen, ohne dick zu werden, andere wiederum mit deutlich weniger sehr schnell zulegen? Da ist durchaus etwas dran. Grund dafür ist nicht nur das Essverhalten, sondern auch der Stoffwechsel. Dieser tickt bei jedem anders, ist quasi so individuell wie dein Fingerabdruck. Um unter solchen diffusen Bedingungen überhaupt Ernährungsempfehlungen geben zu können, hat man drei verschiedene Stoffwechseltypen definiert. Zu einem der drei Typen lässt sich jeder annäherungsweise zählen.

Die drei Stoffwechseltypen: ektomorph, mesomorph, endomorph (v. l. n .r.)

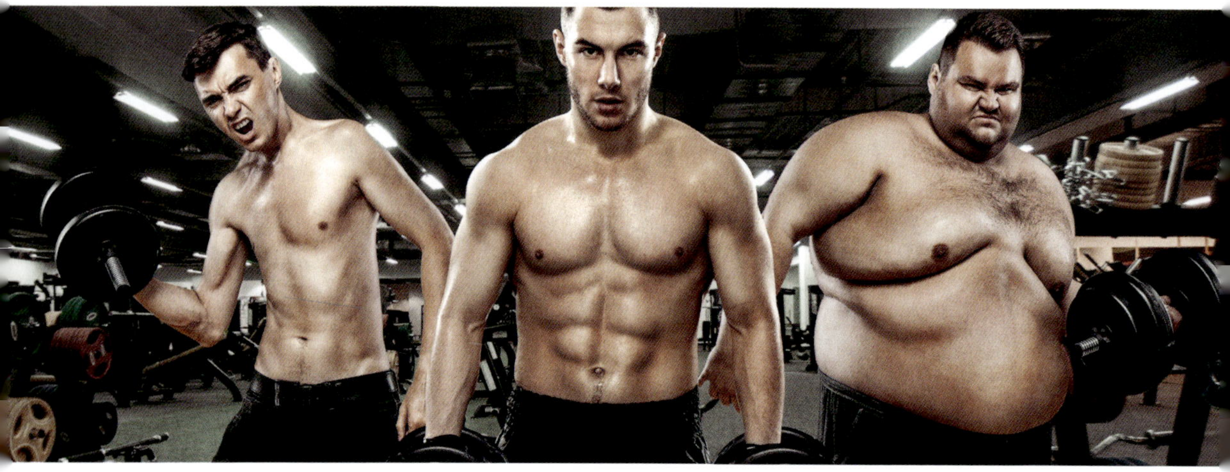

Die Stoffwechseltypen: Merkmale und Empfehlungen

Typ	Merkmale
Ektomorph	→ eher schlank gebaut → zumeist geringer Körperfettanteil → schneller Stoffwechsel, der für einen erhöhten Energie-Grundumsatz sorgt → kann verhältnismäßig viel essen, ohne in die Breite zu gehen → nimmt eher schleppend zu und hat Probleme, Muskelmasse aufzubauen (typischer »Hardgainer«)
Mesomorph	→ »gute« Veranlagung, oft mit einem eher breiten, teils auch athletischen Oberkörper → eher mäßig schneller Stoffwechsel → nimmt relativ schnell zu, ohne auseinanderzugehen → baut bei entsprechendem Training dabei recht schnell Muskelmasse auf und kann diese auch definieren → nimmt auch relativ schnell wieder ab
Endomorph	→ eher breiter, massiger Körperbau → Muskulatur ist eher weniger definiert, wirkt vielmehr massig → recht hoher Körperfettanteil → vergleichsweise langsamer Stoffwechsel → nimmt schnell zu, wird Körperfett aber nur schwer wieder los

Was auch immer für dich zutrifft: Dein Stoffwechsel ist erst einmal genetisch bedingt und abhängig von anderen Dingen, die du nicht ändern kannst: das Geschlecht etwa, oder dein Alter und deine Körpergröße. Allerdings hast du durchaus Möglichkeiten, deinen Stoffwechsel auch zum Positiven zu beeinflussen! Mit zwei Dingen: Training und Ernährung.

Die Energieverwertung hängt auch davon ab, in welchem Zustand dein Darm ist

Nicht jede Kalorie wird immer gleich verwertet. Das hat verschiedene Gründe. Neben den unterschiedlich arbeitenden Stoffwechseltypen entscheidet auch der Zustand deines Verdauungssystems inklusive des so genannten Mikrobioms, das ist die Gesamtheit deiner Darmbakterien, mit. In Studien nachgewiesen ist, dass die Zusammensetzung dieser Bakterien einen Einfluss darauf hat, wie viele Kalorien für den Körper durch die Darmtätigkeit zur Verfügung gestellt werden. Das kann täglich einige Dutzend Kalorien Unterschied bedeuten – die dir entweder für Trainingsleistungen fehlen, oder die dich noch zusätzlich schneller dick machen. Du pflegst dein Mikrobiom, indem du Zucker-, Weißmehl- und süßstoffhaltige Lebensmittel vermeidest und stattdessen zu natürlichen Lebensmitteln und ausreichend Ballaststoffen greifst.

Vor allem ist es das Training (oder Bewegung ganz allgemein), mit dem du deinen Stoffwechsel im wahrsten Sinne auf Trab bringen kannst. Insbesondere das Krafttraining, das dem Erhalt und Aufbau deiner Muskulatur dient. Dafür gibt es zwei Gründe:

1) Jede Art von Bewegung kurbelt unweigerlich deinen Stoffwechsel an. Wie auch andere Systeme in deinem Körper: Wenn du einmal die Treppe nimmst anstelle des Fahrstuhls, wirst du dein Herz schlagen spüren. Bei einer waschechten Trainingseinheit sowohl im Kraft- als auch im Ausdauer-Training ist dieses ein großer Push, der dafür sorgt, dass dein Stoffwechsel auch Stunden nach dem Training noch verstärkt aktiv ist. Dies nennt man den Nachbrenneffekt – denn auch dann verbraucht dein Körper noch mehr Energie als ohne Einheit.
Wer regelmäßig aktiv ist, schafft es so also, seinen Stoffwechsel dauerhaft aktiver zu halten. Ein weiterer Vorteil: Regelmäßiges Training sorgt dafür, dass dein Stoffwechsel besser »gehorcht« – er springt sofort an, auch weil er insgesamt lernt, effizienter zu arbeiten.

2) Muskelgewebe ist stoffwechselaktives Gewebe (siehe Seite 15). Das heißt: Es verbraucht rund um die Uhr Energie! Mit jedem Gramm mehr steigt dein Grundumsatz, mit jedem Gramm weniger sinkt er. Und wenn du die Energiebilanz noch vor Augen hast, dann sagt dir das: Muskelgewebe ist dein Freund, wenn du abnehmen bzw. Körperfett loswerden willst!

Ernährungs-Empfehlungen	Trainings-Empfehlungen
→ auf regelmäßiges, ausreichendes Essen achten und keine Mahlzeit ausfallen lassen → bei Bedarf und in jedem Fall an Trainingstagen (in zeitlicher Nähe zum Training) Energie- und Eiweißreiche Snacks zu dir nehmen	→ Krafttraining geht vor Ausdauertraining → vermeide Ausdauertraining oder reduziere es, wenn du zunehmen und/oder Muskeln aufbauen willst
→ An die Empfehlungen für Endomorphe halten, wenn du »auseinander zu gehen« drohst → Zum Muskelaufbau und auch sonst auf ausgewogenes Essen mit möglichst natürlichen Lebensmitteln achten	→ Augenmerk aufs Krafttraining, wenn du Muskeln aufbauen oder auch abnehmen willst: damit dir kein Muskelgewebe verloren geht → Augenmerk aufs Ausdauertraining (zusätzlich zum Krafttraining), wenn das Abnehmen ins Stocken gerät
→ Kalorienzufuhr im Blick behalten → möglichst drei normale Mahlzeiten und keine Snacks zwischendurch → Kohlenhydrate nur in Maßen, dabei die »Schlechten« vermeiden → Abnehmen langfristig planen und geduldig sein, keine Crash-Diäten!	→ zur Körper-Definition und zum Ankurbeln des Stoffwechsels Ausdauertraining durchführen, ideal an Extra-Tagen in Extra-Einheiten zusätzlich zum Krafttraining

Abnehmen im gesunden Sinne muss nicht immer heißen, Kilos auf der Waage zu verlieren. Im Gegenteil: Wer Muskeln aufbaut, wird nicht nur athletischer und von der Erscheinung her grundsätzlich attraktiver, sondern auch schwerer. Da Muskelgewebe ein deutlich geringeres Volumen hat als Fettgewebe, kannst es dabei auch passieren, dass du äußerlich schlanker und gleichzeitig auf der Waage schwerer wirst. Deshalb der Rat: Orientiere dich lieber am Spiegel, wenn du deine Veränderungen bewertest. Die Waage darf natürlich gerne zu Motivationszwecken zusätzlich eingesetzt werden.

Kurbel deinen Stoffwechsel an

Insbesondere für Abnehmwillige eine interessante Möglichkeit: Du kannst deinen Stoffwechsel ankurbeln – mit bestimmten Verhaltensweisen und sogar mit bestimmten Lebensmitteln. Hier die Top 10 der Möglichkeiten, abgesehen von deinen üblichen Trainingsaktivitäten.

- **Gehe täglich an die frische Luft.**
- **Bewege dich jede Stunde am Tag, die du auf bist, wenigstens für fünf Minuten.**
- **Gönne dir ausreichend Schlaf.**
- **Gehe in die Sauna und / oder mache Wechselbäder.**
- **Verzichte aufs Rauchen.**
- **Lass die Finger auch möglichst von Alkohol.**
- **Greife zu scharfen Gewürzen wie Chili, Pfeffer etc.**
- **Trinke reichlich Wasser vor jeder Mahlzeit.**
- **Iss möglichst zu jeder Mahlzeit ein Gemüse.**
- **Nimm Lebensmittel mit Bitterstoffen zu dir: Gemüse, Salate, auch Bitter-Schokolade.**

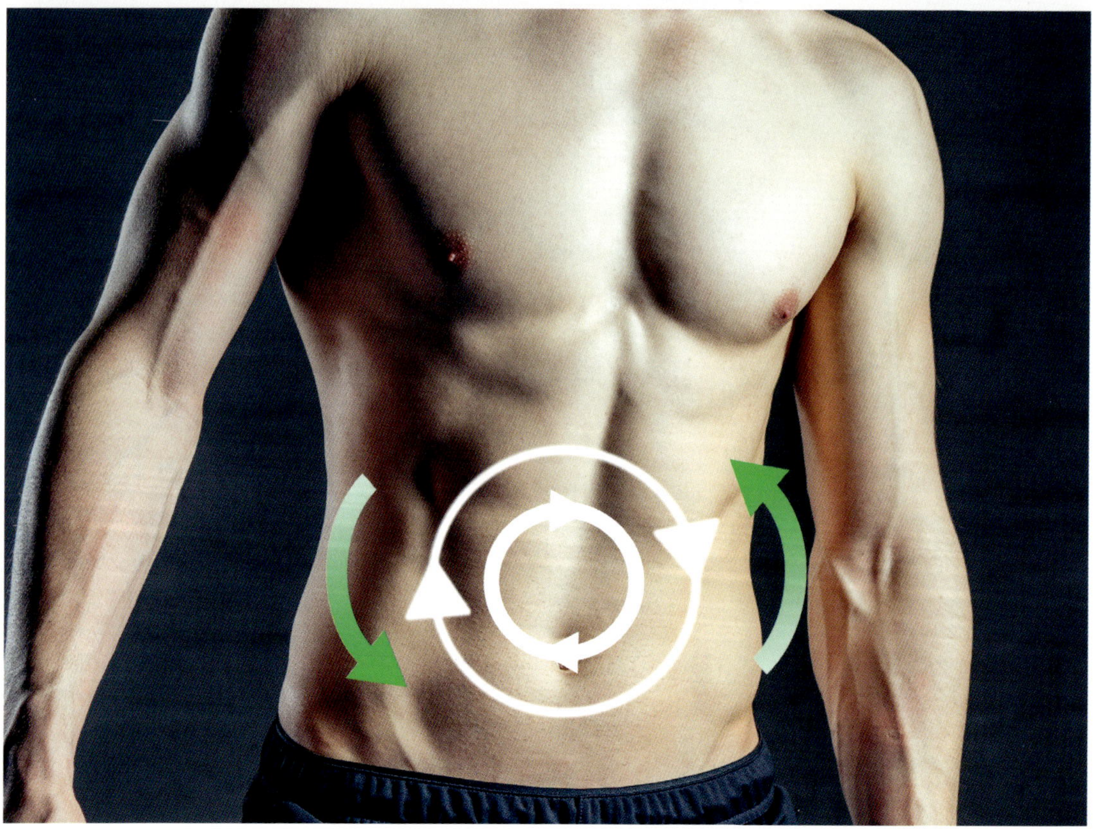

Gib deinem Stoffwechsel Zunder und lass ihn für dich arbeiten.

Energieträger der Ernährung: Die Makronährstoffe Kohlenhydrate, Fett und Eiweiß

Essen und Trinken liefern dir die Nährstoffe, die dein Körper braucht. Der kann Energie nicht selbst erschaffen, sondern ist komplett auf die Zufuhr von außen angewiesen. Betrachtet man die in der Nahrung steckende Energie genauer, so lassen sich drei bedeutende Nährstoffe identifizieren, die aufgrund ihrer energetischen Eigenschaften Makronährstoffe genannt werden: Kohlenhydrate, Fett und Eiweiß. Kohlenhydrate und Fett sind die Haupt-Energiebringer, während Eiweiß vor allem für Zell-Aufbau- und Umwandlungsprozesse genutzt wird.

Die Makronährstoffe: Energielieferanten unserer Ernährung

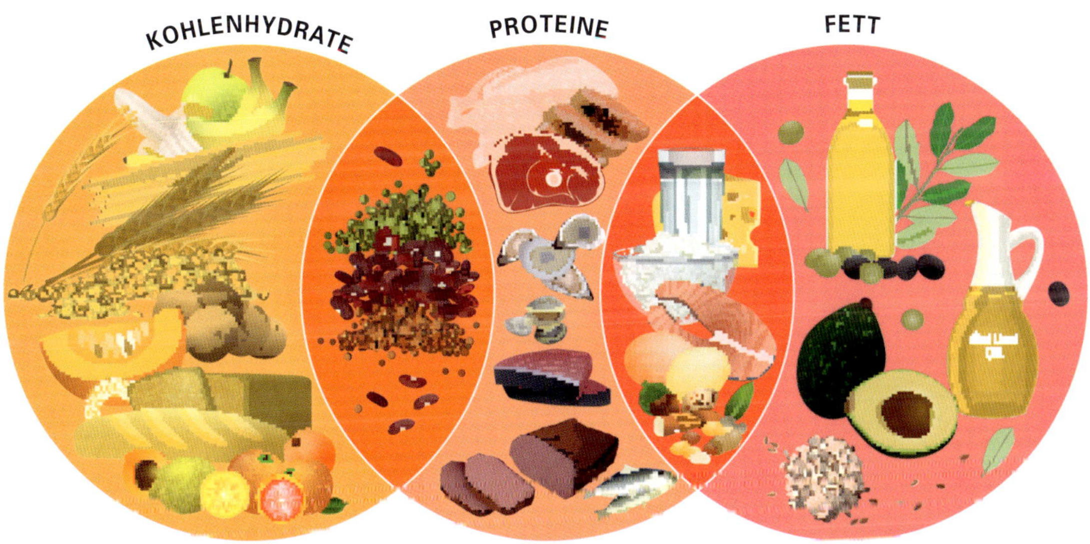

Brennwert: 4 kcal/g   Brennwert: 4 kcal/g   Brennwert: 9 kcal/g

Neben den drei genannten Nährstoffen gibt es noch weitere, die dir Energie liefern: Nicht benannt sind zum einen die Ballaststoffe (siehe Seite 183), deren Energie sich ähnlich wie die der »guten« Kohlenhydrate (siehe rechts) verhält, dabei allerdings vom Körper nur schwer und oft nicht vollständig genutzt werden kann. Zum anderen ist auch Alkohol ein Energieträger – der sollte allerdings nichts mit deiner Fitnessernährung zu tun haben und wirklich nur ganz selten als Genussmittel zum Einsatz kommen.

In der Grafik findest du auch Angaben zum so genannten Brennwert der Nährstoffe. Damit beschreibt man die Energiemenge, die ein solcher Nährstoff liefert (in kcal = Kilokalorien, respektive umgangssprachlich Kalorien).

Kohlenhydrate: der Brennstoff Nummer 1

Für deine Fitness-Ernährung von allergrößter Bedeutung sind die Kohlenhydrate, denn sie geben dir wie kein anderer Nährstoff mehr oder weniger zügig und auch stetig Energie und sind auch noch essenziell für die Arbeit deines Gehirns. Klar, sie haben nicht überall den besten Ruf – aber es gibt ja auch vollkommen unterschiedliche Formen von Kohlenhydraten: die »Guten« und die »Schlechten«.

Gute und schlechte Kohlenhydrate

Jedes Gramm Kohlenhydrate hat stets 4 kcal. Die Zahl sagt aber nichts über die Wirkung auf den Körper aus – denn die kann vollkommen unterschiedlich ausfallen. Kohlenhydrate bestehen (wie die anderen Nährstoffe übrigens auch) aus unterschiedlichen chemischen Strukturen. Die Art und Weise, wie dein Körper diese verarbeiten kann, hängt von dieser Struktur ab. Auf der einen Seite gibt es kurzkettig aufgebaute Kohlenhydrate, die vor allem in Zucker und Weißmehlprodukten stecken. Diese werden oftmals als »schlechte« Kohlenhydrate angesehen – weil sie beispielsweise Heißhunger schüren und leicht dazu führen, dass du mehr isst als nötig. Und, weil in ihnen nicht viel mehr Nützliches als die reine Energie steckt. Und schließlich genießen diese Kohlenhydrate auch einen schlechten Ruf, weil die simple Struktur der kurzen Ketten dazu führt, dass es deinem Körper leichtfällt, diese aufzuspalten und schnell Energie daraus zu ziehen – was den Blutzuckerspiegel auf ungesunde Weise hochschnellen und dann auch wieder runterrauschen lässt (siehe Grafik gleich in der Folge).

Die schnelle Energieverfügbarkeit ist aber auch der Grund, warum zuckerhaltige Produkte bei Leistungssportlern sehr beliebt sind. Forderst du deinen Körper dagegen nicht derart sportlich, dann kann dein Körper die kurzkettigen Kohlenhydrate im Überfluss leider auch sehr gut in Fett umwandeln, das in deinen Fettpolstern landet ...

Ganz anders verhält es sich bei den »guten«, den langkettigen Kohlenhydraten, die du etwa in Gemüse und Vollkornprodukten findest. Diese sind eher mit weiteren Vital- und Nährstoffen gesegnet. Die langen Ketten dieser Kohlenhydrat-Moleküle sind für den Körper schwerer aufzubrechen, er hat länger damit zu tun, um die Energie aus diesen Kohlenhydraten zu gewinnen. Deshalb steht dir diese Energie zumeist über einen längeren Zeitraum zur Verfügung.

Energiegewinnung aus verschiedene Arten von Kohlenhydraten

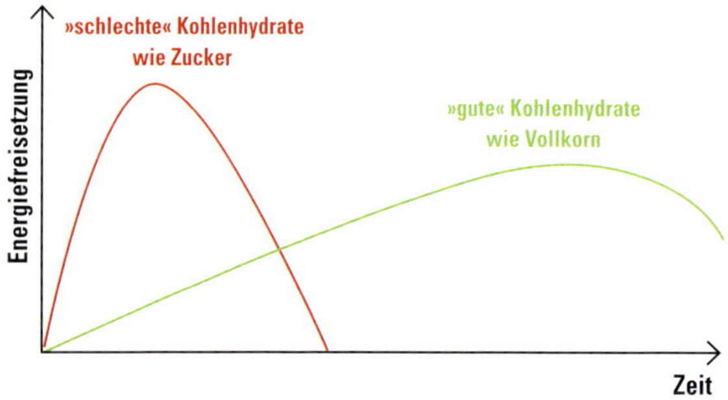

Das Insulin-Problem mit Kohlenhydraten

Die Art der Kohlenhydrate entscheidet nicht nur über das Tempo der Energiegewinnung. Sie hat auch Einfluss auf den Blutzuckerspiegel und damit auf die Ausschüttung des Hormons Insulin. Insulin reguliert den Blutzucker im Körper und sorgt dafür, dass die zugeführten Kohlenhydrate einen Platz finden. Führst du dir nun viele einfache, »schlechte« Kohlenhydrate zu, etwa mit einem Burger und einer zuckerhaltigen Limonade, wird dein Blut mehr oder weniger plötzlich geflutet von Zuckermolekülen. Das bedeutet Alarmstufe Rot für deine Bauchspeicheldrüse, die das Hormon Insulin ausschüttet, um dem Zucker Herr zu werden. Nach relativ kurzer Zeit rauscht der Blutzuckerspiegel dann wieder in den Keller. Wenn du eine Stunde später einen Schokoriegel nachschiebst und einige Stunden später einen großen Pasta-Teller vertilgst, wird jedes Mal der Insulinspiegel wieder Achterbahn fahren, insgesamt aber dauerhaft erhöht bleiben. Du fragst dich vielleicht, was daran so schlimm ist. Abgesehen von dem Stress für deine Bauchspeicheldrüse hat ein (dauerhaft) hoher Insulinspiegel mit großen Pegelspitzen mehrere Nachteile und ist durchaus gefährlich:

- Ein plötzlich hochschießender Blutzuckerspiegel sinkt in der Regel ebenso plötzlich wieder ab. Dein Körper weiß nicht, wie ihm geschieht, und signalisiert in dieser Situation einen plötzlichen Mangel, der sich in Heißhunger äußert. Die Gefahr, dass du mehr isst, als dir guttut, steigt.
- Die Kohlenhydratspeicher in deinem Körper sind sehr limitiert und in unserer heutigen kohlenhydratlastigen Überflussgesellschaft ohnehin schon gefüllt. Dem Zucker im Blut bleibt (sofern du die Energie nicht gerade für Sport & Bewegung verfeuerst) nur eins: Er wird in Fett umgewandelt und landet in deinen Fettdepots.
- Bei dieser Umwandlung hilft das Insulin tatkräftig mit. Dabei gilt: Je höher der Insulinspiegel, desto einfacher fällt deinem Körper diese Einlagerung. Ohne Insulin könnte er es gar nicht. Insulin ist also ein »Fettdepot«-Treiber – nicht umsonst wird das Hormon in der Tiermast eingesetzt.
- Ein erhöhter Insulinspiegel beschleunigt nicht nur das Einlagern, sondern behindert gleichzeitig den Abbau von Körperfett. Denn er bremst den dafür zuständigen Fettstoffwechsel aus.

→ Die Menge des Körperfetts hat Einfluss auf die Arbeit des Insulins: Je mehr Fett du mit dir herumträgst, desto schlechter kann Insulin den Blutzucker zielführend regulieren. Das führt irgendwann dazu, dass dein Blutzuckerspiegel dauerhaft erhöht bleibt – und damit ist der Weg geebnet für lebensgefährliche Erkrankungen wie Diabetes Typ 2, Bluthochdruck oder Herzinfarkt.

Das Fazit für deine Fitness- und auch ganz allgemeine Ernährung:

Kohlenhydrate sind unverzichtbar für Trainings-Leistungen! Und auch für deinen täglichen Nährstoffbedarf, etwa für die Arbeit deines Gehirns. Schalte Letzteres unbedingt ein bei deiner Lebensmittelauswahl und greife vorrangig zu Produkten mit »guten« Kohlenhydraten aus Gemüse, Vollkornprodukten oder Obst.
Wenn du zudem für regelmäßige Bewegung sorgst und somit den Stoffwechsel anregst und zu vermehrtem Verbrennen von Kohlenhydraten animierst, dankt dir das auch dein Insulinhaushalt.

Ein Hoch auf Ballaststoffe

Ballaststoffe klingen irgendwie schwer verdaulich. Und tatsächlich kann dein Körper diese Zell- und Faserstoffe nur schwer oder gar nicht verarbeiten. Das heißt aber nicht, dass sie ungesund wären. Ganz im Gegenteil: Sie gehören täglich auf deinen Teller, denn sie vollbringen in deinem Magen wahre Wunderdinge!
5 Argumente: Ballaststoffe …
1) … sättigen, denn sie quellen im Magen auf.
2) … reduzieren die Insulinausschüttung, denn sie verlangsamen den Anstieg des Blutzuckerspiegels nach einer Mahlzeit.
3) … unterstützen deine Verdauung, machen gesund und schlank, da sie die Bildung guter Darmbakterien fördern.
4) … binden Giftstoffe, die mit ihnen ausgeschieden werden.
5) … haben einen positiven Einfluss auf den Cholesterinspiegel, denn sie binden überschüssiges Cholesterin, bevor sie ausgeschieden werden.
Du findest Ballaststoffe vor allem in pflanzlichen natürlichen Lebensmitteln: Gemüse, Hülsenfrüchten, Vollkornprodukten, Obst (besonders Beeren), Nüssen.

Fett: Brennstoff Nummer 2 mit Langzeitwirkung

Fett ist sehr energiereich, liefert mehr als doppelt so viel Kalorien wie Kohlenhydrate oder Eiweiß. Das hat ihm den Ruf des »Dickmachers« eingebracht – und die Tatsache, dass der Körper aufgrund dieses hohen Energiegehalts eben Fett- und keine Kohlenhydrat-Depots anlegt.
Es ist aber mitnichten so, dass Fett automatisch zu Körperfett wird. Da sind die eben beschriebenen »schlechten« Kohlenhydrate viel gefährlicher. Fett wird über einen längeren Zeitraum als Kohlenhydrate verstoffwechselt. Und da insbesondere bei längeren, moderat intensiven Ausdauerleistungen der Fettstoffwechsel eine entscheidende Rolle bei der Energiebereitstellung einnimmt, ist Fett sozusagen ein bewährter Diesel-Treibstoff fürs Ausdauertraining. Übertragen in die Kohlenhydrat-Energiegrafik links unten würde Fett eine noch langgezogenere Kurve als die »guten« Kohlenhydrate ergeben.

Fett ist also nicht per se schlecht. Trotzdem solltest du, wenn du zu Übergewicht neigst oder abnehmen willst, ein Auge auf deinen Fettkonsum insgesamt haben. Vor allem wegen des hohen Energiegehalts – und weil sich Fett sehr gut verstecken lässt: in Kartoffelchips, Schokolade oder Fast Food beispielsweise. Und auch natürliche (und wirklich sehr gesunde!) Lebensmittel wie Nüsse oder auch Avocados strotzen nur so vor Fett.

Die Fettsäuren, aus denen Fett besteht, sind nicht nur ein mächtiger Energieträger, sondern liefern teilweise ebenfalls wichtige weitere Nährstoffe. Und es gibt noch mehr Vorteile: Gesunde Fette machen satt, sind notwendig für die Verarbeitung von fettlöslichen Vitaminen wie dem Vitamin A, und sie können auch deine Körperzellen pflegen.

Dabei gilt ebenso wie bei den Kohlenhydraten: Es gibt eher »gute« und eher »schlechte« Fette. Drei verschiedene Arten von Fettsäuren, die mehr oder weniger allein oder vermischt in Lebensmitteln vorkommen, lassen sich unterscheiden – auch hier abhängig von der chemischen Struktur: gesättigte Fettsäuren, einfach ungesättigte und mehrfach ungesättigte Fettsäuren.

Ungesättigte Fettsäuren sind die »Guten«, sie senken beispielsweise die Konzentration des schädlichen, gefäßverkalkenden LDL-Cholesterins – und sorgen für einen erhöhten Anteil des gesunden, gefäßschonenden HDL-Cholesterins.
Sie stecken zum Beispiel in Oliven- oder Rapsöl und in Avocados (= einfach ungesättigt), aber auch in vielen weiteren Pflanzenölen wie Maiskeim-, Sonnenblumen- oder Distelöl und in fetten Fischarten wie Makrele, Lachs, Hering oder Forelle (= mehrfach ungesättigt). Diese Fische liefern für den Körper essenzielle Fettsäure-Formen wie Omega-3. In Nüssen und Samen, vor allem Leinsamen, stecken beide Formen der ungesättigten Fettsäuren.

Gesättigte Fettsäuren dagegen sind die »Schlechten«. Sie stecken vor allem in tierischen Lebensmitteln wie Fleisch, Wurst und Käse, zudem auch in vielen Fast Food- und Knabberartikeln, wo sie aufgrund der industriellen Verarbeitung zu gehärteten Fetten, auch Transfett-Säuren genannt, werden. Diese stehen in dem Ruf, Gehirn und Herz-Kreislaufsystem anzugreifen und letztlich das Schlaganfall- und Herzinfarkt-Risiko zu erhöhen.

Aus diesen Ausführungen ergeben sich zwei einfache Ernährungs-Regeln für dich:

- → Die ungesättigten (vor allem die einfach ungesättigten) Fettsäuren sind gesund, die gesättigten Fettsäuren sind eher ungesund!
- → Dein täglicher Fettkonsum sollte folgendermaßen aussehen: Mindestens je ein Drittel kommen aus einfach und aus mehrfach ungesättigten Fettsäuren. Allerhöchstens ein Drittel sollten gesättigte Fettsäuren ausmachen.

Eiweiß: Der Baustoff für deine Muskelzellen

Kommen wir zum »Muckimacher« Eiweiß. Protein, wie Eiweiß auch genannt wird, ist DER Baustoff nicht nur für Muskel-, sondern für alle deiner zig Billionen Körperzellen! Immerhin bestehen rund 20 Prozent deines Körpers aus Aminosäuren, das sind die chemisch verschieden ausgeprägten Formen von Eiweiß. Es vergeht kein Moment, an dem dein Körper nicht an irgendeiner Körperzelle mit Aminosäuren werkelt. Für Abnehminteressierte gut zu wissen: Eiweiß sättigt grundsätzlich enorm und kann vom Körper auch nicht in Fettdepots abgelegt werden – zu groß ist der Energieaufwand, daraus einfache Kohlenhydrate zu machen. Deshalb ist Eiweiß wie gesagt auch eher ein Aufbau-Nährstoff und nicht primär zur Energiegewinnung geeignet.

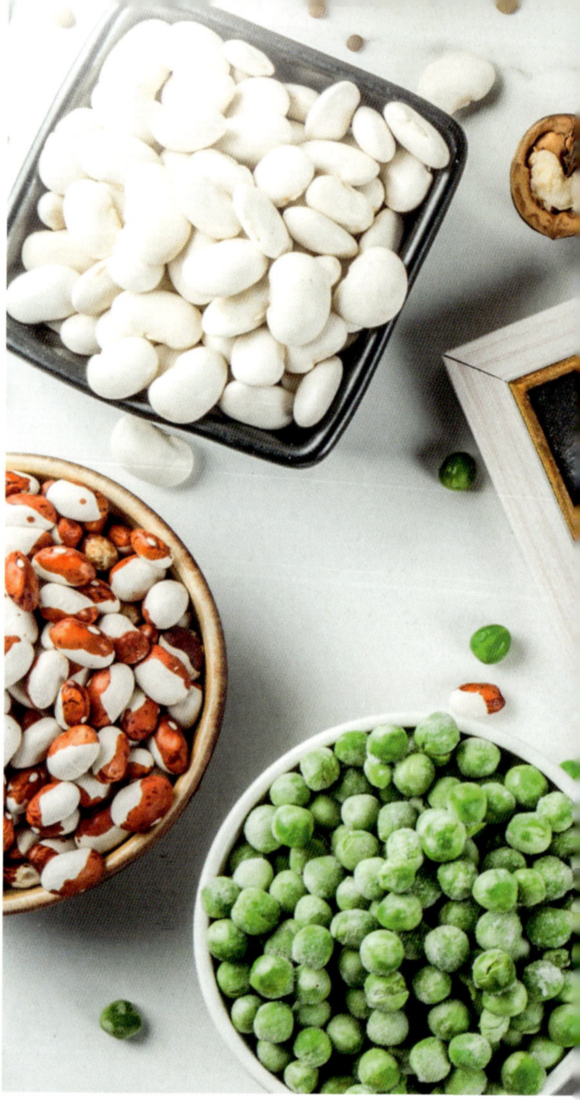

Am einfachsten kommst du über tierische Produkte zu Proteinen –

Was den Konsum angeht, so scheiden sich ein wenig die Geister. Hier geht es vor allem um die Frage, wie viel Eiweiß du eigentlich täglich benötigst – dazu gleich mehr bei der nachfolgenden Auseinandersetzung mit der Nährstoffverteilung. Und ein wenig geht es auch darum (wie bei Kohlenhydraten und Fett), was eigentlich »gute« und was »schlechte« Proteine sind. In diesem Punkt lässt sich die Proteinwelt grob in zwei Bereiche teilen: Produkte aus pflanzlichem Eiweiß und Produkte aus tierischem Eiweiß.

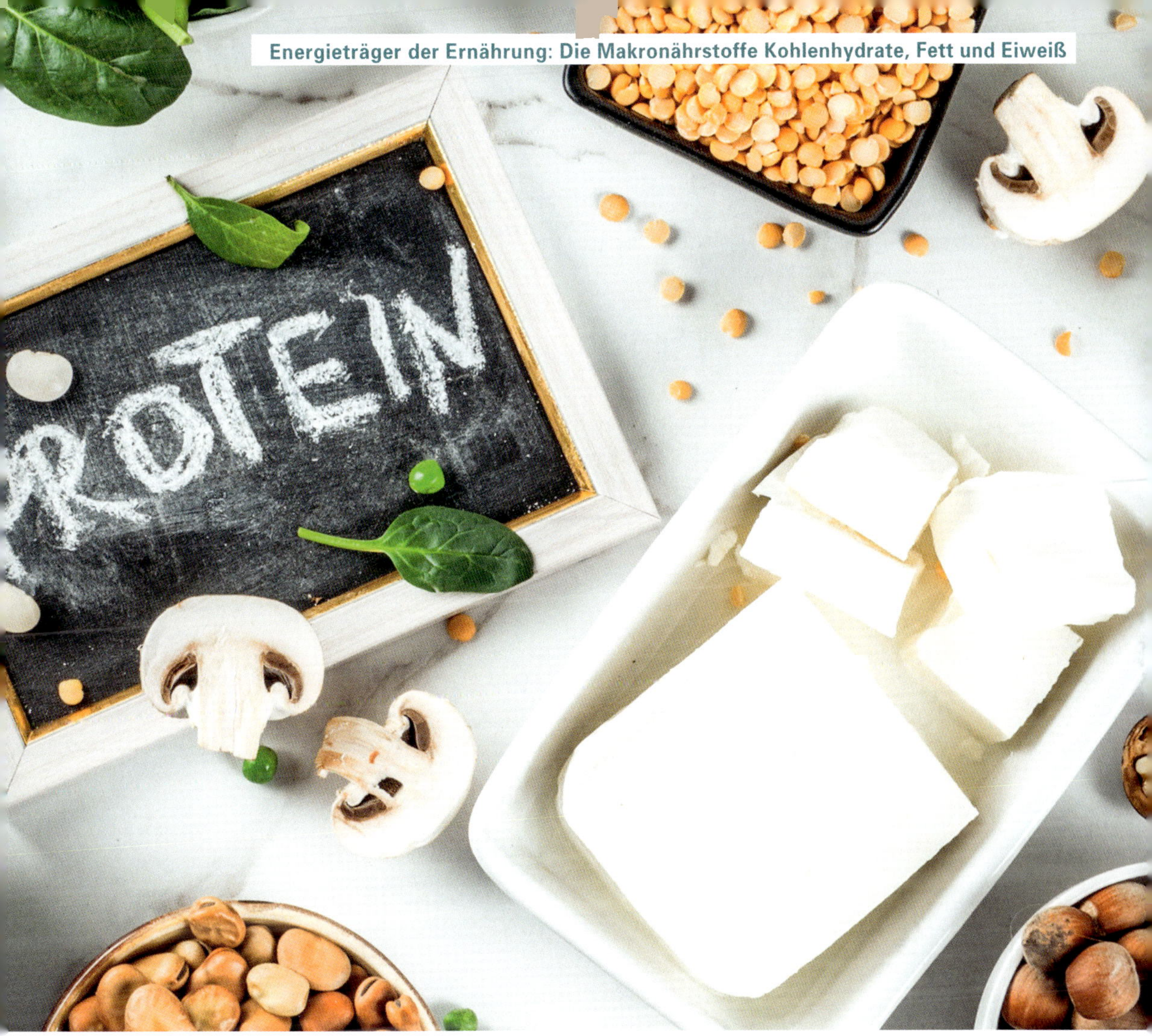

aber es gibt sie auch in pflanzlich.

Pflanzliches versus tierisches Eiweiß

Tierische Lebensmittel wie Fleisch, Fisch, Eier und Milchprodukte liefern von Haus aus jede Menge Eiweiß, was sie zu besonders wichtigen und leicht zugänglichen Quellen macht.

Allerdings deuten neuere Studien darauf hin, dass tierisches Eiweiß zumindest in größeren Mengen nicht wirklich gesund ist für den Körper. Aufgrund enthaltener, teils auch schwefelhaltiger Aminosäuren sollen sie Entzündungsprozesse im Körper befeuern, auf diese Weise unter anderem etwa Gelenkprobleme hervorrufen und auch das Krebsrisiko erhöhen. Relativ gesichert ist, dass eine permanent hohe Zufuhr an tierischem Eiweiß die Zellen altern lässt und den Körper insgesamt übersäuert.

Pflanzliches Eiweiß soll dagegen einer Übersäuerung des Körpers eher entgegenwirken. Das liegt sicher an den vielen basisch wirkenden Stoffen, die pflanzlichen Lebensmitteln eigen sind. Ob tierisch oder pflanzlich: Ein Zuviel an Eiweiß steht im Ruf, zu Nierenproblemen zu führen – wissenschaftlich belegt ist das aber nicht eindeutig. In jedem Fall ist klar: Eiweiß ist unverzichtbar als Baustoff, insbesondere mit zunehmendem Alter, in dem der Körper sukzessive Muskelmasse abbaut. Dem kannst du entgegenwirken mit Krafttraining – und einer optimalen Eiweißeinnahme.

Dein Fazit zum Eiweißkonsum: Versorge dich täglich damit, ohne es (dauerhaft) zu übertreiben. Versuche, möglichst viel Eiweiß aus pflanzlichen Quellen zu gewinnen.

Die richtige Nährstoffverteilung für dich

Du bist jetzt in Grundzügen informiert über die drei Makronährstoffe, die dir Energie schenken. Wie viel davon solltest du nun am besten zu dir nehmen, um deine Fitness zu unterstützen und deine Lebensziele zu erreichen? Hier gibt es keine Antwort, die für alle Menschen passt. Und einleuchtend ist auch: Wer 20 Kilo abspecken will, sollte sich anders ernähren als jemand, der 10 Kilo Muskelmasse aufbauen will. Entscheidend für die passende Nährstoffzusammensetzung deiner Ernährung sind zwei Fragen: Wo stehst du aktuell? Und wo willst du hin? Voilà, damit sind wir wieder bei den in Kapitel 3 formulierten Zielen.

Ernährungstipps für die Ziele 1 & 2: Mehr Gesundheit sowie Beschwerdefreiheit

Für gesundheitliche Ziele inklusive Bekämpfung und Prävention von Beschwerden sowie für deine »Fitness im Alter« gelten neben den ab Seite 188 geschilderten Tipps für eine gesunde Ernährung keine weiteren Regeln. Es sei denn, es gibt individuelle Gründe bei dir, die dieses Buch nicht berücksichtigen kann.

→ Empfehlung: Bewege dich mit deiner Ernährung zwischen der **vollwertigen Mischkost und der moderat-universellen Sporternährung** (siehe die Tabelle rechts unten).

Endomorphe Stoffwechseltypen reduzieren die Kohlenhydrate eventuell noch etwas mehr, zum Beispiel mit einer moderaten **Low-Carb-Ernährung**.

Ernährungstipps für Ziel 3: Abnehmen

Wenn du abnehmen willst, musst du weniger Kalorien zu dir nehmen, als du verbrauchst. Aber Achtung: nicht zu viel reduzieren! Richtwert: Lasse etwa 10 % der benötigten Gesamtkalorien jeden Tag weg, niemals mehr als 300 bis 500 Kalorien an einem Tag.

→ Empfehlung: **Low-Carb-Varianten** oder eine **eiweißreiche Ernährung** können den Abbau von Körperfett unterstützen, insbesondere bei endomorphen Typen.

Ernährungstipps für Ziel 4: Muskelaufbau & Bodyshaping

Für erfolgreichen Muskelaufbau musst du mehr Kalorien zu dir nehmen, als du verbrauchst, also eine positive Energiebilanz vorweisen. Dies gilt in jedem Fall für die Massephase (siehe dazu Seite 64). Vorsicht gilt auch hier: Erhöhe nicht zu viel, sonst setzt du Körperfett an. Richtwert: Packe auf deinen Gesamt-Tagesbedarf etwa 10 % obendrauf, aber nie mehr als 500 Kalorien an einem Tag. Anfänger dürfen dabei eher mehr essen (in Größenordnungen 300 bis 500 Kalorien mehr am Tag), da sie schneller Muskelmasse zulegen und das größte Aufbaupotential besitzen. Weit Fortgeschrittene packen jeden Tag nur noch maximal 100 bis 300 Kalorien drauf.

→ Empfehlung: Dein Körper braucht zum Muskelaufbau eine gute Eiweißversorgung, greife deshalb zu einer **eiweißreichen Ernährung**.

Achte dabei darauf, dass du nie weniger als 1,5 g Eiweiß pro kg Körpergewicht am Tag zu dir nimmst. In der Massephase dürfen es auch 2–3 g pro kg Körpergewicht am Tag sein.

Ganz verhindern wirst du wohl nicht können, dass du neben Muskeln auch Fett zulegen wirst. Aber um das wieder loszuwerden, ist ja die anschließende Definitionsphase da (siehe Seite 66).

Was für die Definitionsphase gilt, gilt auch für dein Trainingsziel Bodyshaping – wenn du zum Beispiel dein Sixpack freilegen willst: Du reduzierst deine Kalorienzufuhr. Deine Energiebilanz sollte leicht negativ sein, aber wirklich nur leicht, sonst verschwindet auch deine antrainierte Muskelmasse! Richtwert: Spare wie beim Trainingsziel Abnehmen nie mehr als 300 bis 500 Kalorien pro Tag ein. Der optimale Wert hängt von verschiedenen Faktoren ab: dem Geschlecht etwa, aber auch deinem Gesamtumsatz. Wenn du 3500 Kalorien am Tag verbrennst, haben 500 eingesparte Kalorien eine moderatere, eventuell passende Wirkung. Wenn dein Gesamtumsatz nur bei 2000 Kalorien liegt, dann sind 500 Kalorien Abzug definitiv zu viel des Guten. Selbstverständlich trainierst du in der Definitionsphase weiter – und deshalb solltest du bei einer eiweißreichen Ernährung bleiben.

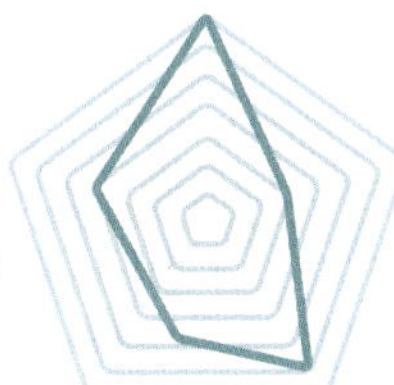

Ernährungstipps für Ziel 5: Mehr Leistungsfähigkeit

Zur Verbesserung deiner sportlichen Leistungsfähigkeit ist die Frage, worin du besser werden möchtest – danach richtet sich auch das Feintuning deiner Ernährung. Wenn du einfach allgemein gerne Sport treibst, aber nicht gezielt eine bestimmte Fähigkeit ausbauen willst, kommst du mit der **»moderat universellen Sporternährung«**, ein Mittelwert verschiedener nicht zu spezieller Sporternährungsansätze, gut aus.

Wenn du dich in bestimmten Konditionsfaktoren gezielt verbessern willst oder für Wettkämpfe trainierst, sollte deine Ernährung angepasster sein. Dann gilt:

a) Wenn du **Kraft oder Schnelligkeit** trainieren willst, solltest du eine ausreichende Eiweißversorgung im Blick behalten. Empfehlung: Bewege dich zwischen der moderat-universellen Sporternährung und der **eiweißreichen Ernährung**.

b) Wenn du **Ausdauer** trainieren willst, brauchst du eine höhere Kohlenhydratversorgung – ohne Eiweiß komplett außer Acht zu lassen. Empfehlung: Wende eine **kohlenhydratreiche Ernährung** an.

In der nachfolgenden Tabelle findest du die angesprochenen Ernährungsformen im Überblick.

Ausgewählte Ernährungsformen mit Nährwertempfehlungen für die Ziele dieses Buches

Ernährungsform	Eiweiß-Empfehlung	Fett-Empfehlung	Kohlenhydrate-Empfehlung	geeignet für
Vollwertige Mischkost (Empfehlung der Deutschen Gesellschaft für Ernährung, DGE)	10–15 %	30 %	55–60 %	Normalgewichtige, eher gesundheits- als leistungsorientierte Menschen
Moderat-universelle Sporternährung	20–25 %	20–25 %	45–55 %	Gesundheitsorientierte mit regelmäßig sportlicher Betätigung
Kohlenhydratreiche Ernährung	15–25 %	10–20 %	60–70 %	Ausdauersportler, Hardgainer/ektomorphe Stoffwechseltypen
Kohlenhydratreduzierte Ernährung (Low-Carb)	20–40 %	40–50 %	15–40 %	Abnehmen, vor allem endomorphe Stoffwechseltypen
Eiweißreiche Ernährung	40 % alternativ: 33%	30 % alternativ: 33%	30 % alternativ: 33%	Muskelaufbautraining, Krafttraining, Body Building etc., auch: Abnehmen
Sonderform: Ketogene (fettreiche) Ernährung	15–30 %	60–80 %	5–10 %	Eher spezielle Anwendungsbereiche

Die perfekten Lebensmittel für Gesundheit und Trainingserfolge

Für deine weitere Ernährungsplanung sind zwei Aspekte wichtig: zum einen die Natürlichkeit eines Lebensmittels, zum anderen der Anteil der eben beschriebenen Makronährstoffe in einem Lebensmittel.

Aspekt 1: Die Natürlichkeit eines Lebensmittels
Immer mehr Studien zeigen eine interessante Tendenz auf, und zwar über alle Lebensmittelgruppen hinweg: Je mehr ein Lebensmittel verarbeitet und von seiner natürlichen Form entfremdet ist, desto weniger verwertbar und damit ungesünder ist es für den Organismus. Du darfst deine Kartoffeln kochen, dein Steak vom Metzger braten und auch würzen. Du darfst dein Obst zu Obstsalat schneiden und dir einen Smoothie mixen – die direkte Verwendung frischer Lebensmittel und ein zeitnaher Konsum mindern die Qualität der Produkte nicht oder nur marginal.

Doch je mehr ein Lebensmittel verändert und seiner natürlichen Form beraubt wird, angereichert mit Fetten, Zucker, Aromen, Geschmacks-, Konservierungs- und sonstigen Zusatzstoffen etc., desto ungünstiger für deinen Körper. Offensichtliche Beispiele: Pommes sind eindeutig ungesünder als gekochte reine Kartoffeln, Leberwurst ungesünder als schieres Fleisch. Und zwar nicht nur wegen der zusätzlichen Kalorien, sondern auch wegen der ungesunden, zumeist gesättigten Fettsäuren, dem hohen Salzgehalt, Zuckerzusätzen etc.
Verarbeitete Produkte erschweren dem Körper die Verwertung der Nährstoffe – die noch übrig sind: Denn viele schöne Dinge wie Vitamine etc. gehen im Verarbeitungsprozess verloren. Und unschöne Dinge kommen im Zuge der Verarbeitung hinzu: Versuche mal, ein Müsli, eine Tomatensauce oder eine Gemüsebrühe ohne Zucker oder Geschmacksverstärker zu bekommen.

Im Umkehrschluss bedeutet das also: Natürlichkeit ist Trumpf! Die nachfolgende Tabelle verdeutlicht verschiedene Verarbeitungsstufen von unten nach oben. Versuche, mit dem überwiegenden Teil deiner Ernährung im grünen Bereich zu bleiben.

Natürliche und entfremdete Lebensmittel

Stufe	Merkmale	Beispiele
Stufe 5: Entfremdete Lebensmittel	Fertigprodukte, in denen die Ursprungslebensmittel kaum noch wahrnehmbar oder stark industriell verändert sind	Fertiggerichte & Fast Food, Chips, Limonaden, Kuchen, Saucen & Ketchup, Tütensuppen, Kartoffelpüreepulver
Stufe 4: Verarbeitete Lebensmittel mit Zusatzstoffen	Umfangreich verarbeitete Lebensmittel mit Zusatzstoffen	Fruchtjoghurt, Marmelade, Leberwurst, eingelegter Fisch, Fertigsalate (Thunfischsalat, Kartoffelsalat o. Ä.)
Stufe 3: Verarbeitete rein natürliche Lebensmittel	Natürliche Lebensmittel, die erwärmt, miteinander vermischt oder anderweitig weitererarbeitet sind, ohne Zugabe von Zusätzen	Naturjoghurt, Butter, Brot ohne Konservierungsstoffe o. Ä., Tofu, Dosentomaten, Hackfleisch
Stufe 2: Verzehr-/Küchenfertig gemachte natürliche Lebensmittel	Waschen, Schneiden oder anderweitig verzehrfertig gemachte Produkte ohne Zugabe von Zusätzen	Geputztes und geschnittenes Gemüse und Obst, geschälte Nüsse, Mehl aus Getreideprodukten, ausgenommene Fische, filetiertes Fleisch, gepresste Öle, TK-Gemüse, Direktsäfte, getrocknete Früchte
Grundstufe: Roh und unbehandelt	Natürliche Produkte direkt bei Ernte oder Schlachtung	Gemüse vom Feld, Obst vom Baum, Nüsse vom Strauch, frisches Fleisch, Fisch nach Fang, Eier

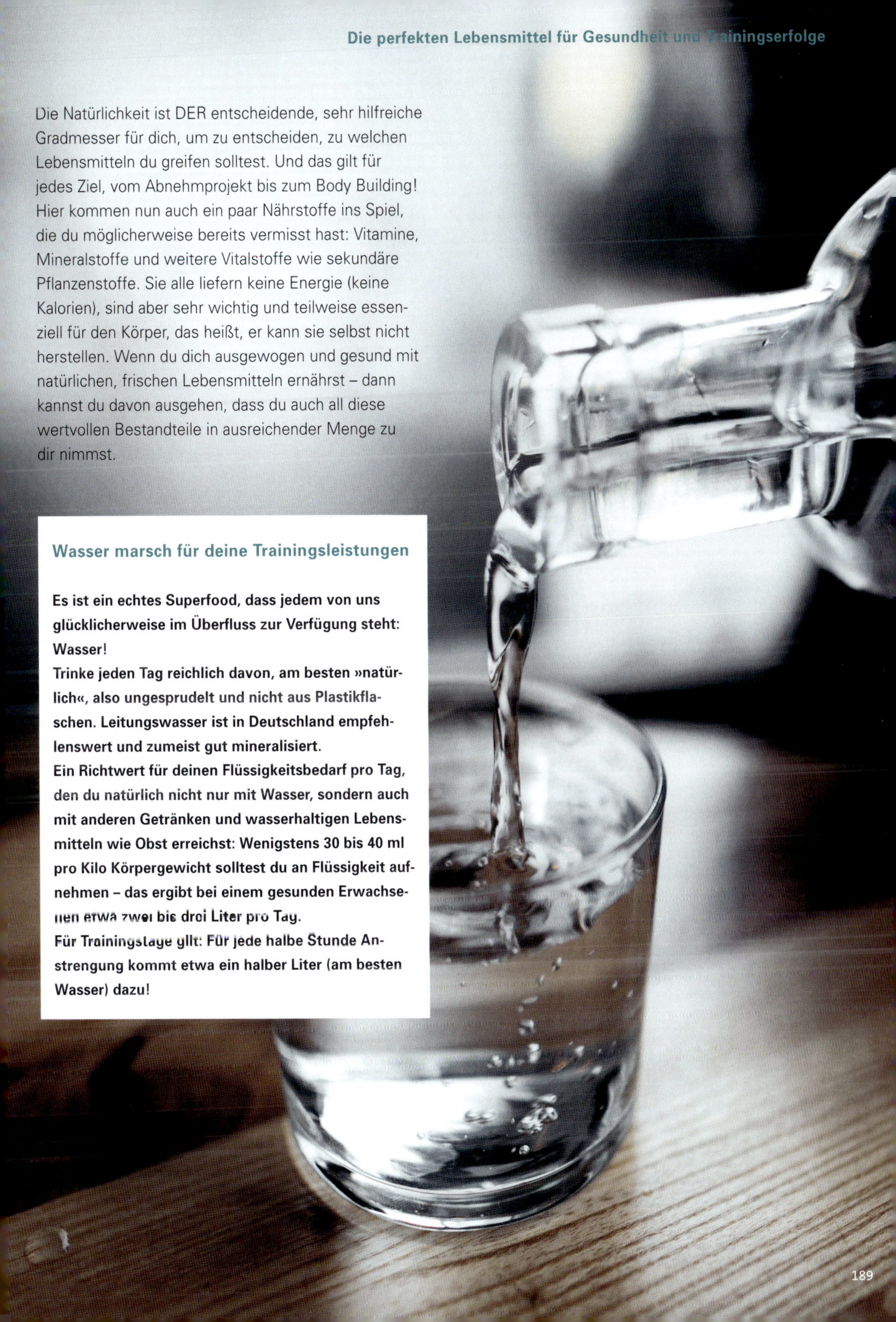

Die Natürlichkeit ist DER entscheidende, sehr hilfreiche Gradmesser für dich, um zu entscheiden, zu welchen Lebensmitteln du greifen solltest. Und das gilt für jedes Ziel, vom Abnehmprojekt bis zum Body Building! Hier kommen nun auch ein paar Nährstoffe ins Spiel, die du möglicherweise bereits vermisst hast: Vitamine, Mineralstoffe und weitere Vitalstoffe wie sekundäre Pflanzenstoffe. Sie alle liefern keine Energie (keine Kalorien), sind aber sehr wichtig und teilweise essenziell für den Körper, das heißt, er kann sie selbst nicht herstellen. Wenn du dich ausgewogen und gesund mit natürlichen, frischen Lebensmitteln ernährst – dann kannst du davon ausgehen, dass du auch all diese wertvollen Bestandteile in ausreichender Menge zu dir nimmst.

Wasser marsch für deine Trainingsleistungen

Es ist ein echtes Superfood, dass jedem von uns glücklicherweise im Überfluss zur Verfügung steht: Wasser!
Trinke jeden Tag reichlich davon, am besten »natürlich«, also ungesprudelt und nicht aus Plastikflaschen. Leitungswasser ist in Deutschland empfehlenswert und zumeist gut mineralisiert.
Ein Richtwert für deinen Flüssigkeitsbedarf pro Tag, den du natürlich nicht nur mit Wasser, sondern auch mit anderen Getränken und wasserhaltigen Lebensmitteln wie Obst erreichst: Wenigstens 30 bis 40 ml pro Kilo Körpergewicht solltest du an Flüssigkeit aufnehmen – das ergibt bei einem gesunden Erwachsenen etwa zwei bis drei Liter pro Tag.
Für Trainingstage gilt: Für jede halbe Stunde Anstrengung kommt etwa ein halber Liter (am besten Wasser) dazu!

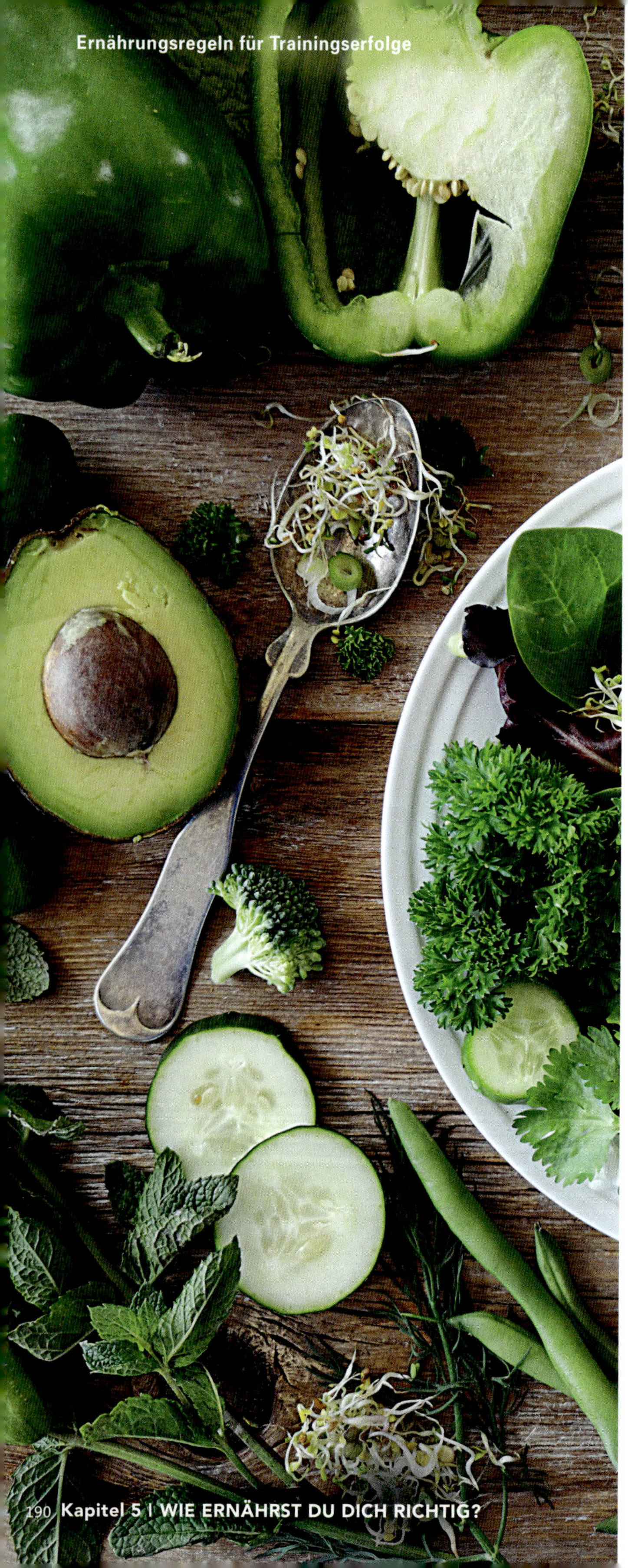

Aspekt 2: Die Nährstoffverteilung in unterschiedlichen Lebensmittelgruppen

Interessant für dich und dein Fitnessziel sind natürlich auch die enthaltenen Makronährstoffe. Damit du nicht bei jedem einzelnen Lebensmittel vor der Frage stehst, was drinsteckt: Eine erste Hilfe ist die grobe Unterscheidung übergeordneter Lebensmittelgruppen, die die folgende Ernährungspyramide vornimmt. Klar ist aber, dass eine solche grobe Aufteilung keine Nährstofftabelle ersetzen kann. Zudem bestehen auch innerhalb der einzelnen Stufen der Pyramide rechts teils große Nährwert-Unterschiede.

In jedem Fall zeigt dir die Pyramide auf einen Blick, welche Lebensmittel deine tägliche Basis sein sollten und welche du besser weglässt. Was ist hier zu sehen? Unten an der Basis der Pyramide findest du das Gesündeste (und dabei zumeist auch gleich natürliche), das du regelmäßig zu dir nehmen solltest – der grüne Bereich. Ganz oben das Ungesündeste, was du möglichst vermeiden solltest. Versuche, dich zu 80 % mit Produkten aus der unteren Hälfte der Pyramide bis inklusive »Eier, Fleisch, Fisch« zu ernähren. Alles was inklusive der »Milch & Milchprodukte« nach oben geht, sollte dann höchstens 20 Prozent deiner Ernährung ausmachen.

Auch hier ist es hilfreich, die Natürlichkeit einzelner Produkte zu beurteilen. Wenn du dir zum Beispiel ein Produkt aus der Gruppe »Milch & Milchprodukte« aussuchst, dann weißt du: Ein möglichst natürlicher Joghurt ist besser als ein gezuckerter oder auch fettreduzierter Fruchtjoghurt. Und ein Beispiel für die Gruppe »Eier, Fleisch, Fisch«: Eine frische Putenbrust ist natürlicher als eine Packung Putensalami.

Empfehlung	Die Ernährungspyramide	Enthaltene Nährstoffe
Vermeiden	Alkohol	→ Alkohol, auch Kohlenhydrate
	Knabberkram, Süßigkeiten	→ Ungesunde Mischung
	industriell verarbeitete Lebensmittel, Fertigprodukte & Fast Food	→ Ungesunde Mischung
	Teigwaren & Weißmehlprodukte	→ überwiegend leere Kohlenhydrate
Mit Bedacht	Milch & Milchprodukte	→ Eiweiß, Kohlenhydrate und Fett
	Eier, Fleisch, Fisch	→ überwiegend Eiweiß, auch Fett
Zugreifen	Tofu, Sojaprodukte, Tempeh	→ überwiegend Eiweiß, auch Fett
	Vollkorn- und natürliche Getreideprodukte (z. B. Haferflocken, Quinoa, Amaranth, Reis)	→ überwiegend Kohlenhydrate, auch Eiweiß
	Öle, Kokosprodukte	→ überwiegend Fett
	Nüsse & Saaten	→ überwiegend Fett, auch Eiweiß
	Obst	→ überwiegend Kohlenhydrate
	Gemüse, Hülsenfrüchte, Sprossen, Kräuter	→ überwiegend Kohlenhydrate, auch Eiweiß (vor allem bei Hülsenfrüchten)
	Wasser, natürlicher Tee	→ keine Kalorien / Makronährstoffe

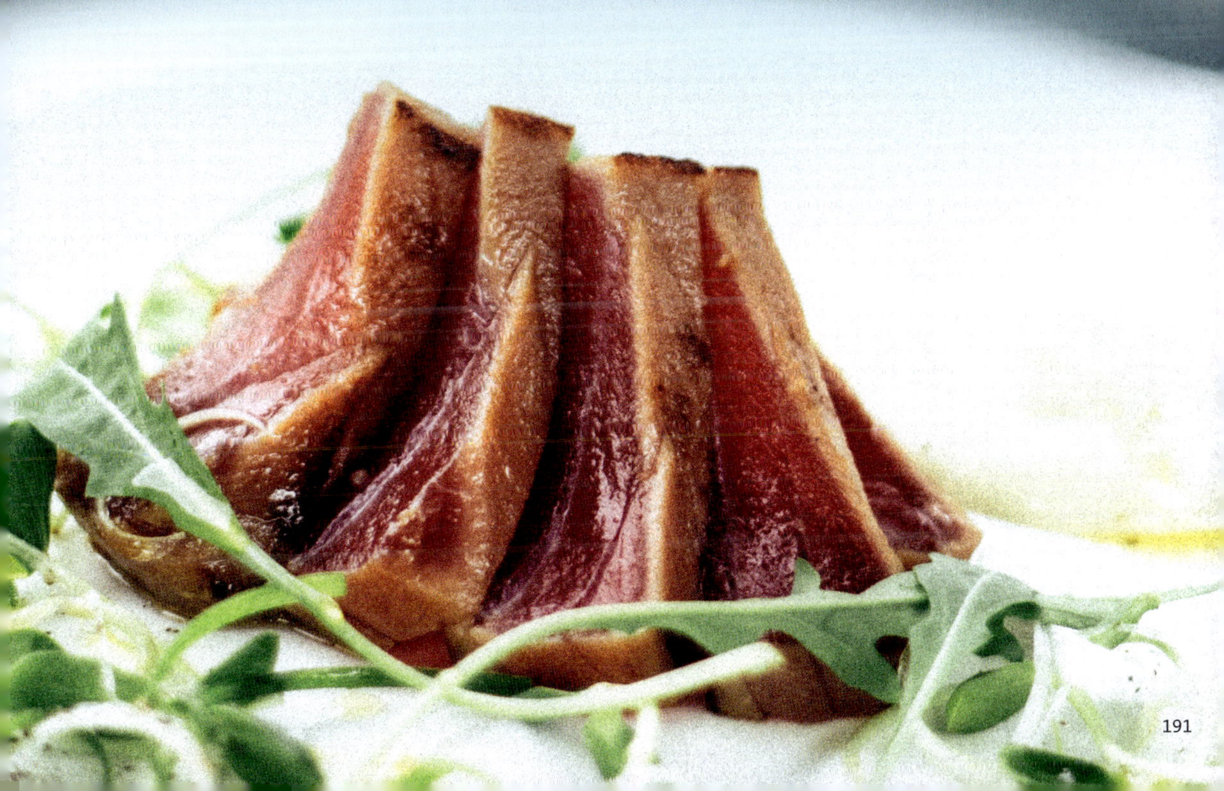

Exkurs: Ernährung nach dem Prinzip des Intervallfastens

Eine spannende Ernährungs-Alternative, die gesund und leistungsfördernd (!) sein soll, ist das Intervallfasten. Das kann einen ähnlichen »Trainingseffekt« auf den Körper haben wie Sport, dabei in Kombination mit Training und Bewegung besonders gut funktionieren! Was steckt dahinter?

Die Grundregel des Intervallfastens: Es gibt Phasen, in denen du essen (genauer: Energie zu dir nehmen) darfst, und Phasen, in denen du keine Kalorien aufnehmen darfst. Zwei verbreitete Methoden:

1) 16/8-Methode

Hier wird der **Tag** (16+8 = 24 Stunden) in eine Essens- und in eine Fastenphase aufteilt: In den 16 Stunden der Fastenphase darfst du keine Energie aufnehmen. Wasser, schwarzer Tee oder Kaffee (= alles, was keine Kalorien hat) ist aber immer erlaubt. In den anderen 8 Stunden darfst du dann Kalorien zu dir nehmen. Und essen, was du willst! Abnehmer müssen beispielsweise nicht auf Kalorien achten – und nehmen erwiesenermaßen trotzdem ab.

Natürlich gilt aber auch beim Intervallfasten die grundsätzliche Empfehlung, dich gesund zu ernähren, so wie du es auf den Seiten zuvor gelesen hast. Leistungssportler und alle, die Muskelaufbau betreiben wollen, sollten zudem noch auf Folgendes achten: Die Gesamtenergie, die du zu dir nimmst, muss ausreichend sein – siehe dazu noch mal Seite 176! Insbesondere an Trainingstagen ist es wichtig, zeitnah rund ums Training ausreichend zu essen. Insbesondere nach der Anstrengung verlangt dein Körper Energie und Nährstoffe.

Wie du bei der 16/8-Methode die 24 Stunden deines Tages einteilst, bleibt dir überlassen. Bei dem einen persönlich für dich passenden Rhythmus solltest du dann bleiben und die Intervalle möglichst jeden Tag, zumindest an den meisten Tagen der Woche umsetzen. Nur dann treten die rechts beschriebenen Effekte auch tatsächlich ein. ein.

2) 5/2-Methode

Hier teilst du die **Woche** (5+2 = 7 Tage) in normale Essens- und in Fastenphasen auf: An 5 Tagen der Woche isst du ganz normal, an den anderen beiden Tagen fastest du und darfst dann binnen 24 Stunden nur maximal 500 bis 600 Kalorien zu dir nehmen. Die beiden Fastentage dürfen nicht direkt aufeinander folgen. Auch hier gilt: Ernähre dich grundsätzlich gesund. Und: Vermeide intensive Trainingseinheiten an den Fastentagen – insbesondere, wenn du für sportliche Leistungen trainieren oder Muskelmasse aufbauen willst.

Beide Methoden erfordern Disziplin bei der Zeitplanung – was ist der Lohn dafür?

- Mit Intervallfasten nimmst du gezielt Körperfett ab: Die Fastenphasen schulen den Körper, mehr Energie aus Körperfett zu ziehen. Und der durch das Fasten ausgelöste, Autophagie genannte »Recycling«-Prozess in den Zellen schützt die Muskulatur vor Abbau.
- Der Grundumsatz **steigt** durchs Fasten eher – wer so abnehmen will, muss keinen Jojo-Effekt fürchten!
- Fasten hat positiven Einfluss auf Hormone: Es reguliert etwa Hunger- und Sättigungsgefühl, Blutzucker und Insulinspiegel auf ein normaleres Maß. Zudem kann das Fasten Hormone pushen, die dich wacher, fitter, ausgeglichener machen und besser schlafen lassen.
- Fasten löst eine Art Grundreinigung der Zellen von innen aus, was diese verjüngt und insgesamt Alterungsprozesse verlangsamt.
- Erst mit Fasten wird eine Vielzahl von Genen aktiviert, von denen viele stoffwechselaktiv sind und zum Beispiel die Fettverbrennung positiv beeinflussen.
- Fasten wirkt entzündungshemmend und soll heilend auf eine Vielzahl von Beschwerden und Krankheiten wirken, darunter: Diabetes, Bluthochdruck, Rheuma, Arthrose, Kopfschmerzen und vieles mehr.

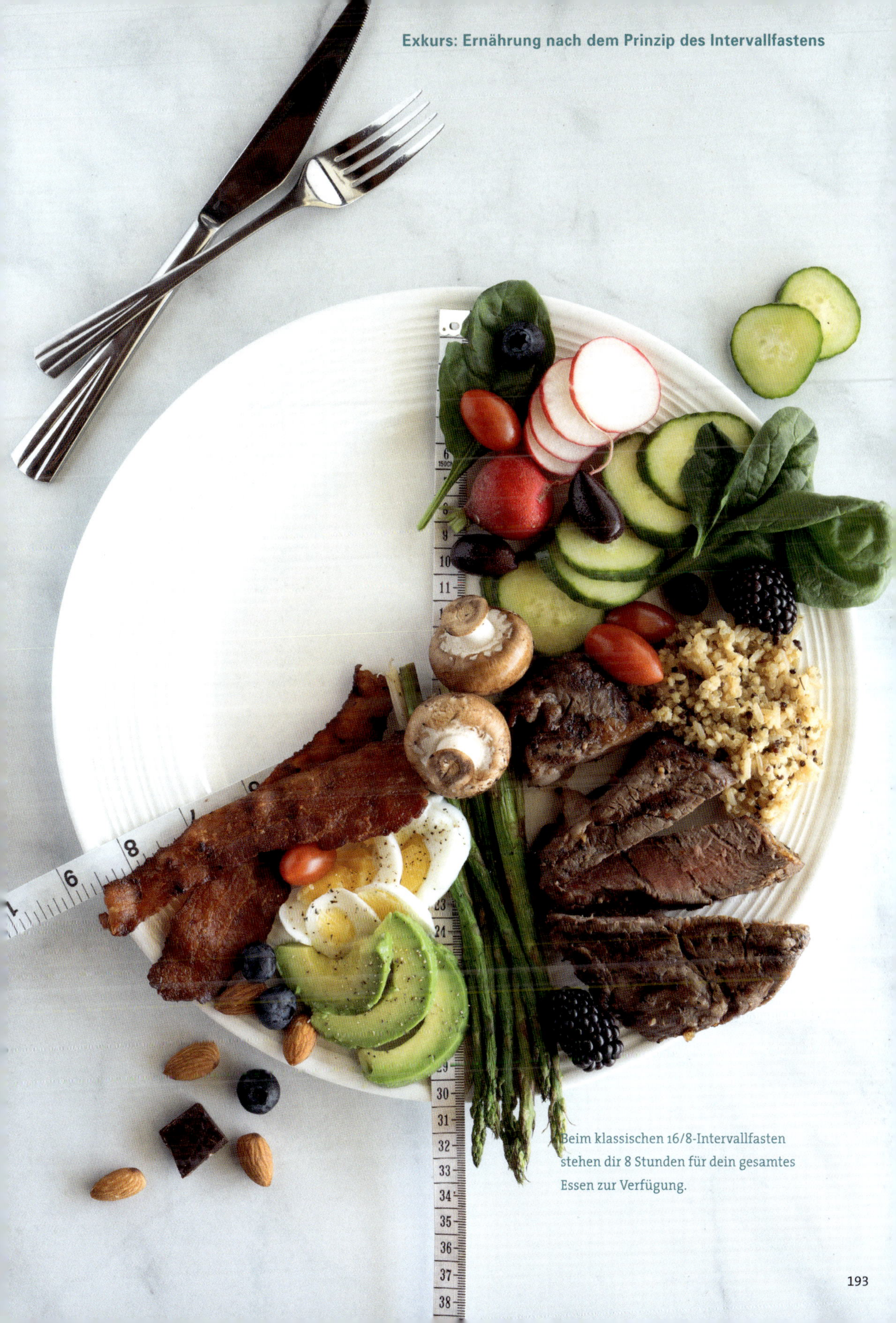

Beim klassischen 16/8-Intervallfasten stehen dir 8 Stunden für dein gesamtes Essen zur Verfügung.

WAS BRAUCHST DU ZUM TRAINING?

TIPPS FÜRS STUDIO & FÜRS HOMEGYM

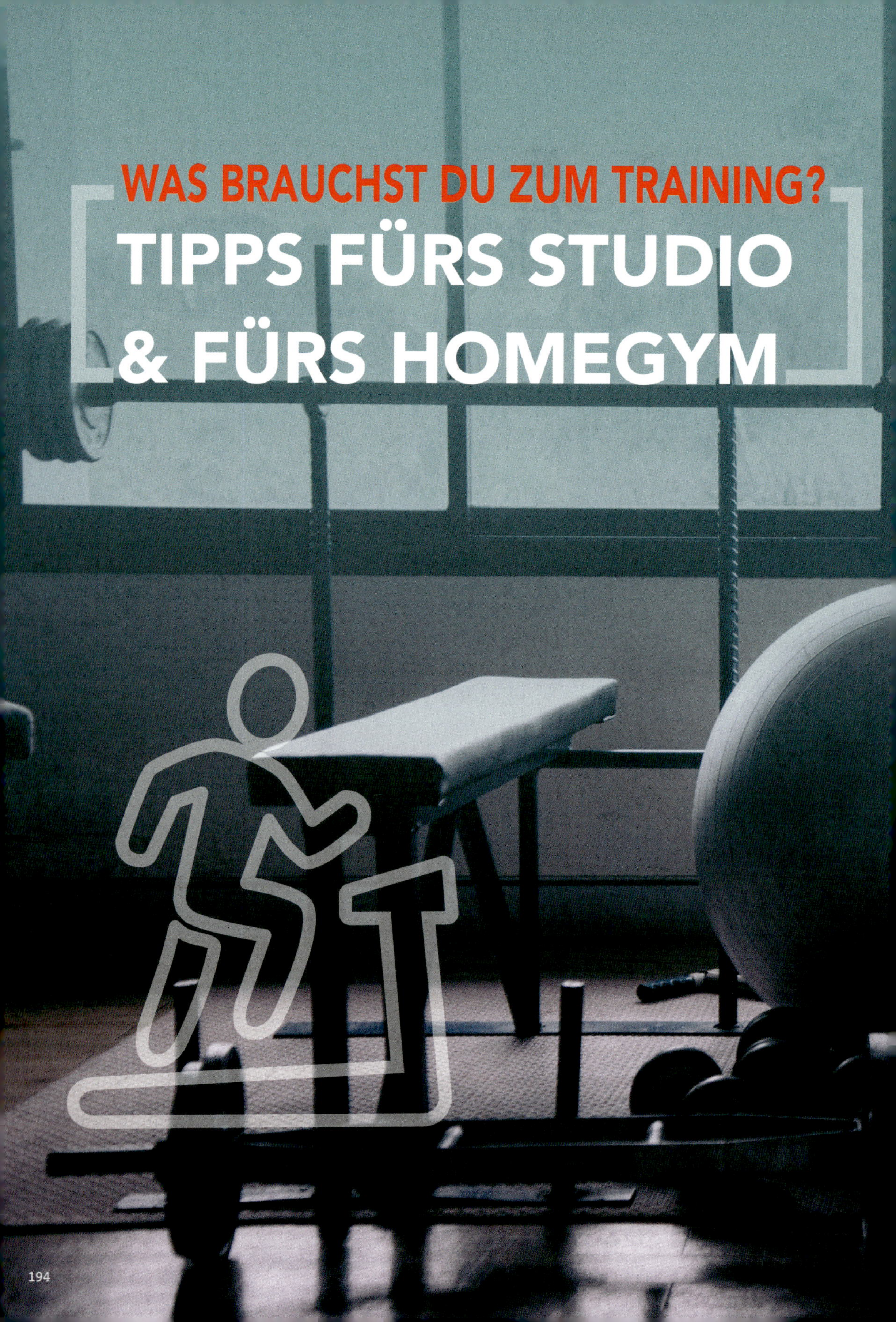

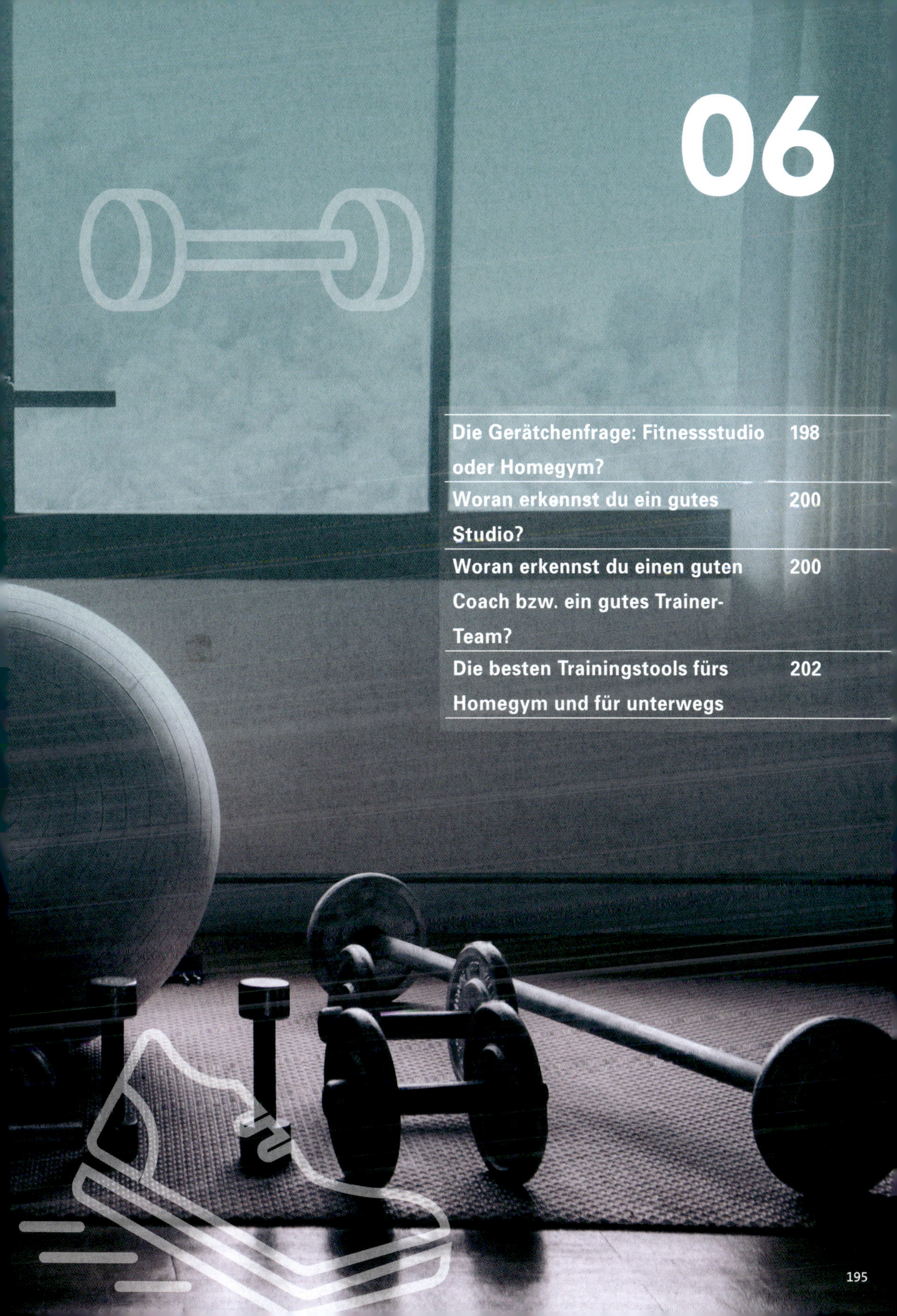

06

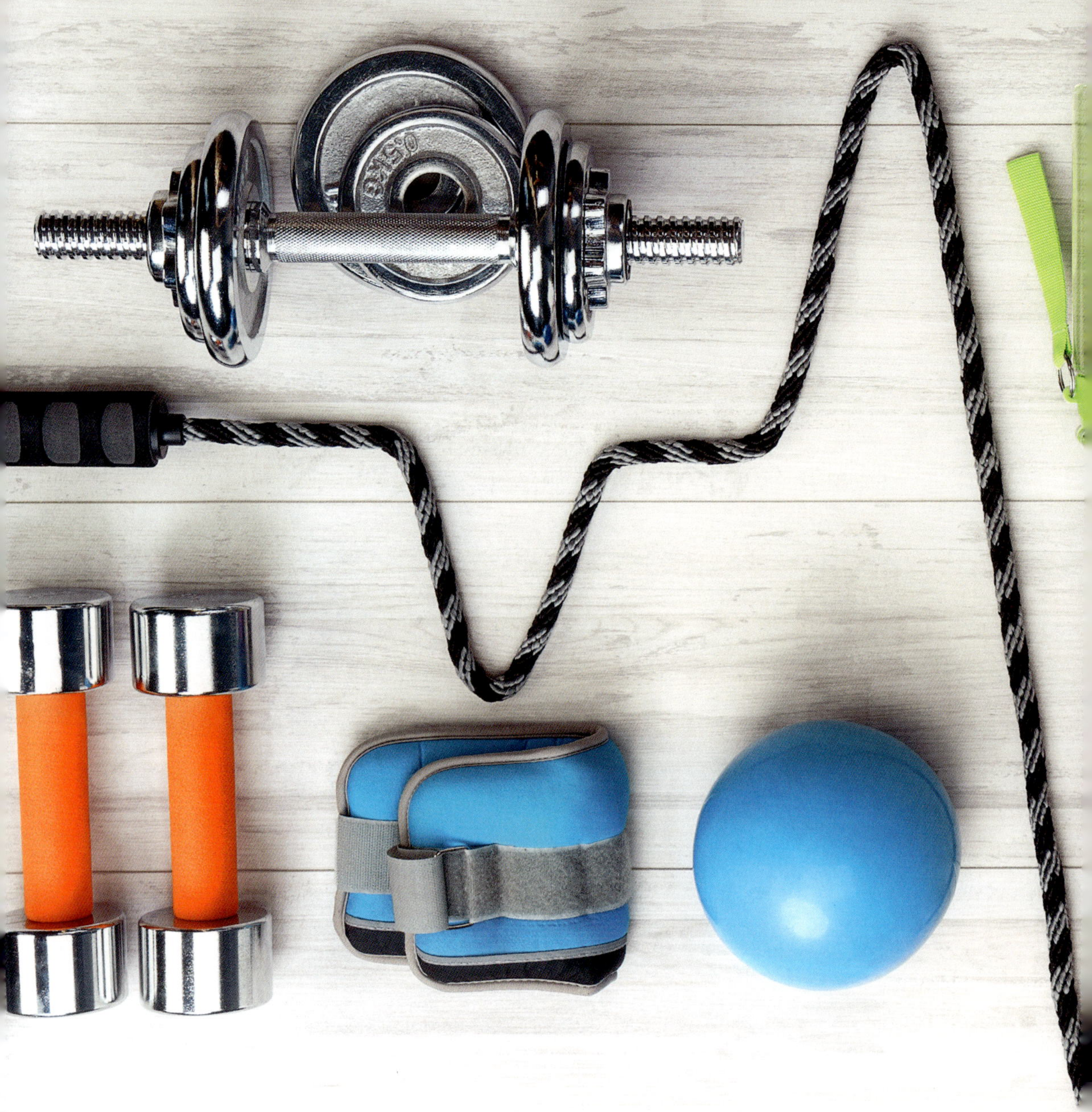

Passendes Equipment ist ein großes Thema, wenn es um Fitnesstraining geht. Doch auch die Frage, ob du lieber in einem Studio trainieren möchtest oder daheim, ist wichtig für die Trainingsplanung. Was benötigst du also, um vernünftig auf dein jeweiliges Ziel hinarbeitend trainieren zu können? Die EINE richtige Antwort darauf für alle gibt es nicht. Denn viele Faktoren und letztlich auch deine persönliche Meinung bestimmen, wie, wo und mit was du trainieren willst. Dieses Kapitel berät dich nicht nur auf der Suche nach dem perfekten Studio.

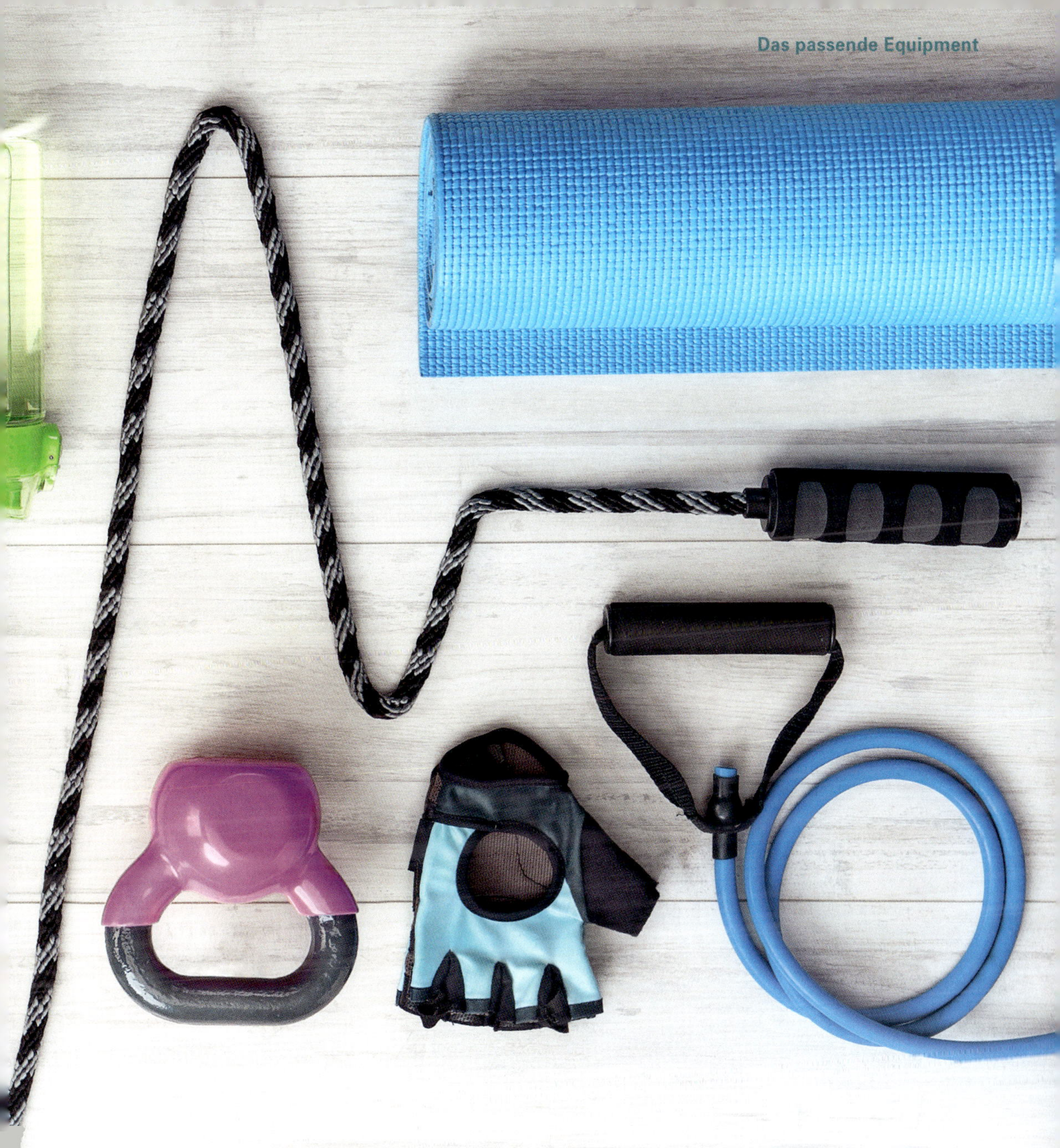

Es stellt dir auch über 50 männertaugliche Tools vor! Damit vermittelt es dir einen umfassenden Überblick über die bunte Equipment-Landschaft. Und wird dir helfen herauszufinden, was an Equipment für dich genau das richtige ist. Für dein Homegym ebenso wie für das Training unterwegs. Lass dich inspirieren und motivieren! Wie schaffst du dir das perfekte Trainingsumfeld? Bevor du in eigene Geräte investierst, gibt es erst einmal eine andere grundsätzliche Frage zu klären.

Die Gerätchenfrage: Fitnessstudio oder Homegym?

Hier findest du Pro- und Kontra-Argumente für und gegen den Eintritt in ein Fitnessstudio beziehungsweise für und gegen dein Homegym.

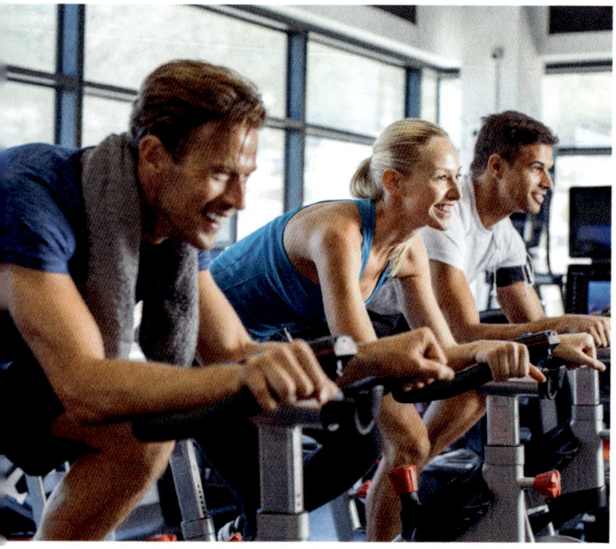

Im Studio triffst du auf andere Fitnessbegeisterte, die dich zusätzlich motivieren.

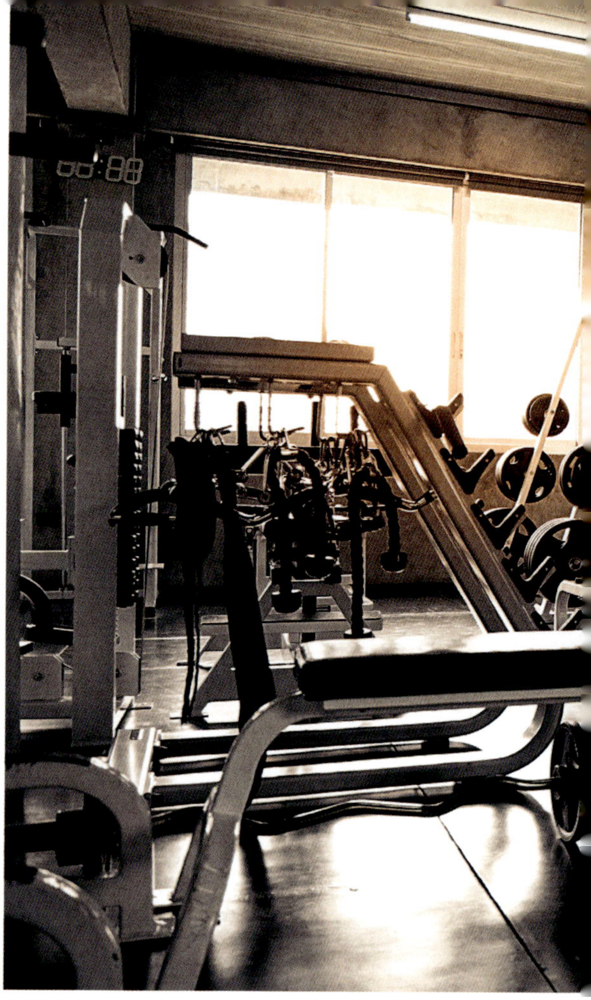

Die Vorteile eines Fitnessstudios:

- Dir stehen alle erdenklichen Geräte zur Verfügung (die zuhause niemals Platz fänden), so dass du dich um nichts kümmern musst.
- Das Studio bietet große Trainingsflächen und weitere Annehmlichkeiten wie Schwimmbad, Wellness, Nutrition-Bar etc.
- Du kannst auf einen Trainerstab zurückgreifen, der dir helfen und dich anleiten, kontrollieren, antreiben kann.
- Du triffst andere Menschen und bist motivierter: die Atmosphäre ist geselliger, ein Trainingspartner schneller gefunden etc.
- Das Studio bietet Kurse unter Anleitung und mit anderen Trainierenden an – eine sinnvolle und unterhaltsam-motivierende Ergänzung für viele Fitnesstreibende.
- Einige Menschen fühlen sich motivierter zu trainieren, wenn sie wissen, dass sie dafür jeden Monat Geld ausgeben. Sozusagen, damit sich der Beitrag auch lohnt … Sollte dich das auch antreiben, ist dieser Motivationsfaktor sehr hilfreich.
- Wenn du Mitglied in einer Studiokette, einem Studioverbund oder in einer Clubgemeinschaft wie dem Urban Sports Club bist, kannst du in allen eingeschlossenen Städten trainieren – also auch im Urlaub oder auf Dienstreise.

Die Nachteile eines Fitnessstudios:

- Du zahlst monatliche Beiträge – auch für die Zeiten, in denen du möglicherweise nicht trainieren kannst, etwa in außergewöhnlichen Situationen wie einem Lockdown, oder wenn du mal krank bist, im Urlaub oder schlichtweg lustlos.
- Du musst einen Hin- und Rückweg in Kauf nehmen.
- Zu beliebten Zeiten ist das Studio erfahrungsgemäß voll, eventuell kommt es zu Wartezeiten.

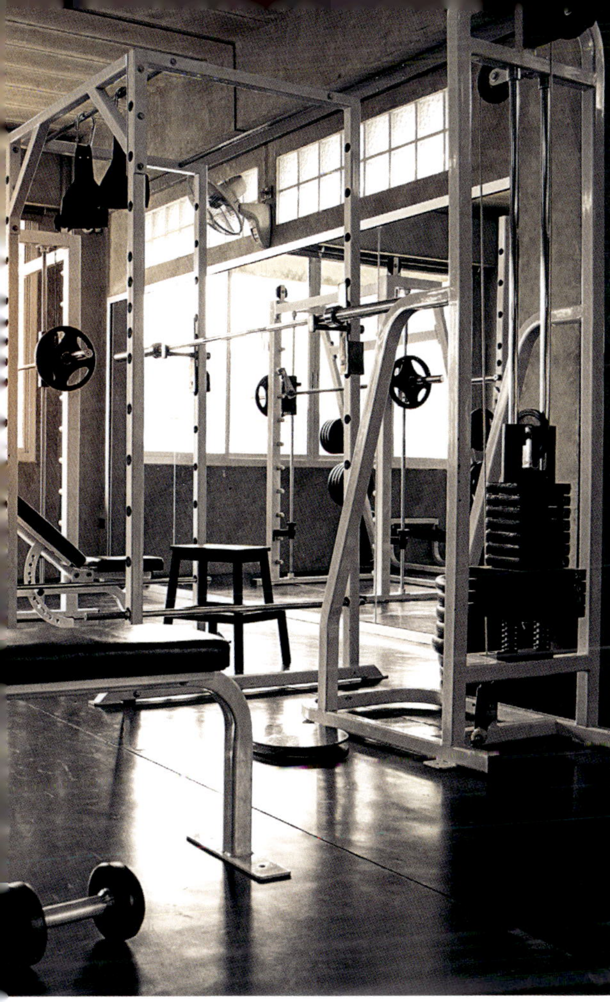

Wie beteiligt sich eine Krankenkasse an deinen Fitnessaktivitäten?

Erkundige dich bei deiner Krankenkasse, ob und welche Zuschüsse sie im Zusammenhang mit Sport- und Fitnessangeboten leistet. Die meisten Krankenkassen arbeiten hier mit einer Punktevergabe, die auf das jeweilige Bonusprogramm einzahlt. Zumeist beschränken sich diese Prämien auf bestimmte Gesundheitskurse, die eigens »qualifiziert« sein und von Fachkräften durchgeführt werden müssen und in der Regel auch nicht vom monatlichen Mitgliedsbeitrag eines Studios abgedeckt werden dürfen.
Manche Krankenkassen bieten aber auch Rabatte für bestimmte Studioketten an, so dass Mitglieder einen niedrigeren Monatsbeitrag zahlen. Sowohl bei Online-Studios und Kursanbietern als auch bei »richtigen« Fitnessstudios.
Schau dir auf Vergleichsportalen im Internet an, wie andere Krankenkassen Sport- und Fitness-Aktivitäten honorieren. Ein Wechsel will dann aber natürlich wohl überlegt sein, denn die Leistungen einer Krankenkasse gehen weit über dieses Thema hinaus.

- Die allermeisten Studios haben nicht rund um die Uhr geöffnet. Du kannst somit also nicht einfach zu jeder ungewöhnlichen Uhrzeit loslegen und trainieren, wie es dir gerade gefällt.
- Die Corona-Pandemie hat gezeigt: Unter Umständen muss das Studio geschlossen sein, oder ein Training kann eventuell nur unter größeren Gesundheitsauflagen stattfinden.

Nicht erst seit Corona-Zeiten ist ein Homegym eine sehr gute Alternative, um sich fit zu halten. Die weiteren Vorteile des Homegym:

- Du zahlst keinen Monatsbeitrag, und für weite Teile des Bodyweight-Trainings entstehen kaum oder überschaubare einmalige Kosten.
- Du hast keine Anfahrtszeiten.
- Dein Homegym ist 24/7 geöffnet und immer für dich bereit.
- Du musst dich nicht mit besetzten Stationen, belegten Umkleidebänken, Schlangen vor den Duschen etc. auseinandersetzen.
- Ein ungestörtes, unfrisiertes, ungeduschtes Training ist möglich (z.B. direkt nach dem Aufstehen).
- Du kannst laute Musik hören, laut Grölen oder Stöhnen – das stört niemanden (außer deine Nachbarn vielleicht).

Die Nachteile des Homegym:

- Siehe die Vorteile eines Fitnessstudios – das alles fehlt dir in deinem Zuhause.
- Nicht immer ist der notwendige Trainingsplatz ohne Umbauten verfügbar, und ideal wäre natürlich ein eigenes Fitness-Zimmer.
- Es kann passieren, dass Mobiliar und Einrichtung durch das Training in Mitleidenschaft gezogen werden.

Woran erkennst du ein gutes Studio?

Die folgenden Punkte sollen dir helfen, das für dich passende Fitnessstudio zu finden:

- Am besten hast du schon im Kopf, in welcher Form du trainieren möchtest und was dir wichtig ist – denn das ist entscheidend für die Frage, was das jeweilige Studio zu bieten haben muss. Informiere dich in jedem Fall, ob das, was du brauchst, zur Verfügung steht – denn viele Studios haben eine bestimmte Ausrichtung, die entweder gut oder nicht so gut zu dir passt. Brauchst du zum Beispiel ein Kursangebot? Wenn ja, mit welchen Schwerpunkten? Vielseitige Studios haben ein großes Kursangebot für Kraft- und Ausdauertraining sowie für verschiedene moderne Kursformate, etwa Yoga, Pilates, Kampfsport oder Selbstverteidigung. Nutzt du ein Schwimmbad? Willst du Wellness machen? Oder zielst du auf ganz bestimmte Geräte ab? Breit aufgestellte Studios haben nicht nur einen Maschinen-Park, sondern auch Freihanteln, Freitrainingsflächen, Monkey Bars, Functional-Training-Türme und vieles mehr.
- Wenn du viel auf Reisen bist, lohnt sich vielleicht die Mitgliedschaft in einer Studiokette bzw. einem Verbund: So ist auch das kostenfreie Training in anderen Städten oder Ländern möglich.
- Nutze in jedem Fall einen Probetag bzw. ein Probetraining, so dass du Ausstattung und Atmosphäre des Studios selbst erleben kannst. Führe das Training dann zu einer für dich üblichen Zeit durch. Achte auch auf die Sauberkeit sowie auf Umgangsformen und Kompetenz der Trainer. Alles sollte so sein, dass du dich dort wohlfühlst. Wer es ernst mit dir meint, bietet dir eventuell schon einen Leistungstest an beziehungsweise eine Körperanalyse, mit der du deinen Status quo erfährst.
- Die Erreichbarkeit des Studios ist entscheidend dafür, dass du auch an Tagen ohne viel Motivation zum Training gehst. Dazu zählt nicht nur die jeweilige Bus- oder Bahn-Verbindung, sondern auch die Parkplatzsituation, wenn du mit dem Auto fahren solltest. Das Studio sollte für dich jederzeit gut und problemlos erreichbar sein: in der Nähe deines Zuhauses, deiner Arbeitsstelle oder auf dem Weg zwischen beiden. Selbst wenn das Studio noch so attraktiv ist: Wenn die Fahrt dahin jedes Mal einen größeren Aufwand bedeutet, wirst du über kurz oder lang möglicherweise als Karteileiche enden.
- Schau dir den Sanitärbereich an und überlege, ob es dort Engpässe bei den Duschen, Umkleiden o. Ä. geben könnte. Dieser Bereich offenbart zumeist auch besonders gut, wie es die Studiobesitzer mit der Sauberkeit halten.
- Nicht erst seit Corona ein Thema: »Reinliche« Studios haben zum Beispiel kleine Desinfektionsstationen oder bieten im Gerätepark Möglichkeiten zur Reinigung von Geräten.
- Wie ist die Luft im Studio? Wird viel gelüftet, gibt es eventuell unangenehme Gerüche? In Studios mit einer hohen Decke kann stickige Luft aufsteigen, bei niedrigen Decken dagegen nicht.

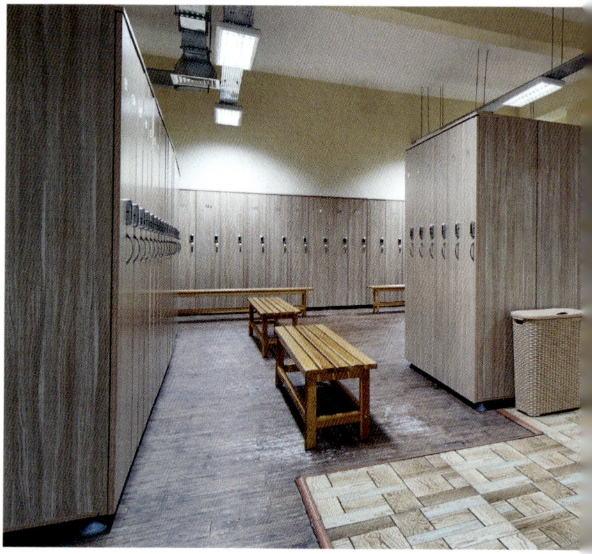

Der Blick in den Sanitärbereich sagt viel über die Reinlichkeit eines Studios aus – er sollte groß genug auch für den Abend-Andrang sein.

Woran erkennst du einen guten Coach bzw. ein gutes Trainer-Team?

Ein sehr wichtiges weiteres Kriterium für ein gutes Fitnessstudio ist die Kompetenz der Coaches – und ob diese überhaupt anwesend sind. Insbesondere Fitness-Einsteiger sollten auf eine umfassende und fachmännische Beratung von Coaches zurückgreifen können.

Ein paar Indizien, woran du einen guten Coach bzw. Trainer-Stab erkennst:

- Dir wird ein Probetraining angeboten – und du wirst nach dem Probetraining nicht sofort dazu gedrängt, einen Vertrag zu unterschreiben. Wer dir Bedenkzeit gibt, verhält sich deutlich seriöser.
- Der Trainer nimmt sich Zeit und fragt nach Trainingserfahrungen, dem Gesundheitszustand und körperlichen Problemen. Dabei sollte er mehr auf dich als auf das Studio eingehen, also keine Werbeveranstaltung durchführen.
- Der Trainer erarbeitet einen individuellen Trainingsplan auf Basis seiner Anamnese von dir und nimmt sich Zeit, dich in die Geräte einzuführen und deine Fragen zu beantworten.
- Frage den Coach einfach direkt nach seiner Ausbildung. Es wäre schon klasse, wenn er nicht nur ein Wochenendseminar besucht hätte. Damit kann sich letztlich jeder als Fitnesscoach bezeichnen.

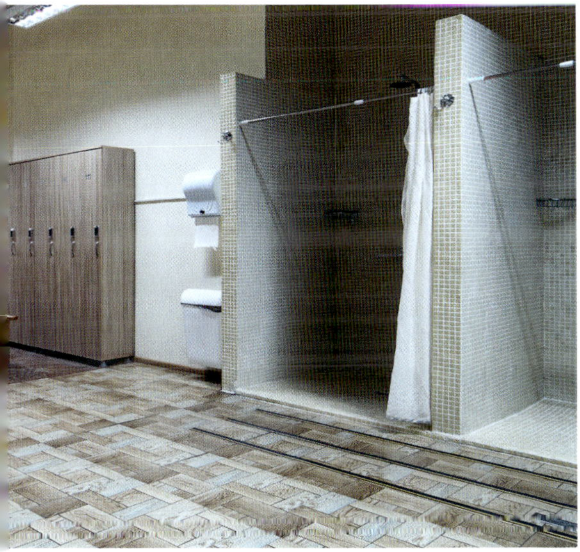

Fitnessstudio ja oder nein? Viele beantworten diese Frage übrigens auch mit einem lockeren Jein. Denn natürlich muss dein Trainingsleben nicht hinter oder vor einer Studiotür enden: ein Training im Studio sowie ergänzend auch zu Hause – eine durchaus passable Lösung, denn wie du gesehen hast, hat beides seine Vorteile.

Wie steht es um die Kündigungsfristen im Fitnessstudio?

Wer in ein Fitnessstudio eintreten will, wird zumeist mit verschiedenen Vertragsmodellen konfrontiert. Wie bei Mobilfunkverträgen geht es dabei um längere Vertragslaufzeiten von einem, oft auch zwei Jahren, für die du dich bei Eintritt verpflichtest. In der Regel hast du auch die Wahl, kürzere Laufzeiten zu nehmen, wobei die monatliche Gebühr dafür höher sein wird, denn grundsätzlich gilt: Je länger die Vertragsbindung, desto günstiger deine monatliche Gebühr.

Bislang gelten für Fitnessstudioverträge folgende Höchstgrenzen: Die Laufzeit darf nicht höher als zwei Jahre sein. Die Kündigungsfrist des Vertrags darf nicht länger als drei Monate vor Ablauf der Vertragslaufzeit sein. Wenn du diesen Zeitpunkt verpasst, darf die automatische, stillschweigende Verlängerung des Vertrages nicht länger als ein Jahr sein – und in keinem Fall länger als die ursprünglich vereinbarte Laufzeit. Wenn du also einen Vertrag über ein halbes Jahr abgeschlossen hast, darf die stillschweigende Verlängerung nicht länger als ein halbes Jahr gehen.

Ein neues »Gesetz für faire Verbraucherverträge« soll hier nun die Rechte für Verbraucher verbessern – und dafür sorgen, dass diese sich schneller neu orientieren können. Demnach dürften Verträge dann zukünftig nur noch eine Laufzeit von einem Jahr haben und sich auch nur noch um maximal drei Monate automatisch verlängern. Dieses Gesetz mit den neuen Regelungen sollte eigentlich bis zum Sommer 2020 abgeschlossen sein. Allerdings konnte sich die Regierung noch nicht auf alle Details einigen. Während die einen befürchten, dass die Beitragssätze aufgrund der Vertragsänderungen steigen, glauben die anderen, dass kürzere Laufzeiten den Wettbewerb beflügeln und so für bessere Konditionen für Verbraucher sorgen. Bis Drucklegung dieses Buches ist in dieser Sache noch nichts weiter passiert – halte einfach die Augen auf und verfolge, was sich mit diesem Gesetz tut.

In jedem Fall solltest du dich vor Vertragsabschluss informieren, wie es mit Sonderkündigungsrechten aussieht. Hier ist die Rechtslage ziemlich unklar. Kläre dabei Fragen wie: Kann ich außerordentlich kündigen oder Beiträge aussetzen, wenn ich länger krank bin? Was ist im Falle eines erneuten Lockdowns? Kann ich außerordentlich kündigen, wenn ich arbeitslos werde oder umziehe? Antworten darauf lasse dir in jedem Fall schriftlich geben.

Die besten Trainingstools fürs Homegym und für unterwegs

Um dein persönliches Fitnessstudio zu Hause einzurichten, hast du praktisch unendlich viele Möglichkeiten. Selbst ganz ohne zusätzliche Tools ist ein Training möglich: Beim Bodyweight-Training (siehe Seite 114) nutzt du das eigene Körpergewicht als Trainingsgerät – hier sind einige Übungen vollkommen ohne zusätzliche Gerätschaften möglich. Ein bekanntes Beispiel: der Liegestütz.

Für ein umfassendes Training aller Muskelpartien und auch für bestimmte Trainingsziele wie den Muskelaufbau wirst du ab einem bestimmten Punkt auf zusätzliche Hilfsmittel zurückgreifen müssen. Mit ein paar erlesenen Tools kannst du deine Trainingsmöglichkeiten im Homegym bereits enorm ausbauen, so dass es in Sachen Ausstattung einem Studio nahekommt. Aus der Vielfalt aller Trainingstools haben wir dir auf den kommenden Seiten die wichtigsten zusammengestellt.

Um dir das Ausgestalten deines Homegyms zu erleichtern, liefert dir die Tabelle auf der folgenden Doppelseite einen Überblick über die in diesem Kapitel vorgestellten Tools. Nutze sie als zusätzliche Planungshilfe, denn wir haben dort für dich 35 Tools priorisiert: Zu Beginn der Tabelle findest du die aus unserer Sicht nützlichsten Tools. Diese stehen vorn, weil sie entweder ein grundsätzliches Accessoire sind und/oder deine Trainingsmöglichkeiten in besonderem Maße erweitern. Je weiter du nach hinten gelangst in der Tabelle, desto eher findest du speziellere Dinge. Natürlich kennen wir weder deine persönlichen Vorlieben noch den vorhandenen Platz bei dir daheim. Und natürlich hängt die Tool-Wahl auch vom Trainingsziel ab, so dass für dich vielleicht ganz andere Geräte essenziell sind. Kurzum: Die Tabelle will und kann letztlich einfach Orientierung geben – und dich im Idealfall inspirieren und motivieren!

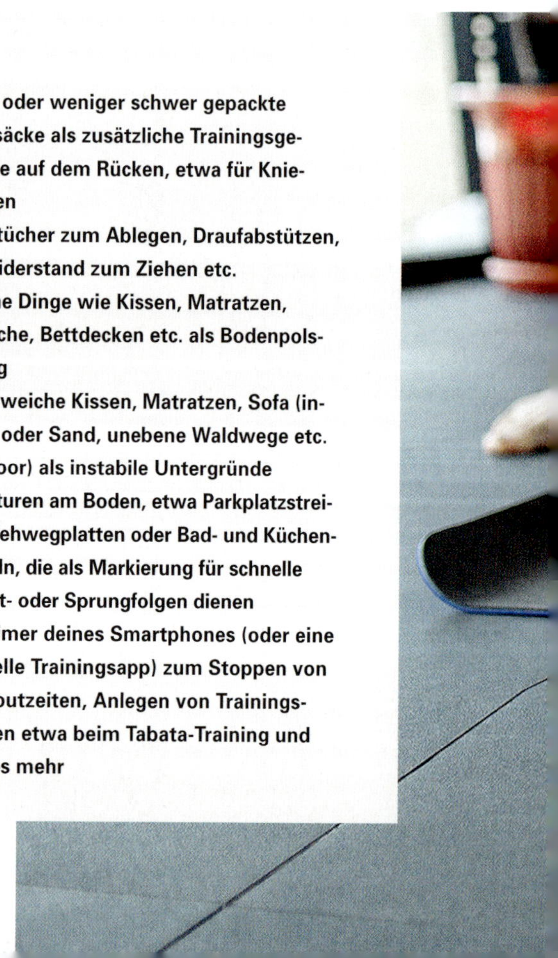

Trainingstools des Alltags

Auch deine Umgebung hat praktische Dinge zu bieten, die dein Training vollkommen unentgeltlich unterstützen. Hier ein paar Anregungen, wonach du Ausschau halten und was du gut nutzen kannst.

- **Erhöhungen wie Bänke, Mauern, Stühle, Tische, Betten zum Ablegen, Draufspringen, Draufsteigen etc.**
- **Wände, hohe Zäune, Bäume etc. zum Abstützen, Handstand machen o. Ä.**
- **Quer hängende Stangen, Äste, Türzargen, Klettergerüste etc. für Klimmzüge und zur Befestigung anderer Tools**
- **Absperrbügel, Fahrradständer o. Ä. zum Abstützen, Dip-Übungen etc.**
- **Handliche Gegenstände wie Steine, Wasserflaschen, schwere Bücher, Werkzeug etc. als kleine Gewichte für die Hände**
- **Größere, gut greifbare Gegenstände wie Wasserkisten, Hocker, kleine Regale o. Ä. als schwerere Gewichte**
- **Mehr oder weniger schwer gepackte Rucksäcke als zusätzliche Trainingsgewichte auf dem Rücken, etwa für Kniebeugen**
- **Handtücher zum Ablegen, Draufabstützen, als Widerstand zum Ziehen etc.**
- **weiche Dinge wie Kissen, Matratzen, Teppiche, Bettdecken etc. als Bodenpolsterung**
- **dicke weiche Kissen, Matratzen, Sofa (indoor) oder Sand, unebene Waldwege etc. (outdoor) als instabile Untergründe**
- **Strukturen am Boden, etwa Parkplatzstreifen, Gehwegplatten oder Bad- und Küchenkacheln, die als Markierung für schnelle Schritt- oder Sprungfolgen dienen**
- **den Timer deines Smartphones (oder eine spezielle Trainingsapp) zum Stoppen von Workoutzeiten, Anlegen von Trainings-Runden etwa beim Tabata-Training und einiges mehr**

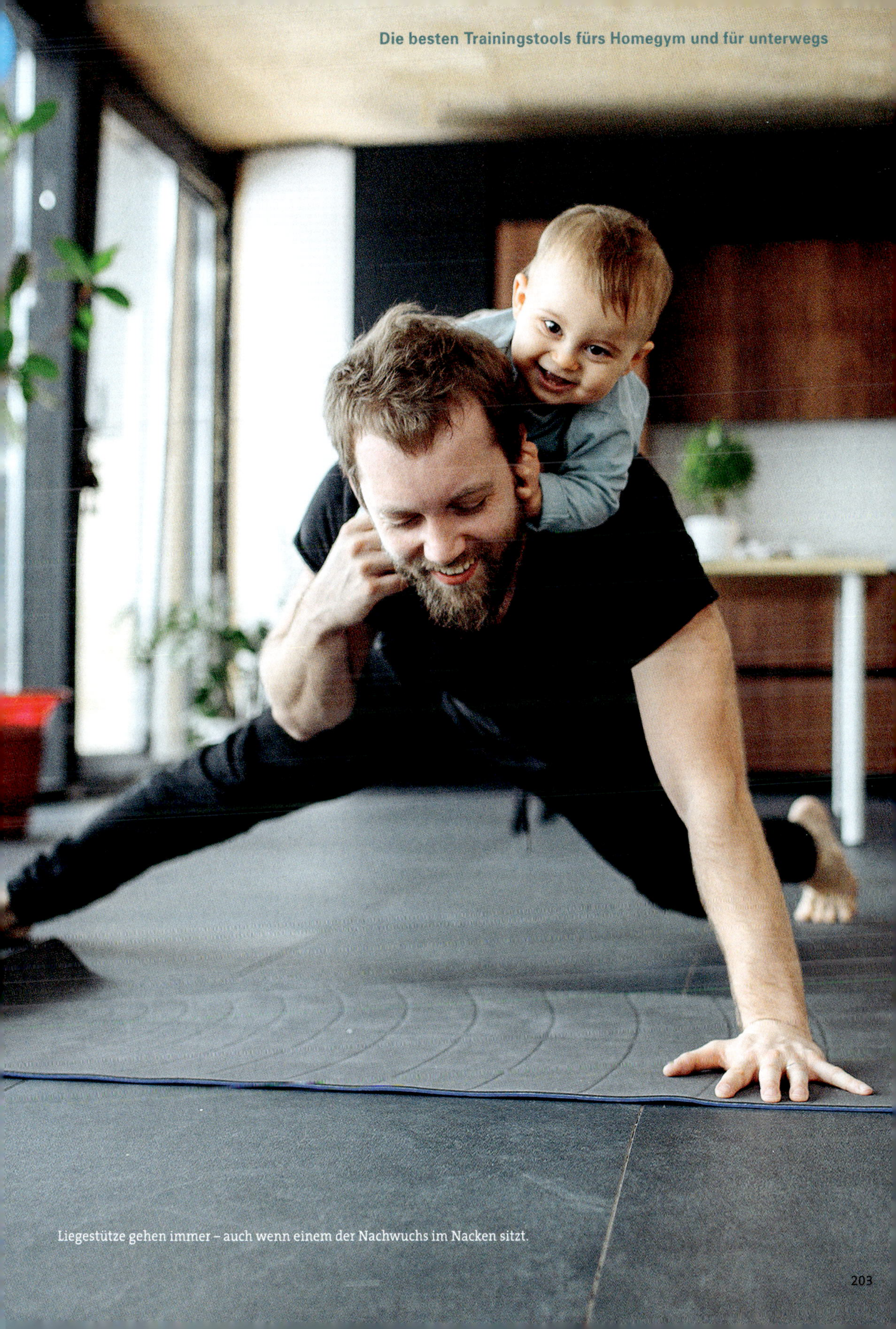

Liegestütze gehen immer – auch wenn einem der Nachwuchs im Nacken sitzt.

Die Top-35 der Fitnessgeräte für dein Homegym

Platz	Produkte	Kurzinfo
1	Matte	Unverzichtbar für Bodenübungen I Kosten: gering I Platzbedarf: gering
2	Freihanteln (Kurz- und Langhantel-Sets)	Perfekte Basis nicht nur fürs Krafttraining I Kosten: mittel bis hoch I Platzbedarf: mittel
3	Trainingsbank/Schrägbank	Notwendig für viele Kraftübungen I Kosten: mittel bis hoch I Platzbedarf: mittel bis hoch
4	Schlingentrainer	Funktionelles Gurtsystem, sehr gut für unterwegs I Kosten: mittel I Platzbedarf: gering
5	Klimmzug-Vorrichtung	Aus keinem Homegym wegzudenken I Kosten: mittel I Platzbedarf: gering bis mittel
6	Fitnesstracker	Nutze deine Körperdaten für Trainingssteuerung + Motivation I Kosten: mittel bis hoch I Platzbedarf: gerin
7	Widerstandsband (bei Bedarf zusätzlich Tubes)	Kleiner leichter Widerstand, ideal auch für unterwegs I Kosten: gering I Platzbedarf: gering
8	Springseil	Pulstreibend, auch sehr gut für unterwegs I Kosten: gering I Platzbedarf: gering
9	Faszienrolle & Faszienball	Basis für das Faszientraining I Kosten: gering I Platzbedarf: gering
10	Power Rack (alternativ: Kraftstation)	Rundum-Sorglos-Spielplatz für Calisthenics & Co I Kosten: hoch I Platzbedarf: groß
11	Kettlebell	Kugelhanteln für Kraft und Kraftausdauer I Kosten: mittel I Platzbedarf: gering bis mittel
12	Rudergerät (je nach Neigung auch anderes Kardiogerät)	Ideales Ausdauergerät für den ganzen Körper I Kosten: hoch I Platzbedarf: mittel bis groß
13	Boxsack	Männliches Kraftausdauer-Power-Tool I Kosten: mittel I Platzbedarf: mittel
14	Miniband	Pimpe einfache Übungen mit den funktionellen Gummis I Kosten: gering I Platzbedarf: gering
15	Trap Bar	Für starke Kerle und hohe Gewichte I Kosten: hoch I Platzbedarf: mittel bis groß
16	Deuserband	Die starken Gummis geben Kontra (oder unterstützen) I Kosten: gering I Platzbedarf: gering
17	Kabelzugstation	Luxus-Krafttraining am Kabel wie im richtigen Studio I Kosten: hoch I Platzbedarf: groß
18	Balance Trainer (o. ä. propriozeptives Tool)	Perfekte Instabilitäts-Unterlage I Kosten: gering bis mittel I Platzbedarf: mittel
19	Gymnastikball	Instabilität für mehr Wirkung I Kosten: gering I Platzbedarf: mittel
20	Feste & dynamische Hantelgriffe	Für noch mehr Power und Griffkraft I Kosten: gering I Platzbedarf: gering
21	Parallettes	Kleine Barren für viele Bodyweight-Stützübungen I Kosten: gering bis mittel I Platzbedarf: gering
22	Plyo-Box	Sprungkraft-Tools für mehr Explosivität I Kosten: mittel bis hoch I Platzbedarf: mittel bis groß
23	SZ-Hantel	Schont die Handgelenke beim Hanteltraining I Kosten: gering I Platzbedarf: gering
24	Medizinball (alternativ: Slam Ball, Wall Ball)	Trainingsklassiker und zentrales Crossfit-Tool I Kosten: gering bis mittel I Platzbedarf: gering
25	Clubbell	Gelenkschonendes Fliehkraft-Training mit Keulen I Kosten: gering bis mittel I Platzbedarf: gering
26	Steckbare Matten	Als Bodenschutz + erweiterte Trainingsfläche I Kosten: gering bis mittel I Platzbedarf: gering bis mittel
27	T-Bar Row	Langhantel-Erweiterung für Rumpf + Oberkörper I Kosten: gering bis mittel I Platzbedarf: gering
28	Battle Rope	Funktionelle Power-Seile I Kosten: mittel I Platzbedarf: gering bis mittel
29	Sandbag	Anspruchsvolles Gewichtstraining I Kosten: mittel bis hoch I Platzbedarf: gering bis mittel
30	Koordinationsleiter	Für ein Plus an Speed und Koordination I Kosten: gering I Platzbedarf: gering
31	Slackline	Balancefördernd für Garten, Park, Reisen I Kosten: gering bis mittel I Platzbedarf: gering
32	Slashpipe	Röhren voller Wasser für ungewohnte Trainingsreize I Kosten: mittel bis hoch I Platzbedarf: gering
33	Ab Matte	Rückenfreundliche Unterstützung bei Übungen wie Sit-ups I Kosten: gering I Platzbedarf: gering
34	Power-Ketten	Profi-Gewichtstool für zunehmende Belastungen I Kosten: mittel I Platzbedarf: mittel
35	Tornado Ball	Ball mit Kordel für massive Rumpfkräftigung I Kosten: gering bis mittel I Platzbedarf: gering

ideal für

Einsteiger	Fortgeschrit-tene	Gesundheit & Beschwerde-freiheit	Abnehmen	Muskel-aufbau	+ Kraft	+ Ausdauer	+ Beweglich-keit	+ Koordina-tion	+ Schnellig-keit	**siehe Seite**
										226
										222
										218
										228
										212
										250
										232
										248
										238
										210
										222
										214
										243
										234
										222
										234
										210
										241
										237
										225
										245
										246
										222
										237
										244
										226
										248
										243
										247
										245
										241
										247
										242
										244
										237

5 Tipps für den erfolgreichen Gerätekauf

1) Bei Fitnessgeräten gibt es einige Kaufkriterien – der günstigste Preis gehört nicht unbedingt dazu. Zum einen, weil viel Schindluder mit Fake-Artikeln betrieben wird (siehe nächster Punkt). Doch auch sonst stehen günstige Nachahmer oftmals in Sachen Sicherheit und Verarbeitungsqualität hintenan. Hier hilft: testen, wenn möglich (siehe übernächster Punkt). Schau dir auch Bewertungen bei Online-Händlern an. Denn natürlich gibt es sie auch, die brauchbaren günstigen Alternativen.

2) Achte auf Originalität. Insbesondere im Internet, auf Facebook, Instagram etc. tummeln sich unzählige Fake-Anzeigen für Markengeräte. Wenn dir ein Schlingentrainer, der eigentlich 250 Euro kostet, für 40 Euro angeboten wird, solltest du misstrauisch sein. Denn du wirst sicher nicht ungebremst auf deinem Parkett aufschlagen wollen, wenn der mies verarbeitete Gurt unter deinem Gewicht reißt.

3) Teste ein Gerät möglichst direkt im Fachhandel. Dabei bekommst du schnell einen Eindruck davon, wie das Gerät verarbeitet ist, ob es robust genug ist auch für eine intensive Beanspruchung, wie gut es funktioniert, ob es dir grundsätzlich »liegt«, etwa mit Blick auf Polster, Griffe etc.

4) Gut verarbeitete Fitnessprodukte in Deutschland haben oft ein oder mehrere Qualitätssiegel (siehe direkt nebenan).

5) Eigentlich selbstverständlich: Wenn du dir eine größere Fitnessstation für dein Zuhause anschaffen willst, dann messe an geplanter Stelle vorher aus, ob das gute Stück auch passt. Und passen meint nicht nur, dass das Gerät einen Platz findet, sondern dass du auch daran und drumherum noch gut trainieren kannst. Ein Klimmzug-Rack perfekt unter die Kellerdecke gezirkelt ist dann leider unbrauchbar, wenn dein Kopf auf Stangenhöhe schon gegen die Decke stößt.

Gängige Prüf-Kennzeichnungen bei Fitnessgeräten

Wie bei allen anderen Produkten auch gibt es für Fitnessgeräte Prüf- und Sicherheits-Siegel. Diese sind teilweise gesetzlich vorgeschrieben, um dich als Verbraucher vor mangelhafter Ware zu schützen. Ein kurzer Überblick – und vorweggenommen die Empfehlung: Greife zu Geräten, die ein GS- und / oder ein TÜV-Siegel tragen.

GS

Das Siegel »Geprüfte Sicherheit« ist eine freiwillige Kennzeichnung, für die ein Hersteller zahlen muss und mit der er ausdrücken kann, dass er an die Qualität seines Produktes glaubt. Was er dann auch für Verkaufs- und Marketingzwecke nutzen kann. Diese Kennzeichnung gibt dir durchaus eine Sicherheit bezüglich der Qualität: Denn sie wird vergeben auf Basis einer unabhängigen, nur von GS-zertifizierten Prüfstellen durchführbaren Untersuchung. Und sie zeigt, dass das Produkt die verbraucherschutzrelevanten europäischen Vorgaben erfüllt. Aber wie gesagt: Die Kennzeichnung ist freiwillig, und nur weil ein Gerät kein GS-Siegel trägt, muss es deshalb nicht schlecht sein.

TÜV

Auch ein TÜV-Siegel (das gibt's nicht nur für Autos) ist für den Hersteller der Heimgeräte freiwillig. Wenn der dafür das Geld in die Hand nimmt und sich dem unabhängigen Check durch eine TÜV-Prüfstelle stellt, kannst du davon ausgehen, dass das Gerät hohen Sicherheitsstandards entspricht und qualitativ hochwertig ist. Es gibt mehrere TÜV-Gruppen in Deutschland (wie den »TÜV Rheinland« oder den »TÜV Süd«), die teils unterschiedliche Siegel vergeben, aber allesamt umfassend prüfen. Am Ende ist das TÜV-Siegel eine Art erweitertes GS-Siegel.

RoHS

Die Abkürzung steht für die sperrige Formulierung »Restriction of the use of certain hazardous substances in electrical and electronic equipment« und lässt sich eingekürzt aus dem Englischen etwa frei übersetzen mit: »Richtlinie zur Beschränkung gefährlicher Stoffe«. Diese gilt für alle elektronischen Geräte (zu denen ja auch manche Trainingsgeräte wie Laufbänder etc. zählen), die mit dem entsprechenden Prüf-Siegel gekennzeichnet sein müssen. Die RoHS-Angabe ist notwendig, um eine CE-Kennzeichnung anbringen zu dürfen.

CE-Kennzeichnung

Für bestimmte Produktkategorien gilt, dass ein Hersteller eine CE-Prüfung durchführen und das CE-Siegel anbringen muss. Fitnessgeräte gehören allerdings nicht dazu (es sei denn, sie werden als Medizingerät eingestuft), so dass du diese Kennzeichnung in vielen Fällen vergeblich suchen wirst. Sie bestätigt, dass das Tool grundlegende Sicherheitsanforderungen der EU erfüllt. Diese Prüfung nimmt der Hersteller allerdings selbst vor, so dass das Siegel keine Angaben darüber macht, was unabhängige Prüfer zu diesem Gerät sagen.

Weitere Kennzeichnungen

Neben den genannten Siegeln gibt es weitere Kennzeichnungen für Geräte, die zum Beispiel von Fitnessverbänden, Studio- oder Personal-Trainer-Vereinigungen etc. vergeben werden. Die Aussagekraft solcher Auszeichnungen lässt sich letztlich nur im Einzelfall bewerten.

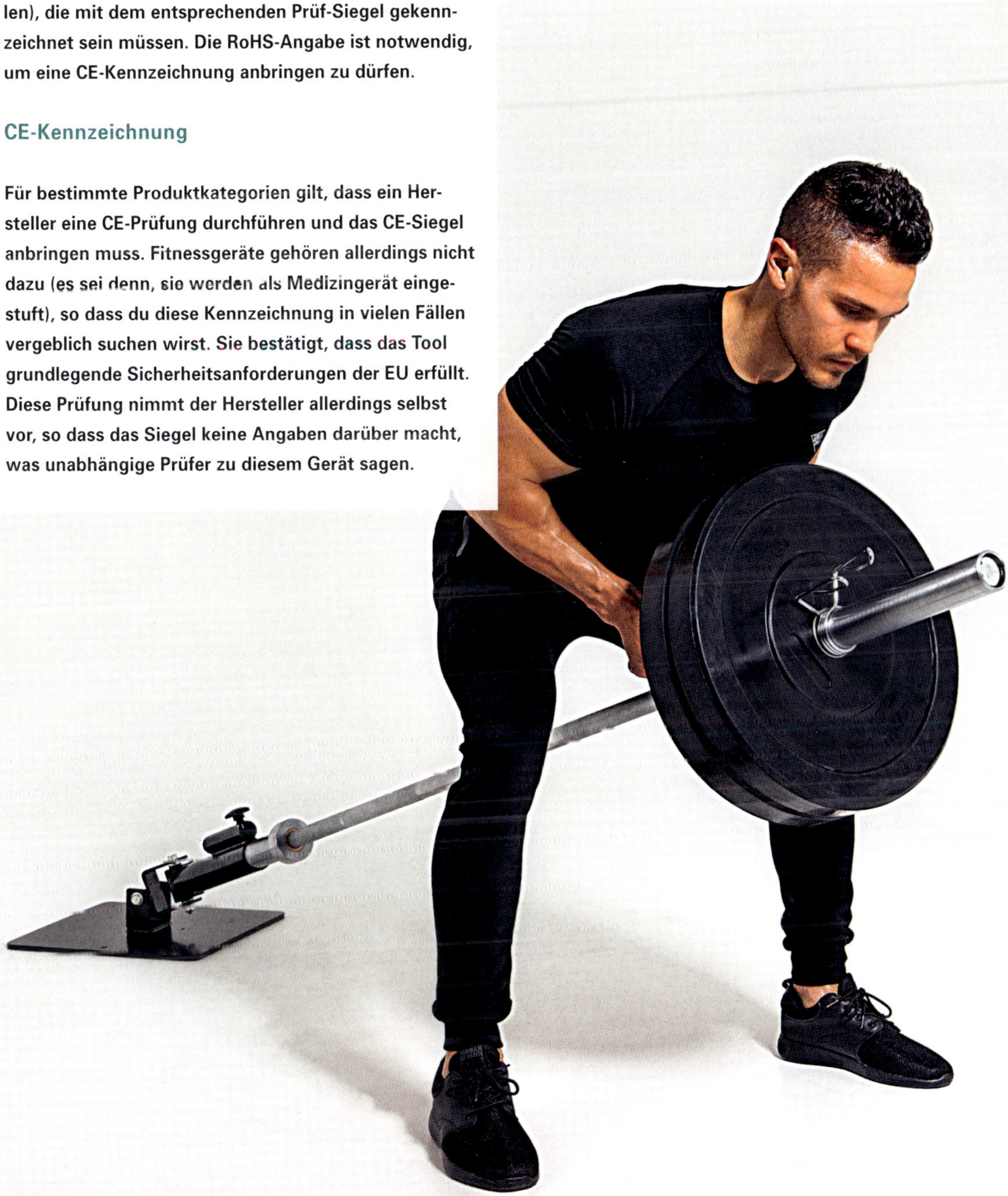

Kraftstationen

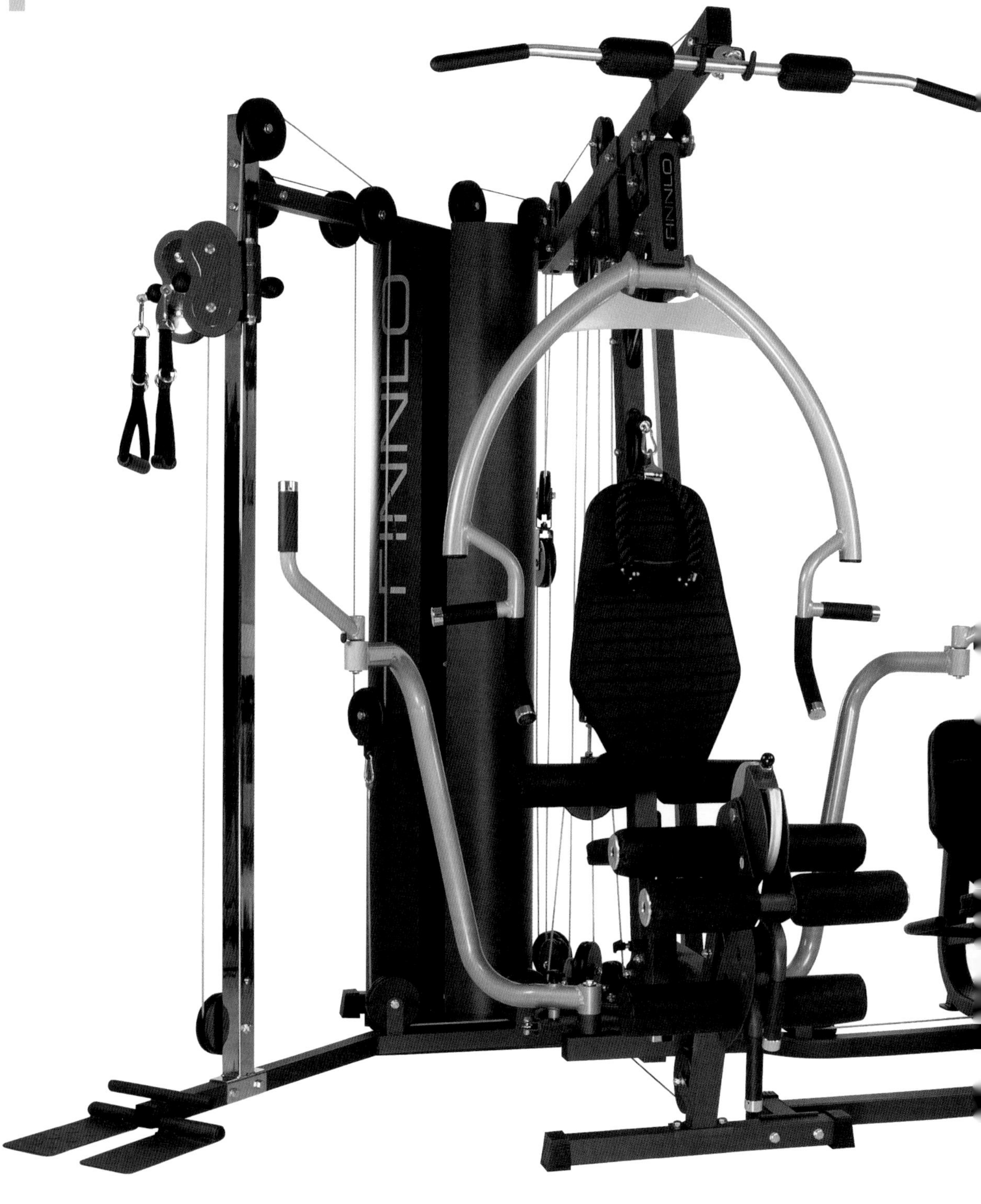

Massive, studioähnliche Gerätschaften gibt es auch für Zuhause: Kraftstationen für den Heimbedarf sind zumeist so konzipiert, dass sie möglichst viele Einzelgeräte vereinen und so möglichst viele Anwendungen ermöglichen. Eine Station für alles: Das ist im Grunde unmöglich, so dass du im Vergleich zum Studio Kompromisse eingehen musst. Aber dennoch bieten dir viele solcher »Türme« unzählige Möglichkeiten vor allem für dein Krafttraining zu Hause. Sie vereinen zwei Vorteile – welche die Station deiner Wahl mitbringen sollte: Sie enthalten schwere Gewichte für hohe Kraftbelastungen, und sie funktionieren in der Regel mit Kabelzug. Und Kabelzugtraining ist – umfangreiche Einstellungsmöglichkeiten vorausgesetzt – eine echte Bereicherung fürs Heim-Krafttraining!

Eine Kraftstation kann, vernünftig ausgestattet, fast schon ein Fitnessstudio ersetzen.

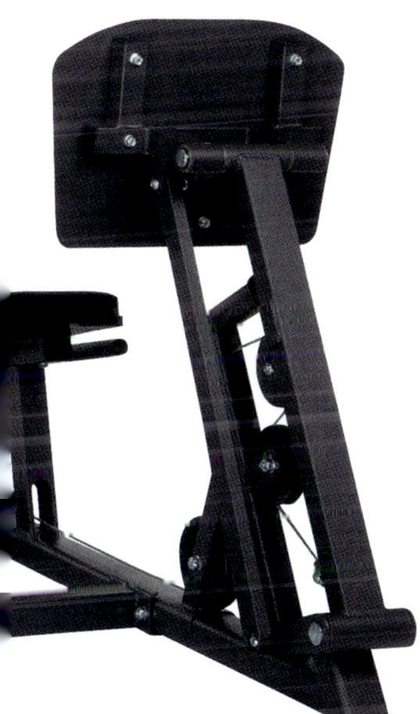

Folgende Maschinen-Übungs-Basics sollte deine Kraftstation ermöglichen: Bankdrücken, Lat-Züge, Klimmzüge, Rudern, Beinstrecken, Beincurlen, Flys, eine Kniebeuge- & Kreuzhebe-Station sowie die erwähnten Kabelzug-Möglichkeiten. Ebenfalls praktisch sind ein Curl-Polster, Dip-Stangen und die Vorrichtung für die Beinpresse – wobei Letztere nur bei wirklich sehr hochwertigen, mit viel Gewicht ausgestatteten Stationen vernünftig trainierbar ist. Eine verstellbare Schrägbank ist ein Muss für die Nutzung einer solchen Station – diese ist meistens integriert (auch mit einer umfassenden, verstellbaren Rückenpolsterung für verschiedene Sitzpositionen), manchmal musst du sie aber zusätzlich erwerben (siehe ab Seite 218). Überhaupt sollte die Station über passende und sinnvolle Verstellmöglichkeiten nicht nur für deine Sitzposition verfügen. Dies ist eine Herausforderung bei der Kaufentscheidung – denn eigentlich müsstest du das am Gerät ausprobieren können. Deshalb die Empfehlung: Wenn du die Möglichkeit hast, nutze den Handel, um Stationen auszuprobieren.

Die Angebote sind schier unüberschaubar, und es gibt in jeder Hinsicht »von ... bis ...«. Grober Richtwert: Preislich beginnen brauchbare Stationen (die unbedingt eins der auf Seite 206 zuvor genannten Siegel tragen sollten) mit kleinerer Ausstattung bei etwa 300 bis 500 Euro. Große und vielseitige Stationen liegen teils deutlich darüber und können auch vierstellige Summen kosten. Neben Qualität und Ausstattung gibt es natürlich noch weitere Kriterien: Dir muss das sperrige »Monstrum« von Trainingsgerät auch optisch gefallen – wobei es im Keller sicher am unauffälligsten platziert ist. Prüfe dabei für deinen Wunsch-Standort sorgfältig, ob du ausreichend Platz hast in alle Richtungen (siehe Tipps auf Seite 206).

Power Racks, Power Cages und Kabelzugstationen

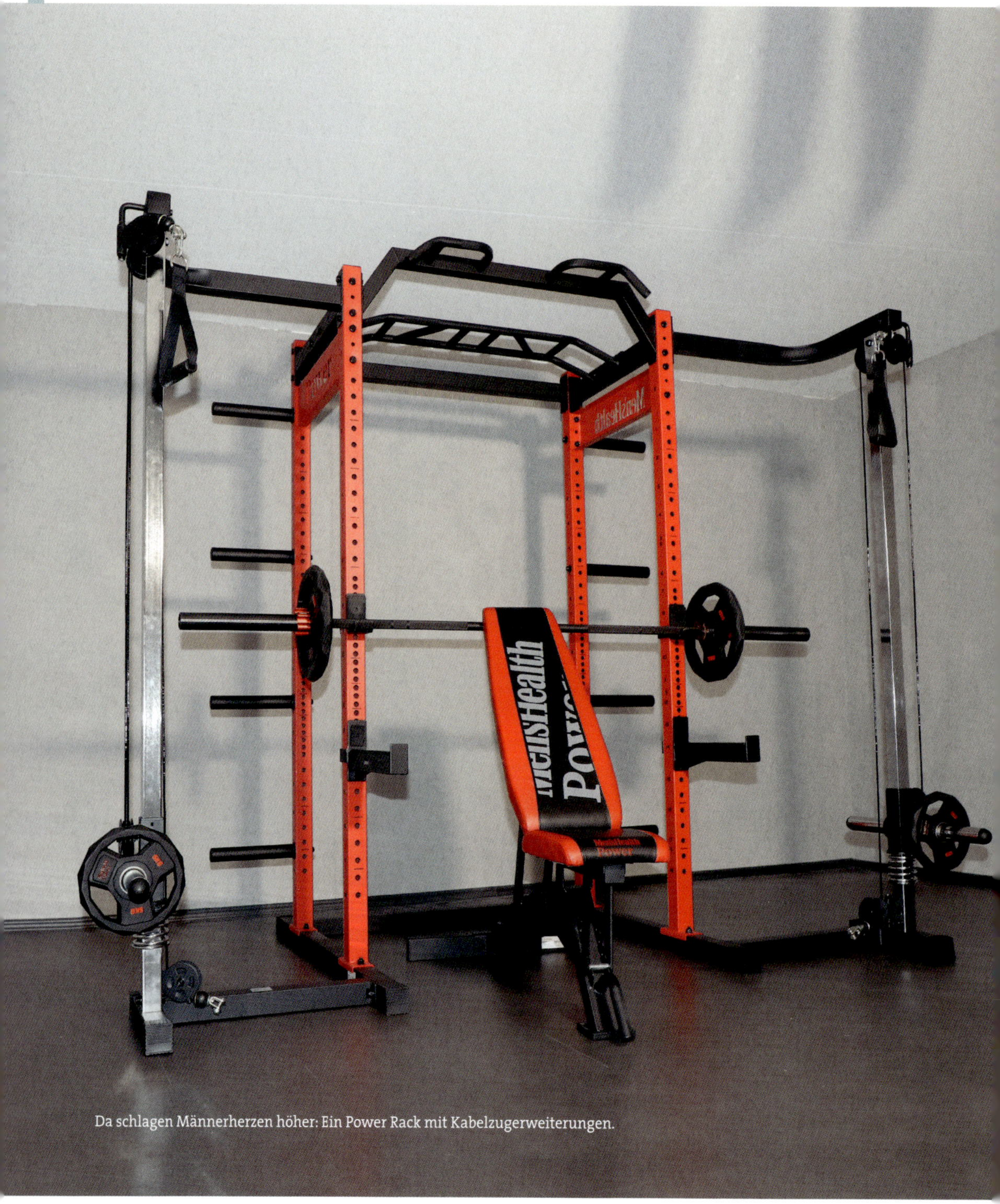

Da schlagen Männerherzen höher: Ein Power Rack mit Kabelzugerweiterungen.

Ähnlich wie die beschriebenen Kraftstationen haben auch Trainings-Racks oder Cages (»Käfige«) sowie Kabelzugstationen (zumindest in der sinnvollen »Crossover«-Dimension) einen immensen Platzbedarf. Solche sperrigen Gerüste ermöglichen Freihantel-Training auch bei sehr hohem Gewicht, wobei du umfangreiche Möglichkeiten haben solltest, deine Gewichte und Langhanteln abzulegen – fürs Kreuzheben, für Kniebeugen, fürs Bankdrücken etc. Dafür sind höhenjustierbare Stahlschienen für die Ablage der Langhantel unerlässlich. Weitere Dinge, auf die du achten solltest: Das Rack sollte dir umfassende Möglichkeiten mit verschiedenen Griffvarianten für dein Klimmzugtraining geben. Zudem sollte es eine Möglichkeit geben, Dips auszuführen (etwa durch einsteckbare Holme). Und das Rack sollte schließlich stabil genug sein, dass du auch einen Schlingentrainer befestigen und damit ohne Probleme bei maximalem Zug trainieren kannst.

Die Kabelzug-Station sollte einen flüssigen Zug erlauben – das ist auch eine Frage der Qualität von Seilführung und Umlenkrollen. Top: Wenn du in »Crossover«-Manier von zwei Seiten zwei Gewichte bewegen kannst, kannst du sehr viele schöne Kraftübungen wie die Kabelzug-Flys durchführen. Tipp: Manche »normale« Racks bieten die Möglichkeit, links und rechts eine Kabelzug-Erweiterung anzubringen.

Einfache Racks/Cages gibt es ab rund 400 bis 500 Euro. Größere kosten bis (deutlich) über 1000 Euro. Trainingsbank, Hantelstangen und Gewichte sind dabei zumeist nicht Teil des Pakets, diese musst du separat erwerben. Einige Tausend Euro kannst du investieren, wenn sowohl Freihantel- als auch integrierte Gewichte Teil der Ausstattung sind, zudem ein vollständiger Kabelzug vorhanden ist und eventuell mehr. Wenn du richtig viel Platz hast, kannst du auch langgezogene »Bridge Racks« erwerben, die Hangelmöglichkeiten zum Beispiel in Form von Monkey Bars enthalten.

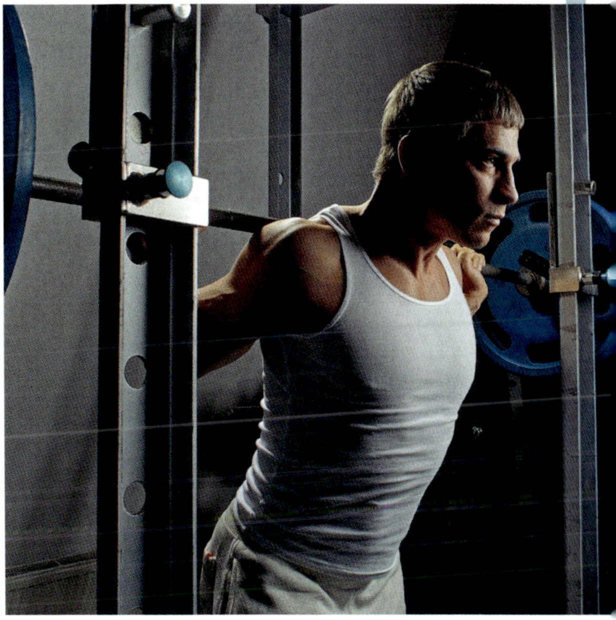

Power Racks ermöglichen ein sicheres Langhanteltraining mit hohen Gewichten.

Beim Kabelzug solltest du zu wackelige, einfache Wandgeräte für etwas mehr als 100 Euro meiden. Crossover-Türme liegen eher bei über 1000 Euro.

Auch bei Power Racks und Kabelzug-Vorrichtungen solltest du unbedingt auf ein Qualitätssiegel achten: Das Gestänge an sich wiegt viel und muss unbedingt stabil stehen. Zudem arbeitest du mit hohem Gewicht, so dass alle Bauteile gesichert robust sein sollten.

Klimmzug-Vorrichtungen

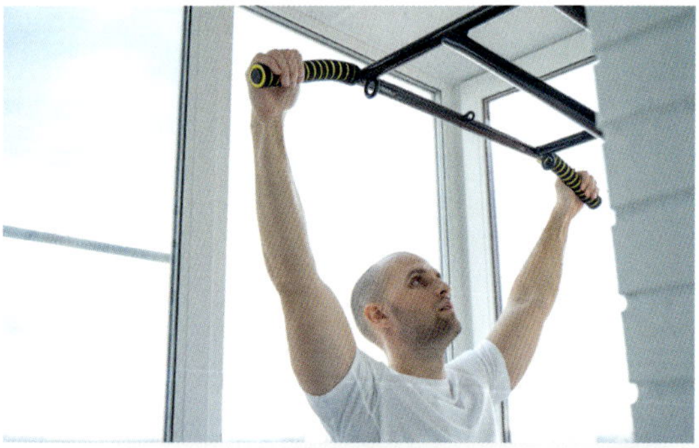

Ein hervorragendes Tool für das Krafttraining in deinem Homegym ist eine Zug-Vorrichtung. Für Klimmzüge, Beinheben im Hang, Kletter-Training, Calisthenics-Moves und vieles mehr hast du verschiedene Vorrichtungen zur Auswahl – an die sich übrigens auch sehr gut Schlingentrainer oder Bänder befestigen lassen – ein Überblick:

Homegym-Vorrichtungen für Klimmzug-Übungen

	Infos	Preis
Klimmzugmöglichkeiten an Racks und Cages	→ siehe Seiten 210–211 → bieten je nach Ausstattung und Qualität alles, was das Herz begehrt	siehe Seiten 210–211
Fest verschraubte Klimmzugvorrichtungen für Wand oder Decke	→ müssen fest in Wand oder Decke verankert werden → bieten dann extrem sicheren Halt	einfache Modelle ab etwa 80 Euro
Im Türrahmen verschraubbare oder klemmbare Vorrichtungen	→ zumeist ergibt sich der Halt aus einer Klemmspannung zwischen den Türzargen (evtl. in Kombination mit Schrauben) → Halt abhängig von Stärke der Wand und Zarge → hinterlässt Spuren an der Türzarge	ab etwa 50 Euro
Vorrichtungen zum Einhängen im Türrahmen EMPFEHLUNG	→ die moderne und schonendere Alternative zu fester verbauten Türvorrichtungen → kann einfach eingehängt und wieder abgenommen werden → bei speziellen Türmaßen vorher checken, ob's passt	ab 80 Euro
Portable Sets auch für das Outdoor-Training EMPFEHLUNG	→ tragbare Griffstangen an einer Platte, die mittels Gurt um Pfähle, Bäume etc. geschlungen werden kann → ermöglicht auch Dips und weitere Übungen → gibt es auch in Kombination mit Indoor-Wandadapter – so hast du ein System für drinnen und draußen	ab etwa 220 Euro
Klimmzug-/Dip-Stationen zum Aufstellen	→ benötigt Stellplatz und kann nicht platzsparend weggeklappt werden → bei schwingenden Bewegungen schwingt möglicherweise auch das Rack	ab 150 Euro einfache Racks zum Aufstellen
Sprossenwand	→ muss fest in der Wand verankert werden → für Klimmzüge sollte ein aufsteckbarer Überhang vorhanden sein → ermöglicht viele weitere Übungen an der Wand – in den Sprossen kannst du auch Zugbänder befestigen zum Beispiel für Ruderübungen	ab 150 Euro
Ringe EMPFEHLUNG	→ du benötigst eine Haltevorrichtung an der Decke (Balken, verschraubte Haken o.ä.) → zumeist aus Holz gefertigt → Klimmzug 2.0: Die frei hängenden Ringe intensivieren die Bewegung → ermöglichen zudem viele Calisthenics- und Turnübungen	ab 30 Euro inklusive Gurte zum Aufhängen
Klettertau oder Vertikaltuch	→ wenn du schon Deckenhaken befestigst: Nutze einen davon doch für ein herabhängendes Tau – wie damals im Sportunterricht ... → auch ein Vertikaltuch bietet intensives Griffkrafttraining – aber nur zertifiziertes Material verwenden, keine alte Gardine! → eine größere Deckenhöhe ist von Vorteil	Tau ab 40 Euro inklusive Spleiß/Karabiner, Tuch ab etwa 70 Euro
Kletterboards	→ ideal für Kletterer: a) Pegboards sind zumeist aus Holz gefertigt, hier kannst du im Hängen Holzpins versetzen und dich so an der Wand entlang bewegen b) Fingerboards ermöglichen das Halten und Ziehen in verschiedenen Fingermulden → alle Systeme müssen fest in der Wand verankert werden	diverse Trainingsboards ab etwa 100 Euro

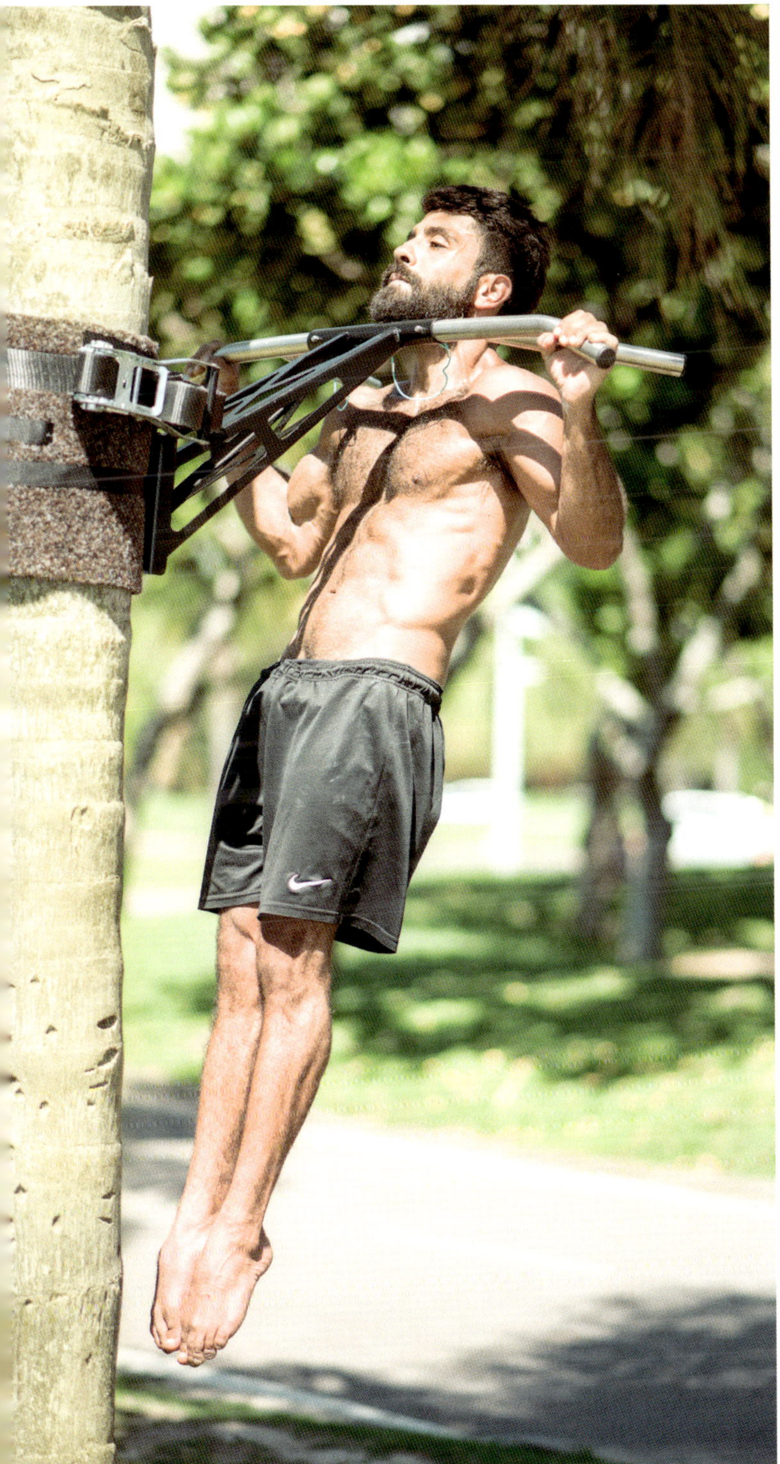

Worauf du beim Kauf achten solltest

- Ganz klar auch hier: Sicherheit geht vor. Das Tool selber muss robust sein – aber vor allem musst du checken, dass die Befestigung deinem Gewicht und deinen Bewegungen standhält.
- Auch die Traglast zählt: Auf der sicheren Seite bist du ab 250 kg, insbesondere dann, wenn du Calisthenics- oder Turnübungen mit Schwung ausüben willst.
- In jedem Fall sollte das Tool verschiedene Griffvarianten ermöglichen: Neben den Klassikern Obergriff (Daumen zeigen zueinander) sowie Untergriff (Daumen zeigen nach außen), beides auch gerne in leicht gekippten Variationen, zudem dann den Hammergriff (Handflächen zeigen zueinander) und vor allem breite Griffmöglichkeiten, eventuell auch Hangelmöglichkeiten, so dass du im Hang immer wieder Hände versetzen kannst.
- Praktisch: Du kannst verschiedene Griff-Sets erwerben und anbringen – etwa kleine hängende Holzblöcke, die du ganz umgreifen kannst, Griffschlaufen oder flaschenförmige Halter, die deine Unterarme massiv fordern etc. Insbesondere Kletterer nutzen das. Trainingsvorteil: Diese hängenden Zusatz-Tools schwingen zumeist, was die Intensität teils massiv erhöht.

Sehr praktisch: Eine Klimmzug-Vorrichtung, die du sowohl indoor als auch outdoor verwenden kannst!

Kardio-Heimtrainer

Ein zentraler Aspekt von Fitness ist die Ausdauer. Kardiogeräte fördern diese in unterschiedlichster Form, sind zudem beliebt als Fett- beziehungsweise Kalorienverbrenner und somit oft im Einsatz für die persönlichen Abnehmambitionen. Diese Geräte ahmen stets Bewegungsformen aus Alltag und Sport nach. Eine Kaufentscheidung fällt dabei oftmals nach den persönlichen Vorlieben. Bist du Läufer und hast den Wunsch, auch indoor zu laufen, etwa bei schlechtem Wetter oder im Winter? Dann steht dir ein Laufband gut. Vielleicht liebst du aber auch das Radfahren – und fühlst dich auf einem Ergo-Trainer im wahrsten Sinne zu Hause. Deine Leidenschaft hier kennen wir nicht, können dir aber ein paar Infos zu den verschiedenen Gerätekategorien geben. Auf dem Heimtrainer-Markt findest du (neben eher von Frauen genutzten Tools wie dem Stepper) vor allem Folgendes: Laufband, Heimtrainer / Rad-Ergometer, Rudergerät, Cross- und Ellipsentrainer.

Exotischere Geräte sind etwa ein Stairmaster (ein Treppenstufen-Trainingsgerät mit zumeist intensiverer Belastung als beim Stepper), ein Ski-Ergometer (der Skilanglauf-Bewegungen nachahmt und ebenso effektiv ist wie ein Rudergerät) oder ein Oberkörper-Ergometer (so genannte »Grinder«), bei dem du gegen Widerstand mit beiden Händen kurbelst – und wie der Name verrät, eher nur den Oberkörper trainierst.

Kategorienübergreifende Features und Merkmale
Moderne Kardiotrainer kennzeichnen in der Regel folgende Dinge:

- Unabhängigkeit vom Stromnetz: Bike-Ergometer, Rudergeräte etc. kommen oft ohne Stecker aus. Die Trainingscomputer verfügen über ein Batterie-Backup und werden gestartet beziehungsweise mit Strom versorgt, den du durch deinen Körpereinsatz generierst. So bist du auch in deinem Radius unab-

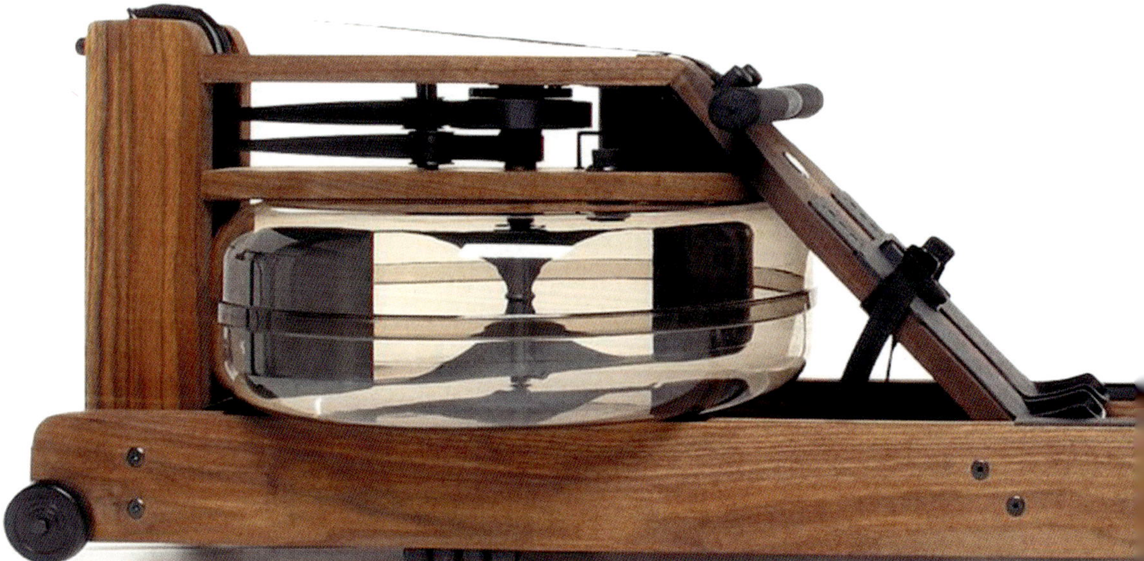

hängig und kannst dein Rudergerät zum Beispiel auf die Terrasse schieben.

- Transportmöglichkeit: Apropos schieben – dein (in der Regel ja eher sperriges) Kardiogerät sollte über Rollen verfügen, auf denen du es leicht bewegen kannst.
- Maximale Gewichtsbelastung: Darauf sollten vor allem Schwergewichtige achten, denn die gibt es bei jedem Gerät.
- Verstellmöglichkeiten: Gerade wenn bei dir mehrere Personen im Haushalt an einem Gerät trainieren sollen, ist es umso wichtiger, dass die Verstellmöglichkeiten einfach und intuitiv sind und nicht bei jedem Personenwechsel nerven.
- Konnektivität: Das ist ein fortschreitender Trend auch bei Kardiogeräten. In Studios hat sich der Einsatz von Bluetooth-/USB-Zugängen für eine Individualisierung der Geräte schon durchgesetzt. Auch für daheim bieten nun immer mehr (hochpreisigere) Modelle einen digitalen Zugriff via Bluetooth oder WLAN an, um die Leistungsdaten mit Smartphone & Co. zu teilen, auszuwerten und gegebenenfalls dein Training zu steuern. Teilweise kann die digitale Anwendung auch genutzt werden, um beispielsweise auf dem Ergometer eine (per Software eingespielte) Tour de France-Etappe »abzufahren« oder gegen einen (realen oder virtuellen) Trainingspartner anzutreten.

Unterschiede bei den Biketrainern

In jeder Kategorie gibt es natürlich unterschiedliche Geräte-Konzepte und Qualitäten. Eine Sonderstellung nimmt die Bike-Kategorie ein, denn hier gibt es teils sehr unterschiedlich gestaltete Modelle. Deshalb ist es wichtig, dass du dir hier vorher im Klaren bist, was zu dir passt. Grob unterscheiden lassen sich folgende Geräte-Typen: Rad-Ergometer, Heimtrainer, Spinning beziehungsweise Indoor Bike, Rollentrainer.

Ein Rad-Ergometer zeigt deine Leistung in Watt an, wird mit einer Power von bis zu 400 Watt auch zur Leistungs-

Ein klassisches Rudergerät mit Wasserwiderstand – aus Holz gefertigt ein Schmuckstück für dein Wohnzimmer.

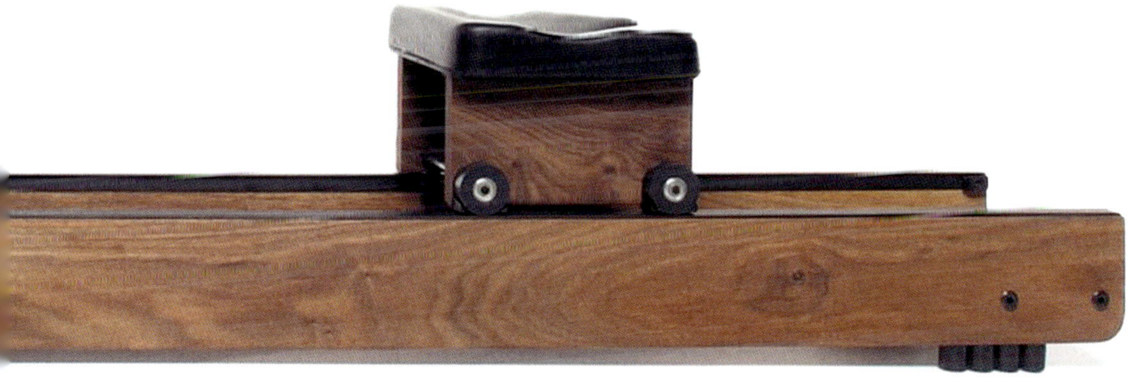

Kardio-Heimtrainer

diagnostik eingesetzt. Ein Heimtrainer kann das eventuell auch, ist aber zumeist weniger gut ausgestattet und leistungsfähig als ein Ergometer – dafür günstiger. Beide gibt es sowohl in einer klassischen Sitzvariante als auch als Liegefahrrad. Ein Spinning- oder Indoor-Bike ist für kraftvolles Treten in einer sportlichen Sitzhaltung (ähnlich der natürlichen Haltung auf Rennrad, Mountain Bike oder Triathlon-Bike) gedacht. Hier geht's weniger um Diagnostik oder das Abfahren unterhaltsamer Programme. Ein Rollentrainer schließlich ist kein Standfahrrad, sondern tatsächlich nur eine Rollenvorrichtung, auf die du ein vorhandenes Fahrrad stellst, auf dem du dann radelst.

Welcher Kardiotrainer nun der Richtige für dich ist? Schwere Frage, da dies wie gesagt von deinen persönlichen Vorlieben abhängt. Wenn wir eine Empfehlung geben würden, dann für ein Rudergerät. Hauptvorteil: Darauf trainierst du den ganzen Körper so intensiv wie du magst: Du kannst dich entweder locker damit aufwärmen, oder dich auch bis zum Anschlag verausgaben, um deine Leistungsfähigkeit zu steigern oder viele Kalorien zu verbrennen. Alles perfekt auch in Intervall-Manier oder für den kleinen 3-Minuten-Push zwischendurch. Ein weiteres Argument: Während jeder von uns jederzeit laufen oder Treppen steigen kann, und fast jeder auch hin und wieder mit dem Fahrrad unterwegs ist, wird kaum jemand ein Ruderboot oder Kajak sein Eigen nennen.
Eine Trainingsbank oder Hantelbank

Infos und Kaufberatung zu gängigen Kardiotrainer-Kategorien

	Vorteile und Nachteile
Crosstrainer/ Ellipsentrainer	Vorteile: → gelenkschonender als Laufen, da du die Füße nicht abhebst → beansprucht auch den gesamten Körper und deutlich mehr Muskeln als Laufband oder Rad-Ergometer, allerdings nicht so intensiv wie ein Ruder-Ergometer → Das stehende Training ist ein guter Ausgleich für alle Büro-Dauersitzer. Nachteile: → Durch das Mitschwingen der Griffvorrichtung kannst du nicht so gut Vollgas geben. → relativ sperriges Gerät → Günstige Geräte können laut sein.
Laufband	Vorteile: → Intensität leicht steuerbar, intuitive Bewegung → in der Regel gelenkschonender als die Laufeinheit draußen → paralleles Buchlesen oder Filmschauen ist möglich Nachteile: → Laufen trainiert eher nur Beine und den Po. → im Vergleich zu anderen Kardiogeräten sperrig und eher laut
Rad-Ergometer	Vorteile: → Intensität leicht steuerbar → nutzbar zur Leistungsdiagnostik → Lesen, Film gucken – geht auch mit dem Standrad (auf der Rolle eher nic Nachteile: Das lange Sitzen mit unbewegtem Oberkörper schlägt in dieselbe Kerbe wie langes Sitzen am Arbeitsplatz, auf dem Sofa etc. (u.a. mit verkürzter Hüftbeuge- und Beinmuskulatur). → Biken trainiert eher nur Beine und Gesäß.
Rudergerät	Vorteile: → Ganzkörpertraining, obwohl du sitzt → Intensität leicht steuerbar, auch sehr hohe Belastung/Energieverbrauch über 1000 Kalorien/Stunde möglich → aktiviert alle großen Muskelgruppen, dadurch effektives Training auch de Oberkörpers → auch bei hohen Belastungen gelenkschonend → perfekt fürs Intervalltraining und über den Tag verteilte kurze Einheiten → ideal fürs Warm-up (Ganzkörper!)

Beim Kauf zu bedenken

- → Entscheidend ist die Schrittlänge des Geräts. Die muss zur Körpergröße passen. Ideal für die meisten Nutzer etwa zwischen 1,70 und 1,85 m Körpergröße: nicht unter 46 cm. Wer größer ist, ist mit Schrittlängen über 50 cm gut beraten. Lieber eine größere Schrittlänge wählen als eine zu kleine. Gut für mehrere Nutzer: eine Einstellmöglichkeit der Schrittlänge
- → Wegen der Schrittlänge scheiden kleine Crosstrainer unter 1,40 m Länge aus (nur für Menschen unter 1,70 m passend).
- → Alternative bei Platzproblemen: klappbare Ellipsentrainer
- → Der Pedalabstand (auch Q-Faktor genannt) sollte unter 15 cm sein, damit sich das Gehen angenehm anfühlt und die Füße sich bei natürlicher Beinstatik bewegen können.
- → Es gibt front- und heckangetriebene Trainer: Ellipsentrainer mit der Schwungmasse vorn (tendenziell flüssige Bewegung auch mit kleineren Schwungmassen, eher flache Bewegung wie beim Nordic Walking) und Crosstrainer mit der Schwungmasse hinten (häufiger mit größeren Schwungmassen, erzeugen einen höheren Hub beim Gehen ähnlich einer Laufbewegung).
- → Die Griffholme sollten beweglich schwingen und im aufrechten Lauf bedienbar sein.
- → Der Computer sollte Trainingsprogramme anbieten, zudem Widerstand, Distanz, Trainingszeit und Tempo anzeigen. Optimal: Watt- und/oder Herzfrequenz-Steuerung.
- → Miss daheim am Stellplatz die Deckenhöhe aus, da die Pedale dich recht hoch bewegen.
- → brauchbare Geräte ab etwa 600 bis 700 Euro

- → auf Dämpfung achten (betrifft vor allem Gummipuffer unter der Fläche sowie die Laufmatte selbst)
- → Ein stabiler Rahmen sorgt auch für Laufruhe.
- → Je schneller das Tempo & größer/schwerer der Läufer, desto größer muss die Lauffläche und desto leistungsstärker muss der Motor sein.
- → gut ablesbarer Trainingscomputer mit diversen Trainingsprogrammen und gegebenenfalls Pulsermittlung via Brustgurt
- → brauchbare Geräte ab etwa 500 Euro

- → Wähle eine passende Gerätegröße nach deiner Körpergröße und/oder Schrittlänge, beachte auch das Körpergewichtsmaximum.
- → Es sollte diverse Einstellmöglichkeiten geben: Sitzhöhe, horizontale Sattelposition für den Abstand zwischen Sattel und Lenker, Sattelneigung, Lenkerjustierung in Höhe und Neigung.
- → gut sind Multipositions-Lenker für viele Griffvarianten
- → Ziehe ein Fahrrad-Ergometer vor.
- → Ein möglichst natürlicher Rundlauf sorgt für ein natürliches, gelenkschonendes Pedalieren. Das kann eine schwerere Schwungmasse erreichen, vor allem ein hochwertiges Tretlager.
- → Ein fester Stand ist wichtig.
- → Der Trainingscomputer sollte gut ablesbar sein und wenigstens Watt, Zeit, Strecke, km/h, Trittfrequenz (RPM) und Kalorienverbrauch anzeigen, dazu diverse Trainingsprogramme und Speicherfunktionen für deine Leistungen mitbringen.
- → Zudem ist eine integrierte Pulsermittlung (Kopplung via Brustgurt ist besser als Handsensoren) wichtig.
- → zusätzliche praktische Features: individuell erstellbare Trainingsprogramme, Getränkehalter für Trinkflasche
- → brauchbare Geräte ab etwa 500 bis 600 Euro, gute Geräte ab/um 1000 Euro

---

- → Es gibt verschiedene Widerstandssysteme:
  a) empfehlenswert, da gelenkschonend und ein realistisches Rudergefühl vermittelnd: Wasserwiderstand, Luftwiderstand
  b) weniger empfehlenswert und bei eher billigen Geräten zu finden: hydraulischer Widerstand, magnetischer Widerstand
- → Der eingebaute Trainingscomputer sollte gut ablesbar und vom Rudersitz aus erreichbar sein. Auch hilfreich (falls du keine Pulsuhr besitzt): integrierte Pulssteuerung.
- → Die lange Maschine sollte hochkant aufstellbar sein, nimmt so kaum Platz weg.
- → brauchbare Geräte ab etwa 700 bis über 1000 Euro (dann auch mit ansehnlichem Design)

Trainingsbänke

darf in keinem Homegym fehlen. Dieses Basis-Tool ist essenziell für viele Übungen vor allem für deinen Oberkörper. Die Frage ist nun, welche Art von Hantelbank deinen Bedürfnissen nahekommt. Eine kurze Vorstellung verschiedener Bank-Typen.

Flachbank

Das ist die einfachste Variante: eine waagerechte, stabile Ablagefläche, auf der du Übungen wie Bankdrücken oder Flys ausführen kannst. Die Flachbank ist nicht verstellbar – deshalb kommst du schnell (gerade als Fortgeschrittener) an Grenzen, wenn du neue oder weitere Übungen in dein Training einbauen willst.

Schrägbank

Hier kommt die Schrägbank ins Spiel: Bei dieser ist das Polster zweigeteilt, so dass du eine längere Lehnfläche und eine kürzere Sitzfläche nicht nur zusammen als eine Liegefläche wie bei der Flachbank ausrichten, sondern diese auch gegeneinander in verschiedenen Winkeln positionieren kannst. In schrägen Positionen kannst du dann mehr Übungen ausführen, etwa das Schrägbankdrücken, mit dem du obere Anteile der Brustmuskulatur erreichst. Gut für manche Übungen ist, wenn du die Rückenlehne wirklich komplett senkrecht feststellen kannst. Es gibt Schrägbänke, bei denen du das lange Polster nur nach oben verstellen kannst, und solche, in denen du das Rückenpolster auch nach unten verstellen und so auch »Incline« oder »Negatives« Bankdrücken mit dem Kopf nach unten ausführen kannst, was untere Bereiche der Brustmuskeln aktiviert.

Langhantel-Drückerbank

Diese Bank (als Flach- oder Schräg-Version) ist erweitert um eine Ablagehalterung für Langhantelstangen: Links und rechts etwa auf Brusthöhe befinden sich dafür zwei Holme. Der Vorteil: Du bestückst die Hantelstange in den Holmen in Ruhe mit schwerem Gewicht, legst dich drunter und trainierst damit. Wenn dir eine solche Drückerbank noch zu sperrig ist – kein Problem: Es gibt extra Ablage-Racks (teilweise auch als »Kniebeuge-Ständer« o. ä. bezeichnet, weil du dort auch bei Übungen im Stehen das Gewicht ablegen kannst), die du nachkaufen und mit einer normalen Hantelbank kombinieren kannst.
Und falls dir der Begriff Multifunktionsbank begegnet: Dahinter verbirgt sich am Ende letztlich eine mehr oder weniger vollwertige Kraftstation (siehe Seite 208). Für das Training mit wirklich freien Gewichten sind die hier beschriebenen Trainingsbänke allemal besser geeignet.

Erweiterungen und weitere Features

- Einige Bänke besitzen Schaumstoffrollen, um die Beine zu fixieren und so auf der langen Fläche Sit-ups ausführen zu können. Deshalb werden diese Bänke auch manchmal Sit-up-Bank genannt. Du solltest nur schauen, dass dich diese Polster nicht bei der vernünftigen Ausführung der anderen Übungen wie Bankdrücken behindern – dafür müssen sie abnehmbar oder aus der Trainingsebene der Bank wegzudrehen sein.
- Wieder andere Bänke besitzen Kurzhantel-Ablagen rechts und links. Das ist praktisch, wenn du mit schweren Kurzhanteln arbeitest und etwa Bizeps-Curls ausführst. Für einige andere Übungen aber können diese zumeist starren Hantelablagen im Weg sein. Du solltest also genau wissen, was du vorhast, bevor du dich für eine solche Bank entscheidest.

- Weitere Optionen können zum Beispiel ein aufsteckbares Curl-Pult sein, aufsteckbare Dip-Holme für das Drückerbank-Rack, eine Beincurl-Erweiterung am Ende der Bank und einiges mehr.

Darauf solltest du beim Kauf achten

- Ganz entscheidend: Die Bank muss stabil und sicher verarbeitet sein. Wackelige und billige Bänke bergen ein hohes Verletzungsrisiko! Schau, ob deine Bank ein GS- oder TÜV-Siegel hat. Achte beim Zusammenbau darauf, dass alle Schrauben fest sitzen (und zieh sie nach ein, zwei Wochen nochmals nach). Auch die Verstellung von Flächen

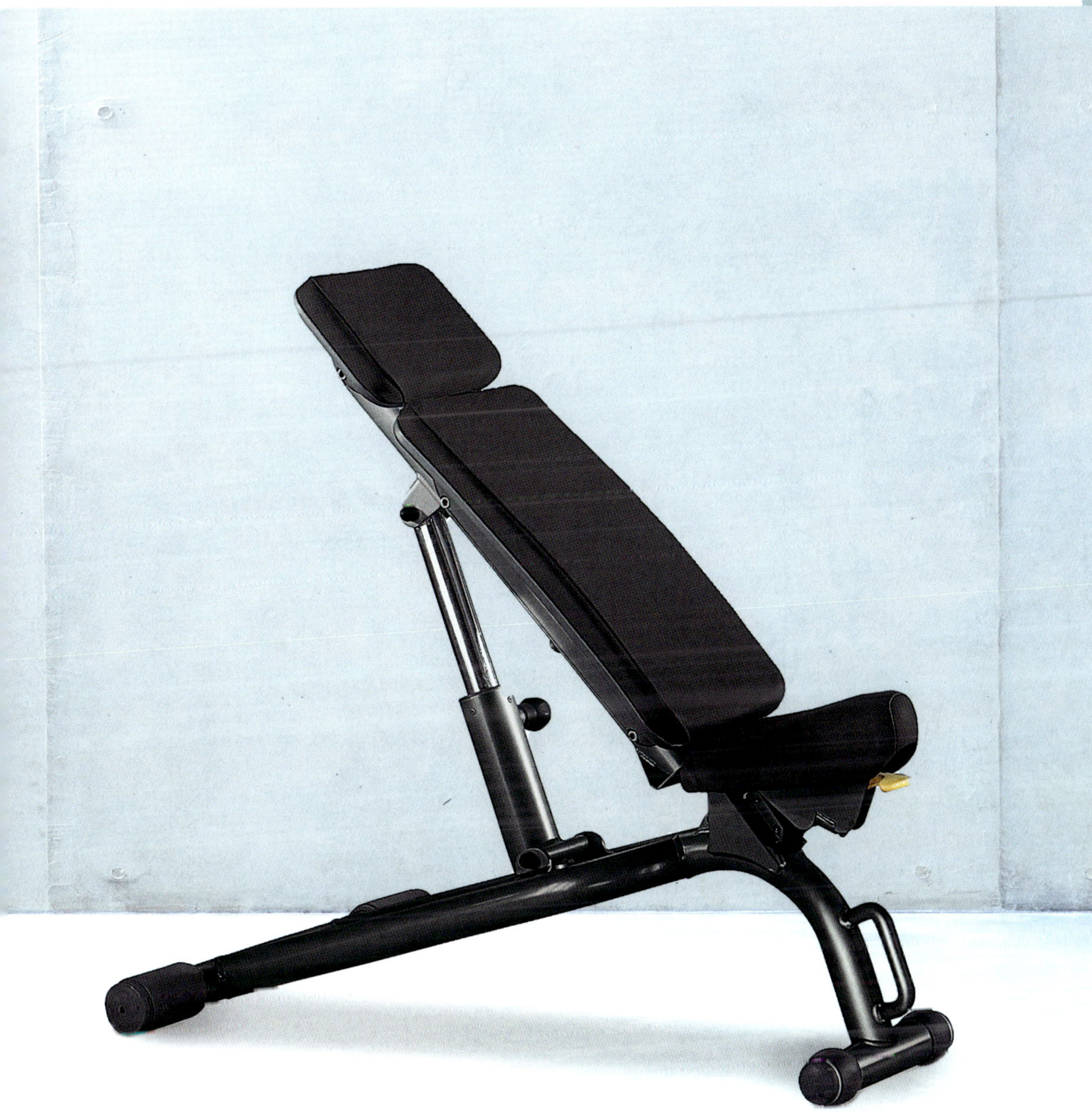

Die meisten Schrägbänke ermöglichen eine Verstellung der Rückenlehne in 15-Grad-Abständen. Bei Profi-Bänken sind sogar 7,5-Grad-Schritte möglich.

Trainingsbänke

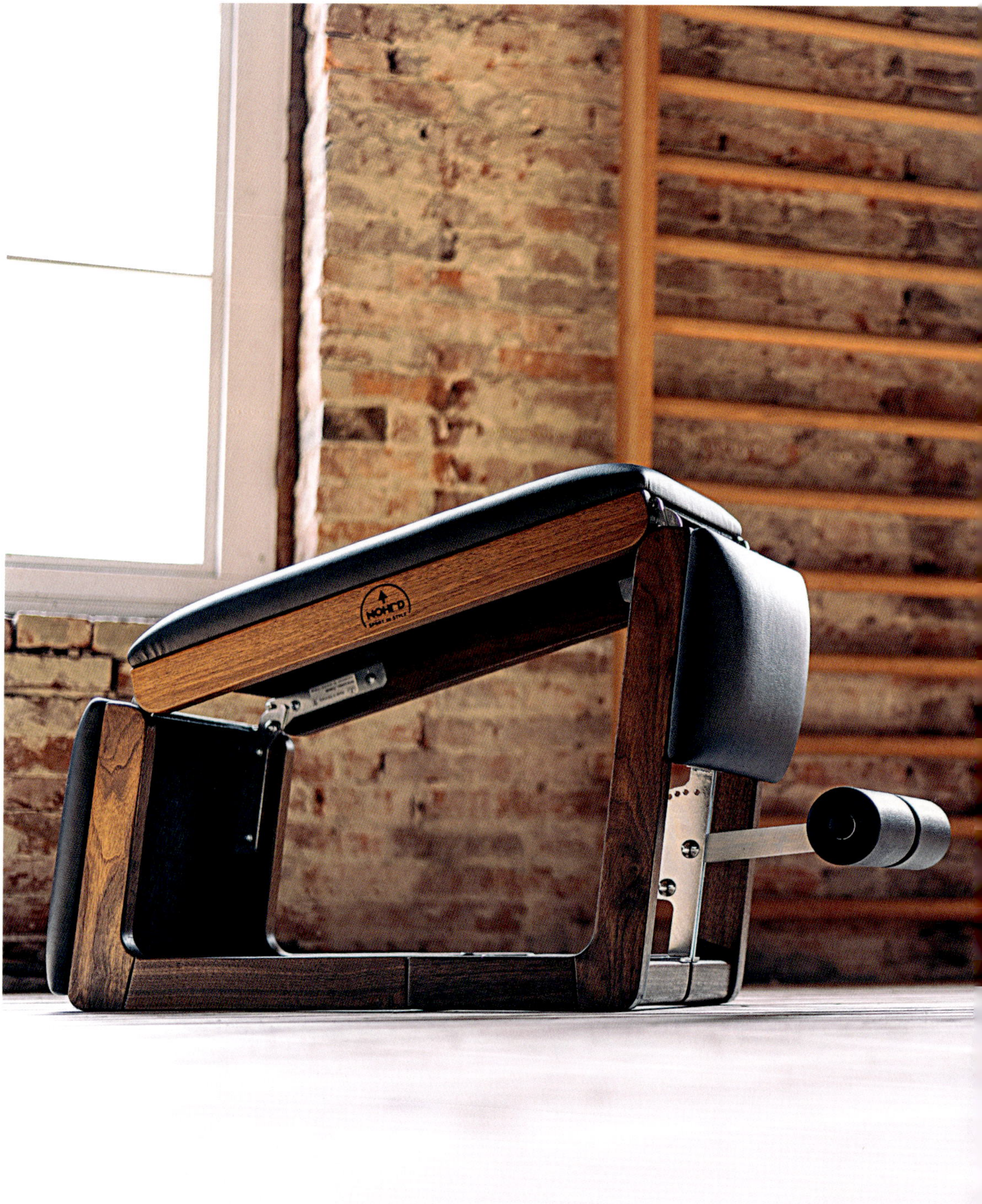

Hantelbänke gibt es auch in schick – hier ein mehrfach klappbares Modell aus Holz und Leder.

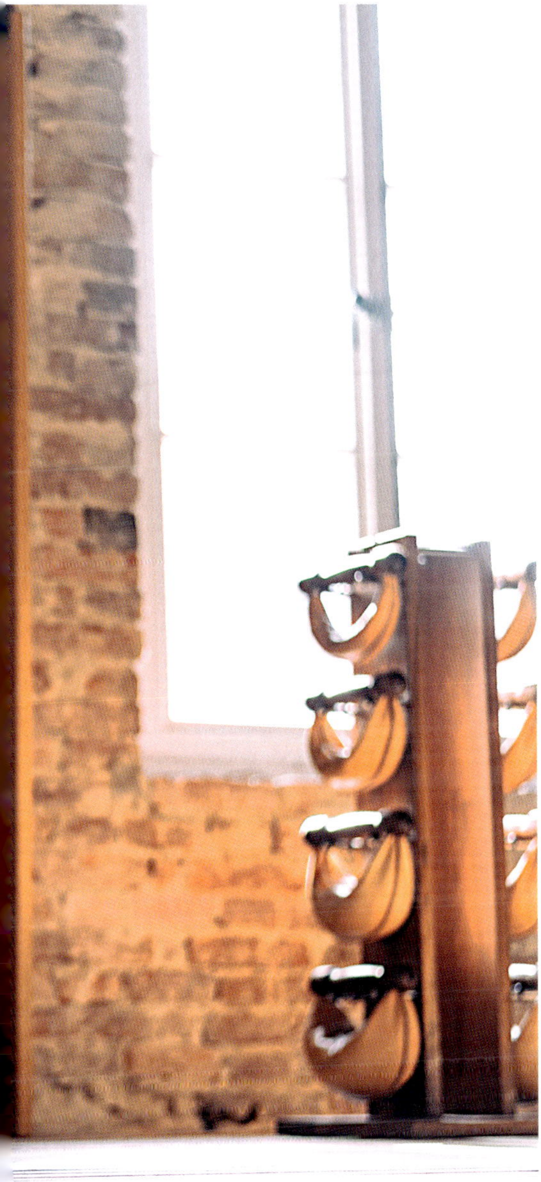

muss so einfach gehen, dass du dich dabei nicht klemmen kannst. Und: Wenn du eine Position eingestellt hast, darf es keinen Zweifel mehr geben, dass die Arretierung auch hält! Das alles sind Fragen der Verarbeitung – und damit der Kosten, weshalb du nicht unbedingt das billigste Modell nehmen solltest. Der Preis für eine solide Bank beginnt bei etwas über 100 Euro.

- Ebenso wichtig: das zulässige Maximalgewicht. Das berechnet sich aus deinem Körpergewicht, deinem (maximal angestrebtem) Trainingsgewicht plus einen Sicherheitspuffer von etwa 20 %. Empfehlung: 250 kg sollte die Maximallast mindestens betragen – so kannst du als 100 Kilo-Kerl immerhin 100 Kilo Bankdrücken. Fortgeschrittene wählen eine entsprechend höhere Maximallast beim Bankkauf.
- Vernünftige, breite Standfüße geben Sicherheit, und Parkett-schonende Gummiaufsätze sorgen dafür, dass nichts kippelt.
- Die Liegefläche sollte ausreichend groß sein. Ungefähre Faustregel: Körpergröße minus 60 Zentimeter für die Länge. Was die Breite angeht, so sollte dein Rücken nicht unbedingt komplett aufliegen, aber du solltest wegen einer zu schmalen Fläche unter Gewichtsbelastung auch nicht zur Seite kippen. Am besten probierst du es aus. Ansonsten zur groben Einschätzung: Mit 30 cm (plus/minus 5 Zentimeter) Breite solltest du gut hinkommen.
- Du hast wenig Platz im Homegym? Dann könnte eine quasi wie ein Bügelbrett zusammenklappbare Hantelbank eine Option für dich sein. Hier achte aber bitte umso mehr auf die Qualität der Verarbeitung auch beim Klappmechanismus.
- Thema Komfort: Das Polster sollte gut verarbeitet und schweißundurchlässig sein.
- Als Transporthilfe haben sich insbesondere bei schweren Bänken Rollen an einem Ende bewährt. So kannst du die Bank angekippt problemlos bewegen.

Hanteln und freie Gewichte

Freihanteln sind ein perfektes Tool für jedes Homegym. Sie fördern klar deine Kraft, zudem trainieren Sie deine Koordination, da dein Körper alle Bewegungen komplett selbst führen und ausgleichen muss. Sie unterstützen dich damit auch beim Funktionellen Training. Weit verbreitet sind Hanteln, die du aus Hantelstangen und einzelnen Gewichtsscheiben zusammensetzt, vor allem für Langhanteln, aber auch bei Kurzhanteln. Letztere gibt es auch fertig montiert mit einem festen Gewicht. Die einzelnen Gewichtsscheiben kannst du dann für eine Vielzahl spezieller Stangenformen nutzen. Schließlich gibt es noch System-Kurzhanteln, zudem die etablierten Kettlebells und einiges mehr an Gewichten. Ein kurzer Überblick in nachfolgender Tabelle.

Übersicht gängiger Hanteln und Gewichte

	Infos
Kurzhantel (Standard)	→ Gewichtsscheiben sind oft rund, seltener dreieckig; fix verschraubte Gewichte sind zumeist rund oder sechseckig (Hex-Hanteln). → Eine Kurzhantelstange wiegt, sofern sie nicht hohl ist, meist 2 kg, manchmal 2,5 kg; es gibt auch »Olympia«-Versionen mit 5 kg Eigengewicht. Geschmacksache: Einige Griffflächen sind aus Stahl, andere gummiert, wieder andere etwas verstärkt für einen besseren Grip.
Langhantel (Standard)	→ Es gibt verschiedene Längen meist zwischen 160 bis 220 cm. → Das Eigengewicht hängt auch von der Länge ab und liegt meist zwischen 8 und 12 kg. → Standard-Stangen können meist bis zu 150 kg Gewicht tragen.
Langhantel (olympisch)	→ Top für sehr hohe Gewichte und Übungsklassiker wie Kreuzheben oder Kniebeugen sind die besonders langen und schweren Wettkampfstangen. → Die olympische Stange ist immer 220 cm lang und wiegt 20 kg (Männerversion – die Frauenvariante ist kürzer und wiegt 15 kg). → Olympische Stangen sind in der Regel bis (weit) über 400 kg belastbar. → Der große Durchmesser erleichtert den Scheibenwechsel, die einzelnen Scheiben liegen »satter« an und wackeln nicht. → Die beiden Aufnahmebereiche für die Scheiben sind kugelgelagert und drehen sich zum Griffbereich – das entlastet die Handgelenke.
SZ-Hantel (Standard)	→ Die mehrfach gebogene Stange wird auch Curl-Hantel genannt, da sie genau dafür gut zum Einsatz kommt – der schräge Griff ist für die Handgelenke anatomisch deutlich komfortabler. → In der Regel wiegen die SZ-Stangen 8 kg, manchmal 10 kg.
Trizepshantel (Standard)	→ Diese Stange bringt zwei parallele Griffe innerhalb der Konstruktion mit, mit der du im Hammergriff über Kopf oder liegend Trizepsstrecken absolvieren kannst (und natürlich auch andere Übungen im Hammergriff wie Bizeps-Curls). → Das Eigengewicht beträgt meist 10 kg. → In der Regel gibt es Trizepshanteln nur mit Federverschluss.
Trap Bar (olympisch)	→ »Trap« – die Hantel wirkt tatsächlich wie eine Bären-»Falle«, in die du hineinsteigst; sie wird aufgrund ihrer sechseckigen Form auch Hex-Bar genannt. → für sehr schweres Gewicht gedacht, erleichtert sie Übungen wie Kreuzheben und Farmers Walk → Gut: Manche Systeme haben verschiedene Griffstärken zur Auswahl, die du durch einfaches Drehen der Griff-Batterie auswählen kannst.
Systemhantel	→ Systemhanteln vereinen unterschiedliche Gewichtsgrößen in einer Hantel: Über einen Schiebe- oder Steckmechanismus kannst du verschiedene Trainingsgewichte einstellen. So benötigst du nur eine Hantel anstatt viele unterschiedlich schwere. → Nachteile: Die Systeme sind teuer und nicht unkaputtbar, je nachdem, wie rabiat du trainierst.
Kettlebell	→ ein echtes Multitalent und Must-have für dein Homegym, denn die Kugelhanteln ermöglichen ein funktionelles Ganzkörpertraining mit Schwerpunkt Rumpf, Hüfte, Oberschenkel und sind dabei u. a. gut für: a) Kraftausdauer mit Übungsklassikern wie dem Kettlebell Swing; b) Kraft & Koordination mit komplexen Übungen wie dem Turkish Get-up; c) mit leichteren Gewichten für HIIT / Kardio / Fettverbrennung; d) mit schweren Gewichten für Schnelligkeit und Maximalkraft → Größen: von 2 bis 32 kg in der Regel in 2-kg-Schritten, ab 12 kg in 4-kg-Schritten → Einsteiger nutzen Kettlebells mit 6 kg bis 12 kg, ergänzend 16 kg; Fortgeschrittene erweitern bis 24 kg, sehr Erfahrene greifen zu noch schwereren. → Die Kugelhanteln gibt es in der Oldschool-Variante aus purem Gusseisen, aber auch gummiert, mit Plastik ummantelt oder mit Stoff bezogen. → Auch Kettlebells gibt es als »Systemhantel« mit steckbaren Scheiben für verschiedene Gewichtsgrößen in einer Kettlebell. → Zudem gibt es Kettlebells auch als »Kurzhantel« mit Grifföse und einseitigem Schraubverschluss, die du mit normalen Hantelscheiben bestücken kannst.
Vibrationshantel	→ zumeist nur wenige Kilo schwere Kurzhanteln, die vibrieren und damit für zusätzliche Intensität sorgen sollen, wobei auch die Tiefenmuskulatur angesprochen werden soll → recht hoher Anschaffungspreis für eine insgesamt eher fragwürdige Wirkung

Darauf solltest du beim Kauf achten

Gewichtsscheiben

Mit Scheiben steuerst du bei bestückbaren Hantelstangen dein Trainingsgewicht. Hier gibt es Systeme mit unterschiedlichen Durchmessern: die Standard-Gewichte und Stangen mit einem Durchmesser von 3 cm sowie die Olympia-Gewichte und Stangen mit einem Durchmesser von 5 cm. Es gibt einige wenige Hersteller, die andere Größen verwenden – achte beim Kauf also auf die Bohrungsangaben: Sie lauten 30/31 mm bei der Standard-Größe, 50/51 mm bei der Olympia-Größe. Der kleinere Wert ist hier jeweils der Stangendurchmesser, die Bohrungen in den Scheiben sind einen Millimeter größer.

Preis
unterschiedlich, Beispiele: 20 kg-Sets sowie 2 x 10 kg Hex-Hanteln ab etwa 60 Euro
Stange allein ab 70 Euro (Schraub-/Sternverschluss) Langhantel Set mit 50 kg Zusatzgewicht ca. 200 Euro
Stange allein ab etwa 180 Euro Set mit etwas über 100 Kilo Zusatzgewicht ab 700 Euro
Stange ab etwa 40 Euro
Stange ab etwa 40 Euro
ab etwa 200 Euro (ohne Gewichte)
etwa 250 Euro pro Kurzhantel bei möglichem Gewicht bis etwa 25 kg
unterschiedlich auch nach Gewicht: z. B. 12 kg Gusseisen ab 30 Euro Set (8, 10, 12, 16 kg) ab etwa 120 Euro System-Kettlebell ab 150 bis 200 Euro bestückbare Kettlebell-»Kurzhantel« um 30 Euro
ca. 100 Euro/Kurzhantel

Bei einer Systemhantel stellst du das gewünschte Gewicht vorher ein – der Rest der Platten bleibt dann am Boden.

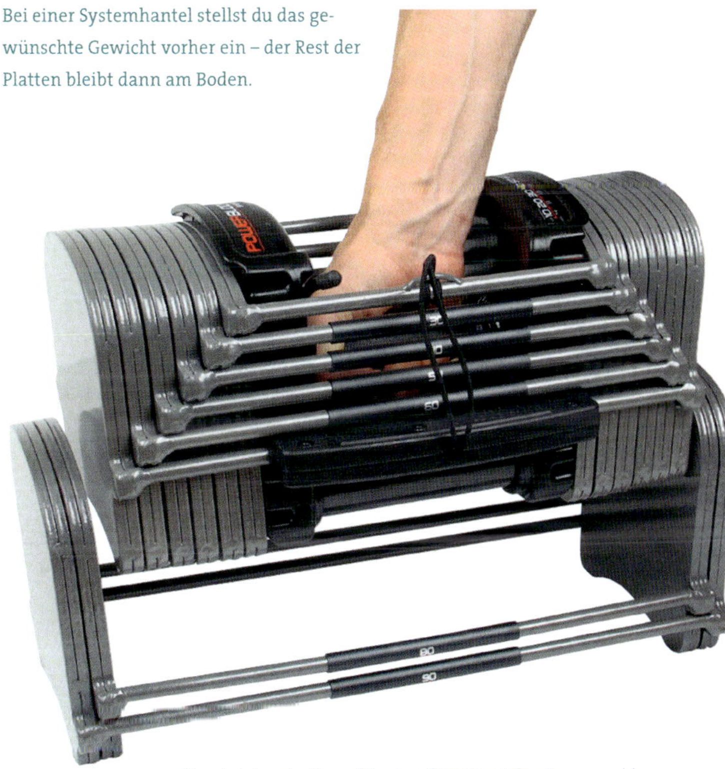

Gewichtsscheiben für das Standard-System sind im Durchmesser deutlich kleiner als die Scheiben für das olympische System. Es gibt sie in Gewichten von 0,25 kg bis 30 kg, wobei 0,5 kg bis 10 kg die gängigsten Größen sind. Standard-Gewichtsscheiben sind entweder gusseisern (robust, aber ungeschliffen), verchromt (schön anzusehen – aber Vorsicht vor billigen Exemplaren, denn die Chrombeschichtung kann absplittern und als Metallsplitter in die Haut dringen) oder gummiummantelt (ideal, da rostfrei, leise abzulegen und schonend zum Parkett).

Hanteln und freie Gewichte

Praktisch insbesondere bei schweren Scheiben: Manche Standard-Gewichte haben Griffaussparungen in der Hantelfläche, so dass du die Scheibe wie eine Tüte tragen kannst.

Die olympischen Gewichtsscheiben werden auch »Bumper Plates« genannt – aufgrund ihrer massiven Gummi-Ummantelung. Das macht sie zu robusten und zugleich die Umgebung schonenden Gewichten, mit denen du die Hantel auch fallen lassen kannst (Achtung: nur, wenn dein Boden stabil genug ist!) – das hast du sicher schon mal bei Gewichthebern gesehen, die das gestemmte Gewicht nach dem Stoßen sogar von ganz oben auf das Podest fallen lassen.
Die Gewichte beginnen bei olympischen Scheiben mit 0,25 kg und gehen bis 50 kg – die gängigen Größen liegen zwischen 1,25 kg und 20 kg. Ab 5 kg, spätestens ab 10 kg sind alle Scheiben gleich groß (nur eben nicht gleich dick) mit einem Durchmesser von 45 cm. Ein oft genutztes Farbsystem zeigt das Gewicht einer Scheibe: Schwarz 5 kg, Grün 10 kg, Gelb 15 kg, Blau 20 kg, Rot 25 kg.

Verschlusssysteme
Damit die Scheiben nicht abrutschen, nutzt du Verschlüsse. Auch hier gibt es verschiedene Systeme:
Den **Klappverschluss** sicherst du mit einem klappbaren Riegel – dieses System hat sich bei Olympia-Gewichten durchgesetzt. Er ermöglichst einen schnellen Gewichtswechsel und hält sicher.
Ein **Federverschluss**, genutzt für beide Stangendurchmesser und häufig bei Trizepshanteln beispielsweise, besteht aus einem Klemmring. Auch dieser erleichtert das Umstecken, ist allerdings bei hohem Gewicht eventuell überfordert und kann verrutschen, so dass du hier ein seitliches Kippen der Stange vermeiden solltest.
Der **Stellring** ist eines der ältesten Systeme – diesen Ring fixierst du mittels einer Knebelschraube, die die ganze Zeit übersteht, oder einer Madenschraube, die du mit einem Inbusschlüssel eindrehen musst. Vorteil: sicherer Halt. Nachteile: das Wechseln von Gewicht dauert länger und die Schrauben verschleißen recht schnell.
Der **Sternverschluss** ist ein Schraubverschluss und wird sehr häufig bei Standard-Gewichten verwendet. Erkennbar ist dieses System an den markanten Schraubgewinden an den Enden der Hantelstange, auf das du die sternförmigen Muttern schraubst.

Verarbeitung
Alle Komponenten, insbesondere die Verschlusssysteme, sollten einen sicheren Eindruck machen und robust verarbeitet sein. Zu deiner Sicherheit: Kaufe lieber in deutschen Shops als direkt Noname in China. Die Herstellung von Hantelstangen und Scheiben ist zwar keine Raketentechnik, aber das Verletzungsrisiko durch abgerutschte Gewichte ist groß.
Bei Kettlebells sollte die Oberfläche insbesondere im Griffbereich sauber verarbeitet sein, ansonsten scheuerst du dir beim Schwingen schnell die Handflächen auf.

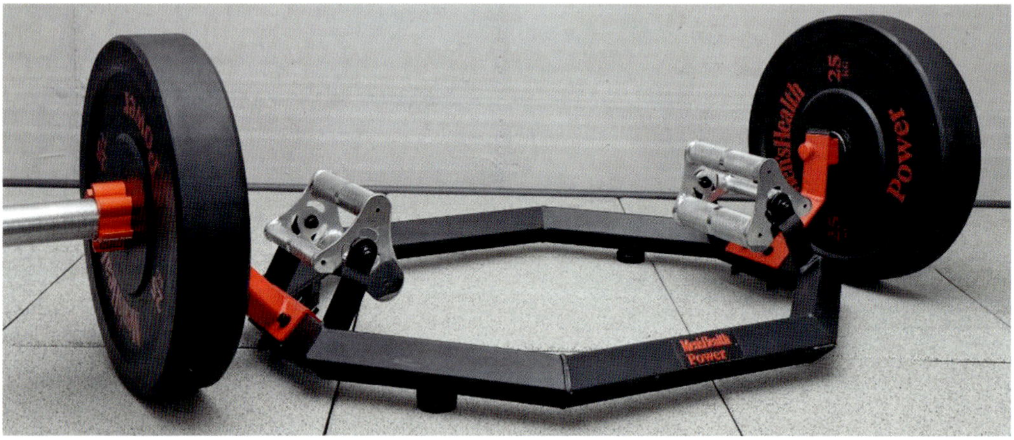

Wer schwergewichtig trainieren will, kommt an einer Trap Bar kaum vorbei.

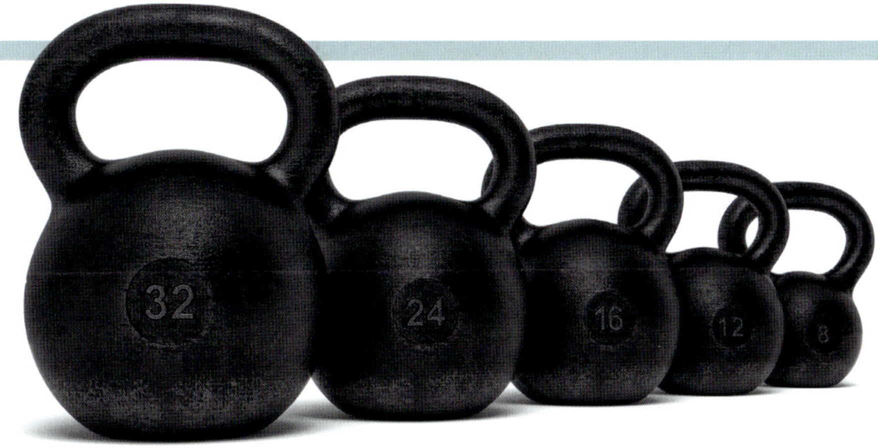

Kettlebells gibt es in verschiedenen Größen – in Farbe oder für harte Kerle auch einfach gusseisern schwarz.

Mit diesen zwei Top-Tools hast du dein Hanteltraining im Griff

1) Feste Hantelgriffe

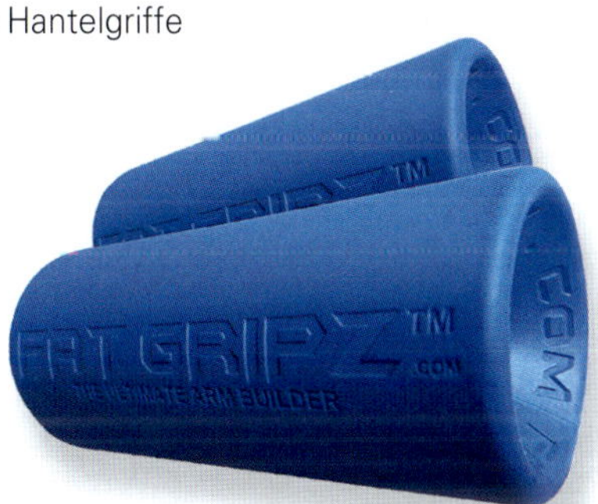

Diese Gummigriffe erweitern im wahrsten Sinne den Griff deiner Trainingshantel. Alles, was du tun musst: Du stülpst die Hantelgriffe über die eigentliche Grifffläche der Freihantel (passt auch bei vielen Klimmzugstangen und Kabelzugvorrichtungen). Bei einer Langhantel platzierst du die Griffe je nach gewünschter Griffbreite. Was hast du davon? Durch die dickere Grifffläche (gibt's in verschiedenen Stärken, zumeist zwischen 4,5 und 7 cm Durchmesser, wobei Werte um 5 cm am häufigsten zu finden sind) forderst du massiv die Muskulatur deiner Unterarme und damit deine Griffkraft, denn die Finger können nicht mehr so eng und fest umgreifen wie gewohnt. Das kommt dir auch bei anderen Übungen mit höheren Trainingsgewichten zugute, wenn häufig die Griffkraft das schwächste Glied der Kette ist. Preis pro Paar zwischen 20 und 35 Euro mit guter Gummimischung.

2) Dynamische Hantelgriffe

Mindestens ebenso sinnvoll sind diese Hantelgriffe, die aus einem Gummigriff sowie daran angebrachtem Minigurt bestehen und einen ganz anderen Ansatz verfolgen: Sie geben dir Flexibilität bei der Wahl deiner Griffposition insbesondere bei Zugübungen wie Rudern, Klimmzug oder Kreuzheben. Und sie erlauben dabei auch, dass du dein Handgelenk während einer Bewegungsausführung drehst – das geht naturgemäß mit einer starren Langhantel- oder Klimmzugstange nicht. Das bringt zwei entscheidende Vorteile:

a) Du intensivierst damit dein Training, weil du durch eine Drehung des Handgelenks unter Belastung mehr Muskeln beziehungsweise Muskelfasern ansprichst. Zudem »schwebt« durch die Gurte das Gewicht frei: Wenn du Bewegungen ausführst, schwingt das Gewicht also zusätzlich, was du muskulär ausgleichen musst.

b) Du schützt dich vor Verletzungen und Beschwerden in der am Zug beteiligten Arm- und Schulter-Muskulatur, da die damit verbundenen Gelenke (Handgelenk, Ellenbogen, Schultergelenkbereich) einer natürlichen Bewegung folgen können, ohne in ungünstige Positionen gezwungen zu werden. Zudem gehört zu manch einer natürlichen Zug-Bewegung, dass dein Handgelenk rotieren kann – dementsprechend sind die dynamischen Griffe auch unter funktionellen Aspekten sinnvoll.

Der Minigurt ist längenverstellbar, du kannst diese Griffe dann auch einsetzen für Dip- oder Stützbewegungen wie bei einem Schlingentrainer. Es gibt tatsächlich auch Gurt-Erweiterungs-Sets, die aus den Griffen einen vollwertigen Schlingentrainer machen. Achte in jedem Fall darauf, dass die maximale Belastbarkeit pro Griff weit über deinem eigenen Körpergewicht (mindestens 150 kg pro Griff) liegt. Preis um 40 Euro für ein Griff-Paar.

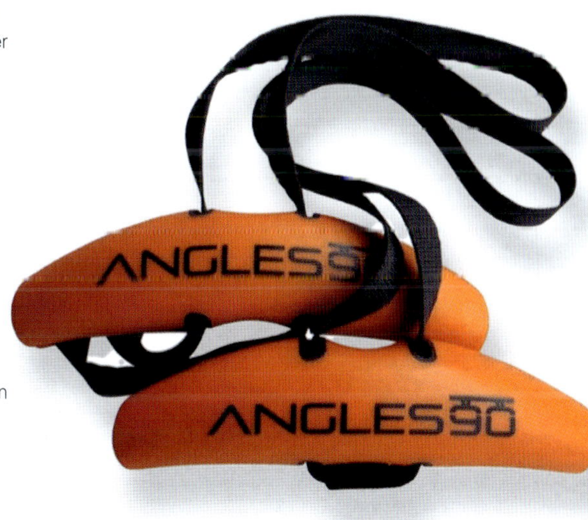

Matten

Trainingsmatten gibt's quasi wie Sand am Meer. Sie sind unverzichtbar für praktisch jede Bodenübung – und auch fürs Training mit schwerem Gewicht. Wofür sind Matten da? Zum einen schonen sie deine Gelenke bei Stützübungen. Zum anderen bewahren sie dich vor Kälte und Schmutz bei Bodenübungen – gerade wenn du wie beim Yoga barfuß trainierst. Großflächig und dicker ermöglichen sie Kampfsport-Moves und Turnübungen, ohne dass du dich bei Stürzen verletzt. Und schließlich gibt es auch Matten, die primär den Boden schützen vor schwerem Gewicht. Grundsätzlich gilt: Je dünner eine Matte, desto besser der Halt – und je dicker, desto besser die Polsterung. Für deine Kaufentscheidung findest du unten eine kurze Auflistung der gängigsten Mattenarten (abgesehen von spezielleren Formen wie Niedersprung-, Weichboden-, Keil- oder großflächigen Bodenturn-Matten) und ab hier wichtige Matten-Merkmale:

Maße

Die benötigte Länge hängt von deiner Größe ab. Grundsätzlich solltest du auf der Matte von Kopf bis Unterschenkel liegen können. Zwischen 160 und 200 cm Länge sind bei den meisten Matten Standard. Was die Breite angeht: Yoga- und Fitnessmatte sollten wenigstens 60 cm breit sein. Es darf auch breiter sein, zum Beispiel 80 oder 100 cm: Das ist sinnvoll bei HIIT-Training und Aerobic, wo du sehr schnelle Bewegungen wie Ausfallschritte in mehrere Richtungen ausführst. Es kann auch ein zuverlässiges Stecksystem sein – hier gilt umso mehr: Die Verzahnung von Mattenelementen muss stark genug sein, dass die Teile nicht auseinanderrutschen durch die schräg einwirkende Kraft eines Schritts.

Material

Insbesondere Allergiker sollten auf die Zusammensetzung des Materials achten. Während Stoffe wie TPE, Jute oder Kork unbedenklich sind, können PVC, Latex, Kautschuk o. Ä. Allergien auslösen. Grundsätzlich sollte die Matte schadstofffrei sein und beispielsweise keine Weichmacher enthalten. Eine Zertifizierung kann dir hier Sicherheit geben.

Rutschfestigkeit

Oberstes Sicherheitskriterium – alle Matten müssen rutschfest sein und dir sicheren Halt bieten! Und zwar auf beiden Seiten: Die Matte darf nicht auf dem Boden rutschen, und deine Hände und Füße dürfen nicht über

Übersicht gängiger Matten-Arten

	Infos	Preis
Fitnessmatte	→ soll vor allem deine Gelenke schonen, etwa deine Knie und Handgelenke beim Abstützen ebenso wie Rücken und Gesäß beim Ablegen → Stärken von 0,8 cm bis 1,5 cm (etwas dicker bis maximal 2 cm vor allem bei dynamischen Übungen wie gesprungenen Liegestützen) sind passend für die meisten Einsatzzwecke.	ab etwa 30 Euro
Yogamatte	→ Hier geht es vor allem um maximalen Halt bei allen Asanas und Stabilität bei Balance-Positionen. Die Matte dient zudem der Isolation und Hygiene, da Yoga oft barfuß ausgeführt wird → sind dünner als Fitnessmatten: gängige Stärken liegen zwischen 0,15 cm und 0,8 cm (auch hier: etwas dicker bei dynamischen Moves)	ab etwa 30 Euro
Turn-, Kampfsport- und Wurfmatten	→ deutlich dicker, ab mindestens 2 cm bei Kampfsportmatten, ab 4 cm bei Wurfmatten → dienen dem Abfangen von Stürzen bei Kampfsportübungen, Salti o. Ä. → gibt es sowohl als Einzelmatte als auch flächig ausgelegt als verzahnte Puzzle-Elemente aus Schaumstoff – zudem gibt es auch aufblasbare Turnmatten	ab 100 Euro bis einige 100 Euro, je nach Stärke & Fläche
Bodenschutzmatte	→ Wie der Name sagt: Sie schützen den Boden, insbesondere vor Hanteln und Gewichten, aber auch als Unterboden für Kardiogeräte oder Kraftstationen. → Flächig ausgelegt können sie auch als Boden für Fitnessübungen dienen. → Auch diese gibt's als Einzelmatte und als zusammensteckbare Mattenelemente.	Einzelmatten ab 20 Euro, Puzzle-Sets ab 40 Euro

die Matte rutschen. Das gilt für dynamische Fitness-Moves wie Burpees oder Handstandübungen gleichermaßen wie für Yogamatten etwa bei Krieger-Positionen oder dem herabschauenden Hund.

Gewebestabilität
Die Matten sollten sich bei schräg einwirkendem Druck nicht auseinanderziehen oder verformen. Zudem sollten Füße und Hände beim Abstützen nicht zu tief »eindringen« in die Fitness- oder Yogamatte. Für beides sorgt ein dichtes Gewebe.

Gewebeflexibilität
Auch wenn die Matte aufgerollt gelagert wird, sollte sie sich beim Einsatz doch schnell im ausgerollten Zustand »ablegen«.

Hygiene
Die Matte sollte schweißresistent sein (aber auch nicht zu glatt an der Oberfläche – Rutschgefahr). Lieber hältst du ein Handtuch parat, mit dem du bei Bedarf die Matte kurz trockenwischst.

Weitere Merkmale
Ein passender mitgelieferter Aufrollgurt mit Trageschlaufe ist nützlich, wenn du die Matte an verschiedenen Orten einsetzt. Manche Matten haben ausgesparte, mit Plastikrand gesicherte Löcher: Damit kannst du die Matte an einer Seite zum Beispiel an einer Sprossenwand befestigen oder auch senkrecht aufhängen, um sie als Lehne zu verwenden.

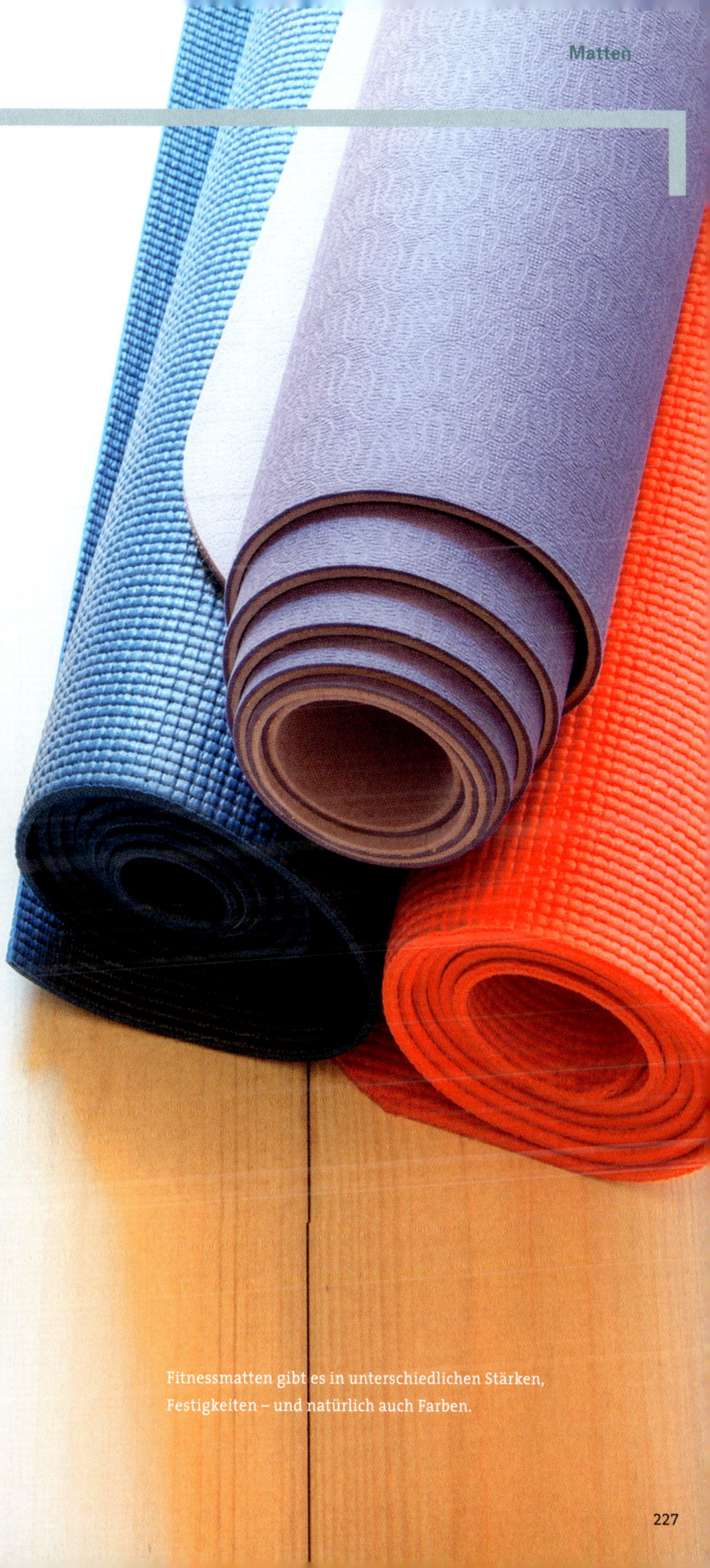

Fitnessmatten gibt es in unterschiedlichen Stärken, Festigkeiten – und natürlich auch Farben.

Schlingentrainer

Ein einfaches Gurtsystem wird zum Trainingstar: In den 1990er Jahren von einem Navy-Soldaten entwickelt, um sich auch in abgelegenen Einsatzgebieten fit zu halten, ist der Schlingentrainer heute aus kaum einem Studio wegzudenken und wird inzwischen auch schon von Discountern angeboten.

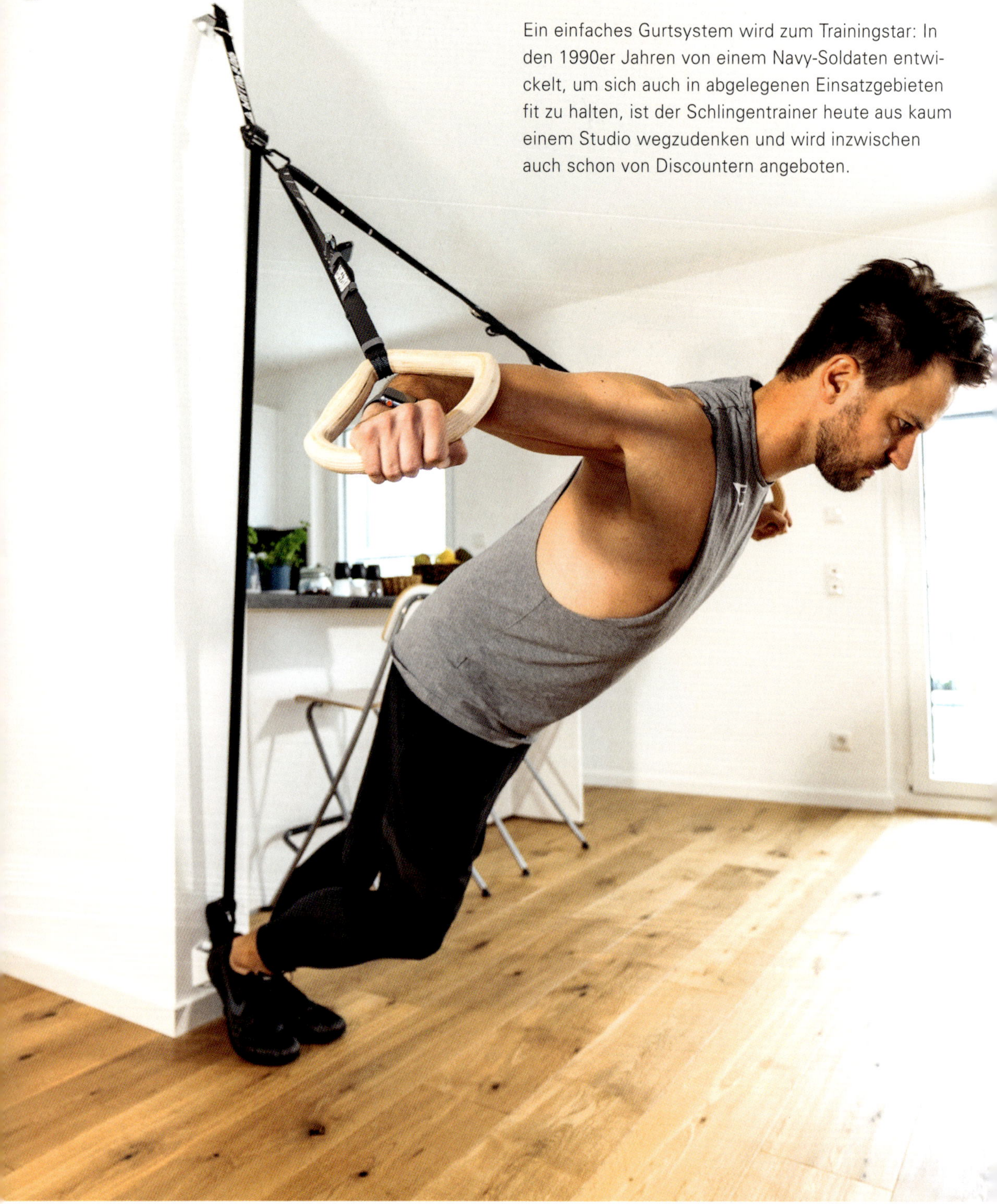

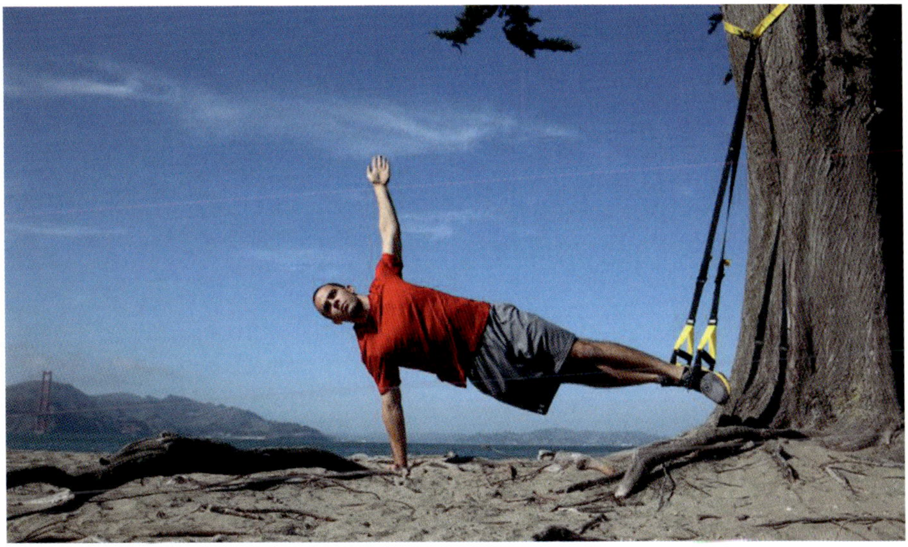

Ein Schlingentrainer kann nicht nur zu Hause genutzt werden, sondern ist auch ein beliebtes Outdoor-Tool – eine Art Fitnessstudio to go.

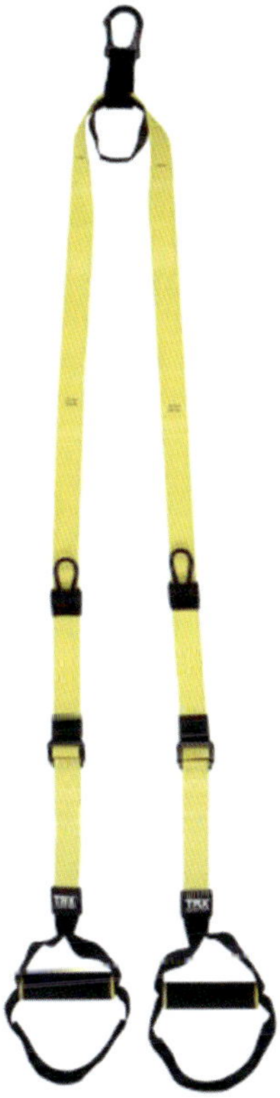

Im Mittelpunkt des Schlingentrainers stehen die verstellbaren Gurte mit Griffen und Fußschlaufen.

Der Schlingentrainer, mit dem du vorrangig deine Kraftausdauer trainierst, erlaubt unzählige Übungen mit dem eigenen Körpergewicht. Dabei erschwert er diese mit stetiger Instabilität durch die sich frei bewegenden Gurte. Der ganze Körper – insbesondere der Rumpf – ist unter Spannung, und so wird selbst aus isolierten Übungen wie dem Bizeps-Curl eine Ganzkörperübung. Ein Grund, warum das »Schlingentraining«, auch englisch »Sling Training« oder »Suspension Training« genannt, im Funktionellen Training so beliebt ist.

Alles, was du zum Training brauchst, ist eine stabile Befestigungsmöglichkeit, um die du das eine Ende schlingst und mit einem Karabiner sicherst: ein Balken, ein Pfosten, ein Baum, ein fester Haken in der Wand o. ä. Es gibt auch spezielle Einsätze, mit denen du an einer herkömmlichen Zimmertür trainieren kannst. Die Intensität lässt sich durch den Winkel deines Körpers zur Aufhängung beziehungsweise zum Boden variieren. Der Schlingentrainer ist schnell angebracht und wieder abgenommen. Mit seinem geringen Gewicht meist unter einem Kilo ist er so auch perfekt für Reisen – sozusagen das kleinste Fitnessstudio der Welt, das du immer dabeihast und das hunderte Übungen ermöglicht.

Schlingentrainer

Worauf du beim Kauf achten solltest

→ Über allem steht: Qualität. Kaufe nur zertifizierte Schlingentrainer (erkennbar etwa an Hologrammen oder Seriennummern), und am besten nur in spezialisierten Shops. Denn: Noname-Produkte bergen ein ebenso großes Verletzungsrisiko wie die vielen Fakes von »namhaften« Herstellern bei Ebay & Co. Diese haben oft eine mangelnde Qualität. Nicht auszumalen, wenn dir halb über dem Boden hängend der Gurt reißt.

→ Achte in jedem Fall darauf, dass dein Befestigungsgegenstand in alle Richtungen belastbar ist. Nutze niemals billige und wenig tragfähige Karabiner, sondern immer geeignete Befestigungstools, etwa einen Kletter-Karabiner.

→ Ein guter Schlingentrainer …

- ist leicht in seiner Länge verstellbar,
- ruckelt nicht über die Umlenkung hinweg, wenn du ihn belastest,
- verfügt über angenehm greifbare Griffe aus beständigem Material (lieber schadstoffgeprüftes Gummi als Schaumstoff) sowie über
- Schlaufen, in die du mit den Füßen leicht einsteigen kannst, und
- kostet als empfehlenswertes System ab etwa 80 Euro bis über 200 Euro.

→ Es gibt Schlingentrainer mit und ohne Umlenkrolle, und auch beides in einem als modulares System. Für Einsteiger absolut ausreichend ist die Version ohne Umlenkrolle, die dir jede denkbare Übung ermöglicht. Fortgeschrittene profitieren von einer Umlenkrolle, die für zusätzliche Instabilität sorgt. Und sie ermöglicht (mit einem entsprechenden Aufsatz für Gewichtscheiben), dass du den Schlingentrainer als eine Art Kabelzug nutzen kannst.

→ Alternativ gibt es auch Schlingentrainer mit elastischem System aus festen Gummizügen, die nachgeben. Diese weiterentwickelten und meist teureren »Bungee Trainer« sorgen für noch mehr Instabilität und »Unruhe« bei der Bewegungsausführung.

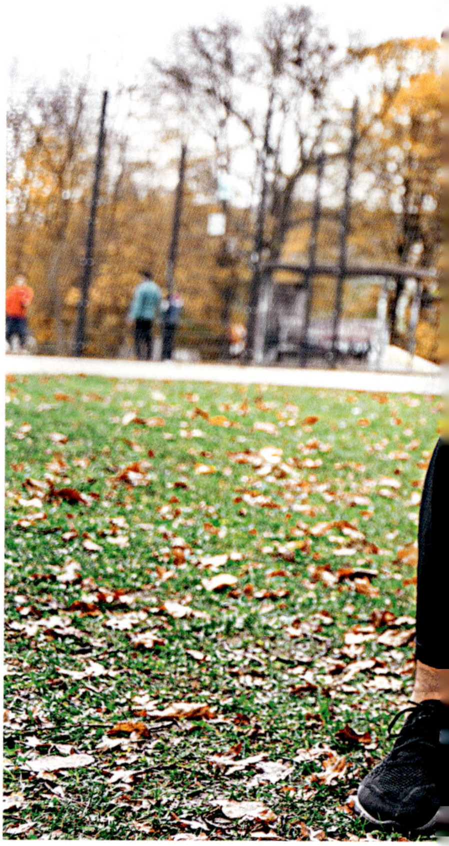

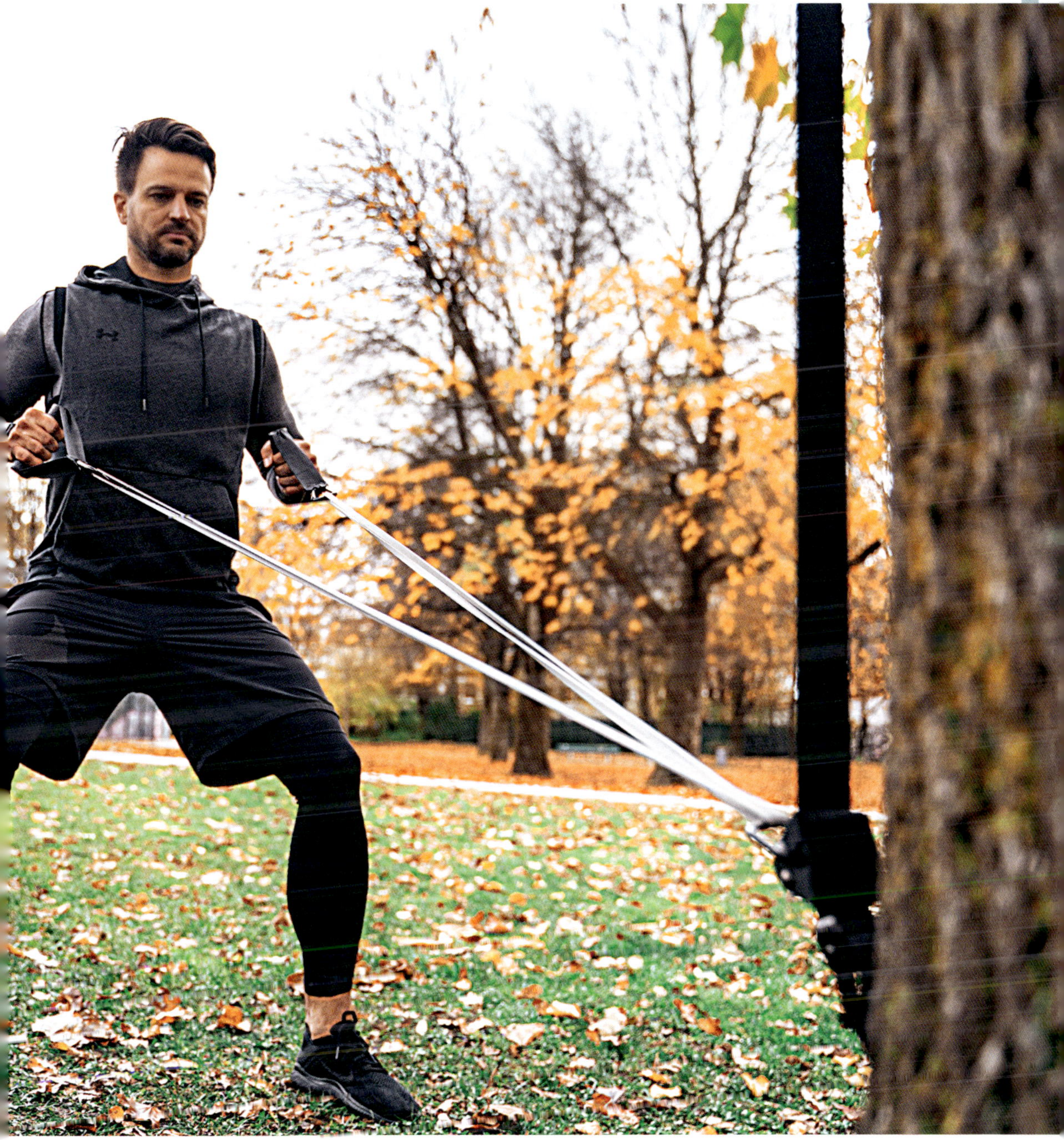

Mit pfiffigen Erweiterungssets wie einem fest verankerbaren, vertikal angebrachten Gurt, der quasi als »Leitsystem« für die Befestigung des Schlingentrainers (aber auch wie hier zu sehen für Tubes und Widerstandsbänder!) dient und so auch Zugbewegungen von unten nach oben ermöglicht, hast du noch viel mehr Möglichkeiten.

Widerstandsbänder

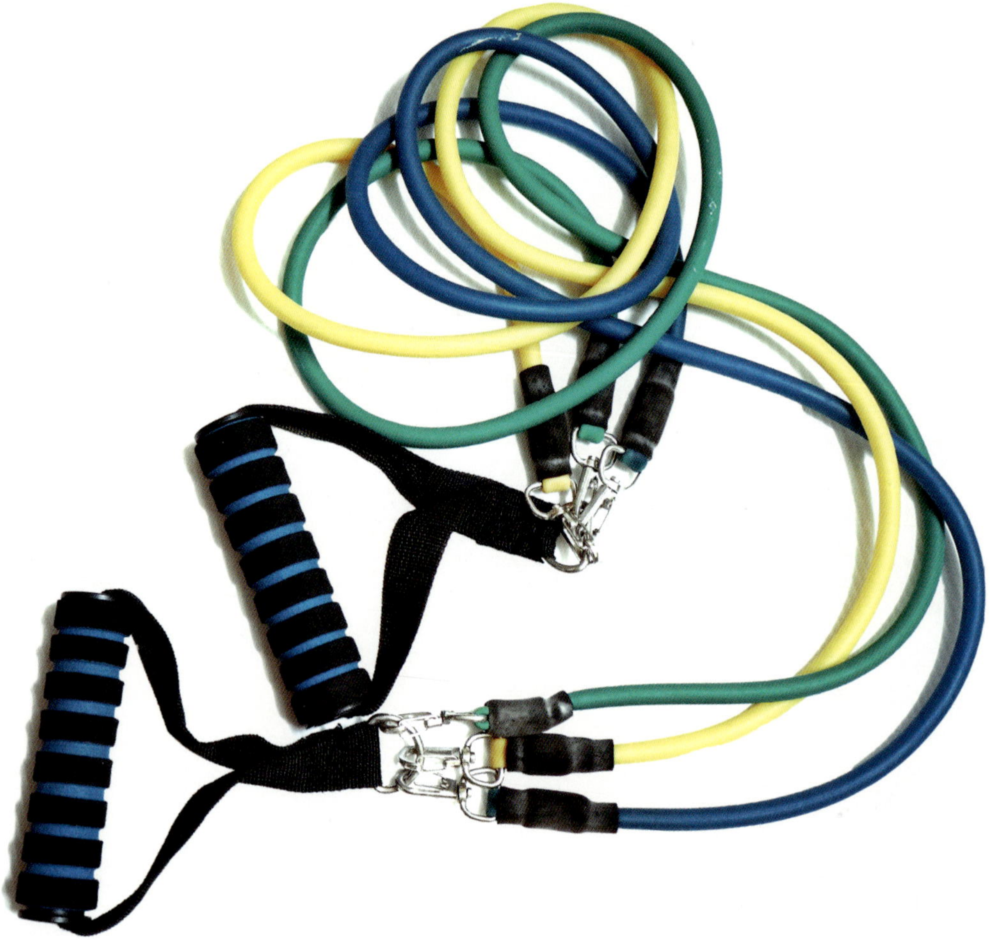

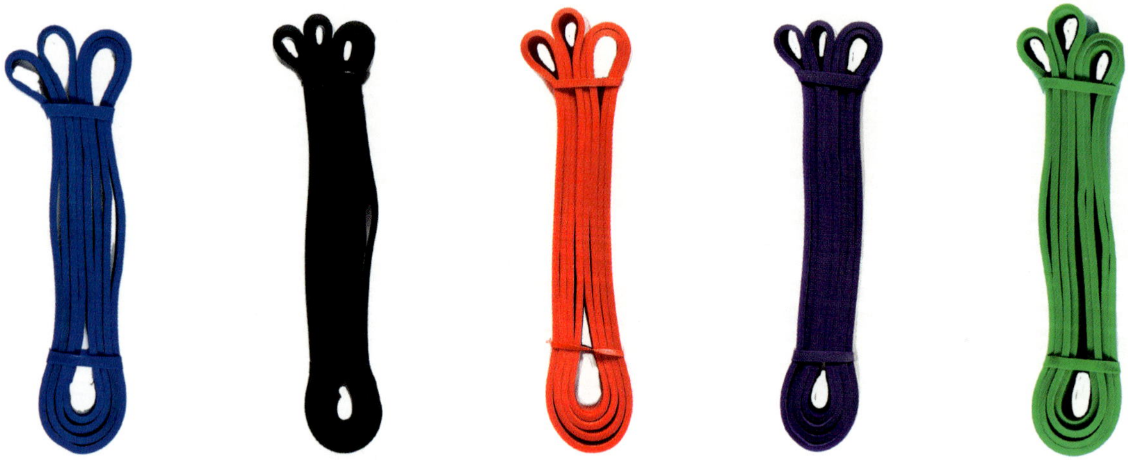

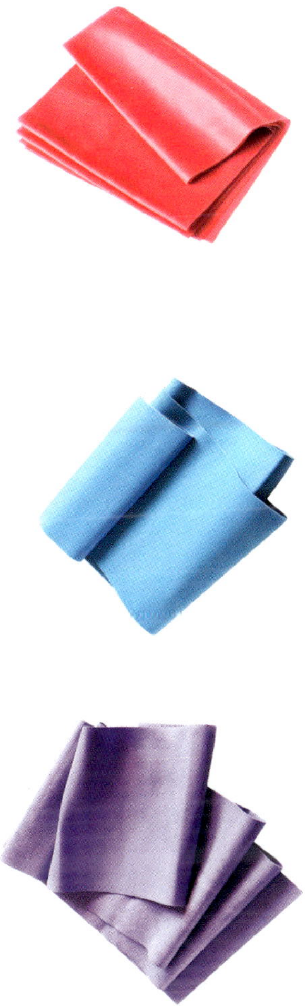

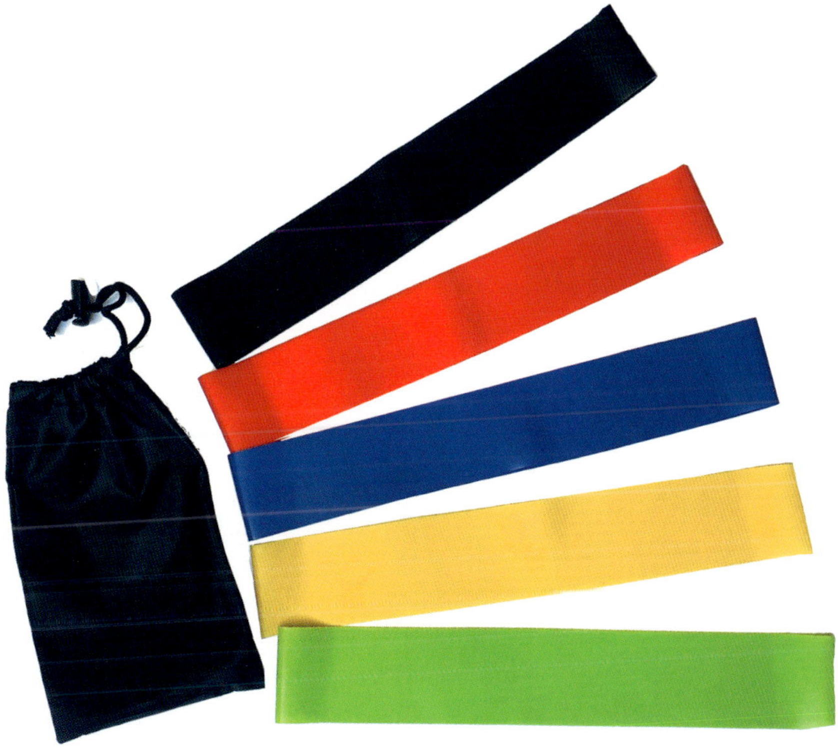

Tubes und Deuserband (linke Seite), Theraband und Mini Band (diese Seite):

Diese praktischen Tools aus dehnbarem Latex gibt es in unterschiedlichsten Größen, Stärken und Formen. Eine kurze Kategorisierung vorweg:

Endlos-Band

Besonders oft im Einsatz ist das »klassische« Physioband mit zwei Enden, bekannt auch unter dem Markennamen Theraband. Es ist im wahrsten Sinne von der Rolle – wird zumeist in auf 1,80 bis 2,50 m Länge zugeschnittenen Teilen verkauft.

Geschlossene Bänder / Loops

In dieser Kategorie von in sich geschlossenen Bändern (»resistance loops«) finden sich zum einen die ebenfalls unter einem Markennamen als Deuserband bekannten dicken und recht langen Bandschlaufen. Zum anderen die unscheinbar wirkenden kleinen Mini Bands – die es aber gehörig in sich haben.

Röhren / Tubes

Schließlich bietet der Markt noch so genannte Tubes, das sind Gummi-/Latexröhren, zumeist versehen mit Griffen, an denen du das Material auseinanderziehen und so die Spannung erhöhen kannst.

All diese Widerstands-Tools sind perfekt als Gewichtsalternative geeignet oder auch, um »normale« Übungen teilweise deutlich zu intensivieren. Sie versetzen

Widerstandsbänder

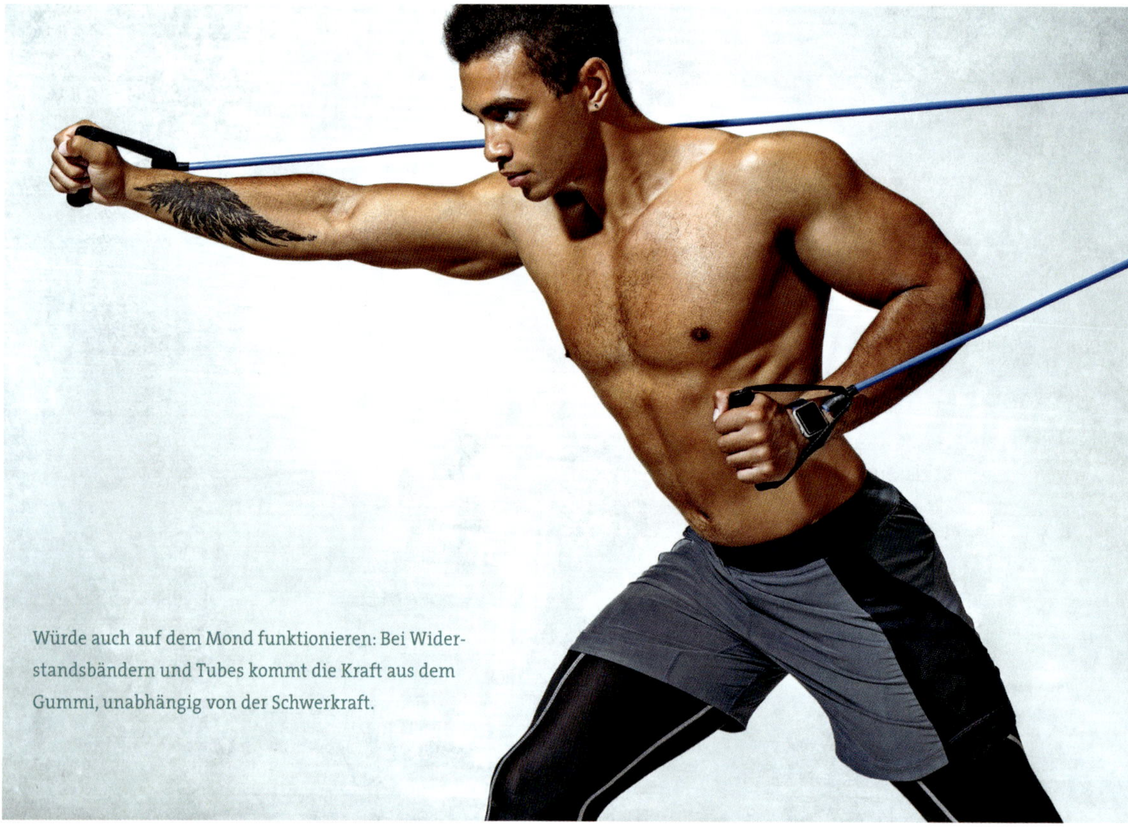

Würde auch auf dem Mond funktionieren: Bei Widerstandsbändern und Tubes kommt die Kraft aus dem Gummi, unabhängig von der Schwerkraft.

Verschiedene Kategorien von Widerstandsbändern

	Infos	Preis
Physio-Endlosband	→ flexibelstes Widerstandssystem für alle Arten von Übungen → muss für wirklich große Widerstände mehrfach gelegt werden → kann auch mit optionalen Griffen versehen oder zusammengeknotet werden (was dann nicht ganz so komfortabel ist wie ein in sich geschlossenes Resistance Loop)	je nach Stärke und Länge, 3er-Sets (à rund 2 m) ab etwa 10 Euro
Deuserband	→ relativ lange und recht dicke geschlossene Loops → besonders gut geeignet für Bein- und Gesäß-Übungen, aber auch für den Oberkörper – und sehr effektiv auch für beides in Kombination, indem du auf das Band steigst und es nach oben drückst → nutzbar auch zur Erleichterung von Übungen wie Klimmzügen: Dafür setzt du einen Fuß oder beide in das Band, das du um die Klimmzugstange gebunden hast	je nach Stärke etwa 10 bis 20 Euro / Band
Mini Bands	→ kleine Loops aus Material ähnlich dem Endlosband → zumeist hältst du diese Bänder zwischen Beinen oder Armen auf Spannung (bekannt geworden ist die »Entengang«-Bewegung mit Minibands durch Trainingsbilder von Nationalspielern bei der WM 2006) → alternativ zur Intensivierung von Bauchübungen oder für kurze Zugbewegungen geeignet	je nach Stärke und Qualität ab etwa 15 Euro / Set
Tubes	→ mit die älteste Form des Widerstandstrainings, schon in den 80er-Jahren in so genannten Expandern eingesetzt → durch die oft integrierten Griffe vorrangig für Oberkörpertraining geeignet; zusätzliche Schlaufen erlauben auch den Zug aus den Beinen	einzeln ab 10 Euro, im 4er/5er-Set teils mit Türanker ab 40 Euro

zumeist weite Teile des Körpers unter Spannung, sind somit passende Tools für Funktionelles Training. Sie sind flexibel und vielseitig einsetzbar, lassen sich überall herumschlingen, zusammenknoten, kinderleicht in ihrem Widerstand »einstellen« – und sind darüber hinaus leicht, platzsparend und somit überallhin mitzunehmen: nicht nur auf Reisen, sondern zum Beispiel auch bei deiner Joggingrunde, die dich zu einem Fitness-Parcours führt, an dem du ein Übungsset einbaust, bevor du wieder nach Hause läufst.

Die Stärke kannst du durch Entfernung zur Befestigung (je weiter weg, desto gespannter) oder Mehrfachlegen des Bands selbst justieren. Darüber hinaus gibt es verschiedene Bandstärken mit unterschiedlich großem Widerstand zu kaufen. Über einen (von Hersteller zu Hersteller anderen) Farbcode kannst du die Stärke eines Bandes sofort erkennen. Alle Bänder lassen sich einzeln oder auch als Set erwerben.

Vorteile des Widerstandstrainings

Ein Vorteil des Widerstandstrainings: Je mehr du ein Band in die Länge zieht, desto größer wird der Widerstand. Das ist anders als beim Training mit Gewichten. Beispiel Bizepscurl: Wenn du diesen mit einer Hantel ausführst, so wird der anstrengendste Moment sein, in der du die Horizontale mit dem Unterarm überwindest. Dann wird es nach oben hin wieder leichter. Das hat etwas mit Hebelkräften und der Wirkung der Schwerkraft zu tun. Bei einem Bizepscurl mit Widerstandsband muss der Muskel zunehmend arbeiten, je mehr du den Arm beugst.

So erzeugst du insbesondere in der Endposition maximale Kräfte und intensive Trainingsreize.

Außerdem wirken die Bandkräfte in jede Bewegungsrichtung: Während die Schwerkraft immer nach unten »zieht«, zieht ein Band immer in die Richtung, in der seine Befestigung zu finden ist – also auch nach oben oder zur Seite.

Sinnvolles Zubehör

Nützlich sein können Griffe, die es eigens für Dehnbänder zu kaufen gibt und die du für die Enden des Bandes nutzt, ähnlich wie bei den oft schon mit Griffen ausgelieferten Tubes. Auch Fußschlaufen gibt es – praktisch etwa für Beincurls. Zudem kannst du wie bei Schlingentrainern auch einen Türanker einsetzen, so dass du das Band bei geschlossener Zimmertür von oben und unten einsetzen kannst.

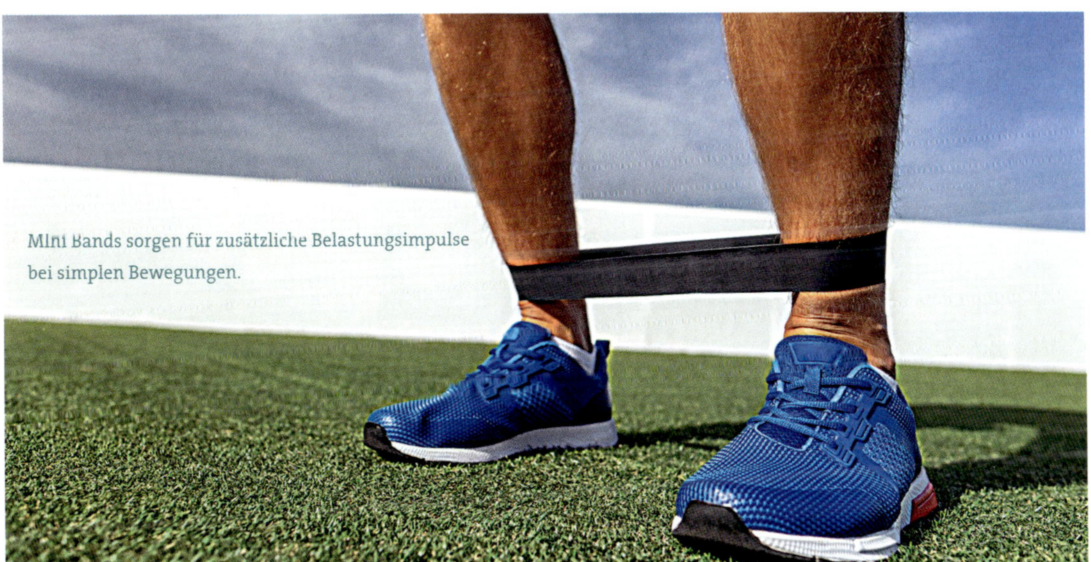

Mini Bands sorgen für zusätzliche Belastungsimpulse bei simplen Bewegungen.

Trainingsbälle

Die hier versammelten Tools könnten teilweise kaum unterschiedlicher sein, aber alle eint ihre Form: Sie sind rund. Bälle im Fitnesstraining (hier geht es nicht um Bälle für Spielsportarten) kommen in unterschiedlichen Bereichen zum Einsatz. Sie erleben, wie der Medizinball etwa, der jahrzehntelang im Schulturnhallen-Geräteraum verstaubte, durch modernes Funktionelles Training eine Art Revival. Hier eine kurze Vorstellung, um welche Bälle es geht und welchen Nutzen sie dir bringen.

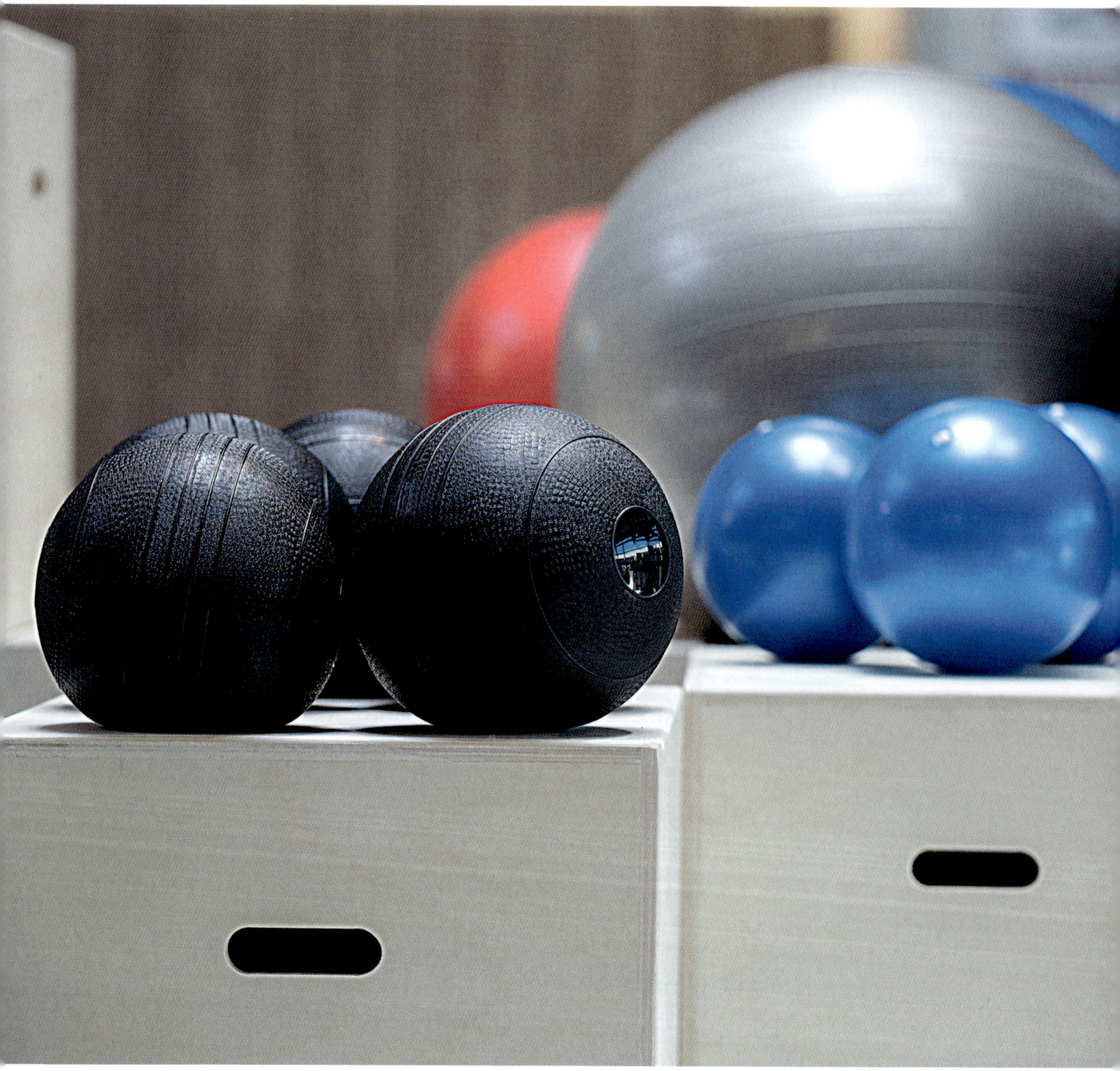

Slam Ball (links), Medizinball (rechts), Gymnastikball (im Hintergrund) & Co. runden dein Homegym ab.

Bälle für dein Fitnesstraining

	Infos	Preis
Gymnastikball	→ aufblasbare große Bälle, auch Swiss Ball oder Pezziball genannt, zumeist zum Draufsetzen oder -legen oder zum Abstützen genutzt → vor allem im Bodyweight- und im Funktionellen Training gerne eingesetzt: Die runde, nachgebende Form sorgt für jede Menge Instabilität. So erreichst du mehr Muskelfasern und zwingst vor allem den Rumpf zu intensiver Ausgleicharbeit. → Sicherheitsaspekt: Achte auf die Maximallast sowie eine Zertifizierung und auf den Qualitätshinweis, dass die Bälle auch unter Belastung niemals platzen können (»antiburst«). → komfortabel, wenn die passende Pumpe gleich mitgeliefert wird → es gibt Modelle zwischen 45 bis 95 cm Durchmesser. Am häufigsten genutzt je nach Einsatzgebiet und Körpergröße: 55 cm, 65 cm und 75 cm	ab etwa 10 Euro
Medizinball	→ ein klassisches Trainingsgerät, das du noch aus dem Schulunterricht kennst; genutzt als Wurf-, Pass- und Schleuder-Tool, aber auch als Gewichtsalternative zu Hanteln etc. oder zur Intensivierung von Körpergewichtsübungen wie Liegestütze auf einem Medizinball → Die Außenhaut des neudeutsch auch Med Ball genannten Vollballs (ein Medizinball hat keine reine Luftfüllung) ist zumelst aus Kunststoff/Gummi, Kunstleder oder Leder. → Je nach Einsatzzweck gibt es Modelle, die beim Aufprall eher liegenbleiben (siehe auch Slamball), und andere, die prellen und zurückspringen. → Gibt's auch mit Griffen an beiden Seiten – so kannst du den Ball wie eine Hantel beidseitig oder wie eine Kettlebell packen. → in vielen verschiedenen Umfängen und Gewichtsgrößen erhältlich, üblich sind Gewichte zwischen 2 kg und 10 kg – 3 kg bis 5 kg reichen zum Einstieg	je nach Größe und Material: prellender 5 kg Ball aus Gummi um 30 Euro; 5 kg Lederball mit Naturkorkfüllung um 75 Euro
Slam Ball	→ Eine meist schwere Variante von Medizinbällen mit griffig-rutschfester Oberfläche und »nachgiebigem« Kern, häufig aus schwerem Stahlsand: der sorgt dafür, dass der Ball nach dem Aufprall liegenbleibt. → genutzt für funktionelle Ganzkörperübungen und weitere Wurf- und Schleuderübungen → gibt's in Größen ab 1 kg bis unfassbaren 100 kg; der übliche Einsatzbereich liegt eher zwischen 8 kg und 20 kg	je nach Größe, 8 kg um 30 Euro, 20 kg um 60 Euro
Tornado Ball	→ ein Medizinball mit integriertem Seil zum Schleudern des Gewichts → Speziell für Rumpf-Rotation und -Stabilisation im Funktionellen Training gemacht: etwa indem du mit dem Rücken zu einer (am besten Keller- oder Außen-)Wand, die sehr stabil sein sollte (ebenso wie die Nerven von möglichen Nachbarn dahinter), stehend den Ball links und rechts neben dir dagegen schleuderst. Oder im Sit-up-Sitz auf den Boden neben dir. → trainiert auch Explosivität und Gleichgewichtssinn → Alternative: es gibt Netze mit Kordel, um aus einem vorhandenen normalen Medizinball einen Tornado Ball zu machen – den Ball steckst du dabei einfach ins Netz. → übliche Gewichtsgrößen: 1 kg bis 10 kg	je nach Größe ab etwa 40 Euro
Wall Ball	→ besonders griffige und große Medizinbälle mit »weicher« Außenhaut aus PVC; Kunstleder oder Leder → für die CrossFit-Übung »Wall Balls« gemacht, aber auch als funktioneller Medizinball geeignet → übliche Gewichtsgrößen: 3 kg bis 12 kg	je nach Größe und Material ab etwa 35 Euro

Faszientrainingstools zur Selbstmassage

Faszientraining (siehe Seite 124) ist als moderne und sinnvolle, präventive oder regenerative Erweiterung des eigentlichen Fitnesstrainings zurecht angesagt – und für viele fest verbunden mit den dazugehörigen Tools zur Selbstmassage. Der Hype um das Faszientraining sorgt dafür, dass es sehr viele Anbieter auf dem Markt gibt – bis hin zu den klassischen Discountern (zur Qualität siehe weiter unten). Die typischen Faszientrainingstools sind Rollen und Bälle, und zwar jeweils in zwei Größen.

Nützliche Selbstmassage-Tools für dein Faszientraining

	Infos	Preis
Standard-Faszienrolle	→ rund 30 cm lang bei einem Durchmesser von 15 cm → gibt es in verschiedenen Härtegraden (weich, normal, hart), wobei normal für Einsteiger hart genug ist → gibt es zudem auch mit Profil oder Noppen, wobei die glatte harte Oberfläche völlig ausreicht → Diese Rolle ist für die größeren Muskelgruppen gedacht: die Beine von allen Seiten, das Gesäß, den oberen Rücken.	ab 25 Euro
Mini-Rolle	→ etwa 15 cm lang und rund 5 cm breit → ideal für Fußsohlen, Unterarme und Waden, auch Arme, Schultern und Nacken	um 10 Euro
Größerer Faszienball	→ Der größere Standard-Ball hat einen Durchmesser von 12 cm. → geht tiefer ins Gewebe als eine Rolle, aber nicht zu punktuell – so ist er nicht nur für kleinere, sondern auch für größere Muskeln einsetzbar	um 12 Euro
Kleinerer Faszienball	→ Die kleineren Bälle sind meist 6 oder 8 cm groß. → Dies ist die schmerzhafteste Variante, da der Ball mit seiner geringen Auflagefläche tief ins Gewebe geht. → gut für kleine Muskelgruppen, zum Beispiel die Arm- und Schulterblattmuskulatur oder die Hüftbeuger, zudem auch für die Brust	um 8 Euro (alle Tools gemeinsam im Set oft günstiger)
Doppelbälle	→ Hier sind zwei Bälle (in beiden Größen erhältlich) miteinander verbunden. Durch die in der Mitte entstehende Aussparung ist das ideal für das Ausmassieren der Muskulatur entlang der Wirbelsäule.	etwa doppelt so teuer wie ein einzelner Ball

Die Standard-Faszientools (Minirolle, Doppelball, Ball, große Rolle) in männlichem Look – und auf Wunsch auch eventuell in den Farben deines Lieblingsvereins.

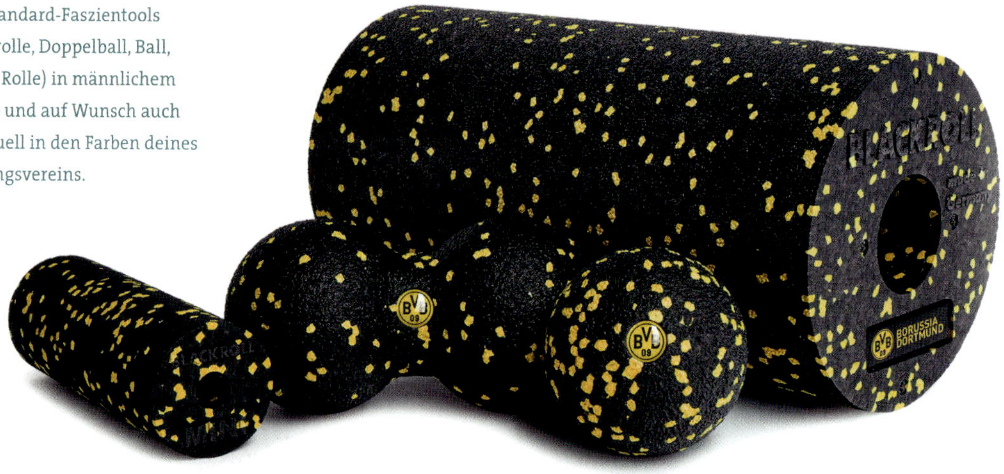

So wirkt die Selbstmassage

Was machst du damit? Du massierst dich damit selbst, indem du mit der Rolle oder dem Ball Druck auf die Muskulatur ausübst und dich dann langsam entlang der Muskel- und Faszien-Bahnen bewegst. Im Prinzip so, wie es ein Masseur auch tun würde. Das ist mobilisierend und durchblutungsfördernd, hat dabei insbesondere Wirkung auf das Fasziengewebe, das mit Druck (und entstehender Wärme) wieder geschmeidiger wird. Mit regelmäßigem Faszientraining kannst du also muskuläre Verspannungen loswerden und Verkürzungen auflösen, was nicht nur damit zusammenhängende Beschwerden beseitigt, sondern dich auch weniger verletzungsanfällig und/oder zusätzlich leistungsfähiger macht.
Die Bälle (und da vor allem die kleinen) gehen aufgrund ihrer viel kleineren Auflagefläche deutlich tiefer ins Gewebe. Sie wirken eher punktuell, die Rollen eher flächig.

Darauf solltest du beim Kauf achten

Die beschriebenen Faszientools bestehen typischerweise aus hartem Schaumstoff (empfehlenswert bei Rollen und Bällen), manchmal auch aus Gummi (brauchbar bei Bällen), Metall oder aus Naturmaterialien wie Kork. Letzteres ist eine perfekte, ebenfalls empfehlenswerte Rollen- und Ball-Variante für Umweltbewusste, Plastikgegner oder auch Allergiker.

Zur Qualität lässt sich grundsätzlich sagen: Das Herstellen einer Hartschaumstoffrolle ist kein Hexenwerk, und der Unterschied zwischen einem teureren Markenprodukt und einem billigeren Noname-Produkt ist nicht immer offensichtlich. Aufgrund der möglicherweise verwendeten Materialien bei der Herstellung bist du aber natürlich immer auf der sicheren Seite mit Produkten von namhaften Herstellern, die Zertifizierungen aufweisen können. Damit deine Tools auch hautfreundlich, frei von Schadstoffen, abriebfest und leicht zu reinigen sind – und keine unschönen Farbmacken an Wand oder Boden hinterlassen.

In (deutlich teureren) Luxusvarianten gibt es sowohl Rolle als auch Bälle mit einer zusätzlichen Vibrationsfunktion versehen – die Kombi aus Massage und Vibration geht tatsächlich noch tiefer ins Gewebe.

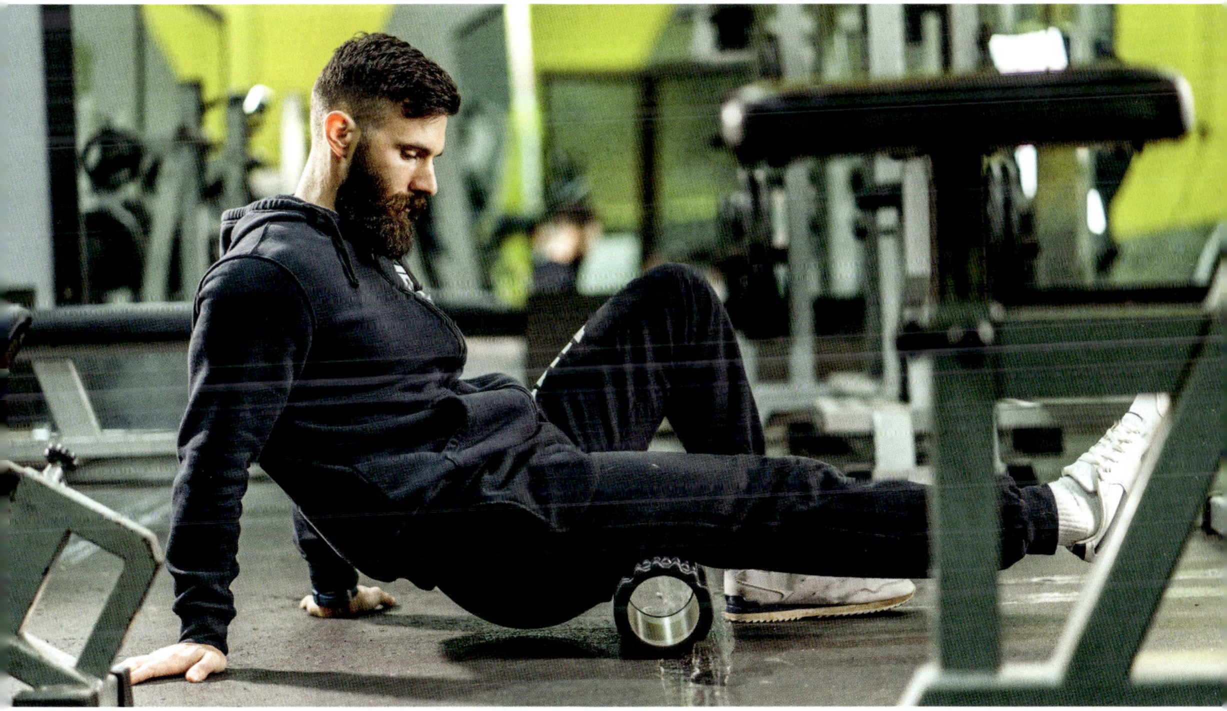

Tools zum (propriozeptiven) Gleichgewichtstraining

Deine koordinativen Leistungen, deine Sensomotorik und dein Gleichgewichtsvermögen trainierst du mit instabilen Untergründen. Die Auswahl an Tools für das propriozeptive Training (siehe Seite 165) ist riesig – hier beschränken wir uns auf fünf der gängigsten und effektivsten Kategorien. Eines der Tools solltest du in deiner Gerätesammlung haben.

Allgemeiner Kauftipp: Achte immer auf die maximale Belastbarkeit des Tools (150 kg sollte Minimum sein) und auf zertifizierte Sicherheitsstandards.

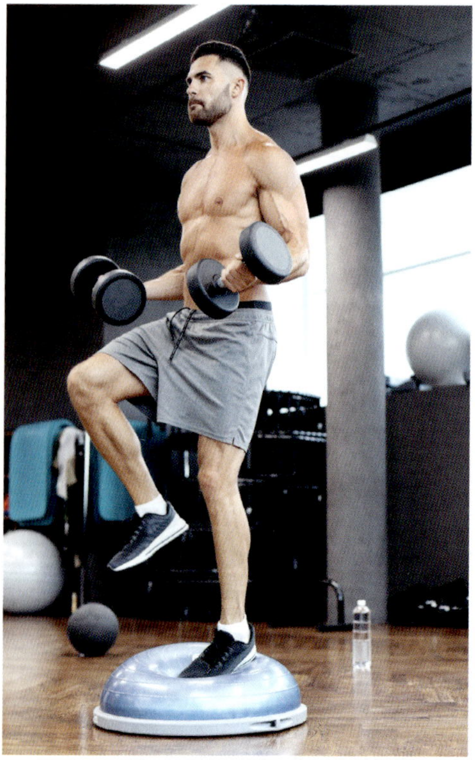

Balance Trainer und Slackline bringen deinen Körper ebenso aus dem Gleichgewicht wie all die anderen propriozeptiven Trainingstools.

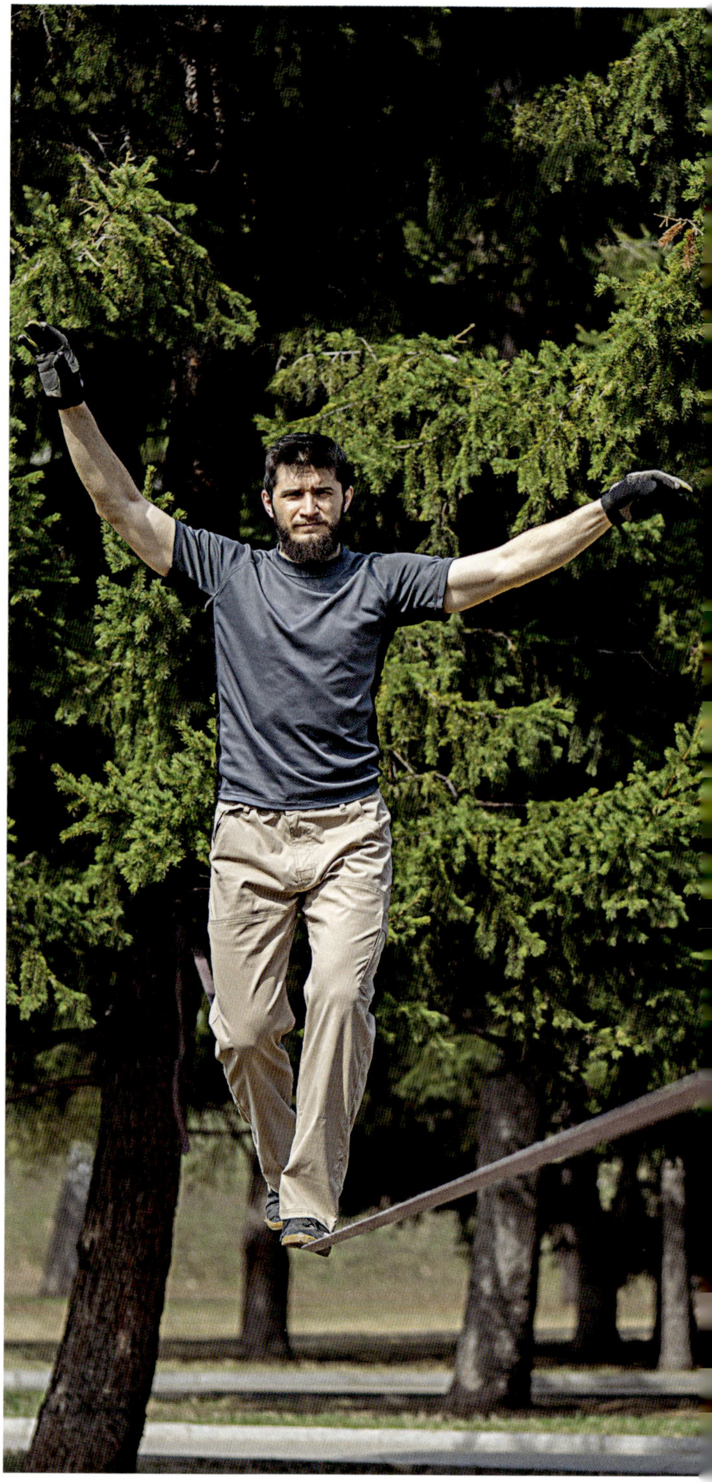

Gängige Hilfsmittel für dein Gleichgewichts- / Propriozeptionstraining

	Infos	Preis
Balance Ball	→ luftgefüllte, runde Kissen, zumeist mit einem Durchmesser zwischen 30 und 80 cm, die es mit ebener oder genoppter Oberfläche (oder beidem) zu kaufen gibt → weitverbreitet und passend für dein Gleichgewichtstraining sind Größen von 30 cm bis 50 cm; für Yoga o. Ä. wird oftmals 50 cm und mehr eingesetzt → werden auch als rückenfreundliches Sitzkissen verwendet → Du kannst die Instabilität justieren: Die Menge an Luft im Kissen entscheidet, wie wackelig das Kissen ist.	ab etwa 30 Euro
Balance Pad	→ Balance Pads sind dicke Kissen aus Schaumstoff; aus dem Material gibt es auch ganze Matten. → Ein Pad bietet dir gleichbleibende Instabilität – passend für den vorsichtigen (Reha-)Einsatz nach Verletzungen und für Einsteiger in das Gleichgewichtstraining. → Zumeist sind die Pads rechteckig geschnitten (manchmal auch oval) bei einer Größe von etwa 50 x 40 cm; die Dicke des Kissens liegt meist bei 6 cm. → Bei manchen Anbietern gibt es verschiedene Härtegrade. → auf Rutschfestigkeit achten	ab etwa 40 Euro
Balance Trainer	→ wird auch Balance Ball genannt und ist auch unter dem Markennamen Bosu Ball bekannt → besteht aus einem quasi halbierten Ball zum Aufpumpen (seltener auch aus Gummi) auf der einen Seite und einer festen, leicht konkav geformten Plastikschale auf der anderen Seite → Durch diese Konstruktion ist der Balance Trainer eine Art Kombigerät, denn beide Seiten sind verwendbar: Auf der Ballseite zu stehen hat einen ähnlichen Effekt wie beim Balance Ball. Auf der festen Seite ähnelt der Effekt einem Therapiekreisel. → ermöglicht auch instabile Armstützbewegungen und Haltungen → Es gibt auch Ausführungen mit Zugbändern / Tubes an den Seiten für Curl-Bewegungen etc.	ab etwa 70 Euro bis über 200 Euro
Balance Board	→ In diese Kategorie fallen: a) Therapiekreisel: runde Bretter mit einer gewölbten runden Standseite – ideal für Einsteiger b) Wackelbretter: Diese haben eine Standauflage oft in Form einer halben Kugel (dadurch kippeliger und eher was für Fortgeschrittene), zudem manchmal Griffmulden (für Liegestütze etwa). Es gibt aber auch flache Bretter plus extra »Unterlage«: Ein voller Ball etwa, der in eine Aussparung am Brett passt. Oder eine Kombi aus flachem Brett und rundem Holz darunter (beliebt bei Skateboardern und Surfern). → Profiausführungen haben noch weitere Aufsatz-Ebenen, die alle in verschiedene Richtungen kippen. → Balance Boards sollten wenigstens 40 cm Durchmesser Standfläche mit rutschsicherer (beschichtet, genoppt, geriffelt) Oberfläche haben. → Nutze eine Unterlage, um dein Parkett zu schonen. → Balance Boards gibt es mit elektronischer Anbindung, etwa an die Nintendo Wii.	Therapiekreisel ab etwa 20 Euro, Wackelbretter ab etwa 40 Euro (beides bis teilweise weit über 100 Euro je nach Ausstattung und Qualität)
Slackline	→ Der Spanngurt zum Balancieren und Springen ist kein klassisches Fitnessgerät, aber ein modernes und anspruchsvolles Tool – mehr Gleichgewichtstraining geht kaum! → Längen: 15 m für den Outdoor-Einsatz passend für Einsteiger, 25 Meter für Fortgeschrittene (und mehr Möglichkeiten, passende Bäume zu finden); 50 m für Fortgeschrittene mit Longline-Ambitionen (damit ist das Gehen auf Lines ab etwa 40 m Länge gemeint – das ist anspruchsvoller, da die Gurte ins Schwingen geraten) → Breiten: 50 mm für größtmögliche Trittsicherheit und zum Springen auf der Line; 35 mm »Standard« und geeignet für Anfänger; 25 mm für Longlines → In der Regel wird die Slackline zwischen zwei Bäume gespannt (Baumschutz einsetzen – der ist oft im Set dabei). → Alternativ kannst du »baumlos« trainieren mit speziellen Bodenanker-Sets oder Slackline-Gestellen (oft für den Indoor-Einsatz).	ab etwa 50–60 Euro

12 weitere coole Trainingstools

Produkt	Infos	Preis
Ab Matte 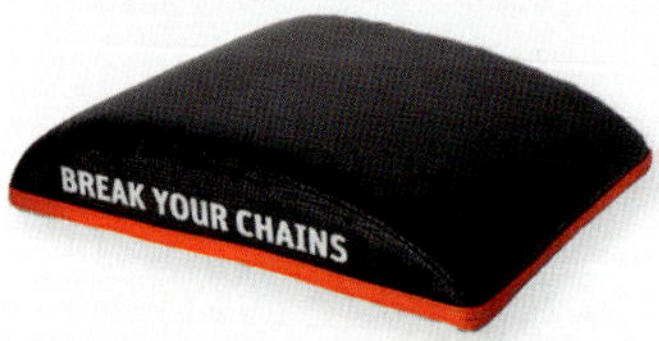 	→ Das gerundete Kissen (»Ab« steht für Abdominal = Bauchmuskel(training)) schont und entlastet deinen Rücken bei Sit-up-Übungen und stützt den Lendenwirbelbereich. → salonfähig geworden durch CrossFit-Training, wo Sit-ups (in hoher Zahl) zum Training gehören → in Kunstlederausführung absolut ausreichend	um 30 Euro
Battle Rope 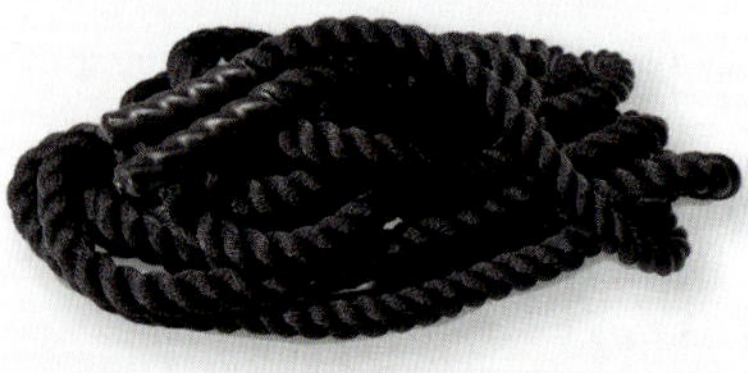	→ auch als »Wilde Seile« bekannt; trainiert deine Kraftausdauer bei sehr hoher Belastung (vor allem im Rumpfbereich, der stark stabilisierend arbeiten muss) und ist auch gut für HIIT-Einheiten geeignet → Das Tau ist weniger fürs heimische Wohnzimmer, sondern eher für einen Outdoor- oder Hallen-Einsatz konzipiert, da du für die Anwendung viel Platz benötigst. Es wird entweder am Boden mit einem Gewicht (ideal: Kettlebell) fixiert oder um Baum, Laterne etc. geschlungen (dafür gibt's extra einen Reibschutz aus Schlauchmaterial, unbedingt verwenden). → Die typischen Wellenbewegungen des Taus geben dir direkte Rückmeldung, wie sauber du arbeitest (das weichere Polyester-Tau ermöglicht kürzere, schnellere Wellen). → Ropes gibt es aus relativ steifem Hanf vor allem für den Outdoor-Einsatz sowie aus Polyester, das zumeist flexibler, deutlich leiser und damit auch Indoor zu verwenden ist. → Länge der Taue ab 8 m bis zu 20 m bei einem Durchmesser zwischen 3 und 5 cm → Die Enden sollten durch einen Schrumpfschlauch, der zugleich einen angenehmen Griff ermöglicht, gegen Ausfransen geschützt sein.	ab etwa 100 Euro

Produkt	Infos	Preis
Boxsack 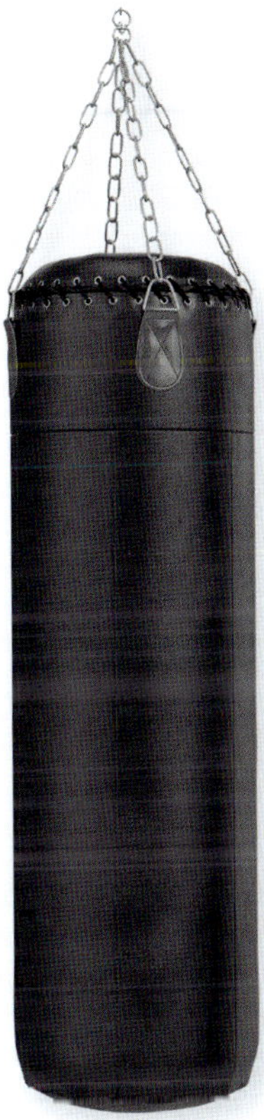	→ Klassiker aus dem Boxsport für mehr Kraftausdauer und Kraft; super intensives Tool, das dir auch beim Abnehmen hilft. → gibt's aus Leder (robust und haltbar, empfehlenswert für intensive Anforderungen wie Schlagtraining), Kunstleder, Kunststoff oder Canvas (alle drei für Fitnesssportler ebenso geeignet, pflegeleichter als Leder) → ideale Größe: für Einsteiger/fürs Fitnesstraining reichen 80 bis 100 cm: für klassisches Boxtraining etwas größer bis 150 cm, für spezielle Kampfsportarten noch größer → ideales Gewicht: zwischen 25 und 50 % deines Körpergewichts bei eher Kraftausdauer orientiertem Fitnesstraining ohne schwere Schläge; 50–100 % deines Körpergewichts für Kraft/Schlagkraft und Kampfsporttraining → ideale Füllung: Sand für harte Säcke (vor allem für Fortgeschrittene und Kampfsporttraining geeignet), Stoffreste beziehungsweise Gummigranulat für weichere Füllungen (ideal für Einsteiger und ausreichend fürs Fitness-Training) → Bevorzuge auch zu Hause die klassische hängende Variante (anstelle eines selbst befüllbaren Standboxsacks). Wenn stehend ohne Anbringung, greife lieber zu einem teureren Box-Dummy. → Zur Befestigung benötigst du einen stabilen Deckenhaken, alternativ, sofern vorhanden, eine dafür präparierte Kraftstation. → Qualitätsmerkmale: sichernde Nieten im Aufhängungsbereich, und: so wenig Nähte wie möglich, diese dafür sauber (und auch gerne doppelt genäht) → Nutze ihn möglichst immer mit Bandagen und Handschuhen.	um 100 Euro (Kunststoff, Kunstleder) oder ab etwa 150 Euro (Leder)

12 weitere coole Trainingstools

Produkt	Infos	Preis
Clubbell / Indian Clubbell 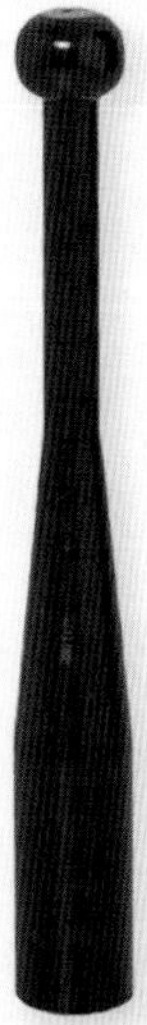	→ Der an einen Baseballschläger erinnernde Kegel wird auch Turnkeule genannt und ist oft aus Holz oder Gusseisen gefertigt, teilweise mit Gummi ummantelt. → perfekt für funktionelles, gelenkschonendes Schulter- und Rückentraining: Die typischen Schwünge mit ein oder zwei Keulen dehnen und kräftigen gleichzeitig Arm- und Schultermuskulatur, stabilisieren die Rumpfmuskeln, mobilisieren die Wirbelsäule, verbessern deine Griffkraft und grundsätzlich deine Beweglichkeit und Koordinationsfähigkeit. → erhältlich von 1 kg bis zu 20 kg. Einsteiger sind mit 2 oder 2,5 kg gut bedient, Fortgeschrittene benötigen kaum mehr als 5 oder 6 kg: Die Fliehkräfte machen beim dynamischen Bewegungsablauf daraus das Vielfache.	2,5 kg Clubbells ab etwa 30 Euro, 5 kg ab etwa 40 Euro
Power-Ketten 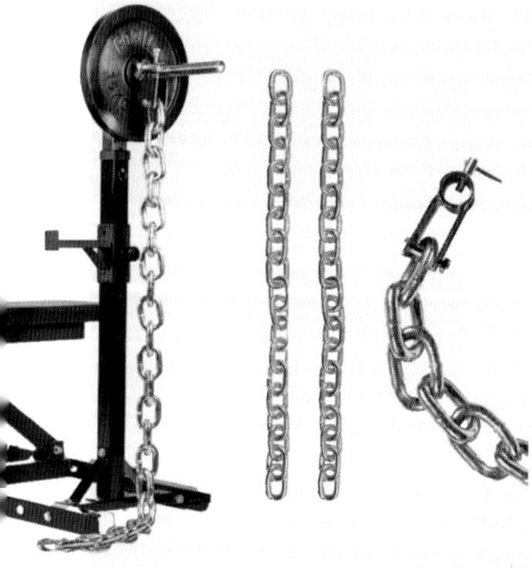	→ auch Gewichtsketten oder Power Chains genannt: ein recht spezielles, aber sehr effektives Tool für dein Freihanteltraining. Die Ketten werden an beiden Seiten einer Langhantel befestigt, wobei ein Teil der Kette in der Ausgangsposition immer am Boden liegt. Effekt: Mit jedem Zentimeter, den du die Stange nach oben drückst (etwa: Bankdrücken) oder ziehst (etwa: Kreuzheben), wird das Gewicht schwerer! → gibt es als Paar zu kaufen, zumeist in einer 2 x 8 kg-, 2 x 12 kg- oder 2 x 16 kg-Variante; achte darauf, dass die Verschlüsse für die Langhantelbefestigung dabei sind.	ab etwa 70 Euro (2 x 8 kg)

Produkt	Infos	Preis
Koordinationsleiter 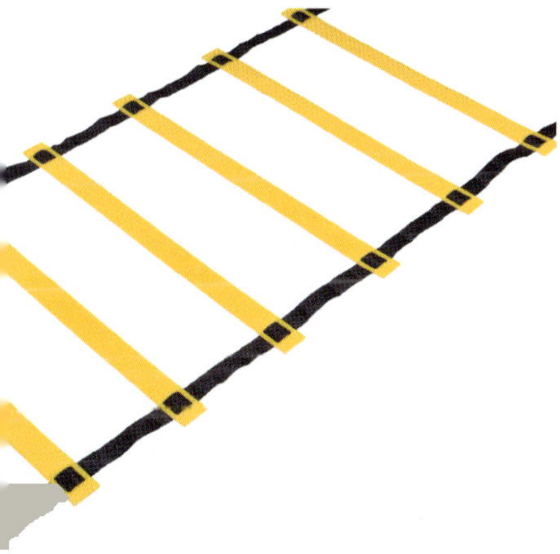	→ auch als Agility Ladder bekannt – dient der Verbesserung deines Koordinationsvermögens, deiner Explosivität und Schnelligkeit → oftmals zum Sprint- oder Technik-Training in Ballsportarten wie Fußball oder Handball eingesetzt → Die ausgerollten Leitern aus Gurt mit kleinen Plastik»stufen« sind zumeist 4, 6 oder 8 Meter lang und haben in der Regel 10 bis 20 Sprossen. Die freien Felder dazwischen nutzt du für schnelle Schritt- oder Sprungübungen oder auch Liegestütz-Abwandlungen mit teils komplexer Choreografie. → gibt es als Einzelleiter, Doppelleiter oder auch im Kreuz angeordnet – oftmals mit Klickverschlüssen erweiterbar	ab etwa 40 Euro
Parallettes 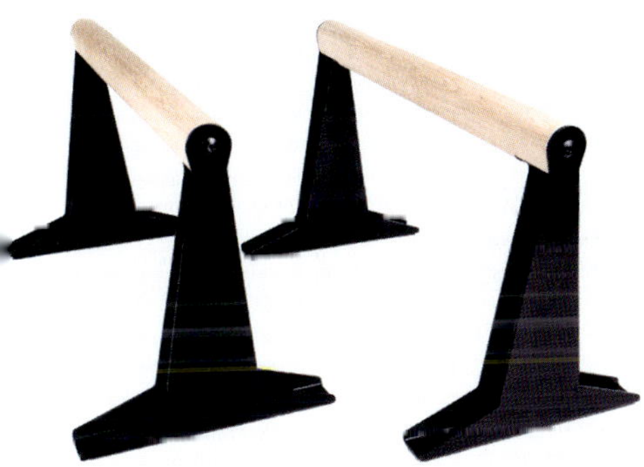	→ Diese kleinen, mobilen Versionen von Turnbarren sind ein beliebtes Tool für Funktionelles Bodyweight-Training, insbesondere in der Calisthenics-Szene. → An den aufgestellten Griffen förderst du mit oft anspruchsvollen Eigengewichtsübungen (wie Handstand, L-Sit und Dips) massiv deine Kraft(ausdauer) sowie dein Koordinationsvermögen. → Parallettes gibt's zumeist aus Stahl oder Holz und oft in drei Kategorien: *low* (ab 10 cm hoch, ideal für L-Sit, Liegestütze etc.), *medium* (ca. 30 cm hoch, ideal etwa für Handstand-Liegestütze), *high* (ab etwa 50 cm, in jedem Fall mehr als Kniehöhe – ideal für Dips, Rudern hängend etc.) → Die Low- und Medium-Varianten können auch gut als Hürden für Sprungfolgen genutzt werden, auch in Kombi mit dem Krafttraining etwa in HIIT-Einheiten. → Achte auf Qualität und Sicherheit: Die Barren müssen je mit mindestens 100 kg belastbar sein, vor allem aber rutsch- und kippsicher stehen.	ab etwa 60 Euro/Paar

12 weitere coole Trainingstools

Produkt	Infos	Preis
Plyo-Box 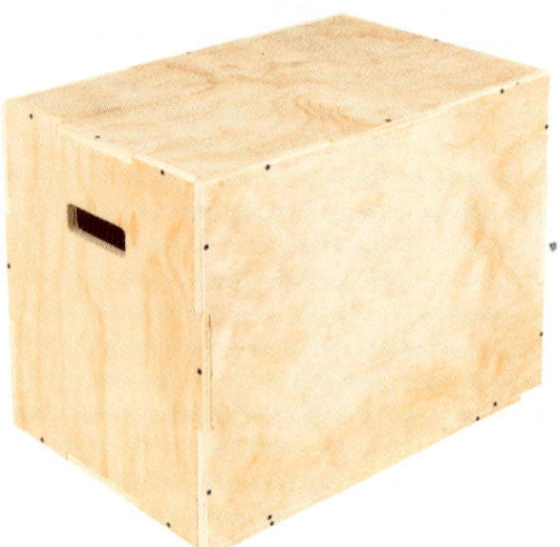	→ für plyometrisches Sprung- und Explosivkraft-Training essenziell, aber auch für Fitnesssportler eine echte Bereicherung: Plyo-Boxen zum Rauf- und Runterspringen, Draufsteigen, Step-ups, Fußablegen für einbeinige Kniebeugen, Abstützen bei Dips und vieles mehr → Es gibt vor allem vier Varianten: a) rechteckige Holzkisten mit drei Kantenlängen – je nachdem, wie du die Kiste stellst, hast du drei verschiedene Höhen (praktischer Allrounder für viele Fitness-Anwendungen) b) feste hockerartige Stahlgestelle mit rutschhemmender Plattform – für verschiedene Höhen brauchst du mehrere davon c) Softboxes – diese wirken wie ein viereckiges Kissen (für alle, die Hemmungen beim Springen haben) d) verstellbare Kästen wie im Sportunterricht (mit Holzebenen) oder als Stahlgestell → ideale Höhe: Kommt auf deine Körpergröße, deine Sprungkraft und den Einsatzzweck an. Beispiel mit einer Holzkiste: Mit den Kantenlängen 30 cm, 45 cm und 60 cm deckst du viele Stütz- und Step-up-Möglichkeiten ab. Wer höher hinaus will, greift zu einer Kiste mit 50 x 60 x 75 cm Kantenlänge. Fortgeschrittene (insbesondere bei Sprungkraft-orientiertem Training) sollten zu Sets mit verschiedenen Höhen bis über 1 m greifen – die Einzelboxen lassen sich auch in Reihe nutzen. → Achte auf Belastbarkeit (Minimum: 200 kg) sowie absolute Standfestigkeit; Holzkisten bei Bedarf zur Sicherheit an eine Wand stellen.	Holzkiste klein ab etwa 60 Euro, groß ab etwa 150 Euro Stahlgestell (45 cm Höhe) ab etwa 70 Euro, Sets mit mehreren Boxen ab 350 Euro Softbox (30 cm Höhe) ab 100 Euro, Sets um 500 Euro verstellbare Box ab etwa 250 Euro

Produkt	Infos	Preis
Sandbag 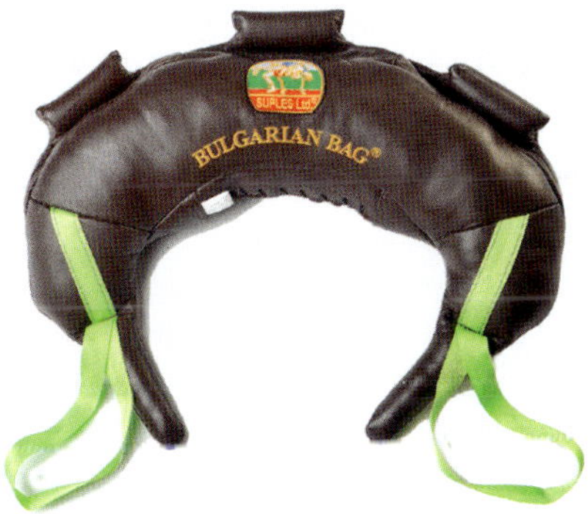	→ Eine wahrlich sperrige Alternative zu klassischen Gewichten: normale Sandbags gehören zum Funktionellen Training, in richtig schweren Ausführungen bis 150 (!) kg auch zum Strongman-Training. → Da sie schwer zu packen sind, stellen sie hohe Anforderungen an deine Griffkraft, deine Rumpfstabilität und das Zusammenspiel verschiedener Muskeln. → gibt es zumeist als selbst zu füllende robuste Säcke aus reißfestem Material → Eine wie ein Croissant geformte Besonderheit ist das Bulgarian Bag (siehe Foto links): Mit zwei Schlaufen und vielen Griffmöglichkeiten versehen, bietet es unglaublich viele intensive Ganzkörper-Trainingsmöglichkeiten im funktionellen Kraftausdauerbereich.	befüllbare Bags: z. B. 50 kg um 80 Euro Bulgarian Bag: z. B. 5 kg ab 70 Euro (Kunstleder), ab 150 Euro (Leder)
Slashpipe 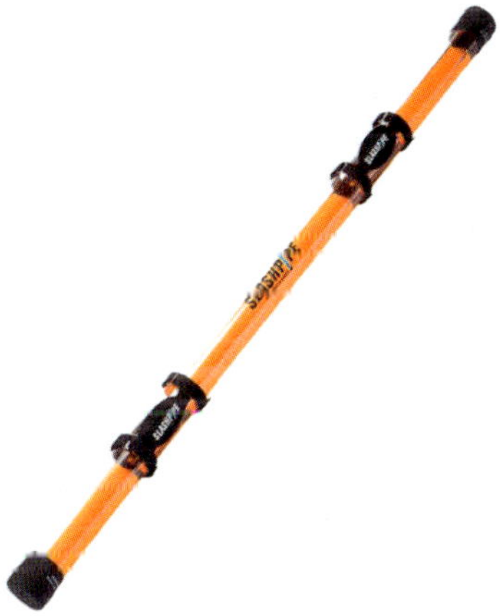	→ Die bunten, mit Wasser gefüllten Röhren fördern vor allem deine Kraft und Kraftausdauer, wobei durch die nötigen Ausgleichsbewegungen sowohl die inter- als auch die intramuskuläre Koordination verbessert wird. → Das Prinzip: Wasser schwappt in einer geschlossenen Röhre, entwickelt dabei (z. B. durch Trägheitsmomente und Hebelwirkung) zusätzliche, nicht »vorhersehbare« Kräfte, die dein Körper stabilisierend ausgleichen muss. → Das Ganze ist quasi propriozeptives, sensomotorisches Training für den Oberkörper, wobei das Tool durchaus fürs Ganzkörpertraining geeignet ist. → Röhren gibt es in diversen Größen und Gewichtsklassen: von 2,2 kg bei 120 cm bis 12 kg bei 205 cm, oder auch als Minipaar-»Kurzhanteln« mit je 0,9 kg. → Ausgewählte Studios nutzen es auch als Tool für Gruppenkurse.	je nach Größe ab 140 Euro

12 weitere coole Trainingstools

Produkt	Infos	Preis
Springseil 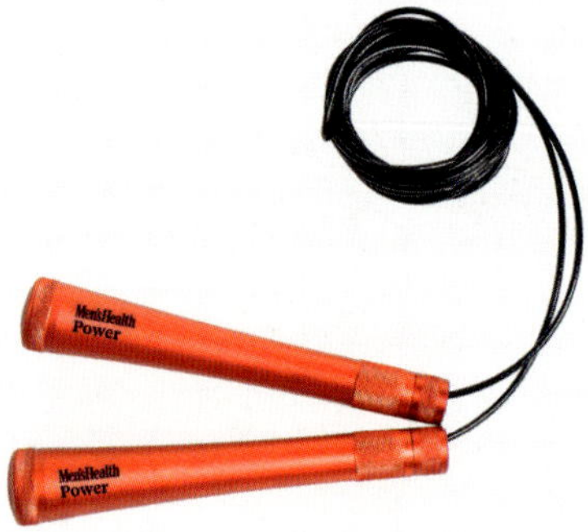	→ top Warm-up- und Ausdauer-Tool, auch sehr gut für unterwegs → Ein gutes Springseil fliegt geschmeidig – dazu ist ein gewisses Eigengewicht nötig (etwa als ummanteltes Stahlseil oder aus Kunststoff). Etwas schwerere Seile sind für Einsteiger geeignet, Fortgeschrittene wählen etwas leichtere Varianten. → Das Seil sollte längenverstellbar sein. Die Griffe müssen einen angenehmen Grip erlauben und sollten gut gelagert sein, damit sie eine leichtläufige Drehung ermöglichen.	je nach Material und Verarbeitung in brauchbarer Qualität ab etwa 15 Euro
T-Bar Row 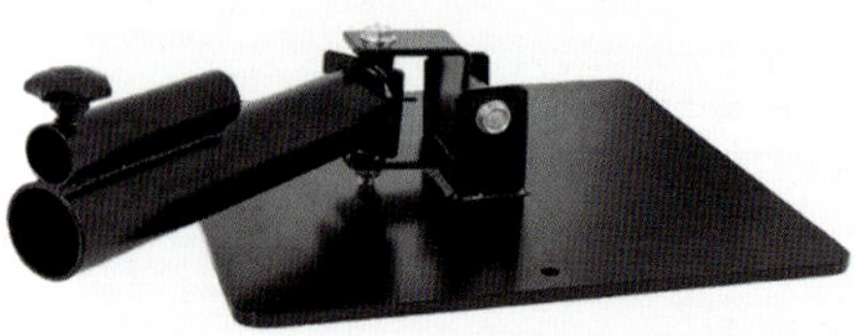	→ auch unter dem martialischen Begriff »Landmine« bekannt: Kern dieses Langhanteltraining-Tools ist ein 360-Grad-Scharnier, in das du das Ende einer Langhantelstange stecken kannst; am anderen Ende mit Gewicht bestückt, kannst du dort an einem langen Hebel Zug- und Drück-Übungen ausführen. Da das Scharnier frei beweglich ist, musst dein Körper die ebenso bewegliche Stange stabilisieren. → trainiert massiv deinen Rumpf, aber auch deinen Oberkörper, insbesondere die Schulterpartie → du kannst wählen zwischen a) Modellen mit einer Bodenplatte: die platzierst du an einer Wand(ecke), so dass die Platte mitsamt Scharnier nicht wegrutschen kann; b) einfachen Steckaufsätzen, die du in einen Stapel schwerer (olympischer) Gewichtsscheiben steckst	ab etwa 50 Euro zum Einstecken in Gewichte, ab etwa 100 Euro mit Bodenplatte

Smarte trainingsbegleitende Technik

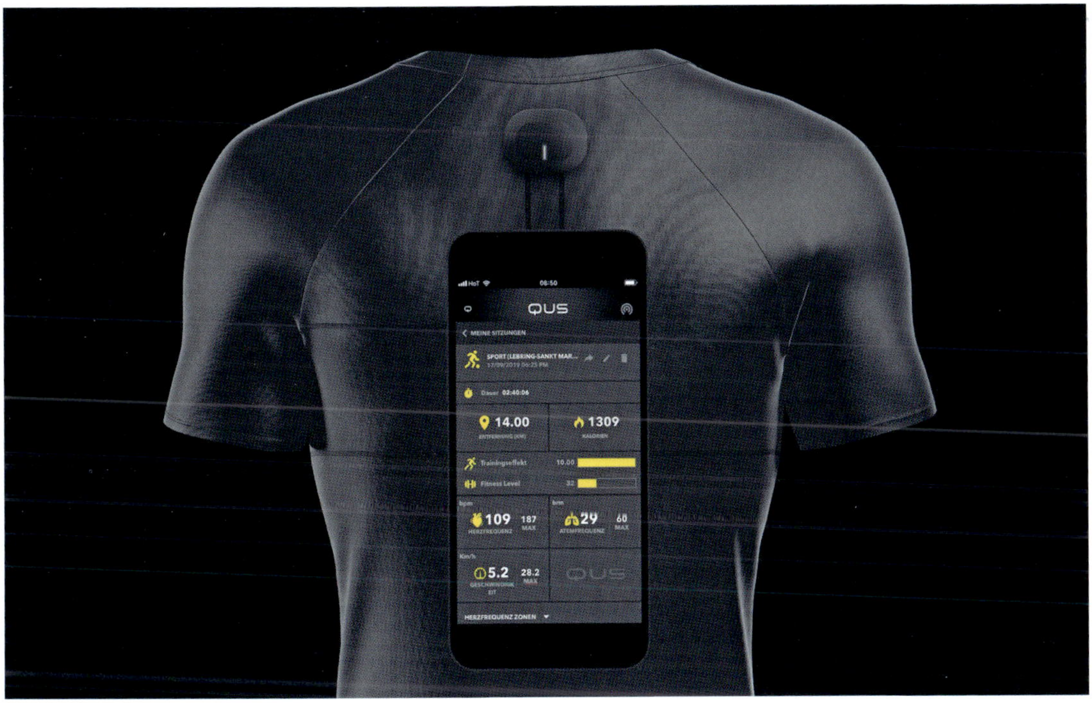

Intelligentes Equipment wie ein Shirt, das deine Bodydaten ausliest und mit deinem Smartphone teilt: Connected Fitness ist das Schlagwort rund um modernes Fitnesstraining.

Smarte Wäsche

Noch recht teuer in der Anschaffung, aber zuverlässig in ihrer Funktion sind »intelligente« E-Textilien. Ein Netz von ultraflachen Sensoren ist in den Stoff dieser enganliegenden Bekleidungsteile (zumeist Shirts, bei den Frauen auch Bras) quasi eingedruckt. Diese Sensoren treten dann wahrlich hautnah in Aktion und ermitteln Parameter wie Herzfrequenz und Herzratenvariabilität, Körpertemperatur, Atmung, Beschleunigung, Wasserhaushalt/Schweißverlust, Kalorienverbrauch und sogar GPS-Daten. Eine Auswertung erfolgt dann in einer passenden App.

Smarte Schuhe

Nicht nur Textilien, auch Schuhe sind mittlerweile intelligenter als früher. Insbesondere in Laufschuhen haben einige Hersteller schon Gyroskop, Beschleunigungssensor etc. eingebaut. Diese Modelle sind dabei gar nicht mal teurer als »normale« Schuhe.

Die Sensoren zeichnen zum Beispiel Dinge auf wie Lauftempo, Schrittlänge, Trittfrequenz oder Abrollzeit. Auf Basis der Daten bekommst du Empfehlungen zu deinem Laufstil – mit passender App auch in Echtzeit beim Laufen auf deine Kopfhörer. Du musst dein Smartphone bei der Laufrunde aber gar nicht zwingend dabeihaben. Einige Modelle von intelligenten Laufschuhen übertragen die während der Laufrunde aufgezeichneten Daten automatisch auf die dazugehörige App, sobald du wieder in (Bluetooth-) Reichweite zu deinem Handy bist. Auch anschalten am Schuh musst du nichts – die Aufzeichnung startet automatisch bei Bewegung.

Abgesehen von den smarten Laufschuhen sind andere Sportschuhe noch eher wenig intelligent. Teilweise wird schon an intelligenten Einlegesohlen getüftelt – die hätten den Vorteil, dass du sie in jedem Schuh deiner Wahl tragen kannst.

Smarte trainingsbegleitende Technik

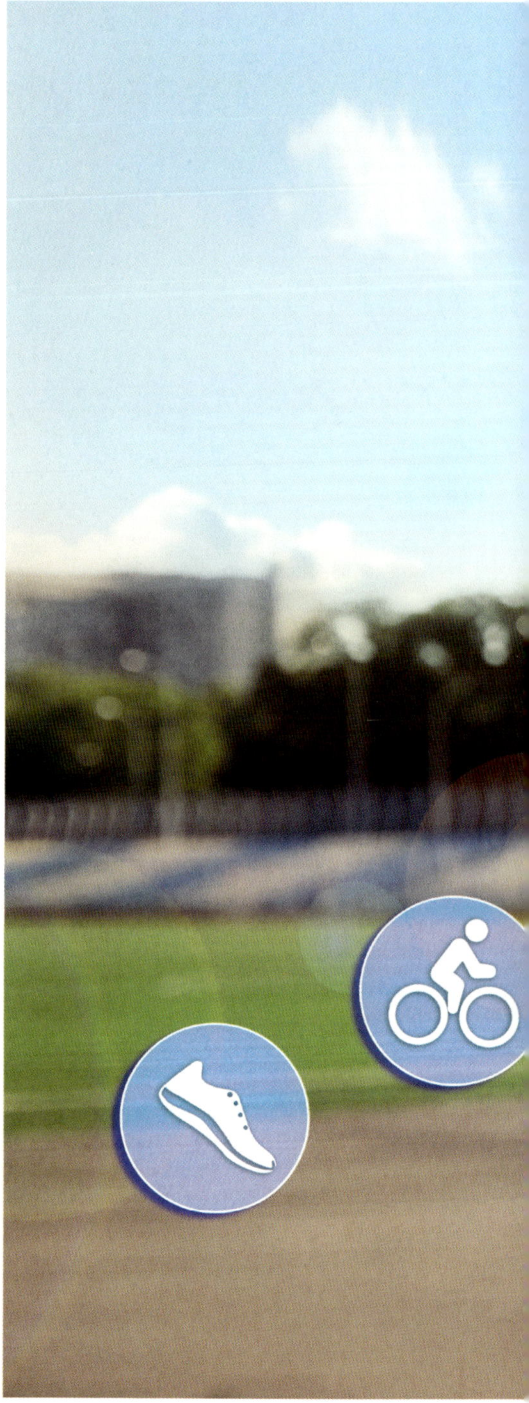

Fitnesstracker und Smartwatches

Jeder Fitnesstreibende kommt eher früher als später mit ihnen in Berührung: digitale Tracker, die Körperdaten ermitteln, Schritte zählen, Trainingseinheiten dokumentieren, Schlaf analysieren, Trainingsanweisungen geben, dich zu Challenges einladen, anschauliche Statistiken liefern, dich bei Erfolgen feiern und vieles mehr.

Die erhobenen Daten werden mit jeder neuen Geräte-Generation immer genauer. Teilweise kommen die leichten Armbänder schon an medizinische Diagnostikmessungen heran. Auf dazugehörigen Apps kannst du dein Training steuern, deine Abnehmerfolge festhalten (zum Beispiel lassen sich hier auch intelligente Körperwaagen einbinden, die deinen Gewichtsverlauf sowie Fett- und Muskelmasse beitragen), überhaupt dich und dein ganzes Leben selbst coachen. Allein die Möglichkeiten, deine Entwicklungen in jeder Hinsicht zu verfolgen, Ziele zu definieren und dich anleiten zu lassen, machen einen solchen Tracker in jedem Fall zu einer enormen Motivationsquelle. Und längst dienen sie auch als Mode- oder Status-Accessoire, auch unabhängig von der Herstellermarke: Mit ihnen outest du dich als aktiver Mensch.

Smartwatches sind noch viel mehr als Fitnesstracker – wobei du genau schauen solltest, um welche Fitnessdaten es dir geht: Nicht alle Smartwatches haben so ausgezeichnete Sensoren oder so viele Tracking-Features deiner Körperdaten wie reine Fitnesstracker. Die Smartwatch ist letztlich ein Mini-Computer am Handgelenk: Mit ihr kannst du Telefonate steuern, Nachrichten schreiben und abrufen, deine Termine verwalten, im Internet surfen, deine Musik auch bei Streaming-Diensten steuern, das Wetter checken und viele andere Apps nutzen (einige dieser genannten Features können Fitness-Tracker teilweise auch).

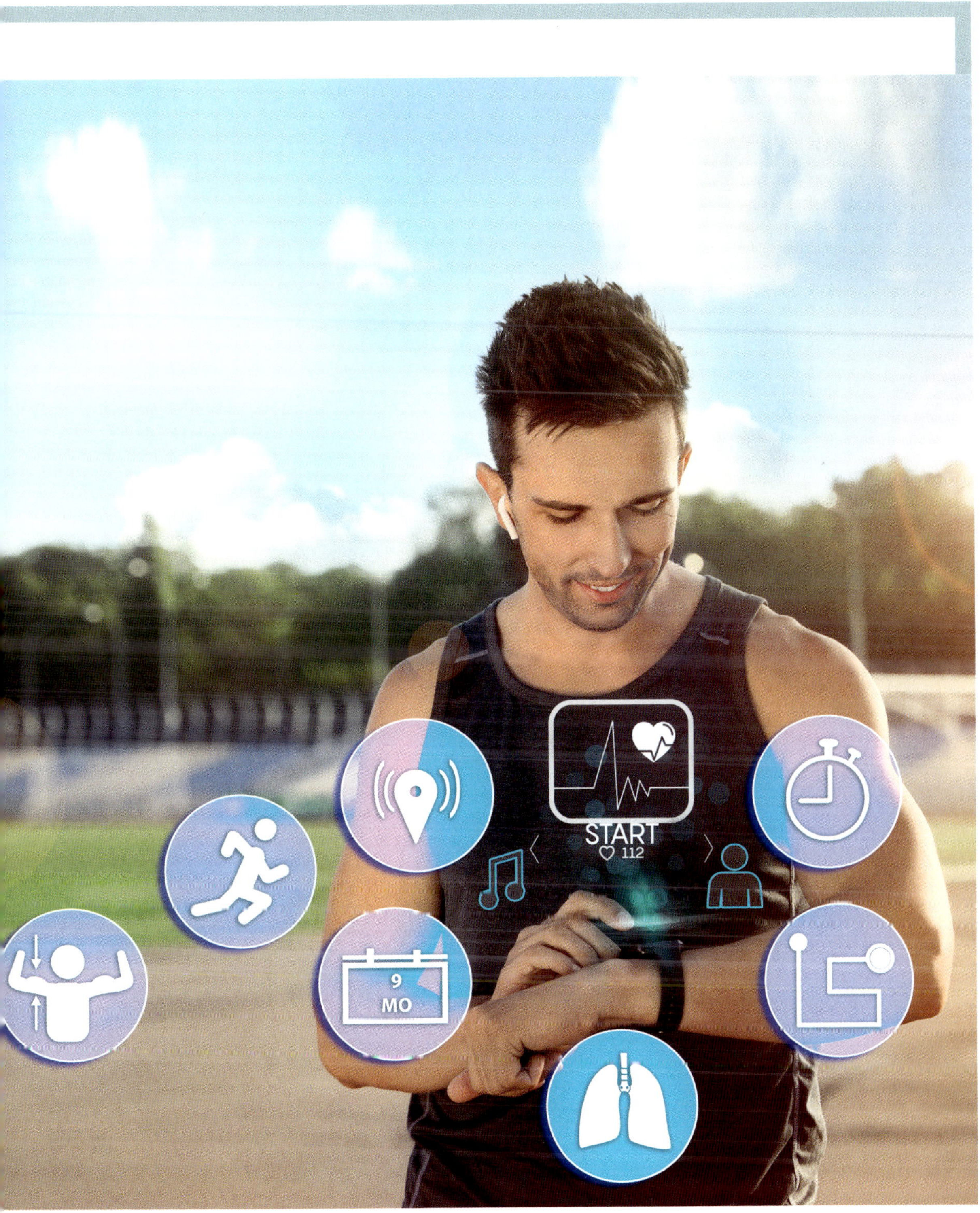

Nützlich und motivierend: Smartwatches und Fitnesstracker zeichnen jede Menge Daten auf.

Bildnachweis

Seite 1: Illustration: Kornelia Erlewein; Seite 2/3: Shutterstock.com/Prostock-studio; Seite 6/7: Shutterstock.com/OSTILL is Franck Camhi; Seite 8/9 Illustration: Anna Erlewein; Seite 10/11: Shutterstock.com/sdecoret; Seite 12: Shutterstock.com/adike; Seite 16/17: Shutterstock.com/adike; Seite 18: Shutterstock.com/Aldona Griskeviciene; Seite 19: Shutterstock.com/Blamb; Seite 21: Shutterstock.com/Tony Marturano; Seite 22/23: Shutterstock.com/Flamingo Images; Seite 24: Shutterstock.com/squarelogo; Seite 26/27: Shutterstock.com/Denis Kuvaev; Seite 29: Schaubild: Kornelia Erlewein; Seite 32/33: Shutterstock.com/LightField Studios; Seite 34/35: Shutterstock.com/FGC (Hintergrund), Illustration: Anna Erlewein; Seite 36/37: Shutterstock.com/Jacob Lund; Seite 40/41: Shutterstock.com/Adelaides; Seite 42: Schaubild: Kornelia Erlewein; Seite 44: Shutterstock.com/BublikHaus; Seite 45: Shutterstock.com/mavo; Seite 47: Shutterstock.com/adriaticfoto; Seite 49: Shutterstock.com/David Carillet; Seite 50/51: Shutterstock.com/Martin Prague; Seite 52: Shutterstock.com/Tom Wang; Seite 54: Shutterstock.com/ Gearstd; Seite 55: Shutterstock.com/Pavlo S; Seite 56/57: Depositphotos.com/Dmitry Poch; Seite 58/59: Shutterstock.com/KieferPix; Seite 61: Shutterstock.com/michaeljung; re.o.: Unsplash.com; Seite 63, 64: Shutterstock.com/Lebedev Roman Olegovich; Seite 67/68: Shutterstock.com/Andrey Burmakin; Seite 70: Shutterstock.com/Budimir Jevtic; Seite 72: Schaubild: Kornelia Erlewein; Seite 74: Schaubild: Kornelia Erlewein; Seite 77: Shutterstock.com/BLACKDAY; Seite 80–84: Gymvisual; Seite 85/86: Shutterstock.com/Makatserchyk; Seite 87–91: Gymvisual; Seite 92: Shutterstock.com/sportpoint; Seite 94/95: Shutterstock.com/Jacob Lund; Seite 96: Shutterstock.com/Maridav; Seite 98: Schaubild bearbeitet von Kornelia Erlewein; Seite 100: Shutterstock.com/Maridav; Seite 102: Schaubild: Kornelia Erlewein; Seite 104/105: Shutterstock.com/Dean Drobot; Seite 106: Shutterstock.com/oneinchpunch; Seite 108–111: Shutterstock.com/lzf; Seite 112/113: Shutterstock.com/EZ-Stock Studio; Seite 114/115: Shutterstock.com/Syda Productions; Seite 116/117: Shutterstock.com/ Robert Kneschke; Seite 118/119: Shutterstock.com/Mladen Zivkovic; Seite 120/121: Shutterstock.com/Jasminko Ibrakovic; Seite 122/123: Shutterstock.com/George Rudy; Seite 124: Blackroll (R); Seite 126: Shutterstock.com/o.: Garsya; Seite 127: Shutterstock.com/li. u.: wavebreakmedia; re. u.: Everyonephoto Studio; Seite 128/129: Shutterstock.com/Csaba Peterdi; Seite 130/131: Shutterstock.com/Mangpor_nk; Seite 132/133: Shutterstock.com/Kuznetcov_Konstantin; Seite 134/135: Shutterstock.com/Satyrenko; Seite 137: Shutterstock.com/Jasminko Ibrakovic; Seite 138/139: Shutterstock.com/Prostock-studio; Seite 140/141: Shutterstock.com/Srdjan Randjelovic; Seite 142: Shutterstock.com/Syda Productions; Seite 143: Shutterstock.com/Mangostar; Seite 145: Shutterstock.com/OSTILL is Franck Camhi; Seite 146: Shutterstock.com/ Sergio Sergo; Seite 147: Shutterstock.com/Undrey; Seite 148/149: Shutterstock.com/UfaBizPhoto; Seite 150/151: Shutterstock.com/areporter; Seite 152: Shutterstock.com/Miguel Guel Martinez Frias; Seite 153: Shutterstock.com/InnerVisionPRO; Seite 155: Shutterstock.com/Blackday; Seite 158/159: Shutterstock.com/Jason Sponseller; Seite 160": Schaubild: Kornelia Erlewein auf Basis von Shutterstock.com/Procurator (Körper stehend), 3xy (Sinnesorgane), Micha Sanca (Läufer); Seite 161: Shutterstock.com/Halfpoint; Seite 162/163: Shutterstock.com/Jacob Lund; Seite 164: Shutterstock.com/UfaBiz-Photo; Seite 165: Shutterstock.com/ OSTILL is Franck Camhi; Seite 167: Shutterstock.com/Bojan Milinkov; Seite 168/169: Shutterstock.com/Microgen; Seite 170: Shutterstock.com/Fit Ztudio; Seite 172/173: Shutterstock.com/udra11; Seite 175: Shutterstock.com/MiniStocker; Seite 176/177: Shutterstock.com/ Natalia Klenova; Seite 178: Shutterstock.com/Mike Orlov; Seite 180: Shutterstock.com/yurakrasil; Seite 181: Shutterstock.com/Double Brain; Seite 184/185: Shutterstock.com/Rimma Bondarenko; Seite 189: Brendan Church/Unsplash.com; Seite 190: Nadine Primeau/Unsplash.com; Seite 191: Mgg Vitchakorn/Unsplash.com; Seite 193: Shutterstock.com/ Carey Jaman; Seite 194/195: Shutterstock.com/GrooveZ; Seite 196/197: Shutterstock.com/Romariolen; Seite 198/199: Shutterstock.com/li: Rido; Mitte: P Stock; Seite 200/201: Shutterstock.com/Gecko Studio; Seite 202/203: Shutterstock.com/Kuznetsov Dmitriy; Seite 207: Langhantel-Variante: www.gorillasports.de; Seite 208: Finnlo-Kraftstation Autark 6800, über www.hammer.de; Seite 210: Lukadora: Bezug Power Rack über www.lukadora.com; Seite 211: Shutterstock.com/Sergey Chumakov; Seite 212: Shutterstock.com/Grustock; Seite 213: Klimmzug-Vorrichtung: www.pullup-dip.com; Seite 214: Waterrower: www.nohrd.com; Seite 219: Schrägbank: Technogym, www.technogym.com; Seite 220: Triatrainer: www.nohrd.com; Seite 223: Systemhantel »PowerBlock Sport 50« über www.pullsh.net; Seite 224: Lukadora: Bezug Trap Bar über www.lukadora.com; Seite 225: o.: Shutterstock.com//Gearstd; Feste Hantelgriffe: www.FatGripz.com; re.: Dynamische Hantelgriffe »angles90-grips«: https://de.europe.angles90.com; Seite 227: Shutterstock.com/vasanty; Seite 228: Schlingentrainer mit Erweiterungssets: www.pullup-dip.com; Seite 229: u. li.: Schlingentrainer: www.trx-training.de, über www.perform-better.de; o. re.: TRX-Suspension-Trainer: www.trx-training.de über www.perform-better.de; Seite 230/231: Schlingentrainer mit Erweiterungssets: www.pullup-dip.com; Seite 232/233: Shutterstock.com/o.: Ken stocker; u.: Honcha; Mitte re.: Honcha, re.: Natalia Plekhanova; Seite 234: Shutterstock.com/Romariolen; Seite 235: Shutterstock.com/Maridav; Seite 236: Shutterstock.com/Giorgio Rossi; Seite 238: Faszientools: www.blackroll.de; Seite 239: Shutterstock.com/Miljan Zivkovic; Seite 240: Shutterstock.com/tsyhun; Seite 241: Shutterstock.com/Dmitry_Evs; Seite 242: o.: Ab Matte: www.lukadora.com; u.: Battle Rope: www.sport-thieme.de; Seite 243: Shutterstock.com/Arty u Studio; Seite 244: Clubbell, Power-Ketten: www.gorillasports.de; Seite 245: o.: Koordinationsleiter: Shutterstock.com/An Eduard; u.: Parallettes: www.pullup-dip.com; Seite 246: Plyo-Box: www.gorillasports.de; Seite 247: o.: Bulgarian Bag: Suples; Bezug über foeldeak.com; u.: Slashpipe: slashpipe.com; Seite 248: o.: Springseil: www.lukadora.com, u.: T-Bar Row: www.gorillasports.de; Seite 249: qus: www.qus-sports.com; Seite 250: Shutterstock.com/New Africa

Stichwortregister

M

N

O

P

Q

R

S

T

U

V

W

Y

Z